全国中医药行业高等教育“十三五”创新教材

络病学

（第二版）

（供中医、中西医临床医学专业用）

主　编　吴以岭

副主编　张　运　张伯礼　杨跃进

吴伟康　吴宗贵　曾定尹

杨　进　贾振华

主　审　王永炎

中国中医药出版社

·北　京·

图书在版编目（CIP）数据

络病学/吴以岭主编．—2版．—北京：中国中医药出版社，2017.2（2022.11重印）

全国中医药行业高等教育“十三五”创新教材

ISBN 978-7-5132-4007-9

Ⅰ.①络…　Ⅱ.①吴…　Ⅲ.①经络-中医学院-教材　Ⅳ.①R224.1

中国版本图书馆CIP数据核字（2017）第020056号

中国中医药出版社出版

北京经济技术开发区科创十三街31号院二区8号楼

邮政编码　100176

传真　010-64405721

河北品睿印刷有限公司印刷

各地新华书店经销

开本 787×1092　1/16　印张24　彩插0.25　字数546千字

2017年2月第2版　2022年11月第4次印刷

书号　ISBN 978-7-5132-4007-9

定价　68.00元

网址　www.cptcm.com

服务热线　010-64405510

购书热线　010-89535836

维权打假　010-64405753

微信服务号　zgzyycbs

微商城网址　https://kdt.im/LIdUGr

官方微博　http://e.weibo.com/cptcm

天猫旗舰店网址　https://zgzyycbs.tmall.com

如有印装质量问题请与本社出版部联系（010-64405510）

全国中医药行业高等教育“十三五”创新教材

《络病学》编委会

主　编　吴以岭

副主编　张　运　张伯礼　杨跃进　吴伟康
　　　　吴宗贵　曾定尹　杨　进　贾振华

编　委　（以姓氏笔画为序）
　　　　于春泉　王振亮　王继明　朱昭明
　　　　杨　进　杨跃进　李澎涛　吴以岭
　　　　吴伟康　吴宗贵　张　运　张志慧
　　　　张伯礼　贾振华　郭　刚　郭双庚
　　　　曾定尹

主　审　王永炎

前 言

络病学是研究中医络病学说及其临床运用的临床学科，络病学说是研究络病发病特点、病机变化、临床表现、辨证论治、治疗原则及治法方药的应用理论。络脉是从经脉支横别出、逐层细分、纵横交错、遍布全身，广泛分布于脏腑组织间的网络系统，是维持生命活动和保持人体内环境稳定的网络结构。络病是广泛存在于多种内伤疑难杂病和外感重症中的病机状态，其内涵是疾病发展过程中不同致病因素伤及络脉导致的络脉功能障碍及其结构损伤的自身病变，其外延包括导致络脉病变的致病因素及络脉病变引起的继发性脏腑组织病理变化。

络脉及络病学说伴随着春秋战国时期中医学奠基之作《黄帝内经》经络学说的建立而出现，该书对络脉生理、病理及治疗做了初步论述；东汉张仲景《伤寒杂病论》创立旋覆花汤、大黄䗪虫丸、鳖甲煎丸等络病治疗名方，络病证治微露端倪；清代叶天士将络病学说应用于外感温热病，建立卫气营血辨证，提出“久病入络”“久痛入络”说，发展络病治法、药物并广泛应用于疼痛、中风、痹证等内伤杂病。以上为络病学说发展史上的三个里程碑。可惜的是，叶天士身后200余年，络病学说并未得到重视，虽不乏善陈，屡有验案，但未有系统深入研究，亦未形成完整的理论体系，不能不说是历史的遗憾。按照中医自身发展规律创新发展络病学说，建立“络病证治”体系，对提高多种难治性疾病的临床疗效具有独特学术价值和临床指导意义，也是历史留给当代医学工作者的重大课题。

络病学说和经络学说具有同样重要的理论和临床价值，经络学说建立的早期便受到当时医家高度重视，如《灵枢·经脉》曰：“经脉者，所以能决死生，处百病，调虚实，不可不通。”《汉书·艺文志》亦曰：“医经者，原人血脉经落（络）骨髓阴阳表里，以起百病之本，死生之分，而用度针石汤火所施。”络脉作为从经脉支横别出、逐层细分、遍布全身的网络系统，把经脉中纵向运行的气血横向弥散渗灌到脏腑组织，以维持人体生命活动和保持人体内环境稳定。脏腑、经络、气血共同形成中医学术理论核心，运行于经络中的气血在络脉中实现其温煦濡养、供血供气、津血互换、营养代谢的生理功能，脏腑为维持人体生命活动的组织器官，而阴络循行于脏腑成为该脏腑组织结构的有机组成部分，脏腑亦是通过络脉发挥其生理功能并实现与其他脏腑和外界的联系，可见络脉在中医学术理论核心中占有至关重要的地位。因此，络脉及络病学说研究滞后不仅使这一重要的学术理论未能在疑难病治疗中发挥其应有的指导作用，而且严重制约了中医学术理论的发展。

既然络病学说具有如此重要的学术价值，为什么在两千余年的中医学术发展史上未能发展起来？析其原因，一是与中医学术发展史上重经轻络现象有关，在经络学说形成数百年之后便建立起指导外感性疾病治疗名贯千古的六经辨证，基于经络学说的针灸疗法也早已发展成独立的针灸学科，历代医家言称经络往往以经赅络，对络病学说则少深入探析；二是络脉不像十二经脉那样具有明确的起止部位和循行路线，而是遍布全身、无所不在、庞大繁杂，研究者难得其要；三是受到当时历史环境和科学技术条件的限制，中医学研究在微观领域始终未能深入下去，传统望诊难以看到的络脉及其病理改变不能得到清晰的认识和科学的解释，从而严重制约了络病学说的发展。现代科学技术的日新月异，西医学在微观研究领域的突破性进展，为我们研究络脉及络病提供了古人所不具备的技术手段，抓住这一千载难逢的历史机遇，系统研究络脉生理功能和病机变化，建立“络病证治”体系，提高现代难治性疾病治疗水平，是当代医学工作者义不容辞的历史责任。

自20世纪80年代初，我们开始络病学说的理论探讨和临床应用研究，并于2000年承担了国家中医药管理局课题——络病理论及其应用研究。该课题提出络病学说研究的理论框架——“三维立体网络系统”，从时空与功能的统一性探讨络脉与经脉相比在空间结构、气血运行时速及循环状态方面的特殊性，以此为切入点系统研究络脉生理功能及络病发病、病机、辨证与治疗，总结络病发病与病机特点，阐明八大基本病机变化，概括络病主要临床表现，创立络病辨证六要和“络以通为用”的治疗原则，归纳传统通络用药经验，按功能重新分类通络药物，提出络病证候、脏腑络病及脏腑相关络病论治，使络病理论体系初步建立。运用络病学说指导临床难治性疾病治疗，完成国家级及省部级课题6项，研制出络病学说指导下治疗心脑血管病、神经肌肉类疾病的系列创新中药，反证了络病学说的重要临床价值。对络病理论代表方通心络开展广泛实验与临床研究，研究结果佐证了络病学说的科学价值。2004年11月，国家中医药管理局主持了该课题鉴定，与会专家认为："该项研究按照中医学术自身发展规律对络病学说进行了全面系统研究，初步建立'络病证治'体系，首次形成系统络病理论，为络病学学科建立奠定理论基础，属国内外创新性科研成果。"反映该课题成果的《络病学》则是系统论述络病学说及其应用的专著。

我们在络病课题研究和《络病学》专著基础上，于2006年组织编写新世纪全国高等中医药院校创新教材——《络病学》。全书分上、中、下及附篇。上篇为络病学总论，论述了络病学的现代诠释、学术地位及学科价值，详细总结络病学说的形成与发展过程，系统论述了络病学说研究的理论框架——"三维立体网络系统"，阐述了络病发病因素、发病特点、病机特点、病机变化、辨证六要；中篇为络病治疗与方药，论述了络病的治疗原则、络病证候、脏腑络病辨证论治及脏腑相关络病论治，按功能重新分类通络药物，介绍了主要通络药物、传统通络方剂、当代络病学说指导难治性疾病治疗研究的代表性创新方药。下篇举例论述络病学说的临床运用，重点阐述"脉络-血管系统病"及类风湿关节炎、重症肌无力等10余个病种的络病辨证治疗，以便举一反三，扩大络病学说的临床运用。附篇重点探讨络脉与络病理论的现代生物学和病理生理学基础，不作为教学内容，仅供课后阅读，启迪思路。本书主要供高等医学院校中医、中西医临床医学专业本科生及硕士、博士研究生使用。

21世纪是生命科学的世纪，《络病学》是在现代科技条件下按照中医学术自身发展规律创新发展中医理论的探索与尝试。相对经络学说研究建立的指导外感热病治疗的"六经辨证"和针灸学科而言，络病学是一个近年才引起医学界广泛重视的研究领域，但距离建立一个全新的临床学科尚有许多开拓性工作需要进行。祈请各院校老师与同道提出宝贵的指导意见，以便修改和完善。

我们也希望有更多的医学同道加入到络病学研究中，为促进络病学新学科的完善与发展，促进中医药学术的创新与繁荣共同努力！

吴以岭

2016 年 11 月 1 日

目 录

中篇　络病治疗与方药

下篇 络病理论的临床运用

附篇 络脉与络病的现代研究

上篇　络病学总论

第一章　络病学概论

络病学是研究中医络病学说及其临床运用的临床学科。络病学说是中医学术体系的独特组成部分，是研究络病发病特点、病机变化、临床表现、辨证论治、治疗原则及治法方药的应用理论。络病是广泛存在于多种内伤疑难杂病和外感重症中的病机状态，建立“络病证治”体系对形成系统、完整的络病学说，提高多种难治性疾病的临床疗效具有独特学术价值和重要临床指导意义。

第一节　络病学的现代诠释

络脉与络病是中医理论体系的独特组成部分，也是中医学发展过程中疏于系统研究的学术理论，如何按照中医学术自身发展规律逐步完善是在络脉与络病研究中必须思考的问题。只有客观分析络脉与络病学说形成的历史环境，充分把握其发展的客观规律，并结合临床实践及现代多学科知识对其科学内涵加以诠释，才是当代科技条件下进行络脉与络病研究的正确途径，也符合现代诠释学理解、解释与应用的研究方法。

关于“经”“络”的本义有多种解释。一种解释如东汉许慎《说文解字》释“经”为“织从丝也”，即织布的纵线；释“络”为“絮也”，表述的是细微联系之义。另一种解释是借用古代水利学概念，“经络”通“经落”，即与主河流相贯通的蓄水排水沟渠网络。无论是与织物关系密切的“经”“络”，还是水利学中的“经落”，均表达了经是纵行的主干，络（落）是逐层分出的分支概念。中医学将“经”“络”概念引入医学领域，也是为了说明人体存在的由经络构成的运行全身气血、联络脏腑肢节、沟通上下内外的通路。经，指经脉，有路径的意思；络，指络脉，有网络的含义。经脉有一定的循行路线，而络脉则较经脉细小，纵横交错，网络全身。从经脉分出的支脉称为别络，从别络分出逐层细化的络脉称为系络、缠络和孙络，遍布全身，使循行于经脉中的气血由线状流注扩展为面性弥散，从而发挥对整个机体的渗灌濡养作用，构成维持生命机体功能活动的内环境。

据考古学发现，现存最早的经络学专著《足臂十一脉灸经》和《阴阳十一脉灸经》记载了“十一脉”循行，尚未出现“经”“络”概念，此时“脉”的含义代表了循经感传线路。随着气的概念进入中医学，《内经》明确提出“经络”概念，代替“十一脉”，使“脉”代表经络系统的含义退化，逐渐向容纳血液的脉管转移，故《内经》“经脉”并称时往往涵盖运行气血的经络系统，独言“经”时指的是运行经气的通道，单言“脉”时则主要表达运行血液的脉管概念，可见《内经》之“经络”包括运行经气和运行血液的两大功能系统。络脉承载着经脉“行血气”的重要生理功能并实现气血在脏腑组织的温养渗灌，经脉系统按其运行气血的不同分为“经气环流系统”和“心脉血液循环系统”，“经气环流系统”末端的网络分支为经络之络（气络），“心脉血液循环系统”末端的网络分支为脉络之络（血络）。因此，络脉有广义和狭义之分。广义的络脉包括从经脉支横别出、运行气血的所有络脉，络病学说之络系指广义络脉；从狭义的角度，络脉又分为经络之络和脉络之络，经络之络运行经气，脉络之络运行血液。络脉作为经络的组成部分，运行气血、络属脏腑等主要功能与经脉相同，但络脉作为从经脉支横别出、逐层细化的网络，不像十二经脉那样具有明确的起止循行路线及发病演变过程而不易被人们认识和把握，加之受到历史环境和科学技术条件的限制，造成中医学术发展史上的重经轻络现象，这也是尽管在秦汉时代就有络脉及络病的论述，清代名医叶天士疾呼重视络病，而络病学说始终未能系统建立的原因所在。因此，加强络脉与络病病机演变特点及其辨证治疗规律的研究应当是络病学研究的重要内容，本书所阐述的“三维立体网络系统”正是就中医络病学说研究的理论框架而提出，“络病证治”则是运用于临床的辨证论治体系。

中医学术理论研究的终极目标是提高临床疗效，对络病学说这样一种应用理论更是如此。尽管络脉及络病研究具有很强的理论性，系统建立络病学说是中医学术体系自身发展的重大课题，但络病学研究要紧密围绕提高难治性疾病疗效这一重点展开，避免单纯理论研究而脱离临床实际的倾向。络病并非一个独立的病种，它是广泛存在于多种内伤疑难杂病和外感重症中的病机状态，其临床表现的复杂性和多样性更给临床辨证和治疗带来了困难。因此，要紧紧围绕络病的临床辨证和治疗用药规律开展研究，深入探讨络病的发病特点、病机演变规律、临床表现、治疗原则、治法方药及其作用机制等，建立络病辨证治疗规范，逐步形成完善的“络病证治”体系。结合临床各科的疾病表现，探讨发生络病这一病机阶段的证候学特点及其治疗特殊性，归纳总结各种疾病发生络病时的治疗普遍性，探索其异病同治的规律性。

在络病研究中，我们要正确把握其内涵和外延。络病的内涵是疾病发展过程中不同致病因素伤及络脉所致的络脉功能障碍及其结构损伤的自身病变，络病的外延同时包括络脉病变的致病因素及其继发性脏腑组织的病理变化。引起络脉病变的致病因素复杂多样，络脉病变又会引起各种不同的继发性病机变化，造成络病发展过程中病机类型的交叉性和复杂性。因此，“络病证治”研究只有将络病自身特征性病机变化与其不同致病因素及其继发性病机变化结合起来，才能有的放矢，采取更有针对性的治疗措施。

络病和血瘀证是在内涵和外延上既有重叠又各自独立的不同病机概念。组织结构与生理功能的不同，决定了络病与血瘀证病机变化的不同。络脉病变包括经络之络和脉络之络的病变，前者是指经络之络病变导致经气运行及功能障碍，与血瘀证虽相互影响但并非属同一病机范畴。脉络病变主要是指脉络舒缩功能障碍及其结构损伤对血液运行的影响，由于血液在脉络中流动，各种原因所致血运不畅即可导致血瘀，血瘀日久入络，即为脉络瘀阻证，两者在临床常同时存在。血瘀证重点是反映血液瘀滞、运行不畅的状态，但并未能反映脉络自身病变的络脉绌急，多表现为卒然不通而痛，而缓解期则可一如常人，这显然非血瘀证所能概括。此外络脉损伤会导致出血，离经之血亦属于血瘀，而血瘀也可致血不循经出血，但此属血瘀和络脉损伤的相关性而不是概念的等同问题。总之，血瘀证和络病既有密切联系又各自不同，其内涵和外延虽有重叠部分即久病血瘀和脉络瘀阻，但两者更多的病机变化属于各自独立的病理范畴。

络病以络脉为依托而发生，容易找到和现代科学的结合点，在络病研究中要注意多学科相互融合和渗透，充分利用现代科学技术和实验数字语言阐述络病的科学内涵，加强对经络之络的温煦充养、防御卫护、信息传导、调节控制功能与西医学神经内分泌免疫调节功能的相关性研究，对脉络之络运行血液与西医学中小血管、微血管特别是微循环的相关性研究，加强络病的临床症状、体征及实验室检查的客观性研究，加强络病治疗及通络药物作用机理的研究，最终建立治疗各种难治性疾病的“络病证治”体系。

络病学研究的主要目标是提高多种难治性疾病的临床疗效，建立指导其临床辨证及用药的辨证论治体系，避免走入既往运用还原论的方法寻找经络实质的误区。经络学说的形成既源于古代的解剖学知识，又是古人在长期医疗活动中对病理反应和治疗实践的总结，是为了建立完善的中医学术体系而赋予其某些功能结构的概念。尽管随着现代科学的发展，络脉的实质还会有新的发现，从而加深对络脉及络病的认识，但络病学说研究的目的是建立“络病证治”体系，正像张仲景“六经辨证”并未追求六经的实质是什么，而是具有极高临床指导意义的外感病辨证论治方法。“络病证治”体系是从中医学关于络病发生演变及治疗规律的实践中，归纳提升出的用于内伤疑难杂病和外感重症的络病辨证论治方法，并可有效地指导临床辨证与用药。

第二节　络病学的学术地位

研究络病学的学术地位，首先应从络病学说发展的历史角度去评价。络病学说是伴随着经络学说发展起来的。经络学说一出现便受到历代医家的重视和推崇，正如《灵枢·经脉》所说：“经脉者，所以能决死生，处百病，调虚实，不可不通。”《汉书·艺文志》亦曰：“医经者，原人血脉经落（络）骨髓阴阳表里，以起百病之本、死生之分。”络脉作为从经脉支横别出、逐层细分、遍布全身的网络系统，把经脉中线性运行的气血面性地弥散渗灌到脏腑组织，是维持生命活动和保持人体内环境稳定的网络结构。脏腑、经络、气血共同形成中医理论核心，运行于经络中的气血在络脉中实现其温煦濡养、供血供气、津血互换、营养代谢的生理功能，脏腑为维持人体生命活动的组织器官，而络脉循行于脏腑，成为该脏腑组织结构的有机组成部分，脏腑亦是通过络脉发挥其生理功能并实现与外界的联系，可见络脉在中医理论体系中占有重要的学术地位。在络病学说形成发展史上，有三个里程碑：①络脉与络病学说产生于春秋战国时期的中医学奠基之作《内经》；②东汉张仲景《伤寒杂病论》则奠定了络病临床证治基础，其外感重六经，创建“六经辨证”，成为中医外感病辨证论治纲领，内伤杂病重络病，创旋覆花汤、大黄䗪虫丸、鳖甲煎丸等络病治疗名方，为后世医家所推崇，因此其内伤疑难杂病“络病证治”具有和外感“六经辨证”同等重要的学术价值；③清代名医喻嘉言《医门法律·络脉论》说“十二经脉，前贤论之详矣，而络脉则未及，亦缺典也”，指出络病学说这一重要理论并未能随着中医学的历史进程而发展起来，而叶天士对张仲景络病治疗给予充分肯定，提出“久病入络”“久痛入络”的千古名言，标志着络病学说成为中医学重要的病机理论。叶天士对络病辨治非常重视，批评当时“医不知络脉治法，所谓愈究愈穷矣”（《临证指南医案·癥瘕》）。可见发展络病学说，建立完善的“络病证治”体系，创建络病学体系，既是中医学自身发展的重大课题，也是历史的必然。

其次，络病学说是指导内伤疑难杂病治疗的应用理论，掌握络病发病特点、病机变化、临床特征及治疗方药将会使许多病程较长、反复发作的难治性疾病治疗取得突破。中医学既属自然科学范畴，又兼具人文科学的显著特征，“整体观念”“形神统一”“天人合一”的理论显示其科学与人文相互融合的特色。络病理论体系构建继承了中医学最基本的特征，又注意吸取了现代科学关于生命与疾病认识的最新进展。随着络病学说研究的深入，并在临床各科广泛运用，必将对提高多种难治性疾病的临床疗效起到巨大推动作用。

第三，络病以络脉为依托而发生，容易找到和西医学在难治性疾病研究上的结合点，深入进行多种难治性疾病的病机演变及治疗规律研究，将有可能产生新的理论并开辟有效治疗途径。要注重络病学说研究的物化问题，即在络病学说指导下研制有效新制剂，并通过其作用机制研究进一步阐明络病和难治性疾病的内在关系。如在“络病理论指导血管病变防治的基础研究”中，发挥中医整体辩证思维和气血相关的络病理论特色，并结合西医学关于血管病变研究的最新进展，提出“脉络-血管系统病”新概念，以络气郁滞（或虚气留滞）与神经内分泌免疫调节功能失常及血管内皮功能障碍为切入点，探讨“气络-NEI 网络”对“脉络-血管系统病”发生发展的影响，阐明通络方药的作用途径、作用环节、作用靶点，开辟应用络病学说指导心脑血管疾病治疗的全新学术研究领域。

第三节　络病学的学科价值

探讨络病学的学科价值首先应明确其是否已成为一门独立的学科。所谓学科是构成科学技术体系的各分支科学，是在一定研究领域形成的专门化知识，具有从事该学科研究工作的专门人员队伍及相应设施。学科通常包括科学分支（学术及理论）、研究领域、人员及设施等要素，这是发展学科需要明确的理论前提。2004年，由国内中医、中西医结合、西医专家共同参与完成的国家中医药管理局课题——“络病理论及其应用研究”经专家鉴定认为：“该项研究按照中医学术自身发展规律对络病学说进行了全面系统研究，初步建立‘络病证治’体系，首次形成系统络病理论，为络病学学科建立奠定理论基础，属国内外创新性科研成果，提高了中医药学在国内国际的重大影响和地位，对推进学科进步和产业发展奠定了基础。”以课题研究成果为主要内容编写出版了系统论述络病学说及其临床运用的专著《络病学》，建立了国内首家省级重点实验室——河北省络病实验室，“络病理论指导血管病变防治的基础研究”列入国家科技部“973”计划项目，成立了中华中医药学会络病分会，形成了致力于络病研究的中医、中西医结合、西医、生物学等多学科交叉的高素质人才队伍。可见，近年研究使络病学初步具备了学科必需的基本要素。络病学学科的建立与发展对提高现代难治性疾病的诊疗水平具有重要的科学价值。当前，心脑血管病、糖尿病及其并发症、肿瘤等已成为严重危害人类健康的重大疾病，加强其防治研究是我国医疗卫生工作的重要任务，从这方面讲，络病学学科的建立与发展也适应了我国国民经济建设与社会进步的重大需求，对促进科技发展与产业进步具有重要意义。

学术发展是学科建设的灵魂和核心，如何在现代科技条件下促进中医学术理论按其自身发展规律创新发展，是当代中医发展的新问题。由于历史环境和科学技术条件限制，建立在传统四诊收集病历资料基础上的中医辨证分析理论，如八纲辨证、脏腑辨证等多属宏观定性的辨证方法，整体观念和辩证思维是其优势和特色，但微观研究不足，缺乏定性与定量相结合的辨证方法，无疑也影响到21世纪生命科学时代的中医学术创新与发展。理化检查与实验技术进入中医临床是历史的必然趋势，是中医四诊手段的延伸和丰富，如何通过大量实验数据分析促进中医在微观领域研究的深化，促进辨证分析理论创新发展，是需要当代中医药工作者思考的重大课题。相对十二经脉而言，络脉系统越接近发挥生理作用的末端越属于微观领域。据清代喻嘉言《医门法律·络脉论》记载，络脉末端的孙络有160多亿根，显然属微观范畴。由于受到传统宏观四诊手段的限制，中医发展史上形成了重经轻络现象，制约了络脉及络病学说的发展。随着理化检查手段进入中医临床，需要与时俱进地建立起与诊查方法相适应的辨证分析理论，从而升华为新的中医病机学说，创新发展中医络病证治。

经脉系统按其运行气血的不同，分为“经气环流系统”和“心脉血液循环系统”，经气环流系统末端的网络分支为经络之络（气络），心脉血液循环系统末端的网络分支为脉络之络（脉络）。前者与神经内分泌免疫调节功能，后者与中小血管、微血管特别是微循环的相关性受到关注，据此提出“气络-NEI网络”和“脉络-血管系统”概念，气络与脉络病变也成为络病学两大学科分支，对两个学科分支及其相互影响的深入研究对提高难治性疾病的辨证治疗水平具有重要学术价值，促进络病学的学科发展。

总之，络病学说是中医学术体系的独特组成部分，络病研究也是中医学术理论自身发展的重大课题，并成为近年学术研究的焦点和热点。纵观两千年中医发展史，体现了如下学科发展规律：以学术发展为主线，理论与临床相结合，医学与药学不可分，兼容开放促进发展，正是中医重大学术理论的创新与发展带动着中医学及临床各科的发展，没有《内经》这部划时代的理论奠基之作便谈不到中医学术体系的建立，没有《伤寒杂病论》脏腑辨证、六经辨证的创立便不能为中医临床证治奠定基础。同样，正是脾胃学说、肾命学说的发展带动了历经数百年的以温补为特色的易水学派的形成，成为中医学术发展史上辉煌的一页。络病学说是伴随着经络学说而发展的，构建系统络病理论体系对络病学学科建立具有重要的学术价值。络病学研究以指导难治性疾病临床疗效的提高为原则，同时在诊治过程中加深对络病发生发展规律的认识，并逐渐升华为新的理论体系。络病学说带来了对难治性疾病规律和治疗的新认识，并促进创新药物的研发，同时通过通络方药作用机制研究反证了络病学说的科学价值。此外络病学研究充分吸取现代科技包括西医学在生命现象和疾病规律上的最新研究进展，从而使络病学说形成整体与局部、宏观与微观、定性与定量相结合的创新理论体系。

由于重经轻络的历史原因，络病学说没有像脏腑理论、脾肾学说那样发展成完整系统的学术体系，故而未被临床医生熟练掌握及广泛应用。但由于近年运用络病学说治疗心脑血管病取得显著成效而使其重新受到医学界的广泛关注和重视，通络方药在心脑血管病治疗上取得的显著疗效充分显示络病学说具有丰富的科学内涵和独特临床价值。深入整理、挖掘、研究、发展络病学说，建立络病学临床学科，系统研究络病发病、病机、辨证、治疗，建立“络病证治”体系，对促进多学科相互渗透融合、创建指导内伤疑难杂病和外感重症治疗的新病机学说、提高临床各科多种难治性疾病的疗效并促进创新药物的研发都将具有重大的理论意义和临床价值，对促进中医学术理论的自身发展也将具有深远的历史意义。

第二章 络病学说的形成与发展

络病学说伴随着经络学说而创建和发展，探寻络病学说发展的历史轨迹有助于我们更清晰地认识络病学说的科学内涵，进一步明确络病学说的研究方向。纵观两千余年络病学说发展史，共有三次大发展，一是春秋战国时期中医学奠基之作《内经》首次提出“络”的概念，并奠定了络脉与络病的理论基础；二是东汉张仲景之《伤寒杂病论》，首开辛温通络、虫药通络用药之先河，“络病证治”微露端倪；三是清代名医叶天士提出“久病入络”“久痛入络”，发展络病治法用药，将络病学说推进到新的高度。三次大发展可谓络病学说发展史上的三次里程碑。近年，由于运用中医络病学说指导心脑血管病防治取得显著疗效，引起医学界的广泛关注和重视，络病学说成为研究的焦点和热点。

第一节 《内经》奠定了络病学说的理论基础

中医学术理论创建的初期便把经络学说作为中医学理论的核心内容之一。《汉书·艺文志》曰：“医经者，原人血脉经落（络）骨髓阴阳表里，以起百病之本，死生之分。”长沙马王堆汉墓出土文物显示，中医学术理论萌芽时期尚无络脉及络病的记载，春秋战国时期是中医学术快速发展和形成时期，出现了中医学理论奠基之作《内经》，首次提出“经络”概念，并与脏腑相结合成为阐明人体生命现象及病变治疗的理论基础，络脉及络病也在《内经》中得到较为完整的阐述。

一、首次系统创立中医学的核心理论——经络学说

（一）《内经》经络学说形成的历史背景和学术渊源

络病学说是伴随经络学说的形成而发展起来的，关于经络的起源，在现存文献中尚无明确记载。一般认为春秋战国以前是经络学说形成的萌芽阶段。到了春秋特别是战国至秦汉时代，中医药学逐步从经验向理论深化，长沙马王堆出土的医学帛书中，有《足臂十一脉灸经》和《阴阳十一脉灸经》，均记载了“脉”的循行、主病和灸法。据考证，这两部医书约成书于春秋战国前期，为《内经》以前的文献。可以推论，这两部医书所载“脉”的内容为经络学说的雏形，虽已涉及经络学说的有关知识，但较为粗浅、简略，尚未形成较为完整和系统的经络学说。

中医学奠基之作《内经》总结了秦汉以前中医学的成就，全面系统地论述了中医

学基本理论，尤其对经络的概念，经络系统的组成、生理功能、病机变化及其与脏腑的关系等经络学说的重要内容做了较为详尽的论述。可以认为，《内经》的问世，既意味着中医学理论趋于成熟，又标志着经络学说基本形成，隶属经络学说的络脉及络病也在《内经》中得到初步阐述。

（二）《内经》首次系统论述了经络学说

1. 首次明确提出"经络"概念 《内经》之前，"经络"统称为"脉"，《足臂十一脉灸经》《阴阳十一脉灸经》皆是如此。《灵枢·邪气脏腑病形》载，"阴之与阳也，异名同类，上下相会，经络之相贯，如环无端"首次提出"经络"一词，并对经络生理活动特点做了概括性描述。经络学说一经提出便成为中医学术理论体系的核心组成部分之一，受到广泛重视，正如《灵枢·经脉》曰："经脉者，所以能决死生，处百病，调虚实，不可不通。"

2. 确定了经络系统的基本组成和循行路线 经络由经脉和络脉组成，经脉包括十二经脉、奇经八脉，以及附属于十二经脉的十二经别、十二经筋、十二皮部；络脉包括十五络脉、孙络、浮络等。《内经》对十二经脉体表分布规律、表里络属关系、与脏腑器官的联络、循行走向与交接规律、循环流注规律等，均有详细的记载和系统的论述。

与《足臂十一脉灸经》和《阴阳十一脉灸经》相比，《内经》经络理论发展不仅体现在将"十一脉"增加为十二经脉，而且由于络脉等概念的提出，建立了经脉依次循环灌注说和体内经脉属络脏腑的循行路线，使经脉与经脉之间、经脉与脏腑之间成为更加紧密联系的系统。

3. 阐述了经络的生理功能 《内经》借助于经络系统，形成解释生命现象的医学理论，遍布全身的经络发挥着重要生理作用。

（1）气血运行通路 《灵枢·本脏》曰："经脉者，所以行血气而营阴阳，濡筋骨，利关节者也。"这是对经脉（络）在生命活动中的功能的概括。

（2）络属脏腑肢节 《灵枢·海论》曰："夫十二经脉者，内属于腑脏，外络于肢节。"经络系统将五脏六腑、四肢百骸、五官九窍、皮肉筋骨等联络成一个有机的整体，发挥着统一协调作用。

（3）抗御客邪侵袭 经气作为人体正气的一部分，具有抗御外邪侵袭，防止病变发生的作用，如《素问遗篇·刺法论》所云："正气存内，邪不可干。"

4. 阐述了经脉的病机变化 经脉生理功能失调时即会产生相应的病机变化。《内经》以"是动则病""所生病"论述病邪侵犯经脉或由经脉内侵于脏腑，以及脏腑病变在经脉上的反映，成为后人论述脏腑经脉病变的理论基础。

5. 指导临床诊断治疗 经络是气血运行的通道，也是病邪内侵和脏腑之间病机传变的途径，内脏病变可在相应经络循行部位发生特征性变化，因此对指导临床诊断治疗具有重要的价值。

二、"经""脉"概念渐行分离，心脉血液循环系统初步成形

随着中医学理论的发展，医学术语表达的内涵更为清晰。《内经》以"经络"代替

了“十一脉”的概念，而“脉”的概念逐渐向容纳血液的脉管转移，故《内经》以“经脉”通称时往往涵盖运行气血的经络系统，独言“经”时往往指的是运行经气的通路，以“脉”单言时则主要表达的是脉管的概念，可见《内经》之“经络”由运行经气和运行血液的两部分组成。

（一）“脉”向运行血液的“脉管”概念转移

在中医学理论体系的形成和发展过程中，“脉”字的含义发生着演变。“脉”字作为医学概念最早见于长沙马王堆汉墓出土的帛书《足臂十一脉灸经》，一般认为这是我国迄今为止所发现的最早的经脉学专著。成书稍晚的另一部经脉学著作《阴阳十一脉灸经》对全身十一脉的循行及主病做了很大的调整和补充，书中所保留下来的肩脉、耳脉、齿脉等名称，实际上是在十一脉学说形成之前人们通过脉感传路线所做的一种早期直观命名。可见在“十一脉灸经”时期，“脉”代表的含义主要是循经感传之“经脉”的概念。

《内经》提出“经络”概念后，“脉”代表经络系统的概念含义逐渐退化，《内经》“血脉”概念意指“脉”是血液运行的管道，《素问·脉要精微论》说“夫脉者，血之府也”，明确“脉”是容纳血液的器官。同时，《内经》中已有脉的搏动现象的记载，如《素问·三部九候论》详尽阐述了上、中、下之天、地、人三部九候脉法，其诊察要点是体表能触摸到的动脉跳动部位，最典型的如“上部天，两额之动脉；上部地，两颊之动脉；上部人，耳前之动脉”。可见，《内经》所云“动脉”与今天动脉的概念已经一致。

（二）心脉血液循环系统初步成形

春秋战国时期，人体解剖学已经有了相当的进步，据文献记载，最早提出“解剖”一词的是《内经》。《灵枢·经水》载：“若夫八尺之士，皮肉在此，外可度量切循而得之，其死可解剖而视之，其脏之坚脆，腑之大小，谷之多少，脉之长短……皆有大数。”解剖学的发展使人们对血液循环系统有了更清晰地认识，《内经》较为具体地描述了血液在脉中流行的大体路径和方向，如《素问·经脉别论》载：“食气入胃，散精于肝……食气入胃，浊气归心，淫精于脉，脉气流经，经气归于肺，肺朝百脉。”《内经》已明确认识到，“脉”是血液运行的通道，心-血-脉共同组成了人体内的血液循环系统，心是推动血液在脉管内运行的动力器官。殷商时期的象形文字甲骨文心字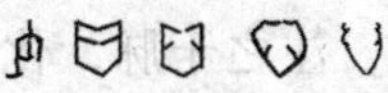，以及春秋齐灵公时期心字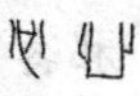，与心脏外形非常相似。《管子·内业》云“凡心之刑，自充自盈……灵气在心，一来一逝”，说明古人见过活体开胸时心脏在胸腔内跳动（自充自盈，一来一逝）的情景。可见，古人已对心脏的大体解剖结构、“自充自盈”的搏动及其推运血液运行的状态有了初步的认识。

血液是流动在脉管中的具有营养作用的赤色液体，在《内经》中已经有明确论述，“中焦受气取汁，变化而赤，是为血”（《灵枢·决气》），与今天对血液的认识已经吻合。《内经》对心脏推动血液在脉管内运行的作用有了更为清晰的认识，如《素问·痿论》曰“心主身之血脉”，《素问·六节藏象论》曰“心者……其充在血脉”。在中医藏象学说构建的五大系统中，心-脉-血是作为一个系统来进行统一描述的，可以说在《内经》中，心脉血液循环系统已初步成形。

（三）“经”主要指“经气”运行的通道

伴随着经络学说的建立，《内经》首次提出了“经气”的概念，“气”与“血”的概念建立之后，经络作为“行血气”通道的概念才得以成立，在《内经》中往往以“经脉”通称运行气血的经络系统，在“脉”的概念向运行血液的脉管发生转移后，“经”作为运行“经气”的概念日显凸现。可见，“气”概念的出现为经络学说的形成奠定了坚实的基础。

气属于中国古代哲学中的一个重要概念，通常是指一种极细微的物质，是构成世界万物的物质本原。在这一时期的文献中往往可以见到“血气”并称的论述，如《管子·水地》载：“水者，地之血气，如筋脉之通流者也。”《内经》则对“血气”做了较为全面的论述，《素问·八正神明论》曰“血气者，人之神，不可不谨养”，将“血气”视为维持人体生命活动的基础。

《内经》在论述“血气”时，又抽象出一个更新更重要的概念，即“经气”，亦即经络之气。《素问·离合真邪论》曰“真气者，经气也”，指出人之真气在经络中运行即为经气。由于气的物质基础不同，功能有别，《内经》所论之“经气”又有真气、宗气、营气、卫气等多种称谓。

真气为维持生命之根本动力，《灵枢·刺节真邪》说“真气者，所受于天，与谷气并而充身也”，指出真气禀受于先天父母之精气，并受后天水谷之气的滋养，通过经络循行于周身，发挥其生理功能。真气同时具有抗御外邪和祛除体内病邪的作用。

宗气由肺吸入的自然界清气与脾胃运化的水谷精气相结合，聚于胸中而成，如《灵枢·五味》曰：“其大气之抟而不行者，积于胸中，命曰气海。”宗气的循行和分布同样是通过经络而实现的，这与《内经》将“真气”称作“经气”的道理是一样的。故清代周学海《读医随笔·气血精神论》说：“宗气者，营卫之所合也，出于肺，积于气海，行于气脉之中，动而以息往来者也。”值得注意的是，周学海提出“气脉”概念，指出专有运行经气的经脉通道。

营气与卫气循行路线不同，功能有别，《灵枢·营卫生会》说“营在脉中，卫在脉外”，卫气行于脉外，发挥着“温分肉，肥腠理，充皮肤，司开合”作用。营气伴随血液在脉管中运行周身，正如《灵枢·邪客》所说“营气者，泌其津液，注之于脉，化以为血”，同时具有气的功能，故《素问·痹论》有营气“和调于五脏，洒陈于六腑”之说。

可见，在上述中医学的四种气中，唯有营气伴随血液在脉管中循行，真气、宗气、卫气皆是在“气”的通道中运行，故《内经》称之为“经气”。可见《内经》经脉“行血气而营阴阳”的主要功能是通过“血”与“气”两种循环途径来实现的，血液运行通道即“心脉血液循环系统”，“气”则有相对独立的运行通道，我们认为应当是

"经气环流系统"。

此外,《内经》中尚记载了脏腑之气。脏腑之气是人体一身之气所派生,一身之气分布于某一脏腑,是通过"经气环流系统"的基层组织——分布于脏腑的"气络"布散而至。脏腑之气集中体现了该脏腑的功能。

当然,《内经》中"经""脉"概念的渐行分离尚处于早期阶段,二者若即若离,也有相互交叉、互称并用的状况,更何况《内经》并非出自一人之手,而是当时医家论文集编,出现这些现象也不足为奇,这是我们阅读《内经》时应当注意的。

三、首次论述了络脉与络病,为络病学说奠定了理论基础

《内经》不仅在前人"十一脉"的基础上,增加完善为十二经脉,而且首次提出"络"的概念。十二经脉的循行尚不能覆盖周身,引入"络"的概念后就使经脉主干中运行的气血通过遍布全身无所不在的"络"布散弥漫到全身,从而可以更完整深刻地阐明生命现象,指导诊断治疗。

(一) 提出了络脉的概念

《内经》首次明确提出"经络"概念,"络"字有网络之义,古亦称"落"。古代医家根据"天人相应"的观点,将水利学中的"经落"概念引入中医学领域。《灵枢·邪客》记载"地有十二经水,人有十二经脉",十二经脉是取自然界十二经水之象而推出。"经水"是指湖海江河之水,在春秋战国时期,城市多沿"经水"而建。当时水利工程已相当发达,在城市及其周围多修建有"落渠之写",即与主河流相贯通的蓄水排水沟渠网络。所谓"落"者,"络"也;"写"者,"泻"也。于是"经落"作为沟通联络的代名词被引入中医学领域,便产生"经络"的概念。

(二) 记载了络脉的循行和分布规律

《灵枢·经脉》曰"经脉者,伏行分肉之间,深而不见……诸脉之浮而常见者,皆络脉也",指出经脉是直行于分肉的主干,络脉是经脉的分支,直接从经脉分支的大络称作"十五别络",从别络逐层细分直至孙络,形成布散于全身的络脉系统。

十五别络由十二经脉和任、督二脉各分出一络,加上脾之大络组成,共计15条,分别以其发出处的腧穴命名。从别络分出的更细小的络脉叫作"孙络",分布在皮肤表面的络脉叫作"浮络"。络脉从大到小,分成无数细支遍布全身,将气血渗灌到人体各部位及组织中去,起到营养和络属脏腑肢节的作用。

(三) 初步论述络脉生理功能

1. 渗濡灌注作用 《灵枢·本脏》曰:"经脉者,所以行血气而营阴阳,濡筋骨,利关节者也。"经脉的这种作用,主要是通过络脉实现的,《灵枢·小针解》曰"节之交三百六十五会者,络脉之渗灌诸节者也",即指此而言。

2. 沟通表里经脉作用 从十二经分出的别络,从本经别出后,走向相表里的经脉,

有沟通表里经脉的作用。如《灵枢·经脉》曰："手太阴之别，名曰列缺，起于腕上分间……别走阳明也。"

3. 贯通营卫作用 营卫一行于脉外，一行于脉内，二者通过络脉相贯通，如《素问·气穴论》曰"孙络三百六十五穴会……以通营卫"，张景岳《类经》注云："营卫之气，由络以通，故以通营卫。"

4. 津血互渗作用 津血同源而异流，二者可通过络脉互渗互化，血液从络脉渗出脉外而为津液，脏腑组织的津液亦可由络脉渗入脉中，所以《灵枢·痈疽》云："中焦出气如露，上注溪谷，而渗孙脉，津液和调，变化而赤为血。"

（四）记载了络脉病理变化

络脉既是气血运行的通路，也是病邪侵袭人体的通道。《内经》初步记载了络脉瘀阻、络脉绌急、络邪传变和络脉损伤等病理变化。

1. 络脉瘀阻 《内经》论述了由于寒邪、久病、血泣等引起的络脉瘀阻的临床表现。

（1）疼痛 《素问·举痛论》曰："经脉流行不止，环周不休，寒气入经而稽迟，泣而不行，客于脉外则血少，客于脉中则气不通，故卒然而痛。"此为感寒所致。

（2）痹证 《素问·痹论》曰："病久入深，营卫之行涩，经络时疏，故不通。"

（3）积聚 《素问·举痛论》曰："寒气客于小肠膜原之间，络血之中，血泣不得入于大经，血气稽留不得行，故宿昔而成积矣。"

（4）痈疽 《灵枢·痈疽》曰："寒邪客于经络之中则血泣，血泣则不通，不通则卫气归之，不得复反，故痈肿。"

2. 络脉绌急 寒邪客于络脉，可引起络脉拘急、收引状态，表现为卒然疼痛。《素问·举痛论》曰："脉寒则缩蜷，缩蜷则脉绌急，绌急则外引小络，故卒然而痛。"

3. 络邪传变 《灵枢·百病始生》曰"是故虚邪之中人也，始于皮肤……留而不去，则传舍于络脉……留而不去，传舍于经"，指出六淫外邪伤人致病，先犯络脉，由络传经的病理过程。

4. 络脉损伤 《灵枢·百病始生》曰："阳络伤则血外溢，血外溢则衄血；阴络伤则血内溢，血内溢则后血。"《素问·缪刺论》曰"有所堕坠，恶血留内"，指出络脉损伤可导致出血证。

（五）提出诊络方法与络病治法

1. 诊络方法 《内经》初步记载了望络、扪络诊断法，以络脉色泽、形态等方面的异常变化作为诊断络病的依据。

（1）络色诊法 《灵枢·经脉》提出依据络脉色泽变化诊断疾病的方法："凡诊络脉，脉色青则寒且痛，赤则有热，胃中有寒，手鱼之络多青矣；胃中有热，鱼际络赤；其暴黑者，留久痹也；其有赤有黑有青者，寒热气也；其青短者，少气也。"

（2）形态诊法 络脉病变，常表现为外在浮络形态发生改变，《内经》以血络、盛络、结络、横络、虚络等形容络脉形态改变。

血络：如《素问·缪刺论》说“视其皮部中有血络者尽取之”。《内经》除专门的《灵枢·血络论》外，还有10余处记载了“血络”。

结络：结是络血结聚而粗突于常的意思，为瘀血留滞的征象，如《灵枢·阴阳二十五人》说：“结络者，脉结血不和，决之乃行。”

盛络：盛与凹相对而言，指络脉胀起异乎平常，如《灵枢·根结》曰：“此所谓十二经者，盛络皆当取之。”

横络：如《灵枢·刺节真邪》曰：“一经上实下虚而不通者，此必有横络盛加于大经，令之不通，视而泻之，此所谓解结也。”常提示相应经脉不通。

虚络：虚络指络脉发生了下陷，呈现气血严重不足的状态，肉眼可见，触摸可得，如《素问·调经论》曰：“神不足者，视其虚络，按而致之。”

2. 络病治法 《素问·调经论》提出：“病在脉，调之血，病在血，调之络。”《素问·三部九候论》指出：“经病者治其经，孙络病者治其孙络血，血病身有痛者治其经络。其病者在奇邪，奇邪之脉则缪刺之，留瘦不移，节而刺之。上实下虚，切而从之，索其结络脉，刺出其血，以见通之。”《内经》“络病治血”的论述成为后世活血化瘀通络治疗之滥觞，“以见通之”的治疗目的也成为后世络病治疗重在“通”的理论渊薮。《内经》也提出了具体治络方法，如刺络放血、缪刺。

综上可见，《内经》首次完整建立了经络学说，“经”“脉”概念逐渐分离，“经气环流系统”和“心脉血液循环系统”初步成形；首次提出络脉的概念，初步阐述了络脉的循行与分布、生理功能，记载了络病的病机变化、临床表现、治疗方法，从而为络病学说的发展奠定了理论基础。

《内经》之后，对络病的探索还反映在其他一些相关的文献中。如《难经》对《灵枢·经脉》所载十二经脉“是动则病”“所生病”予以深析，谓：“是动者，气也，所生病者，血也。……气留而不行者，为气先病也；血壅而不濡者，为血后病也。”《难经》提出前者为“气先病”，后者为“血后病”，对更深刻地认识《内经》的论述有所帮助，当是清代叶天士“初为气结在经，久则血伤入络”论的学术渊源。淳于意《诊籍》中留下了现存最早的有关“络脉”病变的临床医案，如“气鬲病”案云：“诊其脉，心气也，浊躁而经也，此络阳病也……故烦满食不下，则络脉有过，络脉有过则血上出，血上出者死。此悲心所生也，病得之忧也。”淳于意所言“络脉有过”是情志所伤，气机失常引致的血行紊乱，属脉络之病。

第二节 《伤寒杂病论》奠定了络病证治基础

东汉张仲景在吸收《内经》《难经》等论著学术思想的基础上撰《伤寒杂病论》，成为中医学临床证治的奠基之作。该书在流传过程中分辑为《伤寒论》和《金匮要略》，《伤寒论》重点论述外感伤寒病的辨证论治，《金匮要略》侧重内科杂病证治。著名中医专家潘澄濂先生认为，《金匮要略》首篇《脏腑经络先后病脉证》“大有概论或绪言风格，应列为两书(《金匮要略》与《伤寒论》)之冠，应是两书的总论”，我们认为这种分析是正确的。确实，深入探析《脏腑经络先后病脉证》之篇名，深感张仲景临床辨证论治的学术思想已涵盖在内（图 2-1）。

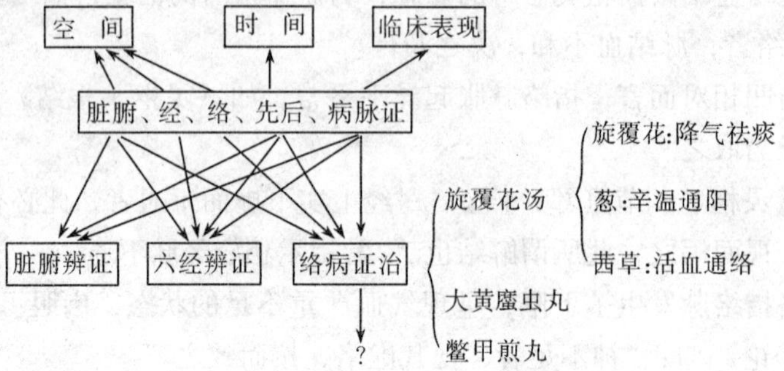

图 2-1 脏腑经络先后病脉证

该篇着重阐发了“经络受邪入脏腑”等脏腑经络先后病的传变规律，从篇名分析，脏腑经络是空间概念，概指人体内外深浅不同的病变部位，先后是时间概念，指疾病发生发展的先后过程，病脉证指疾病的临床表现，从空间和时间结合疾病临床表现动态地认识疾病的发生发展过程，符合现代科学的思维方法。同时篇名也提示，张仲景在继承前人学术理论的基础上，创立“脏腑辨证”“六经辨证”，“络病证治”作为内伤疑难杂病的辨证论治方法也初露端倪，书中记载的治疗络病的著名方药开创了后世络病治疗用药的先河。

一、脏腑辨证

张仲景以脏腑的生理特点和病机特征为核心探讨疾病的发生发展规律，正如《金匮要略·脏腑经络先后病脉证》所论：“五脏病各有所得者愈，五脏病各有所恶，各随其所不喜者为病。”《金匮要略》全书处处体现“脏腑辨证”的思想。如《肺痿肺痈咳嗽上气病脉证治》所列诸病皆属肺部病变，所以列为一篇，肺部发生不同的病理变化则表现为不同的病种，同一病种也表现出不同的证候，如肺痿有虚热与虚寒两种，虚寒“肺痿吐涎沫而不咳者，其人不渴，必遗尿，小便数……此为肺中冷”，治以温肺复气之甘草干姜汤，虚热肺痿“火逆上气，咽喉不利”，治以清养肺胃、止逆下气的麦门冬汤，足见其“脏腑辨证”运用之奥妙，所列方药亦为后世所推崇。

二、六经辨证

张仲景上承《素问·热论》，以六经为纲，与脏腑相结合，全面分析外感热病发生发展过程，将外感热病发展过程中不同阶段所呈现的各种综合症状概括为六个基本类型，即太阳病、阳明病、少阳病、太阴病、少阴病、厥阴病，后世称之为“六经辨证”。通过六经体系的归纳，可分清主次，认识证候的属性及其变化，进而在治疗上攻守从容，三阳病以攻邪为主，三阴病以扶正为重，表里同病、虚实错杂之证又强调标本缓急之辨，既中规中矩，亦有活法。“观其脉证，知犯何逆，随证治之”即是张仲景对辨证论治原则最精辟的表述。以阳明证为例，阳明经证表现大热、大渴、大汗、脉洪大，治以清热泻火之白虎汤；阳明腑证以“胃家实”为特征，痞满燥实俱备，用大承气汤泻热软坚，行气导滞；痞满实而不燥用小承气汤泻热通便，消除痞满；燥实而不痞满用调胃承气汤泻热润燥，软坚通便。可见张仲景“六经辨证”之谨严。

三、络病证治

张仲景重视“经络”在内伤杂病的发生和传变中的作用，《金匮要略·脏腑经络先后病脉证》说“经络受邪，入脏腑，为内所因也……四肢九窍，血脉相传，壅塞不通，为外皮肤所中也”。前者指出了病邪通过经络传入到脏腑引起的疾病，诸如虚劳、疟母、肝着等病，后世叶天士所论“初为气结在经，久则血伤入络”的学术观点与此一脉相承；后者指出了经脉自身壅塞不通而导致的病变，突出了“不通”是其病变的中心环节。毋庸讳言，张仲景关于“络病证治”的论述尚不完善，但治疗络病的方药，特别是虫类通络药的应用一直受到后世医家推崇。《金匮要略》18首化瘀方剂中，大黄䗪虫丸、鳖甲煎丸、抵当汤、抵当丸、下瘀血汤、土瓜根散等6方中应用了动物药，特别是虫类活血化瘀通络药。清代叶天士《临证指南医案》对张仲景虫类通络药物的应用给予了极高评价：“结聚血分成形，张仲景有缓攻通络方法可宗……鳖甲煎丸方中大意取用虫药有四，意谓飞者升、走者降、灵动迅速、追拔沉混气血之邪。”同时，叶天士指出了通络治疗之独特作用，“考张仲景于劳伤血痹诸法，其通络方法，每取虫蚁迅速飞走诸灵，俾飞者升，走者降，血无凝著，气可宣通，与攻积除坚，徒入脏腑者有间”，指出络病治疗和一般活血化瘀、攻积除坚之不同，从而突出强调了络病辨证及通络治疗的独特临床价值。张仲景旋覆花汤被后世尊为治疗络病之祖方，该方治“肝着，其人常欲蹈其胸上，先未苦时，但欲饮热”。“常欲蹈其胸上”是形容胸中窒闷难忍之状，乃络脉瘀滞不通所致，故治以辛通络瘀的旋覆花汤。方中旋覆花下气祛痰，温通络脉；葱辛温通阳，行气散结；新绛活血通络，叶天士认为：“新绛一方，乃络方耳。”近代曹颖甫《金匮发微》亦认为：“新绛以通络。”该方用药体现的辛温通络、活血通络、祛痰通络皆为后世治疗络病所常用，合以前述虫药通络，已具络病治法用药之梗概。

或许是张仲景《伤寒杂病论》年代久远，内容散佚，“络病证治”论述尚欠完善，汉后唐宋元明千余年间仅偶有论及，如唐代孙思邈《备急千金要方》记载“耳后完骨上有青络盛，卧不静，是痫候”“手白肉鱼际脉黑者是痫候”，指出诊察耳后和鱼际络脉可早期判断痫证发作，对临床有一定参考价值。宋代《太平惠民和剂局方》则记载了活络丹，用于治疗“诸般风邪湿毒之气，留滞经络”所致病证，亦为现代临床通络治疗的常用方药。但总的看来，这段时期的络脉及络病研究无重大突破与进展。

第三节　清代叶天士发展了络病学说

清代，对内伤疑难杂病治疗具有极高学术与临床价值的络病学说又受到重视和研究，并得到重大发展。清初名医喻嘉言设专篇讨论络脉，《医门法律·络脉论》言："十二经生十二络，十二络生一百八十系络，系络分支为一百八十缠络，缠络分支连系三万四千孙络，孙络之间有缠绊。"把由十二经分出的络脉逐层细化分为络-系络-缠络-孙络，并指出孙络之间有相互络合气血交换的缠绊，从而在《内经》基础上进一步明确了络脉的分层细化。按上述记载计算，末端的孙络多达160多亿根，显然属于肉眼观察不到的微观领域，虽属古人的猜想却具有科学的内涵，显示了络病学说研究的微观化趋势。

清代名医叶天士创建外感温热病卫气营血辨证，成为继张仲景《伤寒论》之后的重大学术发展，内伤杂病治疗则承《内经》络病之说、张仲景"络病证治"用药经验，提出"久病入络""久痛入络"，标志着络病已成为中医学重要的病机概念。叶天士在张仲景虫药通络基础上，创立辛味通络、络虚通补等治法用药，使络病治法用药更为系统。叶天士络病治疗常用于中风、痹证、癥积等内伤疑难杂病，其温病卫气营血辨证论治显然也汲取了络病学说的学术素养，从而使络病学说成为指导内伤疑难杂病和外感重症辨证治疗的重要学术理论，络病学说的发展取得重大突破与进展。

一、提出"久病入络""久痛入络"，使络病成为内伤疑难杂病的病机概念

叶天士提出"久病入络""久痛入络"，认为邪气袭人后，其传变途径"由经脉继及络脉"，又说"初为气结在经，久则血伤入络"，"经年宿病，病必在络"，指出了多种内伤杂病随着病程的进展，病邪由经入络、由气及血、由功能性病变发展为器质性病变的慢性病理过程。可见络脉病变是广泛存在于多种内伤疑难杂病病理演变过程中的病机状态，而且随着病程的延长，络病更痼结难解，治疗更为困难，因而深入探析叶天士"久病入络""久痛入络"病机学说的学术思想，对认识日久不愈的多种现代难治性疾病有着重要的意义。

二、将络病学说用于温热病，创建卫气营血辨证体系

"久""暂"是相对概念，对病程较短的外感热病而言，病邪在卫分气分不解，入营入血病程较长亦属"久"的概念。叶天士将络病论治的思想延伸到外感温热病，创建了"卫气营血"辨证论治体系。温热病传变的卫气营血四个阶段正是以"初病在气，久必入血"的病机理论为基础，即将初见的"气"分证和渐次出现的"血"分证更为精细地区分为卫、气、营、血证，这也说明温热病与杂病其病虽异，其理实同。如叶天士所说"温热时疠，上行气分，而渐及于血分"（《临证指南医案·温热》），即温热病"初病在气，久必入血"的情况。

叶天士"温邪上受，首先犯肺，逆传心包"（《种福堂公选良方·温热论》）阐述了外感温热病的传变途径，《临证指南医案·温热》有叶天士以络病理论阐述这种传变过

程的论述，如“吸入温邪，鼻通肺络，逆传心包络中”。对气分热邪充斥三焦，由经入络，由气入血的传变过程，叶天士也做了阐述：“夫热邪、湿邪，皆气也，由募原分布三焦，营卫不主循环，升降清浊失司，邪属无形，先着气分……但无形之邪久延必致有形，由气入血，一定理也。”（《叶天士医案存真》）

上述可见，“卫气营血”辨证体系的建立是自秦汉至清代出现的一次重大学术发展成果，正是叶天士在继承张仲景《伤寒论》“太阳温病”“阳明经证”基础上，引用络病由气入血的发病理论而形成的，足见络病理论的发扬光大对中医学术理论体系的发展具有不可估量的重大意义。

三、记载络病表现

叶天士医案中记载了络病常见病证，如癥积、痹证、中风、痛证等，同时记述了种种络病表现，如因虚风、相火、咳逆、失血、外感客邪等使络脉变动失常而致“动络”，他处患病而害及络脉络血所致“入络”，相火燔炎、用药苦辛热燥致络脉受创而致“伤络”等，为临床辨识络病提供了重要参考。

四、发展络病治法用药

叶天士在继承张仲景络病用药的基础上，发展了络病治法及用药，提出“络以辛为泄”的著名观点，创辛味通络之大法治疗络病。具体而言，属实者有辛温通络、辛润通络、辛香通络、虫蚁通络；属虚者，提出“大凡络虚，通补最宜”，又有辛甘通补与滋润通补。分析其药物运用，一方面是通络药物，即具有入络专长的药物，如辛味入络药、虫类入络药等；另一方面注意在辨证论治基础上配伍通络药，即通络治疗和其他治疗的相结合。

叶天士外感温热病卫气营血辨证及内伤杂病注重络病治疗的学术思想对清代医家产生了巨大影响。吴鞠通治疗温病吸取了叶天士络病治疗学术思想，重视时邪入络；林佩琴承叶天士“久病入络”“久痛入络”之说，于痛证、噎膈、痫证等病证皆重视络病治疗；张聿青扩大了通络法的应用范围，《张聿青医案·中风》载“直者为经，横者为络，邪既入络，易入难出，势不能脱然无累”，道出了络病痼结难愈的特点。此后医家虽不乏善陈，屡有验案，但总的看来，叶天士之后的络病学说并未得到充分重视与研究，也未形成系统的学术理论体系。

第四节　当代对络病学说的继承与发展

近年来，由于运用络病学说治疗心脑血管病取得显著临床疗效，特别是络病学说代表方通心络研制成功并广泛运用于临床，引起学术界的重视并形成近年中医学术研究的热点和焦点。不少医家对有关络病学说的中医文献进行了整理研究，并结合经络实质和临床研究提出一些创新观点，促进络病学说向系统的学术理论体系发展，也促进了络病学说临床运用和实验研究的进展。

一、理论研究

学术理论研究是学科发展的先导。近年来，不少医家对络病学说的发展史进行了整理，特别是对《内经》的络病学说，张仲景、叶天士等医家对络病学说的论述及治疗用药进行了深入探讨。邱幸凡教授对《内经》络脉学说进行了深入研究，史常永教授以叶天士《临证指南医案》为依据，并结合个人临床体会，梳理阐发了络病学说及其治法精要。

王永炎院士等在实验研究的基础上提出瘀毒阻络是络病形成的病理基础，指出络脉系统是维持机体内稳态的功能性网络，络病是以络脉阻滞为特征的一类疾病，邪入络脉标志着疾病的发展和深化，其基本病理变化是虚滞、瘀阻、毒损络脉。

吴以岭教授等对络病学说进行了20余年的研究探索，承担了国家中医药管理局课题“络病理论及其应用研究”，就络病学说的理论框架提出了“三维立体网络系统”，从时空与功能统一性论述络脉系统，指出络脉与经脉相比，在空间结构、气血运行时速及循环状态方面的特殊性，并以此为切入点系统研究络脉生理功能及络病发病、病机、辨证、治疗，总结络病发病及病机特点，阐明络病八大基本病机变化，指出络病与血瘀证是在内涵及外延上都不尽相同的两个病机概念，络病研究是不同于血瘀证的新学术研究领域，创立“络病辨证六要”及“络以通为用”的治疗原则，归纳前人辛味通络、虫药通络、藤药通络、络虚通补等治络经验，按功能分类通络药物，同时提出络病证候、脏腑络病辨证论治及脏腑相关络病论治。由国家中医药管理局组织国内著名医学专家进行的鉴定认为：“该项研究按照中医学术自身发展规律对络病学说进行了全面系统研究，初步建立‘络病证治’体系，首次形成系统络病理论，为络病学学科建立奠定了理论基础，属国内外创新性科研成果。”

二、临床研究

王永炎院士提出毒邪致病在中风发病中的重要性，指出中风后常是瘀毒、热毒、痰毒互结，毒邪可破败形体，损伤脑络，包括浮络、孙络与缠络。中风急性期所产生的这些毒性病理产物，不仅参与了脑神经元损伤链的病理过程，而且是中风病病情险恶、难以治愈的关键，并提出以“毒邪”和“络病”作为深入研究的切入点，对中医而言，是进一步提高脑血管疾病疗效的突破口所在。

吴以岭教授运用络病学说指导临床难治性疾病治疗研究，完成国家级及省部级课题6项，取得5项新药证书。课题组自20世纪80年代初便开始运用络病学说进行心脑血管病治疗研究，以络病学术创新带动络病治疗新药研发，研制出治疗心脑血管病的中药新药通心络胶囊、抗心律失常的参松养心胶囊、治疗慢性心衰的芪苈强心胶囊，形成以络病学说指导心脑血管病治疗的系列药物。通心络研究以络病学说探讨心脑血管病的中医病理机制，首次提出络脉绌急-血管痉挛-血管内皮功能障碍的内在联系，首创把搜风解痉通络药全蝎、蜈蚣、蝉蜕用于冠心病治疗，为心脑血管病的中医治疗开辟了新的有效途径，并因此而荣获2000年国家科技进步二等奖，被列入2001年中国医药科技十大新闻（本年度收载的唯一中医药项目）。

吴以岭教授运用络病学说在治疗世界性疑难病也显出可喜疗效，在国内首先提出“奇经论治、五脏分证、三焦分治”痿证治疗新论。运用络病学说治疗重症肌无力，认为“奇经亏虚，真元颓废，络气虚滞”为其主要中医病理机制，并指出络气虚滞与乙酰胆碱受体减少、抗体增加所致神经递质传递障碍具有内在相关性，以“温理奇阳，扶元振颓，通畅络气”为治法研制出中药强肌力片。临床研究证实，强肌力片在改善临床疗效积分、降低血清乙酰胆碱受体抗体滴度和改善肌电图方面具有和对照药强的松相同的临床疗效，改善中医证候明显优于强的松，未发现空腹血糖增高、股骨头坏死、向心性肥胖等强的松所致的副作用。实验显示该药具有对机体免疫机制的双向调节作用这一突出特点和优势，证实中医络病学说在现代难治性疾病治疗方面有着重要的临床价值。

三、实验研究

近代科学包括医学的形成和发展主要得益于还原分析方法，但由于其认识的重点放在部分而忽略整体，往往带有机械唯物论的思维方法而显现出局限性。现代科学的发展趋势是将还原分析与系统综合有机结合，通过还原分析对组成整体的各个部分进行微观、定量、静态的认识，引入系统论、信息论、控制论等方法，将分析与综合相结合、宏观与微观相结合、定性与定量相结合，从而实现宏观整体与微观细分研究的两极分化并高度整合。中医学在两千年的发展过程中形成了整体辨证思维的优势和特色，借助现代科技对其理论内涵做出科学的解释并用于指导实验研究，才能使中医实验研究保持学科发展自身规律并跟上现代科技步伐。

经络学说源于古代解剖但并非全部为解剖学概念，而是古代医家在长期诊疗活动中对病理反应和治疗实践的总结，并为构筑辨证论治学术体系而被赋予了某些功能性概念。搞清络脉的实质对认识络脉理论及络病治疗具有重要促进作用，但也应认识到，络病作为中医病机概念，“络病证治”研究属辨证论治方法研究而非单纯络脉实质研究。因此，近年不少专家结合病证和治疗方药进行络病研究，为佐证络病学说的科学价值提供了实验数据支持。

雷燕、黄启福、王永炎等采用食饵性高脂大鼠加反复脑缺血再灌注手术复制血管性痴呆动物模型，研究中医毒损脑络与西医学反复脑缺血后累积性损伤的相互关系，并探讨扶正活血解毒中药复方复圣散的干预作用。实验表明，复圣散可有效减轻缺血性脑损伤，其机理与该方降低脑内α-肿瘤坏死因子和丙二醛过量释放，提高体内抗脂质过氧化能力有关，由此也表明血管性痴呆的形成与中医毒损脑络学说和西医学反复脑缺血所致累积性损害假说相关。

吴以岭教授研制的通心络作为络病理论的物化，引起医学界关注，目前已完成的研究达300余项，包括近70项博士、硕士毕业课题。众多研究结果显示了通心络对“脉络-血管系统病”不同病理环节的确切防治作用：可明显改善血管内皮功能；延缓动脉粥样硬化进程，抑制内膜增殖及再狭窄，稳定易损斑块；缓解血管痉挛；明显保护缺血再灌注后微血管结构和功能完整性，减少缺血区无复流区面积，抑制心室重构，缩小心肌梗死面积，改善心功能；提高急性心肌梗死患者介入治疗后室壁异常节段恢复率，改善室壁节段恢复时间，显示了通络方药在急性心梗治疗中仍有其重要价值。运用络病学说探讨慢性心力衰竭的中医病理机制与治疗，研制出芪苈强心胶囊。经实验研究证实，该方既能改善血流动力学，缓解心衰症状，具有强心、利尿、扩血管作用，又能明显抑制肾素-血管紧张素-醛固酮系统，减少心脏指数及心室重构，从而改善心衰的生物学基础，既体现出西医联合用药的治疗特点，又显示出复方中药多环节、多途径、多方位的治疗优势。

大量的实验与临床研究结果佐证了络病学说的科学价值，也引起国内外医学界对络病学说及通络方药的重视与关注。通心络研究论文参加 2005 年北美心脏病年会及欧洲心脏病年会，美国得克萨斯大学心脏病研究中心对络病学说及通心络进行的实验研究已取得良好结果，美国东卡大学医学院申报络病学说及通心络的美国传统医药基金项目，美国哈佛大学医学院麻省总医院 2005 年把络病学及络病学说代表方通心络纳入哈佛大学医学院医师继续教育课程。随着研究的深入，将会有更多的包括现代医学、生物医学、数学、物理学等学科在内的专家加入到络病学研究中来，促进络病学说在生命科学时代的快速发展。

第三章　络病学说研究的“三维立体网络系统”

络病学说的历史回顾告诉我们，在中医学奠基时期——春秋战国时期，《内经》奠定络病学说的理论基础，东汉张仲景《伤寒杂病论》首创络病治疗方药，清代名医叶天士提出“久病入络”“久痛入络”，从而使络病学说成为中医学术体系中的一朵奇葩，其独特的理论价值和临床指导作用为医家所推崇。但一个不争的事实令人不解，为什么这样一个重要的学术理论在秦汉到清代一千多年的历史时期内没能得到重视和发展？为什么清初名医喻嘉言《医门法律》发出“十二经脉，前贤论之详矣，而络脉则未之及，亦缺典也”之感叹，并撰《络脉论》专篇，但亦未能推动这一学术理论出现突破性进展，至此后叶天士仍有“遍阅医药，未尝说及络病”“医不知络脉治法，所谓愈究愈穷矣”之感慨？值得深思的是，叶天士身后200余年其所批评的现象并未得到改善，络病学说仍未得到充分重视和深入研究，亦未形成系统完整的理论体系。究其原因，可能与中医学术发展史上“重经轻络”的历史现象有关，经络作为一个有机的整体，其“行血气而营阴阳”的作用为业医者所熟知，十二经脉具有明确的循行路线和功能描述而受到医家的重视，而经脉分支——络脉部分庞大繁杂，遍布全身，缺乏明确的循行路线和生理病理论述，其在生理功能和病理变化上与经脉的差别及特异性被忽视。有鉴于此，在20多年对络病学说研究中，提出“三维立体网络系统”（图3-1），作为络病学说的理论框架，颇能执简驭繁，便于把握应用。

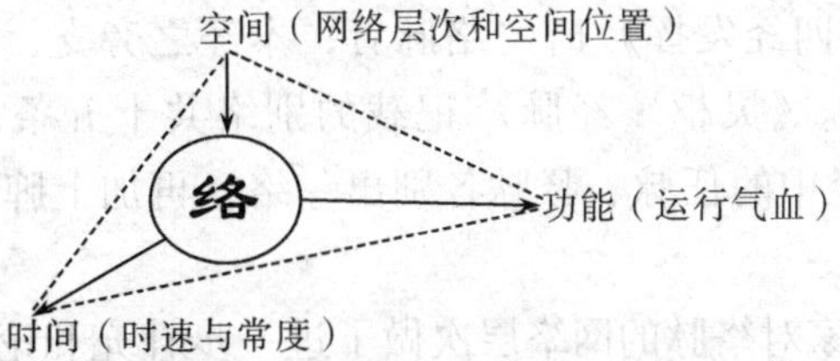

图3-1　中医络病学说研究的理论框架——三维立体网络系统

“三维”是指空间、时间、功能概念，恩格斯指出：“一切存在的基本形式是空间和时间，时间以外的存在和空间以外的存在，同样是非常荒诞的事情。”空间、时间和运动是物质的三大属性，生物体也应由空间结构生物学、时间节律生物学和运动机能状态学三大部分组成。因此，在探讨机体的结构和生理功能的关系时，应从整体的观点、动态变化的观点、与环境相适应的观点出发才能得出正确的结论。“三维立体网络系统”正是从时间、空间和功能角度，对网络全身的络脉系统进行了高度概括：络脉是从经脉支横别出、逐层细分、纵横交错、遍布全身，广泛分布于脏腑组织间的网络系统，虽庞大繁杂，却具有明显的细化分层和空间分布规律，按一定的时速与常度，把经脉运行的气血津液输布、弥散、渗灌到脏腑周身，发挥着“行血气而营阴阳”的生理功能，是维持生命活动和保持人体内环境稳定的网络结构。

第一节　络脉的网络层次和空间位置

一、网络层次

经络是经脉和络脉的统称，经脉是人体运行气血的主干，络脉是由经脉支横别出的分支，正如《灵枢·脉度》所言：“经脉为里，支而横者为络，络之别者为孙。”络脉从经脉分出后，又逐层细分，形成由别络至孙络的各级分支组成的网络系统，孙络为络脉系统的最小单位，形成络脉逐级分化的网络层次概念（图 3–2）。

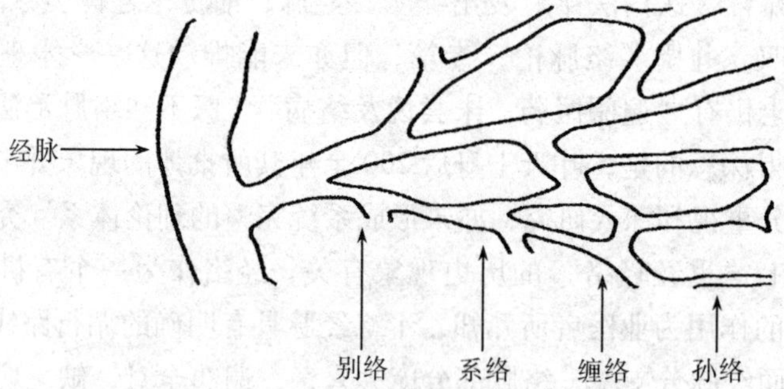

图 3–2　络病的网络层次

别络，又称大络，直接从经脉分出，有固定的分出部位和循行路线，为从经脉分出的一级分支。十二经别络从体表络穴分出后，走向相表里的经脉，有加强表里阴阳两经联系的作用，《十四经发挥》曰“络脉者，本经之旁支，而别出以联络于十二经者也”，即指别络而言。《灵枢·经脉》记载的别络共十五条，即十二正经各自从本经络穴别出一络，奇经中的任脉、督脉各别出一络，再加上脾之大络，称为十五别络或十五大络。

《内经》之后的医家对络脉的网络层次做了进一步补充和论述，使之更为完善。金代窦汉卿《针经指南》谓“络一十有五，有横络三百余，有丝络一万八千，有孙络不知其纪”，指出络脉有别络、横络、丝络、孙络等不同层次。明代针籍《人镜经》云“十二经生十五络，十五络生一百八十系络，系络生一百八十缠络，缠络生三万四千孙络”，在络脉的网络层次中增加系络和缠络。清代喻嘉言承《人镜经》之言，设《医门法律·络脉论》专篇对络脉系统做了进一步的描述：“十二经生十二络，十二络生一百八十系络，系络分支为一百八十缠络，缠络分支连系三万四千孙络，孙络之间有缠绊。”明确指出从经脉分出的络脉分为（别）络，又逐级细化分层为系络、缠络、孙络等网络层次。喻嘉言提出络脉的最小单位孙络之间具有缠绊相互联系，此论具有重要的理论意义。十二经脉“阴阳相贯，如环无端”，成为气血运行的线性通道，而由经脉逐级细分的络脉系统在其最末端即孙络与孙络之间具有缠绊发生面状的相互联系，从而构成遍布周身维持机体正常功能活动的网状生命内稳系统。

中医关于络脉逐级细化的网络层次概念，对解释复杂生命现象具有重要学术价值，试想如果没有遍布全身的网络系统，仅有孤立的五脏六腑，即使加上十二经脉主干通道也是不可能完成复杂生命运动的。中医关于络脉逐级细化的网络分支，与西医学对血管和神经逐级细化分支的认识基本相似，如从大血管分出的中、小血管，又逐级细化为微血管直至微循环的各级微细动静脉，维持着人体正常的血液循环；从脑神经和脊神经分出的神经又依次分支直至神经末梢，构成遍布全身的神经网络，发挥着控制和调节作用。可见，中医络脉的网络层次涵盖了西医学血管和神经的概念。

二、空间位置

络脉不像十二经脉那样有着明确的循行路线和起始部位，而是纵横交错连成网片状，其在人体内的空间位置分布是有规律可循的。《灵枢·经脉》曰：“经脉十二者，伏行分肉之间，深而不见……诸脉之浮而常见者，皆络脉也。”由经脉别出的络脉循行于体表部位的是浮络、阳络，循行于体内的是阴络，阴络多分布于各个脏腑，成为脏腑之络，正如明代张景岳《类经》所说：“以络脉为言，则又有大络、孙络，在内、在外之别，深而在内者，是为阴络……浅而在外者，是为阳络。”可见，络脉在体内的空间位置呈现出外（体表之浮络、阳络）-中（经脉）-内（脏腑之阴络）的分布规律（图3-3）。

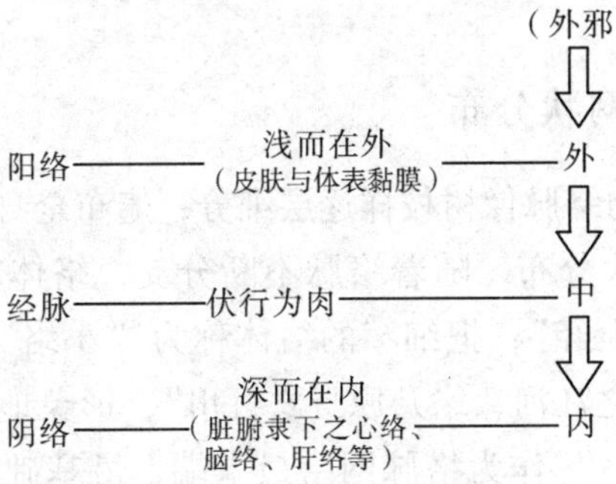

图 3-3 络脉的空间位置

1. 阳络 为分布于体表或在外可视的黏膜部位的络脉，正如《灵枢·经脉》所说“诸脉之浮而常见者，皆络脉也”，“脉之见者皆络脉也”。《灵枢·百病始生》说“阳络伤则血外溢”，指出阳络损伤可出现体表和体表黏膜出血。《素问·皮部论》依据十二经脉在体表的循行范围将人体皮肤划分为十二皮部，为十二经脉之气血分注于体表的区域。根据手足同名经划分，十二皮部又合为“六经皮部”。同经皮部布满由该经脉支横别出、浮于体表的络脉，如阳明皮部为害蜚，布满阳明经分支细化的络脉，正如《素问·皮部论》所说：“阳明之阳，名曰害蜚，上下同法，视其部中有浮络者，皆阳明之络也。”十二经之浮行于体表的阳络参与皮部的组成，十二经之气血通过络脉温煦、濡养、护卫皮肤，故《素问·皮部论》又曰："十二经脉之络者，皆皮之部也。"

2. 阴络 循行于体内，布散于脏腑，故叶天士《临证指南医案·便血》谓"阴络乃脏腑隶下之络"，由十二经脉逐级细分而出的络脉随其分布脏腑区域而成为该脏腑组织结构的有机组成部分，随其不同而称为心络、肝络、肾络、肺络、脾络、胃络、脑络等，其敷布气血的功能也往往成为所在脏腑功能的组成部分，如《灵枢·经脉》曰"手少阴（经）之别（络），名曰通里，去腕一寸半，别而上行，循经入于心中"，逐级细分循行布散于心中的络脉即成为心络，成为心脏结构及功能的有机组成部分。十二经气血通过络脉濡养、络属五脏六腑，调整脏腑阴阳的平衡，由饮食入胃化生的气血通过经脉，进入络脉，输布于五脏六腑，正如《灵枢·玉版》所言："胃之所出气血者，经隧也。经隧者，五脏六腑之大络也。"

三、络脉的结构特点

（一）支横别出，逐层细分

经，有路径、途径之义，经脉是经络系统的主干部分，呈线状纵直循行人体上下，沟通表里脏腑；络脉是从经脉主干支横别出、逐层细分的分支，络有网络、联络之义，横行于经脉之间，交错分布在全身各处，故明代李梴《医学入门》曰："经，径也，径直者为经，经之支派旁出者为络。"从经脉主干支横别出的络脉像树枝一样逐层细分，有大小粗细不同，具有明显的层次，由大的别络，分出系络、缠络，直至终末组织孙络。

（二）络体细窄，网状分布

从经脉主干支横别出的络脉像树枝样逐层细分，遍布全身，外而体表肌腠、四肢百骸，内而五脏六腑，呈网状分布。随着络脉不断分支，络体越来越细窄迂曲，故《内经》把纵行的经脉称为"大经"，把细窄的络体称为"小络"（《灵枢·官针》），张景岳《类经》说"经即大地之江河，络乃原野之百川"，形象地描述了逐级细分的络脉与主干的区别。尤其是"孙络"作为络脉网络最末端、最基础、最细小的部分是人体气血运行的最小功能单元，正如张景岳《类经》所言："络之别者为孙，孙者言其小也。凡人遍体细脉，皆肌腠之孙络也。"

支横别出、逐层细分的络脉形成了遍布全身无处不在的立体网络，经络系统运行气血、络属脏腑的功能主要是通过络脉立体网络系统来完成的。由经脉主干分支细化出来的网络系统又发生着不同层次的横向联系，特别是在网络的末端——孙络及孙络之间的"缠绊"，其血络非常类似西医学的微循环，络体细小迂曲，气血流缓、津血互换、营养代谢的功能特点也与西医学微循环功能非常类似。末端之孙络以经气环流为其主要功能，其信息传导、调节控制功能也与神经内分泌免疫网络的功能相类似。可见，"三维立体网络系统"提出络脉的"立体网络"概念涵盖了血液循环和神经内分泌免疫调节功能在内，而其实质内涵更为丰富。

（三）络分阴阳，循行表里

络脉遍布周身的立体网络系统在体内的空间分布具有规律性：循行于皮肤和体表黏膜的络脉为阳络，阳络参与皮部的组成，十二经之气血通过阳络温煦、濡养、护卫皮肤；循行于体内，布散于脏腑区域的络脉为阴络。阴络布散于脏腑区域，成为五脏六腑结构与功能的有机组成部分，布散于心脏的称为心络，布散于肝脏的称为肝络，布散于肺脏的称为肺络，又有肾络、脾络、胃肠之络等，十二经气血通过络脉络属、濡养五脏六腑，调整脏腑阴阳平衡。经脉循行于阳络与阴络之间，从而形成了外（体表阳络）-中（经脉）-内（脏腑阴络）的络脉空间分布规律。

络脉支横别出、逐层细分、网状分布、表里循行的结构特点，形成络病学说“三维立体网络系统”的空间概念，对于解释疾病传变，提高内伤疑难杂病和外感重症的辨证治疗水平具有重要的临床意义。络病的发生既有外邪侵入阳络，再由阳络及经这样的浅层次传变，又有久病由经传入脏腑阴络这样的深层次传变，《灵枢·百病始生》曰：“是故虚邪中于人也，始于皮肤，皮肤缓则腠理开，开则邪从皮毛而入，入则抵深……留而不去，则传舍于络脉……留而不去，传舍于经……留而不去，传舍于输……留而不去，传舍于肠胃之外，募原之间……稽留不去，息而成积，或著孙脉（络），或著络脉。”明确指出感受外邪之后，随病程的进展，病邪循阳络-经脉-阴络由浅入深的发展演变过程，既反映了一般疾病由络到经传变发展的普遍规律，也反映了多种迁延难愈的难治性疾病由经入络，由气及血，由功能性病变发展到器质性损伤的慢性病理过程。因此，病邪由经入络的病机演变过程正是络病学讨论的重点，也是在中医学术发展的很长历史时期内被忽略的薄弱环节，加强对广泛存在于内伤疑难杂病和外感重症病机演变过程中络病这一关键病机状态的研究，将有助于提高上述疾病的辨证治疗水平。清代名医叶天士提出“久病入络”“久痛入络”，并基于络病学说创立温病卫气营血辨证论治体系，创造性运用络病学说研究内伤疑难杂病和外感重症的辨证治疗，推动了学术发展，提高了辨证治疗水平，这对今天研究络病学说亦具有重要的启迪意义。

第二节　络脉的运行时速和常度

一、时速与常度

时速，指气血运行的时间与速度；常度，指气血循环的状态和节律。正如叶天士所言：“凡经脉直行，络脉横行，经气注络，络气还经，是其常度。”经络“行血气而营阴阳”，作为气血运行的通路，其正常的运行时速和循环状态对维持人体正常的生命活动具有至关重要的作用。经络同时又是病邪侵犯人体并向内传变的通路，病邪侵入经络破坏其正常的气血运行时速和循环状态，则导致疾病发生。中医学非常重视气血在体内的运行时速和状态，将之称为“气化”，认为“气化”是生命的基本特征，没有“气化”就没有生命。“气化”即气机的变化，气机的基本形式是升、降、出、入，故《素问·六微旨大论》说“升降出入，无器不有”；“非出入，则无以生长壮老已；非升降，则无以生长化收藏”；“出入废则神机化灭，升降息则气立孤危”。气血升降出入的通路是经络，络脉作为经络中下端的有机组成部分，其运行气血的时速和循环状态对生命机体的健康与否至关重要。

正因为如此，古人对经脉的长短及气血运行的时速与常度做了大量研究，现存中医文献中也有着丰富的记载。《灵枢·经水》曰：“若夫八尺之士，皮肉在此，外可度量切循而得之，其死可解剖而视之……脉之长短，血之清浊……皆有大数。”通过解剖的直接观察，古人测算出经脉的长度，如《灵枢·脉度》所言：“手之六阳，从手至头，长五尺，五六三丈；手之六阴，从手至胸中，三尺五寸，三六一丈八尺，五六三尺，合二丈一尺；足之六阳，从足上至头，八尺，六八四丈八尺；足之六阴，从足至胸中，六尺五寸，六六三丈六尺，五六三尺，合三丈九尺；跻脉从足至目，七尺五寸，二七一丈四尺，二五一尺，合一丈五尺；督脉、任脉各四尺五寸，二四八尺，二五一尺，合九尺。凡都合一十六丈二尺。”这些文献记载虽不像现代解剖这样准确，但致力于探索经脉形态及长短以助研究气血运行的时速与常度的努力则是应当给予肯定的。

在此基础上，古人对气血循脉运行的时速与常度进行了探索。古人关于气血运行时速与常度的记载主要涉及经脉，如十二经循环说、十四经循环说、二十八脉循行说、卫气昼循阳经二十五周、夜行五脏二十五周说等。如《灵枢·营卫生会》曰“卫气行于阴二十五度，行于阳二十五度，分为昼夜”，指出卫气在人体内的运行状态和时速。《针灸大成》则明确指出了气血的运行时速：“自寅时起，一昼夜，人之营卫，则以五十度周于身，气行一万三千五百丈，脉行八百一十丈，运行血气，流通阴阳，昼夜流行，与天同度，终而复始也。”不仅对气和血的运行时速进行了具体描述，指出了气的运行时速明显快于血液运行时速（气行每秒0.52m，西医学尺神经传导速度每秒50m；脉行每秒0.03m，西医学微循环血流速度每秒0.03cm。气行/血行=16.7），而且指出了气血运行的时速与常度与天体运行、外界环境相适应。当然古人记载的气的运行时速尚需进一步考证，但对结合现代科学研究“气”的本质及其在体内的运行方式和时速具有重要价值。

二、络脉气血运行特点

传统文献对于络脉系统气血运行时速和状态缺乏系统完整的论述，络脉气血运行的时速和常度主要表现出以下特点：

（一）气血行缓

络脉像树枝样逐层细分、遍布全身，络体细窄迂曲。在经脉主干快速运行的气血贯注到络脉后，随着络脉分支越趋末端，流速越缓，对实现脏腑组织的灌注功能具有重要作用。《灵枢·小针解》说：“节之交，三百六十五会，络脉之渗灌诸节者也。”络脉气血流缓的特点也决定了病久入深、易入难出、易滞易瘀的病机特点。

（二） 面性弥散

络脉在体内循行表里上下，无处不在，形成遍布全身的网络系统，功能相同的络脉在体内呈现片状、面状、立体网状结构，气血由经脉中线状流注状态，进入络脉后相应地转变为面性弥散，发挥温煦、濡养作用。

（三） 末端连通

仅有十二经首尾相贯的线性气血通道显然不能维持五脏六腑、四肢百骸复杂的生命运动及其协调控制。络脉逐层细分，形成遍布全身的立体网络系统，其最末端孙络之间更有缠绊将从不同经脉逐层细分的网络组织在其末端广泛联系在一起，使人体五脏六腑、四肢百骸形成协调一致的整体，同时络脉相互连通，成为闭合的网状系统，气血在这一闭合网状系统中层层渗灌，与机体进行充分的营养交换。

（四） 津血互换

遍布全身的络脉气血行缓、面性弥散、末端连通的运行时速和循环状态特点，使络脉系统末端成为津血互换之处。津血同源而异流，津在脉外，血在脉内，津液入于脉内成为血液的组成部分，血液渗出脉外则成为津液，而津血互换需在络脉系统末端完成。津血皆由脾胃水谷之精变化而来，中焦脾胃摄取饮食精微，变化而赤化生血液的过程是在络脉末端完成的，正如《灵枢·痈疽》所言：“中焦出气如露，上注溪谷，而渗孙脉，津液和调，变化而赤为血。”络脉中血液渗出脉外则为津液，濡润脏腑肌腠、四肢百骸，如明代王纶《明医杂著》说：“津液者，血之余，行乎脉外，流通一身，如天之清露。”络脉在完成津血互换的同时也带走组织代谢的废物，因此络脉的末端同时也是营养代谢的场所。

（五） 双向流动

络脉广泛分布于内在脏腑与外在体表黏膜，成为维持脏腑之间及脏腑与外在环境之间广泛联系、协调平衡的通路。人体之气在脏腑间互相流通，借助于不同脏腑区域的络脉进入该脏腑，成为脏腑功能的组成部分，如心气概括了心主血脉等功能，肾气概括了肾主生长、发育与生殖，主水液代谢等功能，肝气概括了肝主疏泄等功能等。脏腑之气又借助于络脉，在不同脏腑间流行敷布，实现脏腑间功能的相互影响、相互协调，如肾主藏精，为先天之本，所藏之精气除与生俱来，禀受于父母的先天之精外，亦有出生后通过脾胃运化产生的后天水谷之精气，还包括五脏六腑生理活动中化生的精气通过代谢平衡后的剩余部分。同时，肾中所藏精气即元气又历三焦而循行五脏六腑，对其生理活动均具有推动和激发作用。经气循经入肝络，称为肝气，肝主疏泄条达，肝气循络脉外行对全身气机起到调节作用，促进脾胃消化吸收功能。《东医宝鉴》说“肝之余气，泄于胆，聚而成精”，胆汁排放于十二指肠影响消化吸收，成为肝气疏泄促进脾胃运化功能的主要形式之一。可见，不仅津血可通过络脉（血络）互相渗灌，气作为沟通和维持脏腑间联系和平衡的重要介质，也是通过广泛分布于脏腑之间的络脉（气络）相互流通、双向流动，实现脏腑间信息传递与功能协调，维持人体内环境的稳定。

（六）功能调节

络脉随其所循行分布的位置成为所在脏腑或体表黏膜的组成部分，如阴络循行于体内脏腑，布散于肝脏为肝络，布散于脑部为脑络，布散于心脏为心络等，络脉运行气血的功能也往往成为该脏腑功能的有机组成部分，而阳络循行于体表成为“六经皮部”的组成部分。络脉可以根据所处脏腑功能状态而调节其气血运行时速和常度。在休息状态下，血藏于肝，《素问·五脏生成》说“人卧血归于肝”，故中医亦有“肝为血海”之称；执行某项功能活动时，络脉中的气血向处于活动状态的脏腑器官相对集中，故《素问·五脏生成》又有“肝受血而能视，足受血而能步，掌受血而能握，指受血而能摄”之说。如胃肠消化时络中气血向中焦渗灌，聚精会神用脑思虑时络中气血向头部偏移。络中气血这种功能调节的循行输布状态显然与经脉中气血线性规律运行具有明显差异，这对于维持全身脏腑百骸协调一致集中完成某些功能具有重要意义，也为运用中医络病学说研究生命机体气血运行、输布、渗灌状态及其规律提供了重要依据。

通过上述可见，输布于立体网络系统中的气血运行时速和常度显然与经脉气血运行不同，气血流缓、面性弥散、末端连通、津血互换、双向流动、功能调节为络脉气血运行的显著特点，这为结合现代科学认识络脉的生理功能，探讨在内伤疑难杂病和外感重症中广泛存在的络病病机状态及有效治疗方法提供了新的思路。

第三节 络脉的生理功能

由经脉支横别出、逐层细分、网状分布的络脉系统是经络系统的有机组成部分，承载着经脉主导的生理功能，同时由于络脉空间结构及运行时速的特点，又具有生理功能的特异性。《灵枢·本脏》曰“经脉者，所以行血气而营阴阳，濡筋骨，利关节者也”，《灵枢·海论》又谓经脉“内属于脏腑，外络于肢节”，指出经脉具有运行气血、营运阴阳、渗灌濡养、络属脏腑肢节等功能，而“行血气”则是经脉最基本的功能，是经脉发挥其他功能的基础与前提，络脉也正是以“行血气”为其主要生理功能，才能发挥其他各种生理功能。

经络为气血运行的通道，运行气血也是经络的主要功能，但气血阴阳属性不同，气属阳，主温煦，流动而无形；血属阴，主濡润，本静而易见，二者在体内循行于不同的路径。纵观两千多年中医历史文献，在春秋战国时代《内经》创建的经络学说中，“经”“脉”概念渐行分离，已经形成以运行经气为主的“经气环流系统”和以运行血液为主的“心脉血液循环系统”，故经络包括“行血气”的两大系统，以运行经气为主的经络之络（气络）与运行血液为主的脉络之络（血络）形成承载并输布渗灌气血的遍布全身的网状络脉系统。由于中医气血可分不可离的高度相关性，“气为血之帅”“血为气之母”“气中有血”“血中有气”，形成了中医经络气血运行的特色理论体系。

可见，中医的络脉有广义和狭义之分，从广义而言，经络运行气血津液、渗灌脏腑百骸、沟通上下内外，把由经脉纵向线性运行的气血通过络脉横向面性弥散到全身，发挥其对生命机体的渗灌濡养作用。从狭义的角度，络脉又分为经络之络（气络）和脉络之络（血络），经络之络运行经气，脉络之络运行血液，共同发挥着“气主煦之，血主濡之”（《难经·二十二难》）的正常生理功能。

一、运行经气

（一）中医经络学说的“经气环流系统”

伴随着经络学说的建立，《内经》首次提出“经气”的概念，“气”作为中医学特有概念名词的出现，代表着中医学术理论的重大飞跃，对中医学术理论体系的建立具有划时代意义。中医学术体系的形成源于早期的解剖学概念，亦是长期医疗活动对病理反应和医疗实践的总结，同时为了建立完整的学术体系而赋予某些功能性结构概念。有形的血液和血脉容易被人们认识，这些概念首先在古代医学文献中有着较为明确的论述是必然的。在《内经》之前的经脉学专著《阴阳十一脉灸经》和《足臂十一脉灸经》仅记载了“脉”的概念，尚未出现有关“经”和“经气”的论述，“脉”的概念是经络学说早期的雏形。随着古代医学学术的发展，仅有脉和血这些容易见到的有形物质构筑的早期较为原始的学术理论受到挑战，还有潜在的生命物质及其功能需要认识，需要更新的假说进一步深入阐述人体生命现象，因此“气”的概念应运而生。

“气”涵盖了更深刻更广泛的科学内涵，更接近于人体生命现象的本质。“气”与“血”的概念建立之后，经络作为“行血气”通道的概念才得以确立。在春秋战国时期的文献中往往可以见到“血气”并称的论述，如《管子·水地》载：“水者，地之血气，如筋脉之通流者也。”已涉及“脉”中流通的不仅是“血”，而且含“气”，即所谓“血气”的内容。《论语·季氏》讲少年时“血气未定”，壮年时“血气方刚”，老年时“血气既衰”，已认识到随着年龄不同，人体内血气状况亦发生变化。在《内经》中往往以“经脉”通称运行气血的经络系统，在“脉”的概念向运行血液的脉管转移后，“经”作为“经气”运行通道的概念日显凸现，气在“经络”中环流运行即称为“经气”，所以《素问·离合真邪论》有“真气者，经气也”之说，指出人之真气在经络中运行即为经气。由于气的物质基础不同，功能有别，《内经》所论之“经气”又有多种称谓，如真元之气、宗气、卫气、营气等，故清代何梦瑶《医碥》说：“气一耳，以其行于脉外，则曰卫气；行于脉中，则曰营气；聚于胸中，则曰宗气。名虽有三，气本无二。”又根据其循行于不同脏腑络脉发生的功能改变而称为各种脏腑之气等。可见，“经气环流系统”在《内经》中已初步成形，清代周学海《读医随笔·气血精神论》说：“宗气者，营卫之所合也，出于肺，积于气海，行于气脉之中，动而以息往来者也。”周学海提出“气脉”概念，明确指出专有运行经气的经脉通道，由运行经气之经脉支横别出的络脉也自然成为经气的通路，故亦有“气络”之说。“经气环流系统”的形成对建立完整的经络气血理论，更科学地阐述复杂的生命现象并探讨其发病治疗规律具有重大的理论意义。

（二）经络之络（气络）运行经气

在经脉中线性运行环流周身的“经气”，通过支横别出、逐级细分、网状分布的络脉（经络之络，亦称气络），面性弥散到脏腑肌肤、四肢百骸，激发生命活力，发挥温煦充养、防御卫护、信息传导、调节控制作用。运行于络脉中的经气由于其物质基础和生成来源的不同而有不同的名称和功能，来源于父母之精气的先天之气又称为真元之气，是人体生命活动的根本动力；后天之气在人出生后获得，主要由后天水谷之气和肺吸入的清气组成。中医学按生成、循行分布及功能特点，把经气划分为真气、宗气、营气、卫气四类。同时经气入络即为络气，弥散在该脏腑之络的络气成为该脏腑功能的主要组成部分，故也称为脏腑之气，如心气、肝气、肺气、肾气、脾胃之气等。

真气为维持生命之根本动力，《灵枢·刺节真邪》说“真气者，所受于天，与谷气并而充身也”，指出真气禀受于先天父母之精气，并受后天水谷之气的滋养，通过经络循行于周身，发挥其生理功能。真气同时具有抗御外邪和祛除体内病邪的作用。

宗气由肺吸入的自然界清气与脾胃运化的水谷精气相结合，聚于胸中，如《灵枢·五味》曰：“其大气之抟而不行者，积于胸中，命曰气海。”宗气的循行和分布同样是通过经络而实现的，这与《内经》将“真气”称作“经气”的道理是一样的。

营气与卫气均来源于脾胃运化产生的水谷精气，二者循行路线不同，功能有别，如《灵枢·营卫生会》说：“营在脉中，卫在脉外。”营气由脾胃运化的水谷精微之精粹部分所化生，是水谷精微当中“清”或“精”者所化之气，具有化生血液和营养周身的功能，如《灵枢·邪客》说：“营气者，泌其津液，注之于脉，化以为血，以荣四末，内注五脏六腑。”对于脾胃水谷之精气化生营气，泌其津液转化为血液的过程，《灵枢·痈疽》做了进一步描述，“中焦出气如露，上注溪谷，而渗孙脉，津液和调，变化而赤为血”，可见“泌其津液，注之于脉，化以为血”的过程，包括饮食物入胃腐熟消化后营养在小肠吸收进入血液的过程。通过脾的运化，饮食物转化为营养物质（中医之水谷精微），这一消化过程与中医之“中焦出气如露”的描述非常相似，同时中医认为这些营养物质先进入“溪谷”，“溪谷”泛指肌肉之间的缝隙，即《素问·气穴论》所说：“肉之大会为谷，肉之小会为溪。”这与西医学认为营养通过小肠吸收的跨细胞途径与旁细胞途径进入血液的过程相似，进入溪谷的水谷精微“渗孙脉”，或与津液（包括淋巴液）和调进入血管，化生为血液的组成部分。

营气作为血液的组成部分循脉而行，营运周身，又发挥着“和调”“洒陈”的“气”之协调控制功能，故《素问·痹论》有营气“和调于五脏，洒陈于六腑”之说。同时营气和卫气在运行时速上具有明显差异，据《针灸大成·手足阴阳流注论》记载“一昼夜人之营卫，则以五十度周于身，气行一万三千五百丈，脉行八百一十丈”，脉中血行速度约为气行速度的十七分之一，可见在循行途径和运行时速上二者具有显著不同。营气伴随着血液运行至五脏六腑而发挥其和谐调节功能，与西医学分布在血液中的神经内分泌免疫调节物质的密切相关性值得重视。

卫气由水谷精气中质地"稠浊"部分所化生，其性慓疾滑利，流动疾速，故《素问·痹论》说："卫者，水谷之悍气也。"卫气行于脉外，发挥着"温分肉，肥腠理，充皮肤，司开合"作用。卫气循行广泛，功能复杂，从《内经》到后世医家对卫气之所出认识不同，约之有三：

卫出上焦：《黄帝内经太素·营卫气》说"营出于中焦，卫出于上焦"；《灵枢·决气》说"上焦开发，宣五谷味，熏肤，充身，泽毛，若雾露之溉，是为气"，对"卫出上焦"之说诸家认识不同。卫气由水谷之气化生，"谷入于胃，以传于肺"（《灵枢·营卫生会》），由于脾气散精达肺，肺主皮毛，卫气循经入络，弥散皮部，温煦肌肤，充养周身，润泽毛发，"若雾露之溉"正形象地描述了卫气弥散在皮部阳络，熏蒸于肌肤的功能状态，"卫出上焦"突出了肺布散水谷之气的功能盛衰与抗御外邪侵袭的功能有关。

卫出中焦：此说并无异议，是针对卫气来源于脾胃水谷之气而言，此即《素问·痹论》所言"卫者，水谷之悍气也"。"卫出中焦"重点指出人体防御功能与饮食营养状况密切相关。

卫出下焦：《灵枢·营卫生会》说"卫出于下焦"，《针灸甲乙经》亦有同样记载。张景岳《类经·营卫三焦》从卫气循行角度解释卫出下焦说似有不妥，似应理解为卫气在夜行于阴的过程中得到肾中元气的充养，使其卫外功能更为充盛，实际是间接强调了先天真元之气对机体防御功能的影响。

可见"卫出上焦"说强调了肺的功能状态对抵抗大气环境致病的影响，"卫出中焦"说指出了营养状况对机体免疫功能的作用，"卫出下焦"说突出了先天遗传因素对发病的影响，这与西医学关于人体免疫功能及发病的认识已非常相似。

人体之气除了上述类型外，还包括脏腑之气。脏腑之气是人体一身之气所派生，一身之气通过"经气环流系统"的基层组织——分布于脏腑的"气络"布散至某一脏腑即成为该脏腑之气，维持着该脏腑的功能活动。心主血脉，心气是维持心脏搏动、推动血液循脉道在血管内运行的动力；肺主气，司呼吸，外主皮毛，具有防御外邪、温养肌肤的功能，肺朝百脉，亦即百脉皆朝会于肺，通过肺主呼吸、吐故纳新的作用将清气贯输于血脉，从而发挥着肺气对血液循环的调节作用；肝气概括了肝脏升发、疏泄、条达的特性，可调畅全身气机，促进胆汁的分泌和饮食物的消化吸收；脾气运化敷布水谷精微；肾气推动人体的生长发育，调节水液代谢。脏腑之间通过络中之气的相互协调，形成五行生克制化的正常生命运动，如肺气之肃降有助胃气之和降，肝气之条达可防脾气之壅塞，肺呼肾纳相互配合构成协调的呼吸运动等，可见遍布全身的网络系统在络属脏腑、调节控制生命活动中发挥着重要作用。

二、运行血液

（一）中医经络学说的"心脉血液循环系统"

早期中医学理论的建立依赖于原始解剖学知识结合长期医疗实践总结出的功能结构

概念，《内经》中已经记载了春秋战国时期人们对解剖的认识，《灵枢·经水》曰：“若夫八尺之士，皮肉在此，外可度量切循而得之，其死可解剖而视之，其脏之坚脆，腑之大小，谷之多少，脉之长短，血之清浊……皆有大数。”综合《内经》文献，对心、脉、血之间的关系，脉的循行及分布，血液的生成及在脉管内的运行规律都已经有了较为完整的论述，在这部中医学奠基之作中，“心脉血液循环系统”已经成为以运行血液为主要功能的经络系统的重要组成部分。

1. 心 自从有了人类便有了医事活动，心、脉、血这些有形的解剖学所见肯定为当时的医家首先认识。实际上，在《内经》成书之前便有关于心脏及血脉的记载，殷商时期的心有七窍说是当时在对心脏进行解剖观察的过程中得出的。中国独特的象形文字成为了解古代人们认识形成过程的客观依据，殷商时期和春秋战国时期关于心字的象形文字显示，当时已对心脏有了较为清楚的认识。《内经》中也有关于心的解剖学描述，如《灵枢·本脏》所说：“赤色小理者心小，粗理者心大。无髑骬者心高，髑骬小短举者心下。髑骬长者心下坚，髑骬弱小以薄者心脆。髑骬直下不举者心端正，髑骬倚一方者心偏倾也。”指出随人体体质不同，心脏形质有大小坚脆之分，位置有高下偏正之别，这与正常成人心脏的形态随其年龄、性别、体重、体力活动不同而不同是一致的，显然属解剖所见。随着医学的发展，后世医家对心脏解剖有了更为清楚的认识，如明代张景岳《类经图翼·经络》中也说“心居肺管之下，膈膜之上，附着脊之第五椎……心像尖圆，形如莲蕊”，指出了心脏在体内大致的解剖学位置和形态，在当时条件下已属相当精准的定位和描述。综上可见，从上古开始，伴随着解剖活动关于心的知识的逐步积累，古人形成了对心的基本认识——位于胸中膈上、两肺之间并与血脉相连的器官，这与西医学对心的认识相符。

春秋时期《管子·内业》记载“凡心之刑，自充自盈……灵气在心，一来一逝”，证明公元前7世纪我国先民即见过活体开胸时心脏在胸腔内跳动的情景，观察到心脏“自充自盈”“一来一逝”的舒张和收缩运动，这种舒缩运动与心主血脉，推动血液在脉管内运行相关。因而《素问·痿论》说“心主身之血脉”，包括心主血液与心主脉两种功能：心主血是指心气推动血液在脉管内运行不息，这是通过心脏舒缩泵血功能实现的，故《素问·五脏生成》说：“诸血者皆属于心。”通过心气的推运，血液在脉道中输布五脏六腑、四肢百骸、皮毛肌腠，发挥“血主濡之”的正常功能。心气充沛，心脏搏动有力，频率适中，节律一致，血液才能正常输布周身，维持其正常营养代谢功能。后世医家对此也有清楚的论述，如明代李梴在《医学入门》中说：“人身动，则血行诸经……是心主血也。”周身得到充足的血液供应则面色红润光泽，精神振奋，思维敏捷，故《素问·六节藏象论》针对心主血的功能说“其华在面”。血供充分则脑神得其养，故又有“心主神明”“心藏神”之说。

心主脉是指心与脉管直接相连形成一个密闭循环的管道系统，心脏有规律地搏动并通过经脉把血液输送到各脏腑组织，完成血液输布和营养代谢的正常生命活动，《素问·六节藏象论》说“心者……其充在血脉”，说明人们早在春秋战国时期就已经清楚地认识到心与脉相连的循环管道，血液则是在脉中运行的营养物质。维持血液在脉管中循环的动力则除了心气的推运作用，还有宗气“贯心脉以行呼吸”的功能支持，前者是血液运行中的主要动力作用，后者则不仅能够协助心气推运血液，更主要的是将自然界之清气（应当指氧气）通过肺的呼吸运动注入心脉血液中。

2. 脉 在“十一脉灸经”时期，脉代表的含义主要是经的概念，即循经感传的走行路线，随着《内经》经络学说的建立，“经”“脉”概念渐行分离，“经”成为经气运行的通道，而“脉”则向血液运行管道的概念转移。《素问·脉要精微论》说“夫脉者，血之府也”，指出脉是容纳血液的器官，与现代解剖学的血管已基本相同。在《内经》中脉属脑、髓、骨、脉、胆、女子胞等奇恒之腑之一，形态学特点为中空有腔与腑相似，生理学特点为“藏精气而不泻”，保持血液量和质的相对恒定，运动状态为伴随着心脏搏动而发生舒缩运动，功能特点为运行血液至周身。同时，《内经》时期已经观察到脉分为“动脉”和另外一种不同的脉管（据其描述应为西医学的静脉），并将搏动的血脉称为“动脉”。“动脉”一词在《内经》中已经是确切的概念，曾独立出现23次，如《素问·离合真邪论》说“虚邪因而入客，亦如经水之得风也，经之动脉，其至也亦时陇起”，《灵枢·本输》说“腋内动脉，手太阴也，名曰天府”，均明确提到了“动脉”概念，《素问·三部九候论》提出脉有三部，部有三候，并具体提出“两额之动脉”“两颊之动脉”“耳前之动脉”，可见《内经》时期已经通过切循某些部位动脉的搏动频率和形态来诊察体内病变。同时《内经》还观察到两种脉中运行的血流速度及血液颜色不同，《灵枢·血络论》记载“血出而射者，何也？血少黑而浊者，何也？……岐伯曰：血气俱盛而阴气多者，其血滑，刺之则射；阳气蓄积，久留而不泻者，其血黑以浊，故不能射”，血出而射显然是指动脉血，久留不泻、颜色黑浊则是指静脉血而言。

脉是容纳血液，运行血液的通道，明代王纶《明医杂著》说：“脉者，血之隧道也，血随气行，周流无停。”由心脏收缩排出的血液，通过循行全身、逐级细化的脉管系统输布于脏腑百骸。血液在脉道中运行除了心气的推动力，还需要脉管的搏动与张力，脉管舒缩有度则血流通畅，既不过速而妄行，又不过缓而涩滞，血循经脉，循环往复，流行不止，人体各脏腑组织才能源源不断地获得血液供给的营养与清气。

3. 血 血是流动于血脉之中富有营养的红色液体，是提供营养并维持人体生命活动的基本物质。纵观中医历代文献，只有“血”而没有“血液”一词，如《灵枢·决气》说“谷入气满，淖泽注于骨，骨属屈伸，泄泽，补益脑髓，皮肤润泽，是谓液……中焦受气取汁，变化而赤，是谓血”，又说“液脱者，骨属屈伸不利，色夭，脑髓消，胫酸，耳数鸣；血脱者，色白，夭然不泽，其脉空虚，此其候也”。可见，“血”与“液”是人体内两种不同的精微物质，其本源于水谷，其质不同，其用有别。因此，历代医家基本遵循着这种认识来研究血与液。直至民国年间，谢利恒主编的《中国医学大辞典》也只是列出“血”，而无“血液”之名。但书中论述将“血”与“血液”等同起来，称“血为人体流质之一种，灌注经脉之中，营养身体各部，且能排泄废物之液体，其色鲜红或黯赤，比水浓重，有臭气，味咸，性能凝结，在血管及心脏中者，周流全身，谓之血液循环，由赤血球、白血球及血浆组成。”至此，方才将“血”与“血液”统一起来，这样更有利于对血的研究和临床实践。血液以脉为通道，输布到全身各脏腑组织，发挥着营养濡润作用，故《难经·二十二难》说：“血主濡之。”天之清气可通过呼吸借宗气的作用“贯心脉”而输布至全身，这与现代医学对血液的认识基本相同。

“心脉血液循环系统”是基于上述心、脉、血的概念而提出的营运血液的循环系统。心在这一系统中起主导作用，“心主身之血脉”（《素问·痿论》），心脏节律性搏动是推动血液在脉中循环流行的原动力，故近代医家张锡纯《医学衷中参西录》说：“心者，血脉循环之枢机也。”血液的运行需要气的推动作用，清代唐容川《血证论》说：“气为血之帅，血随之而运行。”明代张景岳《质疑录》也云：“人之气血，周流于一身，气如橐龠，血如波澜，气为血行，血为气配，阴阳相维，循环无端。”参与血液运行的气主要包括心气、宗气、卫气、营气。心气主要表现为心脏节律性搏动和收缩泵血，推动血液在脉管中运行；宗气“积于胸中，出于喉咙，以贯心脉而行呼吸”（《灵枢·邪客》），发挥着助心行血作用，并将肺吐故纳新吸入的自然界清气（应当是氧气）贯注血脉；卫行脉外，慓悍滑疾，有助血液运行；营行脉中，是伴随血液运行而发挥“和调”“洒陈”功能的气，营卫和谐有助于维持正常的脉管舒缩状态及血液运行。此外，血液在脉管中运行尚需维持对脉管的充盈度即血液的量和质，量是指保持脉管充盈的恒定血液容量，质应当包含足够的营养物质和正常的流动性，还与脉管自身的舒缩功能有关，即脉管的弹性和张力也是维持血液正常运行的必要条件。心、血、脉三者密切配合，形成了运送血液、输布营养、维持人体正常生命活动的心脉血液循环系统，与经气环流系统共同构成“行血气而营阴阳”的经脉系统。

综上所述，心、脉、血三者密切相连，构成一个密闭的血液循环系统。心主身之血脉，由心而出的血液在心气的推动和调节下，离心性运行于脉中，将营养物质输布至全身各脏腑组织，并将营养代谢后的废物带走。肺朝百脉，来自全身脏腑组织的血脉又向心性汇聚至肺，肺主气司呼吸，吐故纳新，将吸入的自然界清气贯注于脉中之血，并将血中的代谢废物排出，新鲜的血液又由肺回流至心脏，从而完成一个循环过程。由上可见，中医的“心脉血液循环系统”指出了心、肺、血脉各自的生理功能及相互之间的密切关系，其内容基本涵盖了西医学体循环和肺循环的概念。

（二）脉络之络(血络)运行血液

脉络，又称血络，是由血脉支横别出、逐层细分的各级分支，遍布肌肤皮毛、四肢百骸、五脏六腑，形成一个密布上下内外的网状结构。在血脉中线性运行的血液，由经入络，面性弥散渗灌到脏腑组织、四肢百骸，发挥营养濡润作用，如《素问·气穴论》曰“三百六十五脉，并注于络”，《灵枢·卫气失常》曰“血气之输，输于诸络”，张景岳亦说“心主血脉，血足则面容光彩，脉络满盈”（《类经》），指出血液由心脏泵出后由脉逐级输布渗灌于脉络及脏腑组织。

在脉络中运行的血液，其生成和功能都是通过遍布全身的脉络来实现的，络脉支横别出、逐层细分、络体细窄、网状分布、络分阴阳、循行表里的结构特点，气血行缓、面性弥散、末端连通、津血互换、双向流动、功能调节的运行特点，是血液生成和发挥功能的重要基础。

1. 脉络是血液生成的主要场所　化生血液的基本物质有水谷精微、营气、津液、精髓等。水谷精微是化生血液最基本、最重要的物质，《灵枢·决气》说：“中焦受气取汁，变化而赤，是谓血。”“受气”之“气”，本字当为“氣”，原意为粳米，又作“饩”，引申为“饮食物”，即是说中焦接受饮食水谷，经脾胃之气的气化作用，化生为水谷精微，水谷精微中的浓厚部分进入血脉之中，变化为赤色的血液。饮食化生为水谷精微变化而赤为血的过程是在络脉中完成的，如《灵枢·痈疽》所说“中焦出气如露，上注溪谷，而渗孙脉，津液和调，变化而赤为血”，说明饮食化生的水谷精微上注溪谷，渗入最小的络脉孙络中，和调津液，通过复杂的生命变化，最后转化为血液。营气作为脾胃水谷精气中富有营养的部分，化生血液是伴随着营养吸收过程完成的，如《灵枢·邪客》说“营气者，泌其津液，注之于脉，化以为血”，当然营气的“和调”功能包含了对血液生成与运行的影响过程。

津血同源，津液与血液生成密切相关，二者俱为有形流动的液体，津液进入血液则成为血液的组成部分，血液渗出脉外则成为津液，这种津血互换的过程是在脉络的末端孙络及其循环通路缠绊之间完成的。孙络及其缠绊作为血液流通的最小功能单位颇类西医学的微循环，微循环的血管壁通透性很大，能使血液和组织液（津液）之间的物质交换在此进行，调节血液和津液之间的互换与平衡。当人体出血过多，津液减少则皮肤干燥，不宜发汗，故中医学有“夺血者无汗”之说。

精髓与血液的化生有着密切关系，明代张景岳《景岳全书》说“血即精之属也”，“肾为水脏，主藏精而化血”；清代张璐《张氏医通》更明确指出“血之源头在乎肾”。肾藏精，精生髓，髓生血，而先天之精又要受到后天水谷精微的不断充养，才能完成源源不断、生生不息的化血过程。结合西医学，精髓化血包括骨髓造血功能，是在造血微环境中完成的，包括造血组织内的基质细胞、基质细胞分泌的细胞外基质和多种造血调节因子，以及进入造血组织内的神经（气络）和血管（脉络）。

2. 脉络是津血代谢生命活动的功能结构单位　经脉是血气运行的通道，但血气对脏腑组织的温煦濡养功能并非在线性运行的经脉主通道中完成，十二经脉“首尾相贯，如环无端”的气血运载方式似乎在实际的生命运动中难以实现。实际上“血主濡之”的主要功能是在脉络特别是其末端中实现的，其维持生命运动的功能活动主要有三个方面，即向组织器官的渗灌濡养、与组织间津液的交换即津血互换、在向脏腑组织供血供气的同时带走代谢废物和有毒物质即营养代谢作用。

在经脉中线性运行的血液由经入络，循逐层细化、遍布全身的网络系统面性弥散到脏腑组织、四肢百骸，发挥营养濡润作用。逐级细化的脉络末端，络体细小狭窄，血流缓慢，是维持人体营养代谢的最小功能单位，也是津血互换的场所，血液中的营养物质及携带的清气（当指动脉血）通过孙络弥散渗灌到脏腑组织，发挥濡润营养作用。脉外津液又可回渗到孙络，成为血液的组成部分，故《灵枢·痈疽》云“津液和调，变化而赤为血，血和则孙脉先满溢，乃注于络脉，皆盈，乃注于经脉”，这种向心性流动的血液应属带走代谢废物的静脉血，即《内经》所言黑浊之血。血液由离心性循脉入络流出到向心性由络至脉朝会于肺回流于心，并于络脉末端的孙络与及其循环回路缠绊之间完成津血互换及营养代谢过程，从而形成循环往复流行不止的心脉血液循环系统。

综上所述，中医络病学说研究的“三维立体网络系统”正是从时空概念探讨络脉系统的结构和运行特点，而络脉系统行血气的功能也因其结构和运行特点而与经脉有着显著不同和独特性。把握中医学术理论的整体优势，充分注意络脉结构、运行及功能的特殊性，对更深刻地理解中医络病学说进而系统建立络病学说理论体系是重要和有益的（图 3-4）。

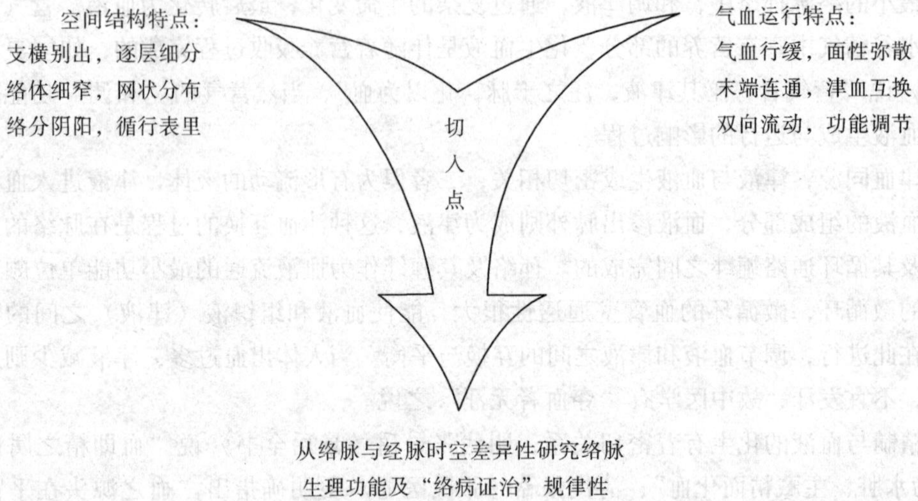
空间结构特点：
支横别出，逐层细分
络体细窄，网状分布
络分阴阳，循行表里
气血运行特点：
气血行缓，面性弥散
末端连通，津血互换
双向流动，功能调节
切入点
从络脉与经脉时空差异性研究络脉生理功能及“络病证治”规律性

图 3-4　络脉时空特异性

第四节　气血相关的中医络脉理论特色

气血相关理论是中医气血学说的核心内容。气血作为构成人体的两种基本物质，具有不同的属性和功能，故《难经·二十二难》以“气主煦之，血主濡之”区分之。气血相关是阴阳互根的具体体现，气属阳，血属阴，血液的运行要依赖于气的推动作用，气环流无形，必附于血才不致耗散无根，正如清代唐容川《血证论》所说：“载气者，血也；而运血者，气也。”通常所言“气为血之帅”“血为气之母”即是对气血相关理论的高度概括。

一、气为血之帅

气为血之帅，概括了气对血的作用，气能生血、气能行血、气能摄血，“经气环流系统”中的经气、络气、脏腑之气借助于气络对“心脉血液循环系统”中血液的生成和运行发挥着重要作用。血液在脉络中正常运行，中医认为主要是由于气的推动作用，

《素问·五脏生成》王冰注“气行乃血流”，明代朱橚《普济方·方脉总论》说“气者血之帅也，气行则血行，气止则血止，气温则血滑，气寒则血凝，气有一息之不运，则血有一息之不行”，明代张景岳《质疑录》说“人之气血，周流于一身，气如橐龠，血如波澜，气为血行，血为气配，阴阳相维，循环无端”，皆强调气对血脉正常循行的推动作用。

结合现代研究，这种气血相关的理论特色对从更广泛的角度考虑气能行血的科学内涵具有重要的启迪作用。近年研究表明中医气涵盖了西医学的神经内分泌免疫调节功能，气为血帅，气能运血的功能则与西医学神经、内分泌调节机制对心血管系统的影响相吻合。神经和内分泌对心脏的主要调节作用是改变心肌收缩能力和心率以调节心输出量；对血管则是改变阻力血管的口径以调节外周阻力，以及改变容量血管的口径以调节循环血量。通过这几方面的调节作用，不仅使动脉血压维持相对稳定，而且还对各器官的血流量进行重新分配，从而满足各器官、组织在不同情况下对血流量的需要。如神经对心脏的影响通过支配心脏的交感神经系统和副交感神经系统中的心迷走神经突现，前者使心脏活动增强，后者使心脏活动抑制。内分泌激素如肾上腺素和去甲肾上腺素都能激活心肌细胞膜上 β 受体，引起心率加快，兴奋传导速度增加，心肌收缩力增强，心输出量增大。上述神经、内分泌因素对心力、心率、心律的影响可能体现了心主血脉即心气推动血行的作用。

当然血液在脉络中运行除心气推运作用外，还包括卫气和营气对脉络舒缩功能的影响。卫气行于脉外，慓疾滑利，有助于营血在脉管内的循行，正如《医学正传·诸气》所言：“夫人身之正气，与血为配，血行脉中，气行脉外……气血并行，周流乎一身之中，灌溉乎百骸之内，循环无端，运行不悖，而为生生不息之妙用也。”气络中运行的卫气对脉络中血液运行的影响，与西医学微血管外包绕有神经周丛和神经旁丛调节血管舒缩及局部血液运行的认识是一致的，其缩血管神经纤维和舒血管神经纤维分别能引起血管平滑肌收缩和舒张，能改变血管的舒缩状态，影响血流。

营气注于脉中，成为血液的组成部分与血伴行，发挥着气的“和调”“洒陈”作用，与通过血液运输的内分泌激素相类似。较之神经系统，内分泌激素对血管系统发挥着更广泛的生物效应，这类激素主要包括肾上腺素和去甲肾上腺素、肾素-血管紧张素系统、血管升压素、血管内皮生成的血管活性物质及多种肽类物质等。如去甲肾上腺素能使大多数血管发生强烈收缩，导致外周阻力明显增加，血压急剧升高；肾上腺素既可引起血管收缩也可引起血管舒张，因而可以调节全身血液分配。由肾脏近球细胞分泌的肾素进入血液后可引起一系列的物质转变，生成血管紧张素和醛固酮，肾素-血管紧张素-醛固酮系统在体内细胞外液量不足时可通过增加外周血管阻力和控制肾脏排钠和排水，促使细胞外液量的恢复，并保持各器官毛细血管一定的灌注压。血管内皮细胞位于血管壁和血液之间，不仅具有天然屏障作用，还可以分泌多种血管活性物质进入血液，影响血液的运行和血管的舒缩，如具有舒血管功能的一氧化氮与具有缩血管功能的内皮素之间的协调平衡，对维持血管正常舒缩状态具有重要作用。

综上所述，气能帅血包括了神经、内分泌调节对心血管系统的广泛影响，这对从中西医学两个角度更深刻地认识血管系统的功能及病理变化具有重要意义。

二、血为气之母

血为气之母，概括了血对气的作用：其一，血不断为气的功能活动提供物质基础，水谷精微是全身之气维持生理功能的主要物质基础，水谷精微又赖血以运之，借以为脏腑功能活动不断提供营养，使气化功能正常进行，所以血盛则气旺，血衰则气少。其二，血能载气即血为气的载体，气依赖血之运载而到达全身脏腑百骸，在不同脏腑组织发挥功能，故清代医家唐容川《血证论》说：“载气者，血也，而运血者，气也。”

中医气的功能主要体现为脏腑组织维持生命运动的各种功能活动，而维持其功能活动的氧气、营养物质及在血液中运行的内分泌物质则是通过血液的输布提供的。血中的氧气中医称之为清气，由肺的吐故纳新作用吸入，在宗气的作用下“贯心脉”，即通过血脉运送输布到全身脏腑组织，同时把浊气即二氧化碳携带到肺呼出体外。脏腑组织功能活动需要营养物质的支持，这些物质也是通过血液循脉络运行输布到全身脏腑组织的。此外，气同样是通过血液循脉络输布到全身脏腑组织发挥生理功能。西医学各种神经内分泌因子产生之后，常借助体液因素，主要是血液的运输作用于相应的靶点，发挥着广泛的生物效应，在运输过程中又可产生一系列的生物化学反应，体现了中医气的功能。如肾素是肾小球入球小动脉壁近球细胞合成和分泌的一种蛋白酶，肾素可使血浆中的血管紧张素原水解而生成血管紧张素Ⅰ，后者经过肺循环时，可在血管紧张素转换酶的作用下转变为血管紧张素Ⅱ，使全身微动脉收缩，外周阻力增大，回心血量增多，心输出量增加。

如上所述，“气为血之帅，血为气之母”指出了气血之间的相互关系，二者在发挥各自功能时又密不可分，所谓“气中有血，血中有气”。故宋代赵佶《圣济总录·妇人血风门》说：“气凭血运，血依气行，二者不可斯须离。”明代医家王绍隆《医灯续焰·气动脉应》亦说：“气血以水喻之，血犹水体，气犹水用，体用不可须臾离。”西医学的研究也证实了这一点，如小动脉、细小动脉、毛细血管前动脉壁上都有肾上腺素能、胆碱能神经末梢形成网络包绕在脉外，称为血管周丛，具有调控局部血液循环和全身阻力的作用，即体现了气帅血运的作用。而由内分泌器官分泌的内分泌激素需借助血液到达不同的脏腑组织，发挥着中医气的生理功能，则体现了血能载气，血中有气的特点。这一学术观点对认识血管功能同样具有重要价值。西医学过去认为血管仅为血液循环的通道，而中医则认为血液在脉管中运行有气的推运。而近年发现血管内皮是一个内分泌器官，由其分泌的血管活性物质，如具有舒张血管及保护作用的一氧化氮、收缩血管及损伤作用的内皮素，二者平衡对血管的舒缩功能及血管结构的保护具有重要意义，体现了中医气的功能。气血可分不相离的中医络脉理论特色体现了中医整体、系统、恒动、辩证的思维方式，对于全面深刻地认识生命现象具有重要作用。“三维立体网络系统”提出的“经气环流系统”和“心脉血液循环系统”是基于经络系统“行血气”的两大基本功能和循环通路而提出的，中医络病学说气血相关的理论特色及整体辩证的思维特点则启迪我们从两个网络系统的相互影响中探讨生命运动。正如上述中医认为气对脉络及血液运行具有重要影响，而近年发现的内皮功能与之颇为吻合一样，在气血相关的络病学说指导下可能还会不断发现新的活性物质及功能特性，甚至借助不断发展的现代高新科技手段包括生物技术方法，从整体、器官、组织、细胞、分子水平上阐明“经气环流系统”和“心脉血液循环系统”的科学实质及相互影响，这对于以科学阐明复杂的生命现象乃至建立现代中医新理论具有重要的指导意义。

第五节　中医络脉理论的核心学术价值

博大精深的中医理论在两千多年的发展过程中形成了以藏象、经络、气血为核心的学术体系，对阐明复杂机体的生命现象及病理变化，指导临床诊断治疗具有重要的科学价值。藏象是关于人体内脏器官形态结构及生理病理表现的理论，气血是脏腑赖以维持生命活动的营养物质，经络是气血运行的通道并对脏腑百骸起着络属作用，三大理论的建立对中医学术理论体系的形成与发展起到了巨大的推动作用。气血通过经络运行至脏腑，脏腑之间及脏腑与形体官窍通过经络联系形成一个整体，而经络中的阳络又为六经皮部的有机组成部分，其阴络布散于体内脏腑而成为脏腑的组织结构及功能单位，运行在经络中的气血亦是通过络脉发挥其生理作用。因此经络在中医学术理论体系中占有极其重要的地位。

《灵枢·经脉》则对经络在认识人体生命现象及病理变化，指导临床诊断治疗方面的重要作用做了进一步论述：“经脉者，所以能决死生，处百病，调虚实，不可不通。”十二经脉甚至奇经八脉受到历代医家的高度重视，并进行了深入系统的研究，新中国成立后几十年来集大量人力物力财力进行经络实质的研究并取得了某些重大进展。但一个毋庸讳言的事实是，由于中医学术发展史上的重经轻络现象，在人体生命活动中起着重要作用的络脉系统未受到充分的重视与研究，不能不说是一个历史的遗憾。加强中医络脉理论研究，更清楚地认识经络在人体生命活动中的作用、气血对人体温煦濡养功能的实现形式、脏腑功能活动及病理改变是摆在中医工作者面前的重大课题。

气血以经络为通道输布运行至脏腑组织及形体官窍，发挥其温煦濡养的重要生理功能，这是在线性纵行分布的经脉主干中无法完成的，必须借助于经络系统的中下层组织结构——络脉来实现。络脉由经脉支横别出、逐层细分、表里循行、网状分布的结构特点，决定了其气血行缓、面性弥散、末端连通、津血互换、双向流动、功能调节的气血运行特点，使在经气环流系统中运行的经气得以在气络弥散而发挥其温煦充养、防御卫护、信息传导、调节控制的功能，并使在心脉血液循环系统中运行的血液在脉络渗灌而发挥其供血供气、津血互换、营养代谢的作用。可见，仅仅着眼于十二经脉“首尾相贯，如环无端”线性运行状态的研究，而忽视从络脉时空与功能的统一性去讨论气血在生命机体中发挥其功能的实现方式，难以得出符合生命运动客观规律的结论，也严重制约了对气血这一中医基础理论核心内容的深入理解，从而阻碍了气血理论的研究与发展。

当然，中医理论体系是以五脏为中心构建的，但如果没有经络学说的建立，孤立存在的脏腑器官就不能实现完整的生命运动。正因为如此，早在《内经》成书之前的中医学文献《阴阳十一脉灸经》和《足臂十一脉灸经》中，便尝试通过经脉通道把脏腑联系在一起，但当时十一脉（即十一经）尚未形成固定的脏腑络属关系。在《内经》中建立的经络学说不仅提出十二经脉及奇经八脉，而且提出了由经脉支横别出、遍布全身的络脉系统，气血通过经络敷布渗灌于脏腑，脏腑通过经络络属形成相互协调与控制关系，从而建立起能够解释复杂生命现象的完整中医学术理论。络分阴阳，阳络分布于六经皮部，阴络布散于体内脏腑并成为该脏腑组织结构的有机组成部分，脏腑之气络承接经气并敷布于脏腑组织发挥其正常功能，经气进入气络成为该脏腑络气，络气传入与传出形成脏腑之间的信息传导与调节控制，故称“气主煦之”；脏腑之脉络则使在脉中运行的血液渗灌于脏腑组织，为其发挥正常生理功能提供物质基础，脉络的末端发生供血供气、津血互换、营养代谢等维持生命运动必需的生理活动，也称“血主濡之”。而气血在生命机体中的上述种种重要功能是不可能在线性运行的经脉通道中完成的，必是在从经脉支横别出、逐层细化、遍布全身的网状络脉系统中实现的。

可见在藏象、经络、气血构成的中医学术理论体系中，“络”占据极其重要的核心学术地位，深入探讨络脉理论进而建立系统完整的络病学说，对更深刻地理解生命现象，客观分析疾病发生发展规律，更有针对性地进行辨证治疗，都具有重要的理论及临床价值。诚如清代医家喻嘉言《医门法律·络脉论》所说：“十二经脉，前贤论之详矣，而络脉则未之及，亦缺典也。”清代叶天士亦说“遍阅医药，未尝说及络病”，“医不知络脉治法，所谓愈究愈穷矣”。因此深入研究络脉在体内的循行及空间结构特点，探讨气血运行的时速和常度，从时空与功能的统一性探讨气血通过络脉进入脏腑实现其功能的形式，并结合包括分子生物学在内的现代科学技术手段，多学科交叉、融合、渗透、联合攻关，阐明脏腑之间信息传导及协调控制的科学内涵，是建立更深刻揭示生命现象及疾病辨证治疗规律的现代中医药学术理论体系的重要途径和关键环节。这是弘扬《内经》、张仲景、叶天士所致力发展的络脉理论，完成喻嘉言、叶天士再三疾呼而至今未能实现的历史责任的关键，也是中医络脉理论的核心学术价值所在。

第四章　络病病因病机

络病是广泛存在于内伤疑难杂病和外感重症中的病机状态，研究络病的发病因素、发病特点及病机演变过程，对建立络病发病学及病机学具有重要意义。络病的内涵是指疾病发展过程中不同致病因素伤及络脉导致的络脉功能障碍及结构损伤的自身病变，络病的外延同时包括导致络脉病变的致病因素及络脉病变引起的继发性脏腑组织病理变化。由于引起络脉病变的致病因素复杂多样，络脉病变又会引起各种不同的继发性病理变化，形成络病发展过程中病机类型的交叉性和复杂性。因此讨论络病病因病机应将导致络病的不同致病因素与络病自身特征性病机变化及其所导致的脏腑组织继发性病理改变结合起来，才能更准确地把握络病发生发展的病机演变实质。

根据络病学说研究的“三维立体网络系统”，络脉是从经脉支横别出、逐级细分、遍布人体上下内外、沟通联络脏腑百骸的网状结构，形成外（体表阳络）-中（经脉）-内（脏腑阴络）的空间分布规律，按一定的时速和常度敷布渗灌气血，维持人体内环境的稳态。络脉虽然由经脉支横别出而形成，但其结构、循行与功能特点与经脉相比有着明显的差异，造成其发病及病机演变的特异性。络脉是气血运行的通道，也是病邪传变的通道，六淫外袭易于先伤阳络，由阳络至经，甚则热毒滞于阴络形成一系列病理变化。络中承载着由经脉而来的气血，随着其逐级细分，在经脉中线性运行的气血流速逐渐减缓直至面性弥散渗灌，并在末端完成津血互换和营养代谢。因此当病邪侵袭络脉伤及络气，使络气郁滞导致津血互换障碍，津凝为痰，血滞为瘀，痰瘀作为病理产物阻滞络脉，形成痰瘀阻络的病理状态。久病久痛，脏腑气机紊乱，或气血耗损无以荣养络脉致络虚不荣，或气结在经，功能失调，久则入血入络，伤及形质。此外亦有内外各种因素造成络脉损伤，导致络气阻断不通或脉络破损出血。可见由于络脉的结构、循行及功能特点，病邪伤及络脉则易形成易滞易瘀、易入难出、易积成形的络病病机特点，从而出现络气郁滞、络脉瘀阻、络脉绌急、络脉瘀塞、络息成积、热毒滞络、络脉损伤、络虚不荣等络病基本病机变化。

由于遍布全身的络脉网络成为所在部位形体结构和功能的有机组成部分，布散于体表的阳络成为六经皮部的组成部分，循行于体内的阴络即脏腑之络成为所在脏腑结构及功能的有机组成部分。各种致病因素损伤络脉导致络病使络脉弥散气血、防御卫护、信息传导、调节控制、津血互换、营养代谢等功能发生异常，从而形成继发性致病因素，导致脏腑组织的各种继发性病理改变，如经气传导阻滞所致痿废；津血互换障碍，过多津液留于组织中则成为水湿之邪发为水肿；痰瘀阻络，代谢障碍，废浊之物日久蕴结成毒，毒瘀化热，热毒滞络，息而成积，积聚成形；多种温热病变由卫气入营血，熏蒸脑络或造成广泛性脉络内瘀血，可致病情突然加重而危及生命。多种致病因素导致络病而引起的继发性病理损害使内伤疑难杂病和外感重症病情发展加剧，增加治疗难度，甚则危及生命，从而成为病情发展演变恶性病理链中的关键环节。总之，运用中医络病学说的“三维立体网络系统”探讨络病病因及病机变化，对更科学地阐明络病的发生发展规律，提高临床辨证治疗水平具有重要的指导价值。

第一节　络病病因

中医学早在理论体系形成的早期，就非常重视致病因素的研究，春秋时期提出了引起疾病的“六气”之说。《内经》以病邪侵犯人体部位不同作为分类依据，将首先侵犯人体肌表的风雨寒暑归为阳邪，首先伤及体内脏腑的饮食居处及情志因素归为阴邪，从而为六淫外袭先伤阳络、饮食情志易伤阴络提供了最早的理论依据。东汉张仲景《金匮要略·脏腑经络先后病脉证》把脏腑经络病邪传变作为审因论治的依据，以六经传变论治外感热病，创建名贯千古的“六经辨证”，对内伤杂病则重视络脉病变，开络病证治用药之先河。宋代陈无择承张仲景之说，把病因和发病途径结合起来，提出了著名的“三因学说”，较张仲景“千般疢难，不越三条”更为科学地进行了病因分类，多为后世所宗。后世医家不断对病因学说做出补充，如元代朱丹溪痰湿致病说，明代吴又可《温疫论》提出“异气”说，清代王清任瘀血致病说。痰瘀亦可成为继发性致病因素，而痰瘀阻络亦是临床常见的络病病机状态。络病作为广泛存在于内伤疑难杂病和外感重症中的病机状态，又可成为继发性致病因素，因此在探讨络病发病的同时也不可忽视络病作为继发性致病因素在多种现代难治性疾病发展过程中的重要作用。

一、外邪袭络

（一）六淫外袭

六淫通常指风、寒、暑、湿、燥、火六种外感病邪。在人体正气不足，卫外功能失调时，六淫之邪袭人肌表，并按阳络-经脉-阴络的顺序传变。《灵枢·百病始生》对六淫伤人致病的传变过程做了具体描述：“是故虚邪之中人也，始于皮肤，皮肤缓则腠理开，开则邪从毛发入……留而不去，则传舍于络脉，在络之时，痛于肌肉……留而不去，传舍于经，在经之时，洒淅喜惊……留而不去，传舍于伏冲之脉……留而不去，传舍于肠胃……留而不去，传舍于肠胃之外，募原之间，留著于脉，稽留而不去，息而成积，或著孙脉，或著络脉……”明确指出六淫之邪自外侵袭人体，由表入里，由阳络传至经脉，再传至脏腑，最终深入脏腑之阴络的过程。阳络循行于皮肤或在外可视的黏膜部位，将经脉中运行的气血敷布于六经皮部，成为卫外抗邪的第一道屏障，发病时则首当其冲。六淫外袭，必首犯阳络，如正不胜邪，邪气将顺次传入，故清代喻嘉言《医门法律·络脉论》言：“然风寒六淫外邪，无形易入，络脉不能禁止，而盛则入于经矣。”六淫邪气中以风寒湿三邪外袭最易伤及阳络，因邪气的性质和致病特点不同，临床表现亦多种多样。

1. 风　风为阳邪，易袭人体阳位，皮部之阳络为营卫贯通之所，如《素问·气穴论》说"孙络三百六十五穴会……以通营卫"，《灵枢·经脉》说"卫气先行皮肤，先充络脉，络脉先盛，故卫气已平，营气乃满"，说明卫气贯注于阳络中，发挥着卫外抗邪作用。风邪伤及皮部阳络，影响卫气"温分肉，充皮肤，肥腠理，司开合"的功能，易使人体腠理疏泄而张开，气液外泄，常见头昏、头痛、恶风、发热等症状，汉代张仲景《伤寒论·辨太阳病脉证并治》曰："太阳病，发热，汗出，恶风，脉缓者，名为中风。"中风为张仲景六经辨证太阳病的主要证型之一。风邪中人亦可引起杂病，如张仲景《金匮要略·中风历节病脉证并治》论中风便有"风之为病，当半身不遂"，"邪在于络，肌肤不仁；邪在于经，即重不胜；邪入于腑，即不识人；邪入于脏，舌即难言，口吐涎"，成为中风经络脏腑分证的最早记载。

2. 寒　寒为阴邪，易伤阳气，寒性凝滞，主收引。若寒邪外袭体表，先犯阳络，卫气郁遏，营卫失调，可见发热恶寒、头项强痛、身疼腰痛等症，故《灵枢·岁露》说"寒则皮肤急而腠理闭"，《伤寒论·辨太阳病脉证并治》说"太阳病，或已发热，或未发热，必恶寒，体痛呕逆，脉阴阳俱紧者，名为伤寒"。收引即收缩牵引，《素问·举痛论》说："寒则气收。"寒性凝滞，主收引，寒邪外侵，经脉气血阻滞，可引起各种疼痛，故《素问·举痛论》说："寒气客于脉外则脉寒，脉寒则缩蜷，缩蜷则脉绌急，绌急则外引小络，故卒然而痛。"西医学雷诺综合征是血管神经功能紊乱引起的肢端小动脉痉挛性疾病，临床常因寒冷刺激而发作，与《内经》络脉绌急之论颇为类似。此外，在寒冷环境下，外周脉络收引，气血郁遏，与西医学心脑血管病在冬季容易发作或病情加重极为吻合。

3. 湿　湿邪侵及人体，留滞于脏腑经络，最易阻遏气机，湿胜内困脾土而致腹胀、纳呆、恶心、呕吐、泄泻诸症，外滞经络而有头重如裹、周身沉重、四肢酸困诸症。湿为阴邪，其性重浊、黏滞，为病病程长、缠绵难愈或反复发作。风寒之邪常与湿邪缠夹为病，如《素问·痹论》所言："风寒湿三气杂至，合而为痹，其风气胜者为行痹，寒气胜者为痛痹，湿气胜者为着痹也。"湿夹风寒，闭阻气机，阻滞络脉，络中气血涩滞，津凝为痰，血滞为瘀，痰瘀阻络，不通则痛，风气偏胜者痛而游走，寒气偏胜者痛重而拘紧，湿气偏胜者痛而酸重。络脉瘀阻日久，结聚成形，关节肿胀变形，甚则"诸肢节疼痛，身体魁羸，脚肿如脱"（《金匮要略·中风历节病脉证并治》），张仲景称之为历节，今人亦称为风湿顽痹，常见于西医学类风湿关节炎等。

4. 燥、暑、火　燥、暑、火均属阳热之邪，易耗伤阴津，损及血络，"天气通于肺"（《素问·阴阳应象大论》），肺为娇脏，开窍于鼻，外邪易从口鼻而入伤及肺络。燥邪伤及肺络则干咳无痰、唇干鼻燥，甚则痰带血丝，故金元名医刘河间补病机十九条燥邪致病说："诸涩枯涸，干劲皴揭，皆属于燥"，清代喻嘉言特制清燥救肺汤一方。

暑性炎热，易伤津气，《素问·刺志论》说："气虚身热，得之伤暑。"清代叶天士《临证指南医案·痉厥》指出暑邪的传变途径："暑由上受，先入肺络。"清代程国彭《医学心悟》更进一步指出暑邪伤人的辨证要点："大抵暑证辨法，以自汗、口渴、烦心、溺赤、身热、脉虚为的。”清代王士雄《温热经纬·薛生白湿热篇》亦指出暑伤元气的致病特点，“暑月热伤元气，气短倦怠，口渴多汗，肺虚而咳”，并主张治以益气生津。暑为热邪，虽先犯肺络而易于逆传心包络，耗血动血，兹在下面温热致病篇中详述。

火属温热之邪，温为热之渐，火为热之极，系指病邪程度的差异；“先夏至日者为病温，后夏至日者为病暑”（《素问·热论》），是从发病时间加以区分。火热伤及肺络则见唇干鼻燥、咽喉肿痛、发热鼻衄诸症；火热生毒侵入血络，聚而生腐发为肿疡，故《灵枢·痈疽》说：“大热不止，热盛则肉腐，肉腐则为脓……故为曰痈。”

（二）温、疫之气

自东汉张仲景《伤寒论》创六经辨证奠定外感热病辨证论治基础后，历代医家不断深化发展外感热病的发病机制与治疗。明代吴又可所著《温疫论》专门论述了“疫气”所致具有强烈传染性的温热病，随着清代温病学派的崛起，叶天士、薛生白、吴鞠通等一批知名医家及其代表作的出现，深刻阐述了外感热病除《伤寒论》所述之外的另一大类型——外感温热病的发生发展规律及辨证治疗体系，从而揭示了温热及瘟疫两大类致病因素。

1. 外感温邪 温病是指感受温热病邪所致的多种外感热病的统称。在中医学发展史上，不同时代医家对温病病因的看法不尽一致。《内经》时期，多认为温病病因为寒邪，把“伤寒”作为各种热病的总称，如《素问·热论》说“今夫热病者，皆伤寒之类也”，《难经·五十八难》说“伤寒有五，有中风，有伤寒，有湿温，有热病，有温病”，认为温病为五种伤寒之一。后世医家虽也有阐发，但均未形成温病病因学说的突破性发展。温病学至明清时代有了突飞猛进的发展，温病大师叶天士对温病的感染途径、侵犯部位、传变规律和治疗大法进行了系统阐述，明确提出温病乃感受“温邪”而发生，使温病从伤寒中脱离出来，并从温邪入络角度创造性地提出卫气营血辨证论治体系。

张仲景《伤寒论》论外感风寒之邪先犯肌表，叶天士提出“温邪上受，首先犯肺”（《温热经纬·叶香岩外感温热篇》），指出温邪致病与伤寒不同的侵入途径。伤寒先犯肌表阳络，温邪则直袭肺络，并以络为传变途径，正如《临证指南医案·温热》所言“吸入温邪，鼻通肺络（当指肺中气络），逆传心包络中”，不仅指出温病是通过呼吸道传染的外感热性病，而且明确了易于逆传心包络的特殊演变规律。肺主皮毛，主气属卫，故初起有轻度恶寒，顺传阳明故旋见高热气分证，重用清解则热去而安，“逆传心包络”则气分热邪入营入血，正如叶天士所言：“夫热邪、湿邪，皆气也，由募原分布三焦，营卫不主循环，升降清浊失司，邪属无形，先着气分……但无形之邪久延必致有形，由气入血，一定理也。”叶天士此论与其杂病“久病入络”说有异曲同工之妙。叶天士将温热病传变大致分为卫气营血四个阶段，所谓“肺主气属卫，心主血属营”（《温热经纬·叶香岩外感温热篇》），以及“卫之后方言气，营之后方言血”（《温热经纬·叶香岩外感温热篇》），正是以初病在气络，久必入血络的病机理论为基础，即将通常初见的卫气证和渐次出现的营血证归纳为卫气营血传变规律与辨证总纲，与其内伤杂病“初为气结在经，久则血伤入络”（《临证指南医案·积聚》）之说病虽异，理实同。可见温热病之“久”与内伤杂病相比是相对的概念，在卫气分阶段多为正邪相争的功能性病变，营血阶段则代表着温热毒邪伤及脏腑阴络，热毒滞于络脉，熏蒸脑络则见神昏谵语、痉厥动风；热毒煎熬，血凝络瘀则见广泛性脉络内血瘀，甚则血不循经，络脉损伤而致出血。叶天士提出的邪入营血“内陷心包络”“耗血动血”等病机变化，实际上是从络病角度阐明了外感温热病“无形之邪久延必致有形，由气入血”，即由早期功能性改变发展到器质性损伤的营血阶段的过程，从而形成了外感温热病卫气营血辨证论治体系。营血阶段伤及形质多见于伴有实质性病理损害的较为严重的传染性及感染性疾病。

2. 疫疠之气　疫疠之气是一类具有强烈传染性的病邪，由呼吸道传染者伤及肺络，故临床常见发热、咳嗽、吐痰，甚或痰中带血、肺实变等，如传染性非典型肺炎等即属此类；由口而入者伤及胃肠之络，症见呕吐、腹泻、腹痛或便下脓血等，如霍乱、痢疾、食物中毒等。

二、内伤七情

七情是指人体喜怒忧思悲恐惊七种情志变化，七情过极导致脏腑气机紊乱引起功能失常，如“怒伤肝”“喜伤心”“思伤脾”“忧伤肺”“恐伤肾”。《素问·举痛论》亦说：“怒则气上，喜则气缓，悲则气消，恐则气下……惊则气乱……思则气结。”此正如叶天士所说“初为气结在经”。但从经分支而出的气络承载着在经中运行的经气，经气郁结，气机不畅，势必影响络脉导致气机郁滞。而布散于体内脏腑的气络又为脏腑生理结构的有机组成部分，某一脏腑络气的功能体现着该脏腑的功能状态。七情内伤引起络气郁滞或气机逆乱，则导致脏腑功能失常，脏腑之间协调平衡状态被打破。如情志抑郁，肝络气滞，则胁痛胀满；大怒伤肝，肝络气逆，则头胀头痛、面红目赤；若肝气横逆，脾络不通，则胃脘胀满、攻痛连胁、恼怒加重；久思伤脾，脾络气结，则脘腹胀满、不思饮食；悲忧伤肺，肺络气滞，则胸闷憋喘等。络气不仅指气络中运行之气，亦包括脉络中与血伴行之气，气为血帅，气行则血行，络气郁滞，气机逆乱，脏腑气机紊乱亦可引起脉络血液运行失常。如肝络郁滞，日久血瘀阻络可致癥积；心络气滞，胸中窒闷，久则心络瘀阻则为胸痹心痛；气机上逆，络血随之上逆，冲击脑之脉络破损出血则见中风暴仆。由此可见，持久而剧烈的情志刺激亦是导致络病的重要因素，早期常表现为络气郁滞而致脏腑功能紊乱，日久气滞血瘀，瘀阻脉络可引起种种器质性病理改变。

三、痰瘀阻络

痰湿、瘀血既是病理产物，又是继发性致病因素。痰湿由津液凝聚而成，瘀血因血液涩滞而生。津血同源，津液进入脉管即成为血液的组成部分，血液渗出脉外则成为津液，络脉是津血互换的场所，津液代谢失常则为痰饮水湿，血液运行涩滞化为瘀血。痰湿、瘀血产生后，又可作为继发性致病因素阻滞络脉，导致痰湿阻络、血瘀阻络等病机变化。

（一）痰湿阻络

痰湿的形成与络脉功能损伤，脏腑气机失调及过食肥甘厚味有关。络脉为津血互换的场所，络气郁滞，津血不能正常互换，输布代谢失常，津凝则为痰浊，津聚化为水湿。脏腑之络是脏腑功能的有机组成部分，络气郁滞则脏腑气机失常，脾运失健水谷精微不从正化反聚为痰湿之邪，加之过食肥甘厚味愈滞脾运，化生痰湿。痰有有形无形之分，有形之痰出于肺咳于外，故古人有“脾为生痰之源，肺为贮痰之器”（《本草纲目·半夏》）之说。无形之痰壅塞气机，阻滞络道，为病甚杂，故有“痰为百病母”（《景岳全书·痰》）之说。痰湿阻于脑络，则有神昏癫狂之变；痰湿流于四肢，则有麻痛痿废之患；痰湿阻于脉络，络气郁遏，初病在气，久则入血，络道狭窄，气血运行障碍，甚则阻塞不通而有胸痹心痛、中风偏枯、肢端麻痛等症。

（二）血瘀阻络

血液在脉络中输布渗灌于周身发挥濡养作用，血液在脉络中凝滞而形成的病理产物则为瘀血，瘀血也包括溢出脉络积存体内的血液。由于各种致病因素导致气虚气滞，气虚运血无力，血滞留脉络为瘀，气滞血行滞涩，脉道瘀塞亦可为瘀。气为血之帅，气行则血行，凡先天不足、后天失养，或劳逸损伤、年老体衰，均可导致气虚，气虚推运无力则为瘀血，瘀血阻络进一步导致络病及各种继发性病理变化。故《景岳全书·胁痛》说：“凡人之气血犹源泉也，盛则流畅，少则壅塞，故气血不虚则不滞，虚则无有不滞者。”《读医随笔·承制生化论》更明确指出：“气虚不足以推血，则血必有瘀。”七情内伤，络气郁滞，脏腑气化功能失常，气滞则血行涩滞，如《素问·生气通天论》说：“大怒则形气绝，而血菀于上。”《灵枢·百病始生》说：“内伤于忧怒，则气上逆，气上逆则六输不通，温气不行，凝血蕴里而不散。”《证治汇补·血症》说：“喜怒不节，起居不时，饮食自倍，荣血乱行，内停则为蓄血。”可见，气虚气滞等气化气机失常皆可影响血液在脉络中的运行时速和状态，导致瘀血阻滞脉络，阻于心络则为胸痹心痛，阻于脑络则为中风，阻于肾络则为水肿等。

痰为津凝，瘀为血滞，津血同源，痰瘀相关，故痰瘀常胶结在一起阻滞脉道，导致络脉运行气血的功能障碍甚则阻塞不通。同时脉络病变也会影响津血的运行，加快痰瘀的化生。痰、瘀、络三者常相互影响，痰、瘀作为继发性致病因素阻塞脉道，则会引起许多复杂病变的发生，故有“痰生百病”“瘀生百病”之说。脉络作为输布渗灌津血的通道，络气郁滞导致脉络舒缩功能异常，也会引起津血运行和互换的障碍，从而促使痰瘀的产生。因此，痰、瘀与络脉病变均为多种内伤疑难杂病和外感重症中的病机产物，也是继发性致病因素，三者常相兼为病，但病理性质不同，对发病的影响各异，这是需要临床辨证治疗时重视的。

四、病久入络

“病久入络”是清代叶天士关于络病发生发展规律的重要学术观点，包括久病入络、久痛入络、久瘀入络，阐明了内伤疑难杂病由气到血、由功能性病变到器质性病变的病机演变过程，对提示外感重症卫气营血病机演变过程亦有重大意义，因此探讨“久病入络”的发生原因及发展规律，对于阐明多种难治性疾病的发生发展规律具有重要价值。

根据中医络病学说研究的“三维立体网络系统”，络脉在体内呈现外（体表阳络）-中（经脉）-内（脏腑阴络）的空间分布规律。《内经》已经阐述了初病即可入络的发病状况，初病入络乃指六淫外邪侵袭位于体表的阳络，并由络入经，即“是故虚邪之中人也，始于皮肤，皮肤缓则腠理开，开则邪从毛发入……留而不去，则传舍于络脉，在络之时，痛于肌肉……留而不去，传舍于经，在经之时，洒淅喜惊”（《灵枢·百病始生》）。病邪在经阶段正邪相争，正胜邪却病变向愈，则不属于久病不愈的难治性疾病范畴。若正邪相持，正气耗损，邪气乘虚内侵则出现由经入络病情加重发展的病理演变，此亦如《灵枢·百病始生》所说：“留而不去，传舍于伏冲之脉……留而不去，传舍于肠胃……留而不去，传舍于肠胃之外，募原之间，留著于脉，稽留而不去，息而成积，或著孙脉，或著络脉……”叶天士深刻揭示了多种内伤疑难杂病病邪由经深入布散于体内脏腑之阴络的病机演变过程，其所谓“经主气”“络主血”“初为气结在经，久则血伤入络”，成为“病久入络”学术观点的代表性语言。气无形，血有形，经气络气损伤阶段多属气机失调的功能性损伤，伤及血分则属器质性病变，诸如癥积、痹证、中风等病皆属此类。此外，外感温热病中由卫气发展到营血阶段也往往成为伴有器质性损伤的重病阶段。

（一）久病入络

病邪邪势鸱张，病久正气耗损，脏腑之络空虚，病邪乘虚内袭，此如《素问·评热病论》所说“邪之所凑，其气必虚”，脏腑之阴络络体细窄，气血流缓，邪气病久入深，盘踞不去，病情深痼难愈。初病在气，脏腑气机失调，气化失司，或本脏腑气机壅塞不通，功能失调，久则气病及血，气滞血瘀络阻，久病不愈，甚则积聚成形，如五脏积证之肝积肥气、心积伏梁、肺积息贲、肾积贲豚、脾积痞气，均为久病入络的常见病证。

病久不愈，气血耗损，脾失生化之源，五脏所伤穷必及肾，先后天并损，真元之气颓废，气血生化乏源。络脉既为运行气血之通路，又依赖于气血之温煦濡养，络中经气亏虚，温养、调控功能失司，心络失荣而见心悸怔忡，脑络失荣而见神倦痴呆，脾络失荣而见纳减消瘦、倦怠乏力；久病络血暗耗，五脏六腑皆失濡养，“十二经脉，三百六十五络，其血气皆上于面而走空窍”（《灵枢·邪气脏腑病形》），故可见面色苍白无华，络失濡养虚风内袭，则有脉络绌急之变。

（二）久痛入络

疼痛常因络中气血不通而致，清代叶天士《临证指南医案·诸痛》所谓“痛则不通”，疼痛日久则致气血窒塞，郁滞不通，络脉瘀阻。寒热虚实皆可致痛，寒凝气滞，或寒邪收引而致络脉绌急均可导致疼痛。故《素问·举痛论》说：“痛者寒气多也，有寒故痛也。”叶天士《临证指南医案·胁痛》亦说：“痛……乃寒入络脉。”热邪入络煎熬气血亦可致络脉不通而痛，正如叶天士《临证指南医案·痹》所云：“风湿化热，蒸于经络，周身痹痛。”叶天士别出机杼，阐述“络虚则痛”机理乃气血阴阳虚衰络脉失养而致，如《临证指南医案》中“肩臂背痛”沈案云“汗出，失血背痛，此为络虚”，“胃脘痛”费案云“初病气伤，久泄不止，营络亦伤，古谓络虚则痛”，“腰腿足痛”汪案云“下焦空虚，脉络不宣，所谓络虚则痛是也”。亦有络中气阳亏乏，不能温煦络脉而致络脉绌急拘引疼痛者，如其“胃脘痛”张案云“阳微不司外卫，脉络牵掣不和”。实则因气血壅阻不通，如“胃脘痛”高案云“胃痛久……血络瘀痹”，“胁痛”王案云“久痛在络，气血皆窒”，“胃脘痛”席案云“经几年宿病，病必在络，痛非虚证……痰因气滞，气阻血瘀”，“胃脘痛”姚案云“胃痛久而屡发，必有凝痰聚瘀”，指出久痛气血瘀闭，痰瘀阻络的发病特点。久痛入络是叶天士关于络病成因的独特学术观点，对分析络病病因及临床辨证论治具有重要价值。

（三）久瘀入络

久瘀入络系指血瘀日久入络，常因气郁血凝或气虚运血无力而留滞，久瘀导致络脉瘀阻。如张仲景《金匮要略·血痹虚劳病脉证并治》曰：“五劳虚极羸瘦，腹满不能饮食，食伤、忧伤、饮伤、房室伤、饥伤、劳伤、经络营卫气伤，内有干血，肌肤甲错，两目黯黑，缓中补虚，大黄䗪虫丸主之。”因五劳七伤，日久导致干血内积，瘀阻络脉，阻碍气血生化之机。这是久瘀入络的典型病证，清代叶天士对张仲景虚劳之治极为推崇。

五、饮食起居、跌仆、金刃伤络

饮食饥饱过度、起居不节、用力过度、金刃虫兽外伤、药物中毒等均可损伤络体。脉络损伤或外见出血，或离经之血留于体内而青紫肿胀，或内脏出血。《灵枢·百病始生》说“卒然多食饮则肠满，起居不节，用力过度，则络脉伤，阳络伤则血外溢，血外溢则衄血，阴络伤则血内溢，血内溢则后血”，指出饮食不节，用力过度可致络脉损伤。体表黏膜阳络损伤所致肌衄、鼻衄等外在出血，胃肠阴络损伤可致消化道出血而见黑便或柏油样便，出血量大时血也可自口呕吐而出，直肠或肛门部位出血可见便下鲜血，损伤肺络则见咳痰带血或出血量大鲜红。金刃虫兽、跌打损伤亦可损伤脉络而致各种出血，遭受剧烈外力或跌仆亦可造成内脏出血，出血量大甚则危及生命。经络之络（气络）损伤常见于金刃虫兽外伤、药物及环境污染中毒，使经气阻滞甚或阻断不通，可见肢体麻木、胀痛、痿废不用、截瘫等症，严重者脑之气络损伤可致神昏危症。

综上可见，络病作为临床常见的病理状态，在多种内伤疑难杂病和外感重症的某一阶段均可出现，多种致病因素伤及络脉均可导致络病。六淫外邪伤人肌表先犯阳络，温邪、疫疠从口鼻而入伤及肺络或胃肠之络；七情过极，络气郁滞，早期常表现为脏腑功能紊乱，随着病程日久则引起种种形质损伤的病理改变；痰湿瘀血阻滞络脉更为临床所常见；病久入络则反映了随着病程的延长，慢性迁延难治性疾病由气到血、由功能性病变到器质性病变的慢性病理过程；此外，饮食起居不节、金刃虫兽外伤亦可导致络体损伤，或为各种出血，或为痿废截瘫诸症。分析络病发病原因对于清晰认识络病的病机特点、病程阶段和审因论治具有重要的临床价值。

第二节 络病病机特点

络脉是气血运行的通道，也是病邪侵入的通路，各种致病因素伤及络脉最易影响其运行气血的功能而致络病。络脉既有循行于体表的阳络，也有布散于脏腑区域的阴络，形成外（体表阳络）-中（经脉）-内（脏腑阴络）的分布规律。络病病位也有多层次性，既有病起于阳络，由阳络传至经脉的浅层次传变，也有邪由经脉传至脏腑阴络的深层次传变。六淫外袭侵及阳络阶段，由于病位浅、病程短、病情轻，疾病易愈，或较快传入经脉，因此并非络病学讨论的重点。当病程处于经气阶段，若正不敌邪或失治误治，病邪可进一步传至脏腑之阴络。络病学研究的重点在于广泛存在于内伤疑难杂病及外感重症中的络病病机状态，即病邪侵犯或盘踞在循行于体内脏腑之阴络阶段发生的病理变化。络脉作为从经脉支横别出的网络系统，具有支横别出、逐级细分，络体细窄、网状分布、络分阴阳、循行表里的独特空间结构，在此基础上形成了气血行缓、面性弥散、末端连通、津血互换、双向流动、功能调节的气血运行特点。因此，致病因素通过多种途径伤及络脉导致络病时，表现出与络脉生理结构和气血循行特点相适应的病机特点：易滞易瘀、易入难出、易积成形。

一、易滞易瘀

络脉从经脉分出后，像树枝样逐级细分，由别络至缠络、系络直至其末端孙络。络脉结构细小，末端直接与脏腑组织相连，是营养代谢进行的场所。随着络脉分支层次的增多，络体愈加细窄迂曲，络中气血的运行渐趋缓慢，以利于营养物质向脏腑组织的渗灌并与代谢废物充分交换。因此邪客络脉，影响络中气血的输布环流，易致络脉瘀滞状态。滞和瘀尚有程度的不同，一般先有气化功能失常，络气郁滞，或络气虚乏推运无力而滞，气化不利则津凝为痰，气失流畅则血行涩滞，痰瘀阻滞，络脉由滞到瘀，导致络脉运行气血的功能受到严重影响，甚则瘀塞不通。不通则痛，久痛不已，痰瘀阻络进一步影响气的升降出入运动而加重气滞，故《灵枢·痈疽》说："营卫稽留于经脉之中，则血涩而不行，不行则卫气从之而不通。"这种病机变化的恶性循环导致病情迁延难愈，故清代名医叶天士力倡"久病入络""久痛入络"之说，正是反映了络病易滞易瘀的发病特点。

二、易入难出

阴络循行体内布散于脏腑，正如明代张景岳《类经》所说："以络脉为言，则又有大络孙络、在内在外之别，深而在内者是为阴络……浅而在外者是为阳络。"清代名医叶天士亦说"阴络乃脏腑隶下之络"（《临证指南医案·便血》），进一步指出了阴络随其循行部位成为所在脏腑结构及功能的有机组成部分。经气由经进入脏腑之络即成为所在脏腑之气，形成该脏腑的主要功能；血液由脉进入脏腑脉络而发挥渗灌濡养作用。病邪由经入络，偏聚某一脏腑之络，络气郁滞即该脏腑之气郁滞，脏腑功能失调，久则气滞血凝痰结，络脉瘀阻甚则瘀塞不通，正如叶天士所说："初为气结在经，久则血伤入络。"（《临证指南医案·积聚》）由于病位深、病程长，正虚邪恋，病邪盘踞脏腑之络，疾病缠绵难愈，故叶天士说"经年累月，外邪留着，气血皆伤，其化为败瘀凝痰，混处经络……年多气衰，延至废弃沉疴"（《临证指南医案·痹》），吴鞠通则称其"久而不散"（《温病条辨·秋燥》），张聿青更明确指出"横者为络，邪既入络，易入难出，势不能脱然无累"（《张聿青医案》）。诸家所言道出了邪入脏腑之阴络，化为败瘀凝痰混处络道，病邪易入难出，胶痼难愈的病机特点。

三、易积成形

气无形，主功能；血有形，主形质。气在经络中运行即为经气，发挥着温煦充养、防御卫护、信息传导、调节控制功能，维持正常生命活动。血在脉络中运行，为气的功能活动提供物质基础，并在脉络末端完成津血互换及营养代谢。叶天士所言"经主气，络主血"，"初为气结在经，久则血伤入络"，正是指出了病邪在气分阶段主要是功能失调，病程久延，由气分延及血络，则由功能性病变发展为器质性病理损害。叶天士说："夫热邪、湿邪，皆气也，由募原分布三焦，营卫不主循环，升降清浊失司，邪属无形，先着气分……但无形之邪久延必致有形，由气入血，一定理也。"（《叶天士医案存真》）络脉为气血津液渗灌的场所，久病络气郁滞，气化失常，影响气血津液正常的输布渗灌，津凝为痰，血滞为瘀，痰瘀混处络中，导致络脉瘀阻，或结聚成形而为癥积，形成临床诊查明显易见的有形病变。如《素问·举痛论》说："寒气客于小肠膜原之间，络血之中，血泣不得注于大经，血气稽留不得行，故宿昔而成积矣。"络病的这种易积成形的病机特点为深入研究络病的病理实质，建立宏观与微观相结合、定性与定量相结合，既符合中医辨证又广泛借鉴现代理化检查技术，科学规范的络病诊断标准提供了有利条件，也为中西医结合创建新的络病病机学说提供了基础。

第三节　络病常见病机

络病病机是指广泛存在于内伤疑难杂病与外感重症中的络病这一病机状态的基本类型及其发展演变状况，是络病病机学的主要研究内容，深入研究络病病机对阐明络病发生发展规律，提高诊断治疗水平具有重要的理论意义。络病系指病邪侵入络脉网络系统后发生的病变，是多种内伤疑难杂病及外感重症发展到迁延难愈的病程阶段后存在的病机状态。六淫外邪内侵、七情过极、痰瘀阻络、久病久痛及金刃跌仆等均可损伤络脉而导致络病发生，从而产生络气郁滞（或虚滞）、络脉瘀阻、络脉绌急、络脉瘀塞、络息成积、络脉损伤和络虚不荣等主要病机变化。在两千多年的中医发展历史进程中，尽管络病学说有着几次大的发展，但其病机变化始终未能被临床医家清晰地认识与把握，从而影响了络病辨证治疗水平的提高，故清代名医叶天士疾呼："医不知络脉治法，所谓愈究愈穷矣。"叶天士所论从临床证治角度强调了加强络病研究的重要性，对今天仍有重要的指导作用。

一、络气郁滞（或虚滞）

络气郁滞是指络气输布运行障碍，升降出入之气机失常。络脉承载经脉运行的气血，经气进入络脉即为络气，络气包括运行于经络之络（气络）中的气和运行于脉络之络（血络）中与血伴行的气。由于循行于体内脏腑的"脏腑隶下之络"已成为所在区域脏腑结构和功能的重要组成部分，络脉之气也随其分布区域而体现为所属脏腑的功能。因而络中之气机通畅，络道无阻既是维持络脉正常功能的前提，也是保持人体脏腑功能稳定的重要条件。若六淫外侵、七情过极，或痰瘀阻滞，均可使络脉气机升降出入变化失常而致络气郁滞，络气郁滞是络脉病变由功能性病变向器质性病变发展的早期阶段。

气络气机郁滞，其温煦充养、防御卫护、信息传导、调节控制功能失常，脏腑协调平衡的功能状态被打破。若肝络气滞则胁满胀痛，脾之络气困顿则腹满纳呆，脑部气络之络气郁滞则精神抑郁，或烦躁焦虑，络属四肢的气络之络气郁滞则见肢体酸麻痛胀，久则气络瘀阻甚则瘀塞不通，则见肢体痿废之变，可见气络络气郁滞涵盖了西医学神经内分泌免疫调节功能异常。

脉络络气郁滞，其渗灌濡养、供血供气、津血互换、营养代谢功能失常，可引起"脉络-血管系统"舒缩功能和血液运行障碍。脉络气机郁滞导致脉络自适应、自调节、自稳态异常和西医学之血管内皮功能障碍相类似，气络郁滞引起的脉络舒缩功能及血液运行障碍包括西医学更广泛的神经内分泌免疫调节功能障碍对脉管系统及血液运行障碍的影响。

络气也可因虚而滞，虚而留滞，则是气虚引起的气化及气的升降出入失常、气机紊乱的功能性病机状态，即叶天士所谓"虚气留滞"，如气虚脑络失养可致神昏健忘，气虚脾运失健可致脘腹胀满、纳减食少，临床也常见疼痛不适，特点为绵绵而痛，此即叶天士所谓"络虚则痛"。

二、络脉瘀阻

络脉瘀阻往往在络气郁滞（或虚滞）久病不愈基础上发展而来，是由功能性病变发展为器质性损伤的重要病程阶段。由于气虚运血无力，或气滞血行不利，导致气血津液输布障碍，津凝为痰，血滞为瘀，痰瘀阻滞络脉，所谓"久病入络""久痛入络"

“久瘀入络”，这是络脉病变较为严重的病理状态。络脉瘀阻可导致脏腑组织血气供应障碍，又可阻滞经气运行，引起脏腑功能失调。四肢气络经气运行受阻而见肢体酸麻痛胀，甚则痿软无力。脉络瘀阻引起“脉络-血管系统”血运受阻，脏腑组织供血供气不足，若心络瘀阻常见胸闷胸痛，脑络瘀阻则见头晕头痛，肝络瘀阻则见胁下积块刺痛拒按，肺络瘀阻常见咳逆倚息不得平卧，肾络瘀阻则见溲赤尿浑，胃络瘀阻则见腹部刺痛、纳减食少，瘀阻肢体络脉则见关节肿痛。

瘀阻气血，不通而痛：“通则不痛，痛则不通。”（《医学心悟·痹》）疼痛是络病突出的临床表现，久病入络，络脉瘀阻者更为常见。

瘀阻络道，血不循常道而为出血证：宋代陈无择《三因极一病证方论·失血叙论》说：“夫血犹水也，水由地中行，百川皆理，则无壅决之虞。血之周流于人身荣经腑俞，外不为四气所伤，内不为七情所郁，自然顺适，万一微爽节宣，必至壅闭。故血不得循经流注，荣养百脉，或泣或散，或下而亡反，或逆而上溢，乃有吐衄。”以河道壅塞洪水溢出形象地论述了络脉瘀阻导致血不循经而出血的病理机制。

瘀阻络道，津停脉外而为水肿：络脉末端是津血互换的场所，血液渗于脉外则为津液，津液进入脉络则为血液的组成部分，当气化功能失常时，津血互换功能障碍，过多的血液渗出于脉外则为水肿，故清代唐容川《血证论》说：“瘀血化水，亦发水肿。”

除上述外，瘀阻络脉，影响气血环流，导致阴阳不相顺接，可致昏厥之证；瘀阻脉络，气血不能渗灌濡养肌肤，常见于虚劳肌肤甲错；瘀阻胞络，胞络不通，还可出现闭经痛经之证等。

三、络脉绌急

络脉绌急是指感受外邪、情志过极、过劳等各种原因引起的络脉收引、挛缩、痉挛状态。络脉是气血运行的通道，如六淫外邪、情志等各种因素导致的气滞、血凝、痰结络脉，皆可形成络脉的绌急状态，使络脉血气运行不畅，绌急挛缩而痛。如《素问·举痛论》说“寒气客于脉外则脉寒，脉寒则缩蜷，缩蜷则脉绌急，绌急则外引小络，故卒然而痛”，指出外界气候寒冷可导致络脉的收引挛缩痉挛状态，造成气血运行卒然不通而痛。叶天士《临证指南医案·疝》亦说“邪与气血两凝，结聚络脉”。络脉绌急可在络脉瘀阻的基础上发生，也可单独为患，络脉绌急则进一步加重络脉瘀阻，络脉瘀阻则更易引起络脉绌急，二者有时可互为因果。

气络病变所致绌急常表现为肌肉、肺之气道、胃肠发生的痉挛拘急状态。肌肉痉挛常见于外感六淫之邪、热毒滞于脑之气络所致痉厥、角弓反张、肢体强直抽搐，常伴有神昏谵语，也可见于癫痫、小儿热惊风。肺之气道绌急多见于哮喘，常伴有呼吸气急、张口抬肩。胃肠络脉绌急常因受寒引起脘腹疼痛突然发作，如《素问·举痛论》所说：“寒气客于肠胃之间，膜原之下，血不得散，小络急引故痛。”

“脉络-血管系统”输布渗灌血液，濡养心脑等全身脏腑及四肢百骸，脉络绌急与西医学之血管痉挛基本类似。心络绌急，气血卒然不通，可致胸闷心痛突然发作，西医学认为冠脉痉挛不仅是变异性心绞痛发生的主要原因，也在不稳定型心绞痛、急性心肌梗死甚至猝死发病中起着重要作用。脑络绌急使脑部供血供气突然不通，与西医学之脑血管痉挛所致短暂性脑缺血发作相类似，可引起头痛、一过性失语、半身麻木等。四末脉络绌急则与肢端动脉痉挛症相类似，由于脉络绌急，气血卒然不通，不能温煦濡养四末，故见肢端青紫、发冷等。

中医理论的取类比象将动摇、眩晕、绌急、痉挛、颤动等亦称为风证，故叶天士将肝肾阴虚而致肝风内动袭络所见眩晕、仆倒、肢体掣动称为“内风袭络”，如“偏枯在左，血虚不荣筋骨，内风袭络”（《临证指南医案·中风》），因此络脉绌急可以理解为风邪入络，这为搜风、息风、祛风通络治疗提供了理论依据。

四、络脉瘀塞

络脉瘀塞是指由各种因素引起的络脉完全性阻绝或闭塞。由于络脉的主要生理功能为运行气血，络脉的完全性堵塞或闭塞导致络中气血阻绝不通，脏腑肢体失于气血的温煦濡养而见各种临床症状。

气络瘀塞致经气阻绝不通而见肢体瘫软无力、痿废不用，甚则呼吸欲绝，危象毕现，或脊髓损伤而致下肢截瘫。脉络瘀塞，血管堵塞或闭塞不通，可引起所在区域脏腑组织急性或慢性缺血的病理改变。如心之脉络主要是指分布于心脏区域的中小血管及微血管，心络瘀塞不通可引起心脏本身血供障碍。《灵枢·厥病》所载真心痛发作时“手足青至节，心痛甚，旦发夕死”，即指西医学之心肌梗死，中医认为真心痛为正经所伤而致。近年虽有迅速发展的介入治疗可短时间内迅速开通大的血管使血运重建，但梗死区再灌注损伤，微血管完整性被破坏，仍然存在瘀塞不通的病机变化，成为目前世界医学界关注的难题。再如消渴日久所引起的尿少水肿、视物昏花常由肾络或眼底脉络慢性瘀塞不通所致，消渴日久之肢体麻木疼痛则常由脉络瘀塞阻滞络气引起，与西医学糖尿病日久不愈，微血管闭塞所致并发症如糖尿病肾病、眼底病变及周围神经病变病理改变基本一致。

五、络息成积

络息成积是邪气稽留络脉，络脉瘀阻或瘀塞，瘀血与痰浊凝聚成形的病变。《灵枢·百病始生》论述积之形成时说“虚邪之中人也，始于皮肤……留而不去，传舍于肠胃之外，募原之间，留著于脉，稽留而不去，息而成积，或著孙脉，或著络脉”，指出邪气久聚络脉，稽留不去，息而成积的病理变化。又说“肠胃之络伤，则血溢于肠外，肠外有寒汁沫与血相搏，则并合凝聚不得散而积成矣”，《内经》此论明确指出癥积乃由凝血不散与津液涩渗著而形成。血在络中运行，津血在络脉末端互渗互换，津血的凝滞显然属于络脉瘀阻所致。清代唐容川《血证论·瘀血》说：“瘀血在经络脏腑之间，则结为癥瘕。”络脉瘀阻，血行涩滞为瘀，津液凝滞为痰，气郁、血瘀、痰饮凝聚蕴结，日久而成癥积。

《难经·五十五难》论述了邪入五脏阴络留而成积的病变类型，“肝之积，名曰肥气……心之积，名曰伏梁……脾之积，名曰痞气……肺之积，名曰息贲……肾之积，名曰贲豚"。这些记载包括脏器络脉瘀滞，积聚成形，在外扪之可及的病理性扩大，其形成常先由情志郁结、饮食所伤、外受寒邪及久病不愈等因素影响脏腑气机，导致络气郁滞，络脉功能失调，津血互换失常，瘀血痰湿凝滞而成。如情志抑郁，肝络气机郁滞，久则脉络受阻，络血不畅，瘀滞脉络而为肝积肥气。长期酒食不节、饥饱失宜，损伤脾胃，脾失健运，水谷精微聚而成痰，痰阻气机，血液凝滞，壅塞脉络乃成积，亦有因寒湿侵袭，困顿脾阳而致痰瘀阻滞脉络而成积者，故《灵枢·百病始生》说："积之始生，得寒乃生。"《难经》关于五脏之积的论述可能包括西医学多种脏器病变，如肝纤维化、肺纤维化、肾硬化、脾肿大，由于高血压、风湿性心脏病、急性心肌梗死后心室重构、心肌病、慢性心力衰竭等引起的心脏扩大，这些病变属于脏腑之阴络瘀阻瘀塞而至络息成积的病理变化，包括络脉自身病变及脏腑组织继发性病理改变，故此论述对多种脏器损伤、后期纤维化、脏器扩大、功能衰竭的治疗具有指导意义。

中医对恶性肿瘤类的癥积已有明确的认识，称之为癌瘤，早在殷墟甲骨文就有"瘤"的记载，宋代杨士瀛《仁斋直指方论》记载了癌的概念："癌者，上高下深，岩穴之状……毒根深藏。"指出癌症临床特点是体内肿块、表面高低不平、坚如岩石、盘根错节、易与周围组织粘连，具有与一般脏腑良性肿大明显不同的发病特点，预后不良。癌瘤的病机变化主要为瘀血阻络，气血不行，癌毒乘虚内生，瘀毒内蕴，郁瘀化热，热毒壅滞而成积块。特别是脏腑之络气虚衰，自稳功能低下，一方面组织呈现无序增长，另一方面气之帅血正常运行的功能失常，脉络大量增生供给癌瘤血液营养，不为正体所用反助邪为虐，导致癥积快速破坏性增长，提示在恶性肿瘤治疗中不仅应调整气络自稳态及防御卫护功能，同时应散结通络、解毒抗癌，而且还应重视抑制脉络即肿瘤血管的滋生。

络息成积尚见于风湿痹证所致关节肿胀变形并涉及内脏。风寒湿三气杂至，痹阻肢体络脉所致痹证，初起由于气血运行不畅而见肌肉、筋骨、关节发生酸痛、麻木、重着、屈伸不利等症，邪气闭阻日久，血滞为瘀，津血互换失常，络外之津液涩渗，凝聚为痰，痰瘀痹阻则为风湿顽痹、历节，即东汉张仲景《金匮要略·中风历节病脉证并治》所说："诸肢节疼痛，身体魁羸，脚肿如脱，头眩短气，温温欲吐。"痹证日久，病邪传入内脏引起络息成积，其病理变化包括西医学风湿性关节炎、类风湿关节炎所致关节肿大变形及内脏扩大或纤维化。

六、热毒滞络

滞络之热毒有内外之分，外则为感受温热火毒疫疠之邪，内则为络瘀化热，毒由内生。温热火三者都属阳邪，温为热之渐，火为热之极，故温热、火热常混称，《素问·阴阳应象大论》说"阳胜则热"，凡温热病邪引起的病证称为温热病。温邪具有共同之处：温邪存在于自然界中，以口鼻为途径侵入人体，即叶天士所云"温邪上受，首先犯肺"（《温热经纬·叶香岩外感温热篇》）；肺主皮毛，温邪入肺，由经外透肌表之络，故初期有短暂恶寒，但温热之邪化热迅速，发病后很快出现气分高热症状，在经气分热邪不解，迅即"逆传心包络"，正如叶天士《临证指南医案·温热》所说："吸及温邪，鼻通肺络，逆传心包络中。”温邪内传，化热生火，火热成毒，热毒应包括西医学致病之各种病毒、细菌及其进入人体后产生的内毒素。热毒滞络，脑之气络为毒热熏蒸而有神昏谵语、痉厥抽搐之变，类似于西医的感染性疾病导致的高级中枢神经障碍。中医学把高级中枢神经系统功能归为五脏所主，心主神明，故把神志症状称为“逆传心包络”，把痉厥称为热极生风或肝风内动。热毒滞于脉络损伤络体，迫血妄行而有吐衄发斑诸症，热毒煎熬，津血涩少，运行不利则出现弥漫性血凝脉络，往往与感染性疾病的血管壁中毒性损害及凝血功能障碍相关，常见于弥散性血管内凝血所致的多脏器损伤。此外，中医常把大头瘟、烂喉痧等出现局部红肿热痛甚则溃烂或斑疹等临床症状的温病称为温毒，亦为热毒滞络损伤络体败腐组织所致。此外，痈肿的发生，多由于外邪壅滞，脉络不通，瘀而蕴热化毒发为痈肿。《灵枢·痈疽》说：“寒邪客于经脉之中则血泣，血泣则不通，不通则卫气归之，不得复返，故痈肿。”可见寒凝血瘀，瘀久化热成毒，热毒滞络，肉腐血败，成肿成脓是痈肿发病重要因素。

毒尚指具有强烈传染性和流行性的致病源，与传染性弱的狭义温病有着明确的区别，清代医家陆九芝《世补斋医书》说：“欲明温热者，必与伤寒辨，而尤必先与瘟疫辨，与瘟疫辨者无他，盖即辨其传染与不传染耳。”疫毒侵犯人体多从口鼻而入，从鼻窍而入者循气道而犯肺，肺卫表证不解，热毒滞于肺络，可见持续高热、咳嗽、气促、吐痰，灼伤肺络则有痰中带血或咳血，热毒稽留肺络息而成积称为息贲，如传染性非典型肺炎的肺纤维化即属此类。疫毒从口而入者循食道而伤及胃肠，胃肠之络功能失常，水谷精微不渗溪谷，则腹泻臭秽，甚则络体损伤而见便血。

内生热毒多由络瘀日久化热生毒，一般不像外感温热病那样高热烦渴之热象明显，随着热毒滞络病情逐步加重，甚则突然加剧，其主要病理变化为布散于脏腑的阴络功能障碍，津血互换及营养代谢功能严重受损，甚则中止，脏腑组织代谢废物不能通过络脉排出体外而形成内毒，内毒积蓄于体内又进一步损伤络脉导致病情迁延难治，甚则危象迭出。如急性脑梗死，脑之脉络堵塞而致脑之气络失去血气温煦濡养，津血互换障碍，组织间的津液不能进入脉络，滞留络外形成水肿压迫气络，特别是代谢中止，毒性氧自由基、兴奋性神经毒等神经元毒性物质蓄积于局部脑组织中，使脑之高级中枢神经语言运动功能障碍而出现中风偏瘫、语言謇涩诸症。又如肾络瘀阻日久，水液代谢功能障碍，尿素氮、内生肌酐等毒性代谢产物滞留体内，上冲脑络则有昏愦之变，损伤脉络常见消化道出血，瘀阻化机出现严重贫血等。湿热袭入肝络，身目黄染，热毒滞络不解，向络息成积发展，同时氨类物质蓄积体内熏蒸脑络而致肝性昏迷，等等。邪气稽留日盛，正气耗伤益剧，正虚邪实并存，寒热虚实夹杂，瘀毒滞于络脉，气血失于流畅，生化乏源日甚，可致病情突然加剧出现多脏器损伤的危重状况。

七、络脉损伤

络脉损伤是指由内外各种致病因素导致的络体损伤，或破损或伤断致气血流泄或阻断不通，常由情志过极、饮食不节、用力过度、金刃虫兽、跌仆堕坠、药物损伤等导致络脉破损甚则伤断而引起。经络之络损伤，经气不能正常流通，不能发挥充养调节作用，如脑部损伤可致神昏痴呆，腰髓损伤可致截瘫痿废，四肢损伤肢体萎缩废用等。脉络之络损伤则血溢脉外，或流于体内而见青紫肿痛，如《素问·缪刺论》说“有所堕坠，恶血留内”；或致各种出血，如气血并走于上之大厥证即脑络破损出血，《素问·调经论》云：“血之与气，并走于上，则为大厥，厥则暴死，气复反则生，不反则死。”近代名医张锡纯认为《内经》此论当系“脑充血病”，气不返则致脑出血而死。另有肝气郁而化火刑金所致咳血，饮食不节用力过度损伤胃肠之络而见吐血便血诸证，如《灵枢·百病始生》说：“卒然多食饮则肠满，起居不节，用力过度，则络脉伤，阳络伤则血外溢，血外溢则衄血，阴络伤则血内溢，血内溢则后血。”失血量大者气随血脱可危及生命。若因某种原因影响气血的运行，导致瘀阻络道，血液不能循经而溢出脉外亦可造成出血，如肝积肥气引起的腹壁青筋，甚则吐血便血；脑梗死后继发性脑出血，梗死区微血管再灌注损伤，血溢络外而致出血等。

八、络虚不荣

络脉具有运行气血、渗灌濡养等功能，气血阴阳是络脉发挥其功能的物质基础，络中气血充沛、输布渗灌正常则五脏六腑、四肢百骸皆得其养，故络虚不荣指络中气血阴阳不足虚而不荣的病机变化。

（一）络气虚

在经脉中线性运行环流周身的“经气”，由先身生父母之精气、后天饮食水谷之气及自然界之清气组成，按其生成、循行分布及功能特点，划分为真气、宗气、营气、卫气四类。经气入络即为络气，弥散在该脏腑之络的气成为该脏腑功能的主要组成部分，故也称为脏腑之气，如心气、肝气、肺气、肾气、脾胃之气等。若先天不足，真元之气亏虚，饮食失调，后天之本不固，水谷之气生化乏源，或久病耗损，损伤正气等皆可使络气不足。络中气虚不能布散于周身，温煦防御卫外功能不足，则见自汗恶风、畏寒肢冷之症；宗气不足则见声低气怯，甚则大气下陷；真元之气亏虚，脏腑之气不足则有相应见证，如心络气虚之心悸气短、动则加剧，肺络气虚之声低息微、咳声无力、动则更甚，脾胃络气不足之腹满纳少、肢体困倦或胃脘隐隐作痛，肝络气虚之两胁隐痛、腹胀纳呆，脑络气虚之头晕耳鸣、思维迟钝。

（二）络血虚

血液在脉络中弥漫渗灌于周身，发挥濡润荣养、津血互换、营养代谢功能。若先天禀赋不足而精不化血，脾胃虚弱而生化乏源，或各种慢性出血，或久病不愈、思虑过度暗耗阴血，或血瘀络中而新血不生均可使络中血虚。血虚渗灌乏源，其濡养功能不能正常发挥而出现诸多表现，如血虚肌肤失养则面唇、爪甲、舌体皆呈淡白色，血虚脑髓失养则神昏健忘，睛目失滋则头晕眼花，心失所养则心悸失眠等。

（三）络阳虚

若气虚及阳，或全身脏腑阳气不足，功能减退影响及络脉，可致络中阳气虚损。阳虚生寒，可有全身畏寒或局部皮温降低；阳化气，阳虚气化功能减退，络脉运行不畅则有疼痛、麻木、感觉减退，浅表处青紫或肢端苍白、冷痛、僵硬、肿胀等症。若外邪偏盛或正气虚极，可致气虚极而脱，阳虚极而亡，而见四肢逆冷、冷汗淋漓等症。

（四）络阴虚

若久病耗损阴液或火热之邪灼伤阴液累及络脉，可致络脉阴液亏虚，除可见全身性的低热、盗汗等症状，还可因阴虚络道干涩，血运不利，脏腑组织失于濡养，出现局部麻木、疼痛、肌肤干燥粗糙等症。

若发病日久，气血两亏，络体失养，络脉运行气血输布渗灌功能失常导致络脉虚滞之变，所谓“至虚之处，便是容邪之处”（《临证指南医案·产后》）。不荣则虚，不通则痛，故叶天士又说“络虚则痛”（《临证指南医案·诸痛》），“下焦空虚，脉络不宣，所谓络虚则痛是也”（《临证指南医案·腰腿足痛》），“久泄不止，营络亦伤，古谓络虚则痛”（《临证指南医案·胃脘痛》）。络虚则痛与络脉瘀阻疼痛不同，其痛常为隐隐作痛，绵绵而痛。若由虚生损，病为虚劳，络中气血虚涩不畅而致瘀血内生，瘀血阻滞气血生化之机，故有“瘀血不去，新血不生”之说，张仲景《金匮要略·血痹虚劳病脉证并治》曰“五劳虚极羸瘦……经络营卫气伤，内生干血”，治以祛瘀生新的大黄䗪虫丸缓中补虚，首开虫药通络治疗虚劳病之先河。

综上所述，各种致病因素伤及络脉均可导致络脉病变，由于致病因素不同和机体反应差异，表现为络气郁滞、络脉瘀阻、络脉绌急、络脉瘀塞、络息成积、热毒滞络、络脉损伤、络虚不荣等不同病机变化，既反映了络脉自身由气到血的病变阶段，也包括了络脉病变基础上脏腑组织继发性病理改变。络病是广泛存在于内伤疑难杂病和外感重症中的病机状态，虽各有不同，但其病机的共同之处在于络脉输布渗灌气血的功能受到障碍，即“不通”是络脉病变的共性。不通的病因则有因虚、因实、因外邪、因内伤、因痰湿、因瘀血之不同，不通的病变状况也各有差异，把握其病机共性有助于加深对络病实质的理解，掌握不同病机的特殊性则使辨证治疗更能切中病机。

第四节　络病病机研究的整体观念及气血相关的理论特色

在络病病机研究中注重络病病机类型发生发展的连续性及不同类型的交叉性，保持中医整体观念及气血相关的理论特色是非常重要的。络病作为内伤疑难杂病和外感重症中存在的病机状态，外感六淫、温疫之邪、内伤七情、痰瘀阻络、久病久痛及金刃跌仆均可影响络中气血的正常运行而引起络病，产生各种络病病机变化，构成了络病由气到血、由轻到重连续发展的不同病程阶段。络病反映了络脉气血运行以不通为特点的规律性，而络病的不同病机类型则反映了不同病程阶段的特殊性，络病作为不同致病因素引起的病机状态又是引起病变发展加重的继发性致病因素。因此某一阶段的络病病机类型往往又成为下一病机类型的致病因素，形成了不同病机类型的连续性。各种病机类型并非截然分开，某一阶段病程中往往有不同病机类型的交叉，形成两种或两种以上病机类型同时出现于某一病程阶段的现象。同时又由于气血密不可分，病理状态下气病及血，血病亦可及气，气络病变与脉络病变也相互影响，使病机更为复杂。因此，明确络病病程阶段的连续性、病机类型的交叉性及气病血病的关联性，对于临床准确把握不同病程阶段络病的病机变化，采取更有针对性的治疗措施具有重要意义。

一、病程阶段的连续性

络病早期往往为功能性病变向器质性病变发展的阶段，表现为络气郁滞（或虚滞）的病机类型，气病及血，进而出现络脉瘀阻、络脉绌急、络脉瘀塞甚则络息成积等各种病机变化，也可出现瘀热生毒，热毒滞于络脉或损伤络脉的病机，瘀阻气血生化之源导致络脉失养。如“脉络-血管系统病”反映了典型的络病发生发展演变规律，以冠心病而言，早期络气郁滞（或虚滞）引起的脉络自适应、自调节、自稳态功能失常与神经内分泌免疫调节功能失调及血管内皮功能障碍具有高度相关性，在此基础上形成络脉瘀阻（动脉粥样硬化）、络脉绌急（冠脉痉挛）为冠心病心绞痛常见病机，进一步发展导致急性心肌梗死，往往见于在胸痹心痛反复发作的基础上突发真心痛，近年虽有溶栓或介入治疗使梗死区早期血运重建，病死率大大下降，但梗死区微血管仍存在栓塞、痉挛及完整性破坏等瘀塞不通的病理变化，属络脉瘀塞的病机，在此基础上引起细胞外基质增生而使心室重构、心脏扩大，从而增加心力衰竭、心律失常及猝死发生率，这类似于络息成积之心积伏梁的病机，也是许多脏器病变由气到血直至晚期纤维化导致功能衰竭的常见络病病机演变过程。可见，前述络病基本病机类型常存在这种发生发展的连续性，增加了络病辨证及治疗的复杂性，了解络病病机连续发展的规律对更深刻地认识络病病机变化，使治疗更能切中病机，从而提高临床疗效具有重要意义。

二、病机类型的交叉性

在络病病机类型连续发展的过程中，常有在某一病程阶段两种甚至多种病机类型同时交叉存在的现象，如络气郁滞或络气虚滞常为络病的始动因素，气滞血瘀可致络脉瘀阻，气虚运血无力也可引起络脉瘀阻，寒凝气滞可引起络脉绌急，气虚温煦无力亦可致络脉绌急。络脉绌急可在络脉瘀阻的基础上发生，两者有时可互为因果，络脉绌急进一步加重络脉瘀阻，络脉瘀阻则更易引起络脉绌急，导致病情突然发作或加重。此外，五脏之积往往属于脏器病变的晚期阶段，不仅存在络息成积的病机变化，往往同时存在痰瘀阻络、热毒滞络、络气虚滞等病机变化，形成正虚邪实、寒热错杂的复杂病机。如张仲景《金匮要略》治疟疾久而不愈所致疟母（脾肿大）之鳖甲煎丸，方中重用䗪虫、鼠妇、蜣螂、蜂窝等虫类通络药，而详析本方则八法俱备，理气之柴胡、厚朴，补虚之人参、阿胶，清热之黄芩，通腑之大黄，温阳之桂枝、干姜，利水之石韦、葶苈，祛痰之半夏、乌扇等，以药析方，以方测证，可见张仲景在重用虫药通络的同时已经注意到络息成积的病机过程中同时存在着络气郁滞、络气虚滞、痰瘀阻络、热毒滞络等多种病机变化，故其所制该方成为疗效显著的千古名方，也是至今仍然常用的通络代表方。

三、气病血病的相关性

气为血之帅，气病及血，或气络病变引起脉络病变，体现了多种功能性病理改变导致器质性病理损伤的络病病机变化，也涵盖了神经、内分泌、免疫调节功能失调引起血管病变的病理过程；血为气之母，血瘀滞气引起气化功能障碍，瘀阻化机，气血生化乏源亦可致气络失荣，同时脉络瘀阻或瘀塞，血失渗灌濡养代谢之功能，可引起气络广泛性病理改变甚则络体损害。布散于脏腑的络脉已经成为该脏腑结构和功能的有机组成部分之一，在络脉末端进行着经气弥散、津血互换和营养代谢，形成络脉系统和脏腑组织平衡协调的内稳状态。当络脉发生病变时，气血供应障碍，使脏腑组织正常生理功能受到影响，津血互换和营养代谢障碍而使病情发展加重。叶天士络病治法常用于中风，中风包括西医学脑血管意外。以动脉硬化性脑梗死而言，病变部位在脑之脉络，早期主要为各种致病因素影响脑之脉络使络气郁滞或因虚而滞，为病变的始动因素，类似神经内分泌免疫调节功能包括血管内皮功能障碍阶段。随着病程的发展，气滞不能行血或气虚运血无力，痰瘀阻络，气血运行障碍，相当于脑动脉硬化所致脑供血供氧不足。这种从络气郁滞到络脉瘀阻的络病病机演变颇类西医学从血管内皮功能障碍到脑动脉硬化的病理过程，进一步发展为脉络瘀塞即意味着脉络供血供气（天之清气即氧气）的阻断，从而发生各种继发性病理变化：局部脑组织失去血的濡养，脑组织中气络（高级神经中枢组织及其功能）失去血的物质基础而丧失功能，表现出语言、思维及运动障碍；同时，由于脉络瘀塞不通，津血互换障碍，导致过多的组织液（津液）不能回流于脉络形成水湿之邪，停滞于局部造成水肿及颅内压升高；营养代谢活动障碍，局部组织代谢的废物如兴奋性神经毒、毒性氧自由基等瘀积成毒对脑组织造成损伤，并进一步损害局部的脉络及气络之形体，导致其损伤甚至坏死，形成不可逆的病理损害；脉络瘀塞后梗死区再灌注损伤可致微血管完整性破坏即络脉损伤引起继发性脑出血。可见，脉络瘀塞后供血供气、津血互换、营养代谢障碍等继发性致病作用形成脑神经元损伤链的恶性病理过程，颇似脉络病变导致气络病变的病机过程。因此脑动脉硬化导致供血供气不足时的治疗以疏通脉络为主，急性脑梗死应给予综合治疗，运用益气活血、化瘀通络、搜风通络、泄浊利水、解毒通络，上述治法综合运用或在某一病程阶段有所侧重。近期实验证实，早期积极地通络治疗不仅有助于梗死区血供的恢复，缩小梗死区面积，减少神经功能的损害，而且持续通络治疗后可以使梗死区微血管（脉络）再生，对梗死区功能的恢复具有积极的作用。

提出络脉不同病机类型的连续性、交叉性及气血病变的相关性，体现了络病学说整体观念与气血相关的理论特色，这启迪我们在运用现代科学技术寻求络病病机的契合点及辨证治疗规律时应从更广泛的角度去考虑。例如，脉络与中小血管、微血管特别是微循环的高度相关性，脉络病变与中小血管、微血管及微循环病变具有内在一致性，这是寻找“脉络-血管系统病”共性病理环节的内在依据，但从络病整体理论特色探讨，“脉络-血管系统病”比西医学中小血管、微血管及微循环病具有更丰富的科学内涵。

1.“脉络-血管系统病”因所处脏腑部位不同及临床表现各有差异而往往被诊断为

独立病种，西医学更重视各个独立病种的研究，但中医学把遍布全身的“脉络-血管系统”看作一个统一的组织器官——奇恒之腑的“脉”。这种整体观念对探讨血管病变发生发展共性规律具有重要意义，也与西医学近年提出的“大循环病”或“泛动脉”概念相吻合。

2. “气”作为中医络病学说的重要组成部分，可能涵盖了西医学之神经内分泌免疫调节功能，气血相关的络病理论特色有利于从更广阔视角考虑“脉络-血管系统”的生理功能及病机演变规律。

3. 络气郁滞（或虚气留滞）引起的络脉瘀阻、络脉绌急、络脉瘀塞等络病病机变化的连续性及其证候特点是长期临床实践经验的总结，从整体、器官、组织、细胞、分子不同层次阐明络病证候的病理生理学基础，特别是血管活性物质调控异常、血管内皮与血管平滑肌细胞的炎症、免疫、氧化应激损伤机制等，可为从中西两种医学角度更深入地认识“脉络-血管系统病”证候学特点及其病机提供科学依据。

4. 阐明“脉络-血管系统病”共性病理环节，有利于把古今络病学说及治法方药应用于血管病变，特别是不同类别通络药物药效物质及其作用机制的发现，极大地开拓了血管病变治疗思路与组方配伍遣药的选择范围。

5. 多成分、多靶点、整合调节，运用方剂治病是中医独具的优势，通络方药针对多个病理环节同时进行干预，能有效切断“脉络-血管系统病”级联反应的病理链，与西医学 Polypill（联合疗法）或 Cocktail（鸡尾酒疗法）等最新治疗概念相吻合。

第五节　络病是与血瘀证不同的新学术研究领域

提出络病是与血瘀证不同的新学术领域是基于中医发展史上将络病与血瘀证混淆的状况而言。由于中医理论形成过程中重经轻络的历史原因，经脉概念及其病证治疗已为业医者所知，而络脉理论及络病虽在《内经》这部中医学奠基之作中有了初步论述，并在东汉张仲景《伤寒杂病论》中初步形成络病证治方药，但此后一千多年的漫长历史过程中并未引起历代医家充分的重视与研究，致使络病学说这一具有独特理论及临床价值的学术体系始终未能系统建立。许多临床医家将络病混作血瘀证治疗，而对广泛存在于内伤疑难杂病和外感重症中的络病未能清晰的认识，使多种难治性疾病的临床疗效得不到提高。叶天士对张仲景通络治疗疑难杂病给予了高度评价：“考张仲景于劳伤血痹诸法，其通络方法，每取虫蚁迅速飞走诸灵，俾飞者升，走者降，血无凝著，气可宣通，与攻积除坚，徒入脏腑者有间。”明确指出张仲景对具有血瘀的“劳伤血痹”应用虫药通络法治疗，可达到“血无凝著，气可宣通”的良好疗效。这种通络治疗与把络病混淆为血瘀证，单知“攻积除坚，徒入脏腑者”是有显著不同的。值得注意的是，血瘀证及活血化瘀治疗在中医历代文献中比比皆是，血液作为有形物质在中医理论形成的早期便已被明确认识到，在《内经》中也明确论述了血瘀及其治疗，记载了“恶血”“衃血”“留血”“血凝涩”等血瘀病名，并提出“菀陈则除之”“血实宜决之”的活血化瘀治疗方法。东汉张仲景所著中医临床奠基之作《伤寒杂病论》设“瘀血”专篇论述血瘀证的临床表现及治疗方药，可见在汉代已经形成了比较完整的血瘀证辨证论治体系。此后历代医家都对血瘀证进行了明确的论述并不断丰富其治法方药。

要真正清楚络病与血瘀证病机概念的区别，首先应从中医学术理论体系中络脉与血液的构成及生理功能谈起。经络包括经脉和络脉，经脉是纵行人体、络属脏腑、首尾相贯、如环无端、“行血气而营阴阳”的通道，络脉则是从经脉支横别出、逐层细分、遍布全身、输布渗灌气血的网络系统。随着经络学说的建立，气的概念被引入到中医学中来，经络系统也形成了以运行经气为主的“经气环流系统”和以运行血液为主的“心脉血液循环系统”两大组织功能结构，前者涵盖西医学的神经内分泌免疫调节功能，后者则与西医学的血液循环系统基本吻合。显然，隶属于“经气环流系统”的经络之络与血液是互不隶属的两个概念范畴，“心脉血液循环系统”是由血液运行的动力器官心、容纳血液运行的组织器官脉及脉络，以及在脉络中运行的血液共同组成。心与脉属于组织器官，血液属于流动的液体，从组织生理角度也属于不同的范畴。故《素问·脉要精微论》说“夫脉者，血之府也”，明确指出脉是容纳血液的器官；《灵枢·决气》说“壅遏营气，令无所避，是为脉”，指出控制营血在脉络中正常运行是其主要功能。血液是由水谷精微化生的营养物质，通过脉络运行输布渗灌于周身发挥濡养作用，故《难经·二十二难》说“血主濡之”，血液在脉络的末端进行着津血互换和营养代谢活动。脉络的完整无损及舒缩功能正常是保证血液正常运行的前提和条件，血液的量和质，即稳定的血容量及黏稠、稀薄、滑利等质的变化是其在脉络中能否正常运行的基础，两者关系密切，但就其组织结构和生理功能而言仍属两个范畴。

组织结构与生理功能的不同决定了络病与血瘀证病机变化的不同。广义的络病包括经络之络和脉络之络的病变，前者主要指由于经络之络病变导致经气运行及功能障碍，包括气的温煦充养、防御卫护、信息传导、调节控制功能失调，与血瘀证虽相互影响但并非同一病机范畴。后者主要指脉络结构的损伤及功能障碍及其对血液运行的影响，包括了对血液正常输布渗灌、津血互换、营养代谢障碍的影响。结合西医学脉络主要是指中小血管、微血管及微循环，络气郁滞（或虚滞）导致的脉络自稳状态失常与神经内分泌免疫调节功能失调及血管内皮功能障碍相类似。脉络病变包括络脉瘀阻、络脉绌急等，前者类似动脉粥样硬化之血管内膜增厚、斑块形成、管腔狭窄及微循环障碍，后者则与血管痉挛相吻合。血液的病变包括两方面：一为血的生成不足或耗伤太过，血的濡养功能减退，从而形成血虚，不属血瘀证范围。二是血的循环运行失常，主要是指妄行和血瘀，妄行系指感受热邪或气机逆乱导致的出血，血瘀系指血液运行迟缓，涩滞不畅，甚则血液瘀滞不行的病理变化。结合西医学则主要是指血液质的改变，如血脂增高、血液黏稠度增加、血小板聚集性增强或释放功能亢进、红细胞堆积及变形能力下降、血液凝固性增高、纤溶能力降低、血栓易于形成等。由于血液在脉络中流动，各种原因所致血运不畅即可导致血瘀，血瘀日久入络，即为脉络瘀阻证，两者在临床常同时存在。但从严格意义上讲，血瘀证和络病是两个不同的病机概念，《说文解字》说“淤，淀滓浊泥也”，“瘀，积血也”。血瘀证重点是反映血液瘀滞，运行不畅的状态，但并未能反映脉络自身的病变，临床没有明确瘀血指征的络脉绌急，多表现为卒然不通而痛，而缓解期则可一如常人，显然非血瘀证所能概括。此外，络虚不荣探讨络脉失养问题，络脉损伤会导致出血，离经之血亦属于瘀血，血瘀也可导致血不循经而出血，此属血瘀和络脉损伤的相关性而不是概念的等同。

综上所述，血瘀证和络病既有密切联系又分属不同的病机范畴，其内涵和外延虽有重叠部分即久病血瘀和络脉瘀阻，但两者更多的病机变化属于独立的病机范畴。临床治疗以血液瘀滞为主的病变可从瘀血论治，如治疗虽有血液瘀滞又有络脉自身病变者显然从络病论治更能切中病机。实际上，络病治疗包括了化瘀通络，即通过改变血液的质来达到通畅脉络的目的，但更多的治络方法如祛痰通络、辛香通络、搜风通络、荣养络脉等都非活血化瘀的治疗范畴，可见络病从病机到治疗都具有比血瘀证更广泛的科学内涵。

现代科学的发展趋势是整体综合与微观细分的高度统一，整体综合是中医学术的突出优势，微观细分则是中医学的薄弱环节，这就要求应充分重视中医学术的细化和微观领域的研究，才能使中医学术日趋严谨和完整。叶天士再三呼吁“医不知络脉治法，所谓愈究愈穷矣”，“通络……与攻积除坚，徒入脏腑者有间”，实际上提出了应当深化络病研究并与其他病机与治疗明确区分，以提高难治性疾病辨证治疗水平的严肃性历史课题。要明确区分络病和血瘀证的病机概念，加强络病学说的细分研究，借助现代科学实验方法阐明络病的病机实质，提高对广泛存在于内伤疑难杂病和外感重症中的络病这一病机状态的认识及辨证治疗水平，探讨络病的治疗方法和药物，建立络病证治体系，从而开辟不同于血瘀证的新学术研究领域。

第五章 络病辨证

第一节 络病辨证概述

辨证是中医诊断学的重要内容，是运用中医脏腑、经络、气血理论对通过望、闻、问、切四诊方法收集的症状与体征进行综合分析，做出病名、病因、证候诊断，为确立治法方药提供客观依据。早在东汉张仲景所著《伤寒杂病论》即提出脏腑辨证和六经辨证，初步形成中医内伤杂病和外感热病的辨证总纲，随着清代温病学派的崛起，又形成温病的卫气营血辨证和三焦辨证，此外又有八纲辨证、气血津液辨证等组成中医辨证方法的主要内容。

由于中医学历史上长期存在的重经轻络现象，络脉及络病学说未能形成完整的学术体系，亦未有明确的络病辨证方法，络病证治始终未能形成系统的辨证论治体系，导致临床医家不识络病，用其他治疗方法治疗络病，临床疗效不能提高。叶天士提出“久病入络”“久痛入络”的病机学说，在其医案中散在论述了络病的种种临床表现，成为探讨络病辨证的重要资料。

之所以出现络病辨证论治的缺失现象，除了上述重经轻络的历史原因外，也与络病不是一个独立的病种，而是广泛存在于内伤疑难杂病及外感重症中的病机状态有关，加之络脉遍布全身、无所不在、庞大繁杂，临证医者难得其要，易于造成不识络病，误诊误治，难于取得满意疗效。下文将要论述的络病辨证是基于中医络病学说研究的“三维立体网络系统”提出的络病辨证方法。

所谓络病辨证，就是在认识中医学脏腑经络生理功能和病理变化的基础上，以络病理论为依据，分析、判断疾病中有无络病的相关证候存在，并将收集到的症状、体征等有关络病的病情资料进行综合思考，判断络病所在的部位、病因、病机、病变趋势，从而为临床提供治疗依据。

一、络病辨证的历史发展过程

实际上，在古代中医文献中已有关于络病辨证的散在记载。《灵枢·九针十二原》说“血脉者，在腧横居，视之独澄，切之独坚”，这是关于络脉望诊与切诊的记载，同时《内经》中记载了血络、盛络、结络、横络、虚络等病理性络脉的临床表现，成为记载络病辨证的最早历史文献。

东汉张仲景《伤寒杂病论》以“脏腑、经、络、先后、病脉证”为全书之总论，以脏腑与病机变化（先后）结合临床表现（病脉）建立脏腑辨证，以六经与病机转趋（先后）结合临床表现（病脉）创立六经辨证，并创制络病治疗之旋覆花汤、大黄䗪虫丸、鳖甲煎丸等千古名方，络病证治微露端倪。张仲景书中散在记载了络病的辨证，如《金匮要略·中风历节病脉证并治》中说“寸口脉……浮者血虚，络脉空虚”，继《内经》之后结合疾病论述了络病的脉诊；“邪在于络，肌肤不仁，邪在于经，即重不胜”则记载了邪客络脉的临床表现。《金匮要略·血痹虚劳病脉证并治》所谓“五劳虚极羸瘦，腹满不能饮食……经络营卫气伤，内有干血，肌肤甲错，两目黯黑”，论述了久瘀入络所致虚劳的临床辨证。张仲景所论中风、虚劳等络脉病变正是后世常用通络药物治疗的疾病。

清代叶天士推崇张仲景络病治疗，提出“络虚则痛”（《临证指南医案·胃脘痛》）、“寒入络脉”（《临证指南医案·胁痛》）、“暑热内侵营络”（《临证指南医案·吐血》）、“内风袭络”（《临证指南医案·中风》）、“肝络凝瘀”（《临证指南医案·胁痛》）等络病病机，使络病成为中医学重要病机概念，创立络病治法和药物，并广泛应用于中风、积聚、痛证、痹证等病证的治疗。

络脉系统之时空及功能特点是络病辨证的依据，空间特点反映络脉的网络层次和空间位置，络脉在体内分布具有支横别出、逐层细分，络体细窄、网状分布，络分阴阳、循行表里的结构特点。时速和常度反映络脉气血运行的时速、状态和节律，络脉空间特点决定了其运行缓慢、面性弥散、末端连通、津血互换、双向流动、功能调节的气血运行特点。从生理功能概念区分，络脉分属于运行经气为主的经气环流系统，亦称为经络之络或气络，运行血液为主的心脉血液循环系统亦称为脉络之络或血络，其形态、功能各不相同而又密切相关，构成中医气血可分不可离的功能特点。各种致病因素伤及络脉或久病久痛入络均可导致络脉病变，形成络脉易滞易瘀、易入难出、易积成形的病机特点，出现络气郁滞、络脉瘀阻、络脉绌急、络脉瘀塞、热毒滞络、络息成积、络脉损伤、络虚不荣八大基本病机变化。由于络病并非一个独立的病种，而是广泛存在于内伤疑难杂病和外感重症中的病机状态，其临床表现和不同病种千变万化的复杂临床表现缠绕交叉在一起，增加了临床辨识络病的难度。要真正辨识络病、运用通络药物治疗临床难治性疾病，就需要认识到上述络脉的时空与功能的统一性，探讨络病的发病特点及基本病机变化，归纳出络病的辨证要点及规律，络病辨证正是基于此而提出。

二、络病辨证与传统辨证的关系

八纲辨证、病因辨证是各种辨证方法的总纲和基础，络病亦有阴阳表里之分、寒热虚实之异，致病因素及侵袭部位不同决定了络病发病特点及病机变化差异，因此络病辨证贯穿了八纲辨证及病因辨证内容。络脉循行于体内脏腑的部分称为阴络，所谓“阴络乃脏腑隶下之络”（《临证指南医案·便血》）。经气循经进入脏腑之络成为脏腑功能的有机组成部分，结合脏腑之络病辨证则给脏腑辨证增加了新的科学内涵。经络辨证是中医辨证体系的核心内容之一，经络虽同属一个系统，但经属纵行主干，络为从经支横别出的网络，经与络不同的时空特点决定了发病中的不同表现。经脉病变的特点，首先是出现的病症多与其循行部位有关；其次是脏腑证候与经脉所属部位的症状相兼；三是一经受邪可影响其他经脉，表现多经合病的症状。东汉张仲景正是研究了经脉的发病与传变特点才创造性地提出六经辨证，成为外感热病辨证论治的总纲，络病证治虽在其论杂病部分有所论述并创立了治疗方药，但只微露端倪、语焉不详，未能形成络病辨证体系。叶天士从络病学说出发，创造性提出外感温热病卫气营血辨证体系，对内伤疑难杂病络病辨证及治疗亦做出巨大的历史性贡献，惜未能形成系统完整的络病辨证及治疗体系。气血津液辨证是中医学重要的辨证方法，纵性运行在经脉中的气血进入支横别出、遍布全身的网络系统并面性弥散到脏腑百骸，才能发挥“气主煦之，血主濡之”的生理功能，而津血互换也是在络脉的末端完成，把气血津液辨证与络病辨证有机结合，更易清晰地认识弥散在络脉中气血津液的病理变化，因而气血津液辨证与络病辨证也就成为相互交叉重叠的中医临床辨证方法。

络病辨证综合吸纳了八纲辨证及病因辨证的科学内涵，并与脏腑辨证、气血津液辨证密切结合，既看到经与络运行气血功能的共性，又注意到由于络脉的时空及功能特点而表现出的与经脉辨证的差异性。在络病复杂的证候表现及其与不同病种临床症状的缠绕交叉中归纳总结而成的络病辨证体系，密切结合络病常见的疼痛、痹证、麻木、痿废、瘫痪、癥积、青筋、出血、斑疹等临床表现，有利于把握临床络病这一病机状态的形成原因、病程阶段、病理类型、病机转趋等，形成络病治疗中的异病同治及同病异治，既针对在不同疾病中共同存在的络病这一共同病机变化而进行通络治疗，又因病种不同及发病因素与病机类型的不同而给予通络与其他治疗的不同配伍，从而使建立在络病辨证基础上的治法方药更具有针对性。由于络脉既是气血运行的通道又是病邪入侵的途径，多种致病因素往往以络脉为依托而发病，这给结合西医学及现代科学实验手段研究络病证候学，提高络病辨证的科学性及准确性提供了依据，同时也为多学科、多途径相互交叉融合研究制定络病诊断标准提供了技术平台。

第二节 络病的主要临床表现

结合文献记载与临床观察，络病主要有以下常见的临床表现。

一、疼痛

“久痛入络”，疼痛是络病最常见的临床表现，各种致病因素引起络病的主要病理机制是气血运行障碍，络脉失于通畅。清代程国彭《医学心悟》说“通则不痛，痛则不通”，清代陈修园《医学三字经》说“痛不通，气血壅，通不痛，调和奉”，“痛则不通，气血壅滞也”，均强调了气血瘀滞不通是导致疼痛的主要原因。故叶天士《临证指南医案·诸痛》云“积伤入络，气血皆瘀，则流行失司”，华玉堂注云“络中气血，虚实寒热，稍有留邪，皆能致痛”，指出疼痛为络病最突出的临床表现。

络病引起的疼痛，其机理有虚实寒热四端，故临床辨证必须分清病由。一般而言，络虚之痛，痛势绵绵、动后痛剧、休息痛减、喜按喜揉，乃络中气血不足，失于润运温煦，络脉不畅所致，如叶天士《临证指南医案》所云“初病气伤，久泄不止，营络亦伤，古为络虚则痛”，“下焦空虚，脉络不宣，所谓络虚则痛是也”。络实之痛，痛势较剧、拒按，多气滞、血瘀、痰湿阻滞络道所为，如叶天士所言“久痛在络，气血皆窒”，“经几年宿病，痛必在络……痰因气滞，气阻血瘀”，“胃痛久而屡发，必有凝痰聚瘀”。若心络瘀阻则痛而胸闷，沿手少阴、厥阴之经络放射，心之脉络瘀塞则发为真心痛，持续剧痛、手足逆冷、汗出淋漓。络寒之痛，寒自外侵直中阴络则脘腹绞痛、遇热稍缓，寒由内生络脉绌急，卒然不通而痛，呈阵发性发作，得热稍舒、遇寒痛剧。络热之痛，多为热毒壅塞络脉，络脉气血不通而灼痛，遇热痛剧、得凉则舒，局部甚至红肿热。此外，络气郁滞与络脉瘀阻之痛亦显然有别，气滞而痛多胀而走窜，遇情志刺激则加重，络瘀而痛则痛如锥刺，固定不移，入夜加重。

西医学的冠心病心绞痛、急性心肌梗死、脑血管病、慢性萎缩性胃炎、血管闭塞性脉管炎、糖尿病周围神经病变、坐骨神经痛等可见到疼痛的疾病均可从络病论治。

二、痹证

痹证也是络病常见的临床表现之一，由于络脉从经脉支横别出、逐层细分，广泛分布于人体上下内外，将由经脉线性运行的气血面性弥散渗灌到脏腑组织、四肢百骸，发挥温煦濡养作用。病积延年，久病不愈，由经入络，由气及血，络中气血流通不利，津血渗灌失常，津凝为痰，血滞为瘀，痰瘀混处络中，“血络之中，必有瘀凝，故致病气缠绵不去”（《临证指南医案》），故久病入络常有痰瘀互阻的病机存在。痰瘀既是致病邪气侵袭人体，脏腑经络功能失常所致的病理产物，也是继发性致病因素，痰瘀阻滞络道，气血不能通行成为痹证的发病基础。

痹有广义、狭义之分。广义之痹泛指机体为邪闭阻，而致气血运行不利，或脏腑气机不畅所引起的病证，如胸痹、喉痹、五脏痹、五体痹等。故明代张景岳《景岳全书》说：“盖痹者，闭也，以血气为邪所闭，不得通行而病也。”《灵枢·经脉》曰“喉痹，卒喑”，指喉部气血痹阻不能发声。外邪袭络亦可致肌肤不仁而为血痹，《素问·五脏生成》说：“卧出而风吹之，血凝于肤者为痹。”《金匮要略·血痹虚劳病脉证并治》亦说“血痹……夫尊荣人，骨弱肌肤盛，重困疲劳汗出，卧不时动摇，加被微风，遂得之”，“外证身体不仁，如风痹状”，对风邪入络引起的麻木不仁症状做了描述。《内经》提出五脏痹，有肺痹、心痹、脾痹、肾痹、肝痹，皆在五体痹的基础上，“病久而不去者，内舍于其合也”（《素问·痹论》）。东汉华佗《中藏经》进一步说“五脏六腑感于邪气，乱于真气，闭而不仁，故曰痹”，指出五脏痹的发生为外感邪气，真气闭阻，络脉瘀滞所致。五脏痹证对邪气循经脉内入脏腑之络导致络气郁滞而引起脏腑功能障碍的临床证治具有重要指导作用，如SARS初起咳嗽少痰，稍延可发生广泛肺实变而致肺纤维化。

狭义之痹为痹证或痹病，指由于外受风寒湿热之邪闭阻经络，气血运行不畅所致的病证，正如《素问·痹论》所说：“风寒湿三气杂至，合而为痹。”外受风寒湿热等外邪侵袭人体，闭阻经络，气血运行不畅所致痹证，表现为关节、肌肉、筋骨等处的酸痛、麻木、重着、屈伸不利，甚或关节肿大灼热。以风善行数变，故风邪偏胜者痹痛游走不定而成行痹；寒气凝涩，故寒邪偏胜者疼痛剧烈而为痛痹；湿性黏滞，故湿性偏胜者关节麻木、重着、痛有定处而成着痹；感受热邪或风寒湿郁而化热者则关节疼痛、局部灼热红肿、得冷稍舒、痛不可触。痹证日久不愈，内舍于脏腑而成脏腑痹证，如“脉痹不已，复感于邪，内舍于心”（《素问·痹论》），则为心痹，故“心痹者，脉不通，烦则心下鼓，暴上气而喘，嗌干善噫，厥气上则恐”（《素问·痹论》），颇似西医风湿性心脏病急性心力衰竭的临床表现，因瓣膜病变导致血流受阻，血脉不通，心烦心悸，虚里部位搏动明显，其动应衣，突发心源性哮喘。此外类风湿关节炎中医称为历节风或尪痹，因风寒湿闭阻经络，郁而化热，痰瘀阻络，结聚成形，关节肿大变形，迁延日久内舍于脏可引起多脏器损伤，也与《内经》所言风寒湿邪痹阻经络内舍脏腑引起的五脏痹相吻合。由于痹因邪气闭阻，气血不能周流所致，“不通则痛”“不荣则痛”，故疼痛亦是痹证重要的临床表现。

西医学的风湿性关节炎、类风湿关节炎、痛风、系统性硬皮病、系统性红斑狼疮、皮肌炎、强直性脊柱炎、肩关节周围炎等均属络脉瘀阻所致痹证范畴。

三、麻木

麻木在《内经》及《金匮要略》中称“不仁”，《金匮要略·中风历节病脉证并治》所说“邪在于络，肌肤不仁”，首次提出肌肤不仁与病邪侵袭络脉有关。《诸病源候论》言不仁“其状搔之皮肤，如隔衣是也”，至金元刘河间所著《素问病机气宜保命集》始有麻木证名。朱丹溪云：“曰麻曰木，以不仁中而分为二也。”可见麻木与不仁同义，麻与木有别。明代虞抟《医学正传》对“麻”做了进一步的论述：“麻者，非痒非痛……唧唧然不知痛痒，如绳扎缚初松之状。”明代李梴《医学入门》对“木”做了详细的分辨：“木者，不痒不痛，按之不知，搔之不觉，如木之厚。常木为瘀血，间木为湿痰。”上述医家不仅详细描述了麻木的临床症状，而且指出了麻木特别是木与瘀血湿痰阻滞络脉有关。

头皮麻木，以麻为主者多因气血不足，或失血过多，或脾虚生化不足，或久病血气亏损，肌肤阳络失于温煦濡养所致，常有面唇爪甲无华、头晕心悸、舌淡、脉细等见症；以木为主者多因痰瘀阻络，脾运失健，水湿内停，聚而生痰，痰湿阻滞，络脉瘀阻所致，常伴有头重眩晕、肢困倦怠、呕恶、苔腻等湿浊内阻之象。

半身麻木，或由气血两虚络脉失于温煦濡养，或由风寒外袭瘀阻偏身之络脉，或因肝风内动络脉绌急或闭阻，或因湿痰瘀血阻滞络脉而致。因气血两虚者以麻为主，如虫蚁行于皮肤，如绳缚初松之状，伴气短乏力，面白无华等症状。风寒外袭所致半身麻木，乃风寒侵袭皮毛，闭阻肌表阳络，络中气血瘀闭，营卫不行，临床症见半身麻木，伴身疼、恶风、脉浮等症。肝风内动所致麻木，乃叶天士《临证指南医案》所说“肝为风脏，因精血衰耗，水不涵木，木少滋荣，故肝阳偏亢，内风时起”，肝肾阴亏，肝阳偏亢，阳亢化风，内风袭络，络脉拘急收引或痹阻，肌肤失于温煦濡养故致麻木，常伴肢体震颤、头晕、头痛、脉弦等风动之象。湿痰所致者，因脾失运化之职，水湿停蓄，湿聚为痰，痰伏经络，阻闭络脉而发病，正如清代张秉成《成方便读》所谓：“经络中一有湿痰死血，既不仁且不用。”其症见麻木伴有肢体沉重、苔白滑或浊腻、脉弦滑。

四肢麻木，即麻木见于四肢者。常见证候为风寒入络、气血失荣、气滞血瘀、肝风内动、风痰阻络、湿热郁阻。

风寒入络之四肢麻木因腠理疏松，风寒外袭，络脉血行不畅所致，如东汉张仲景《金匮要略·血痹虚劳病脉证并治》所谓“夫尊荣人骨弱肌肤盛，重困疲劳汗出，卧不时动摇，加被微风，遂得之”，常伴有畏寒恶风，或兼有轻微酸痛等症。

气血失荣之四肢麻木，多发生于劳倦失宜，或见于吐泻伤中，或失血过多，或热病久羁，或出现于其他虚损疾患之后，气血双亏，脉络空虚，四肢无所秉，遂发生麻木，常伴有心慌气短、神乏懒言、四肢困顿等症。

气滞血瘀之麻木，临证有偏重络气郁滞或偏重络脉瘀阻之别。前者多责之于情志失调，气机不利；血瘀偏重者多见于外伤及病久入络。气血郁滞，壅塞经络，营阴失却滋润之职，卫气失于温养之权，故见四肢麻木。临床所见，麻木时轻时重，但少有疼痛，脉弦不柔，舌淡黯而无瘀斑者为气滞偏重；麻木而兼疼痛无有轻时，皮色发黯，口唇青紫，脉沉弦，舌有瘀斑乃络瘀偏重。

风痰阻络之麻木，为痰饮久伏，风邪引动，风痰搏于经络而发病，其症见麻木多有痒感，并有头眩、背沉、舌苔多腻、脉滑或弦。

肝风内动之麻木，为肝阳素旺，又遇喜怒失宜，阳动生风，风窜经络，络脉绌急，气血失运，肌体失荣而病麻木，伴有明显震颤，并有头晕头痛、烦躁易怒、脉弦有力等症。

湿热郁阻之四肢麻木，乃因湿热郁阻，络脉壅塞，气血不能达于肢端而致，辨证要点为麻木且有灼热疼痛感，尤以两足灼热明显，甚则必踏凉地而缓解，舌苔黄腻，脉兼数象。

西医学的脑卒中先兆、脑卒中后遗症、周围神经炎、自主神经功能失调、脊髓空洞症、神经中毒损伤等均可出现此类症状。

四、痿废

痿废是指肢体筋脉弛缓、软弱无力，失于随意运动的一种症状，日久可致肌肉萎缩。《素问玄机原病式》说：“痿，谓手足痿弱，无力以运动也。”临床上以下肢痿弱较为多见，故称“痿躄”。“痿”是指肢体痿弱不用，躄是指下肢软弱无力，不能步履之意。真元之经气聚为脑髓，脑中气络布散周身，发挥着温煦充养、信息传导、调节控制的功能，则四肢矫健，运动灵活有力。各种致病因素侵袭，如湿热阻滞络气，或肺燥津伤，津失敷布，络脉失于濡润，或奇经亏虚，真阳不足，元气颓败，鼓动无力，络气虚滞，或肝肾亏损，髓亏筋痿，络脉虚而不荣皆可导致四肢百骸缺乏气之温煦充养而有痿废之变。

湿热阻滞络气者，久处湿地或冒雨露，浸淫经脉，营卫运行受阻，郁遏化热，湿热阻滞络气，筋脉肌肉无气以养则弛纵不收，发为痿证，即《素问·痿论》所说：“有渐于湿，以水为事，若有所留，居处潮湿，肌肉濡渍，痹而不仁，发为肉痿。”亦有过食肥甘，嗜酒过度，脾运失健，湿热内生，阻滞络气，脾不散精达肺而不能转输水谷之精微于四肢百骸而为痿废。急性发病者湿热熏蒸，肺热叶焦，四肢痿软无力，甚则呼吸困难危及生命，往往伴有发热、舌苔黄腻、脉滑数等症。

肝肾亏虚，髓枯筋痿，肝虚阴血不足，肾虚真精亏乏，真精既亏，脑髓失养，阴血不足，络虚不荣，脑髓及布散于四肢百骸之筋骨络脉皆失精血之濡养而渐成痿废之变。临床常见发病缓慢，下肢痿软无力，腰脊酸软不能久立，或伴头晕耳鸣、视物昏花，甚则步履全废、腿胫大肉渐脱、舌红少苔、脉细数。

奇经亏虚，八脉失养，尤其奇经之督脉循行路线恰在脊髓与脑，《难经·二十八难》云：“督脉者，起于下极之俞（指脊柱下端的长强穴），并于脊里（脊髓），上至风府，入属于脑。”督脉亏虚，奇阳虚乏，统率督促全身阳气的作用减弱，其循行部位受累尤甚，脊髓与脑皆失其养，奇阳既失温煦之力，真元更乏充养之功，络气虚而不荣，人体十二经脉、五脏六腑皆失气血阴阳之温煦濡养而致痿废无力，常伴有形寒肢冷、颈项腰脊困顿无力、气短懒言、舌淡脉沉细，甚者伴有宗气下陷、呼吸无力，甚则呼吸困难、咳痰不出、不能言语，因呼吸衰竭而死亡。

西医学的格林巴利综合征、运动神经元病、重症肌无力、进行性肌营养不良症、周期性麻痹、先天性肌病、急性脊髓炎、腓骨肌萎缩症等疾病常有上述表现。

五、瘫痪

瘫痪病名首见于唐代《外台秘要》，又名瘫痪风，明代赵献可《医贯·中风论》说：“瘫者坦也，筋脉弛纵，坦然而不举也；痪者涣也，血气涣散而无用也。”若一侧肢体偏废不用称为偏枯，亦称半身不遂或中风，若下肢瘫痪亦称半肢风，常见于截瘫。

半身不遂主要见于中风，为脑络病变所致。脑络分为脑之气络与脉络，气络包括高级神经中枢语言、思维及运动功能等，脉络主要为脑部中小血管、微血管及微循环，为气络活动的物质基础。在气机逆乱、消渴、脂浊等脉络病变高危因素持续作用下，络气郁滞致“脉络-血管系统”自适应、自调节、自稳态功能失常，神经内分泌免疫调节功能及血管内皮功能障碍，引发络脉瘀阻即脑动脉粥样硬化致脑部供血不足，或引发络脉绌急即脑血管痉挛，此阶段往往见有中风先兆症状，若未能进行及时有效预防与治疗，或情志刺激、过劳等诱发因素导致脉络瘀塞即脑梗死。脑梗死时脉络发生三个基本病理变化：一为供血供气中断致脑之气络失去血气供应；二为津血互换障碍，津液潴留于脑组织中形成水湿之邪发为水肿，导致颅内压增高；三为代谢中断，缺血区毒性代谢产物蓄积于局部形成对脑神经细胞的损害。加之脑络瘀塞，血液不循常道而致出血，导致脑梗死后继发性脑出血，从而使脑之气络形体功能均发生实质性损伤，气失信息传导、调节控制之功能，瘀塞区气络之运动、语言、思维功能发生障碍，引起偏侧肢体瘫痪，常伴有语言謇涩、口眼歪斜，部分患者伴有情感思维障碍。

截瘫之下肢瘫痪常见于外伤所致脊髓损伤，不完全性损伤者下肢运动及感觉功能减退，完全性损伤者经气阻绝，下肢运动及感觉功能丧失，二便不能控制。亦有感受外邪引起的如急性脊髓炎，毒热壅塞，络气壅滞不通，经气信息传导、调节控制功能丧失而致下肢瘫痪，轻者痿软无力、行动不利，重者瘫痪于床、不能行走。

西医学之脑血管病变、外伤性截瘫、急性脊髓炎等均可见到瘫痪症状。

六、癥积

癥积指腹部所生积块，按之有形，坚着不移。癥积与瘕聚相对而称，前者固定不移，病属血分，后者聚散无常，病属气分，故明代张景岳《景岳全书》说："是坚硬不移者，本有形也，故有形者曰积。或聚或散者，本无形也，故无形者曰聚。"

癥积的形成是一个由气及血，由功能病变到器质性损伤的慢性病理过程，《难经·五十五难》说："积者，阴气也……聚者，阳气也。"由经脉分出布散于脏腑区域的阴络部分，成为所在区域脏腑结构与功能的有机组成部分，故癥积的形成常由情志郁结、饮食所伤、外受寒邪及久病不愈等因素影响脏腑气机，导致络气郁滞，络脉功能失调，津血互换失常，瘀血痰湿凝滞脉络而成。如情志抑郁，肝络气机郁滞，久则脉络受阻，络血不畅，瘀滞络脉而成积。长期酒食不节，饥饱失宜，损伤脾胃，脾失健运，水谷精微聚而成痰，痰阻气机，血液凝滞，壅塞络脉而成积。亦有因寒湿侵袭，困顿脾阳而致痰瘀阻滞络脉而成积者，故《灵枢·百病始生》说："积之始生，得寒乃生。"《难经·五十六难》论述了邪入五脏阴络留而成积的病变类型，"肝之积，名曰肥气……心之积，名曰伏梁……脾之积，名曰痞气……肺之积，名曰息贲……肾之积，名曰贲豚"，这些记载对探讨脏腑病变晚期伴有纤维化、硬化及功能衰竭的病理变化具有重要临床价值，也包括发生在脏腑部位的占位性病变。

中医癥积包括了癌、瘤，有良性与恶性肿瘤之分，也与一般脏腑良性肿大明显不同，古人对此亦有较为明确的认识。远在殷墟甲骨文上就有"瘤"的记载。《内经》中有"石瘕""肠覃""息肉""膈塞"等类似恶性肿瘤的症状描述。隋代巢元方《诸病源候论》分别论述了"癥瘕""积聚""食噎""反胃"等病证，其中均包含恶性肿瘤的证候。宋代杨士瀛《仁斋直指方论》记载了癌的概念"癌者，上高下深，岩穴之状……毒根深藏"，指出癌症临床特点是体内肿块、表面高低不平、坚如岩石、盘根错节、易与周围组织粘连。其发病常有情志过极、饮食不节、正气损伤，气的温煦充养、防御卫护、自稳功能降低，免疫监视功能低下，六淫包括现代环境中某些物理化学性致癌因子或病毒外侵，痰湿内结，痰瘀阻络，日久瘀毒留积成癌，故癌之所成正虚为本，邪客为标，正如《素问·评热病论》所说："邪之所凑，其气必虚。"正虚主要指正气虚弱即人体免疫监视功能低下，邪客代表各种致癌因素的影响。癌症一旦发病，一方面组织呈现无序破坏性快速增长，另一方面气之帅血正常运行的功能失常，脉络大量增生供给癌瘤血液营养，不为正体所用反助邪为虐，故临床常见恶性肿瘤迅速增长的同时出现明显消瘦、饮食减少、体力下降等正气耗损的表现。

西医学常见的肝硬化、脾肿大、肺纤维化、心脏扩大、肾硬化属于五脏之积的范畴，各种良性及恶性肿瘤也属于癥积。

七、青筋

青筋（包括舌下青筋）指人体体表或舌下异常显露的青色筋脉（体表或舌下异常血脉），属体表阳络病变，也可为体内脏腑阴络病变外露于阳络所致。发于腹部者，称为“腹筋”，常与腹部鼓胀同时出现，如《灵枢·水胀》说：“腹胀身皆大，大与肤胀等也，色苍黄，腹筋起。”痰湿阻滞络脉腹露青筋者，可见腹大胀满、两胁胀痛、食欲不振等症。若肝脾血瘀阻滞络脉而腹露青筋者，常见胁下肿块刺痛、口干但欲漱水不欲咽、大便色黑、面色黯黑，胸部常见丝状血痣等症，纤维内窥镜检查常见食道及胃底的青筋（静脉）怒张。颈部青筋显露常见于心痹患者，常见心慌气短、面色黧黑、端坐呼吸、下肢水肿、小便短少、右胁下胀痛，可扪及肿大肝脏。发于下肢者多见于小腿部，呈青紫色树枝状，或带状弯曲，于站立时明显可见，并伴有胀重感、易疲劳。若因湿热瘀滞脉络所致者可见下肢红肿、灼热疼痛、发热口苦、肢体酸困等症，若因寒湿瘀滞脉络者可见下肢肿重、麻木冷痛、步行艰难等症，若属气虚血瘀阻滞脉络者可见下肢重胀、倦怠乏力、少气懒言、面白无华等症。此外，《内经》尚记载了许多体表小的病络，如血络、盛络、结络、横络、虚络等。

西医学之肝硬化、心力衰竭、血栓性静脉炎、下肢静脉曲张、血栓闭塞性脉管炎及其他压迫所致静脉回流受阻的疾病均可见青筋显露。

八、出血

凡血液不循常道，或上溢于口鼻诸窍，或下泄于前后二阴，或渗出于肌肤均可见出血，皆因脏腑功能失调、血瘀阻络血行不循常道、跌仆堕坠、金刃直中等伤及脉络所致，故《灵枢·百病始生》说：“阳络伤则血外溢……阴络伤则血内溢。”寒热虚实皆可引起脉络损伤而导致出血，因热而致出血者常伴有发热、舌红、苔黄等火热症状；因寒而出血者多属阳虚生寒，气虚阳亏不能摄血所致；血瘀、癥积等常因存在络脉瘀阻的病理改变导致血液不循常道而为出血，此类出血往往伴有刺痛固定、青筋显露、舌质瘀斑等血瘀络阻症状。

外感温热疫毒由卫气分传入营血分，热毒滞于脉络，煎熬营血，血凝络脉可见广泛性脉络内血瘀，甚则血不循络脉运行而致出血，同时常伴有神昏谵语、痉厥动风等热毒熏蒸脑络的临床表现。

血由鼻中而出者为鼻衄，即《灵枢·百病始生》所言“阳络伤则血外溢，血外溢则衄血”，若有肝火肺热灼伤脉络者常见出血鲜红，伴身热、鼻干、烦躁、口苦、目赤等火热症状，若气虚不能摄血者常伴神疲乏力、头晕耳鸣、心悸失眠等气血亏虚症状。脏腑脉络损伤出血者，血溢于外而可见，如肺络损伤经气道咳嗽而出者为咳血，或痰夹血丝，或痰血相兼，或纯血鲜红，间夹泡沫，或伴身热喉痒，或伴胸胁胀痛，烦躁易怒，或伴潮热盗汗等症。若胃络损伤血经呕吐而出者为吐血，血色红或紫黯，常夹食物残渣，伴火热或气虚症状。肠道及肛门脉络损伤，血从肛门排出体外则为便血，即《灵枢·百病始生》所言“阴络伤则血内溢，血内溢则后血”，或血在便前，或便后下血，或单纯下血，或与粪便混杂而下，血色或鲜红或紫黯，若便血黑色为远血，常因胃及十二指肠脉络损伤而致。血从小便而出者为尿血，常因肾脏、膀胱、尿道脉络损伤而致，兼有小便滴沥涩痛者为血淋，随出血量的多少，肉眼血尿可见小便呈鲜红色或茶褐色，小便呈淡红色或显微镜下看到红细胞亦为络伤出血。亦有脏腑脉络损伤出血在外不可见而溢于内者，如脑络损伤出血可致头痛、昏迷、肢体不用等；肝脾破裂出血，血溢腹腔内常可见面色苍白、心慌、脉细欲绝；宫外孕所致出血常有突然发生的少腹部剧烈疼痛，伴有心慌、面色苍白等。脏腑内在出血易于被忽视而引发严重后果，需引起重视。此外，肌表脉络损伤血液溢出于肌肤者为肌衄，常见皮肤出现青紫斑点或斑块，隐于皮内、压之不褪色、触之不碍手，或伴鼻衄、齿衄、便血、尿血等其他出血症状。

西医学许多急慢性疾病可引起出血症状，如呼吸系统的支气管扩张、肺结核等引起咳血，消化系统的胃及十二指肠溃疡、肝硬化门脉高压、溃疡性结肠炎等引起的吐血、便血，泌尿系统的肾小球肾炎、肾结核、肾肿瘤引起尿血，脑出血、外伤性肝脾破裂、宫外孕引起的内脏出血，原发性血小板减少性紫癜、过敏性紫癜等引起皮肤出血，急性感染性疾病引起的弥散性血管内凝血所致出血等。

九、水肿

水肿在东汉张仲景《金匮要略》中亦称为“水气病”，该篇并列“水分”“气分”“血分”之称，阐明水肿是由于气化功能失常和血瘀脉络，津渗脉外聚而成水的病理机制，故有“血不利则为水”之论。络脉末端是津血互换的场所，血液渗于脉外则为津液，津液进入脉络则为血液的组成部分，当气化功能失常时，津血互换功能障碍，过多的血液渗出于脉外则为水肿，故清代唐容川《血证论》说：“瘀血化水，亦发水肿。”心络瘀阻所致水肿往往由下肢开始，伴有心慌气短、动则加剧、夜间不能平卧。肝络瘀阻所致水肿常见腹大如鼓、腹壁青筋暴露，或伴赤纹横缕。肾络瘀阻所致水肿常伴小便混浊或有尿血、腰部疼痛。单侧肢体局部水肿常因瘀阻脉络，津血循行受阻，津渗脉外聚而为水所致。亦有排除脏器病变的特发性水肿，多见于中青年妇女，表现为反复发作的晨起面部、眼睑浮肿或双下肢及踝部肿甚，体重朝夕波动，伴心烦易怒、头晕少寐等症。

西医学的心性水肿、肝性水肿、肾性水肿、静脉回流受阻、妇女特发性水肿等属于上述表现。

十、斑疹

斑为肌肤表面出现的片状瘀斑，不高出皮面，抚之不碍手，疹则是肌肤表面出现的红色小疹。斑疹常见于外感温热病中，为邪热深入营血分，动血窜络所致。

斑常由阳明热毒内陷营血，迫血从肌表阳络外溃，聚于皮下而成，点大成片，平展于皮肤，有触目之形，而无碍手之质，或稠如绵纹，或稀如蚊迹，压之色不褪，斑消不脱屑。根据其色泽、形态、疏密而有阳斑、阴斑之别。阳斑色泽有红、紫或黑，代表病情由轻到重。一般红活荣润者，属顺证，为血畅及邪热外达的佳象；色鲜红如胭脂者，为血热炽盛征象，病情较重；紫赤如鸡冠花者为热毒深重表现，病情深重。若所布均匀而稀疏，为热毒较轻浅；若分布稠密而多，融合成片，为热毒深重。阴斑斑色淡红，隐而不显，分布稀疏，胸背微见数点，并有四肢厥冷、口不甚渴、面赤足冷、下利清谷等虚寒表现，多为过用寒凉，或误用攻下，中气亏乏，阴寒下伏，无根失守之火上越，聚于胸中，上熏于肺，传于皮肤所致。疹则为邪热（多见风热病邪）郁肺，内窜营血，迫血从肌肤血络而出所致，点小而色红，为琐碎小粒，形如粟米，突出于皮肤之上，视之有形，抚之碍手，压之色褪，疹消脱屑。临床上斑与疹可同时出现，每举斑赅疹，或举疹赅斑，斑疹并称。

西医学的流行性出血热、麻疹、风疹、幼儿急疹、水痘与带状疱疹等均可出现斑疹症状。

十一、其他

虚劳日久，经络营卫气伤，瘀阻化机，常见肌肤甲错、面色黧黑；温热疫毒滞于脑之气络可致神昏痉厥；邪蒙清窍，络脉瘀阻可致耳聋目障，以及癃闭、脱疽等也常属络病表现。

第三节　络病辨证六要

一、辨发病因素

引起络病的主要因素有外感六淫、疫疠之邪。内因七情过极、饮食劳倦所致脏腑功能失调，病久入络，或因痰湿、瘀血阻滞络脉，亦包括内外因素所致络脉损伤等。病因不同，络病临床表现各异，辨络病发病因素是辨证求因、审因论治的依据（图 5-1）。

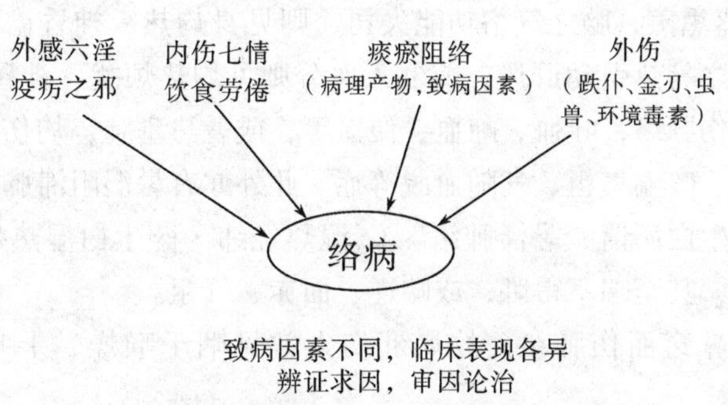

图 5-1　辨发病因素

（一）外感六淫、温、疫之邪

外感六淫先伤阳络，亦可直中阴络；温邪上受，从鼻而入，先犯肺络；疫疠之邪或从鼻而入伤及肺络，或从口而入伤及胃肠之络。

1. 外感六淫

(1) 风邪　风邪所致之络病，多位于体表阳络。风为阳邪，其性开泄，易使腠理疏泄而开张。外感热病风中阳络，《伤寒论》称为太阳中风证，常见发热、汗出、恶风、脉缓。风邪善行而数变，其侵袭络脉引起的症状多见肢体皮肤麻木，或肌肉关节酸楚疼痛，呈游走性，发无定处，如《金匮要略·血痹虚劳病脉证并治》所谓："夫尊荣人骨弱肌肤盛，重困疲劳汗出，卧不时动摇，加被微风，遂得之……外证身体不仁。"或风邪郁于面部阳络，络气不畅，突见颜面麻木不仁，口眼歪斜；或风邪郁于肌表阳络，而见皮肤瘾疹。

(2) 寒邪　寒性收引凝滞而主痛，外袭阳络，可见发热恶寒、头项强痛、身疼腰痛等症，即《伤寒论》所称太阳伤寒证；寒凝络脉可见肌肉关节拘急不利、疼痛剧烈；若直中内脏，使阴络绌急，可见相应脏腑较剧烈的疼痛，如寒侵胃络之胃脘痛、寒客心络之胸痹心痛等。本证多属寒邪客于络脉而发病，发病突然，病势较剧，并常有感受寒邪的原因可查。

(3) 湿邪　湿性重浊黏滞，致病机理主要是阻滞气机，困遏清阳，故以困重、闷胀、酸楚、腻浊等为主要证候特点。湿邪侵犯肌表阳络，络气郁滞，可见肢体困重酸楚；湿夹风寒，风寒湿三气杂至，痹阻气机，阻滞络脉，常见肢体关节疼痛重着等症；湿邪客于脾胃之络，水谷精微通过胃肠之络，渗灌溪谷，由络入脉功能受阻，水湿偏聚肠道则为腹泻；脾不升清，胃不降浊，清浊相混则见脘腹痞胀、恶心呕吐等症。

(4) 暑、燥、火邪　暑邪从鼻而入肺络，所谓"暑由上受，先入肺络"(《临证指南医案·痉厥》)，初起壮热烦渴，汗出，迅即内传病情凶猛，若伤及脑之气络可致窍闭神昏，如叶天士所谓："夏令受热，昏迷若惊，此为暑厥，即热气闭塞孔窍所致，其邪入络(《临证指南医案·幼科要略》)。"因中医认为"心主神明"，故又常称为"热入心包络"，故叶天士《临证指南医案·温热》说："吸入温邪，鼻通肺络，逆传心包络中。"如因暑热炽盛熏蒸，脑之气络功能失司，则见身灼热、神昏谵语、四肢抽搐、角弓反张，中医亦谓之暑热引动肝风；或邪入血分则见灼热烦扰、神昏谵妄、斑疹密布、色呈紫黑，甚则热伤脉络，吐血、衄血、便血等；或暑热壅肺，灼伤肺之脉络，骤然咳血，甚则口鼻壅血、咳喘气粗、气随血脱等症。此外亦有暑湿阻滞肺络，宣肃不利，则发生咳喘，此即薛生白所谓"暑滞肺络"(《湿热经纬·薛生白湿热病篇》)，其辨证要点为咳嗽昼夜不安，甚至喘不得卧，或喘逆、面赤、气粗。

燥性干涩，经鼻窍而伤肺络，故燥邪伤人常见咽干喉燥、干咳少痰，甚则痰中带血。

火乃热之极，外感火邪即热邪，易灼伤阳络，故《金匮要略·脏腑经络先后病脉证》谓"极热伤络"，临床常在其他火热症状基础上，并见各种出血症状，如鼻衄、齿衄、肌衄等。

2. 温热之邪　温邪以口鼻为途径侵入人体，即叶天士所谓"温邪上受，首先犯肺"(《温热经纬·叶香岩外感温热篇》)；肺主皮毛，温邪入肺，由经外透肌表之络，故初期有短暂恶寒，但发病后很快出现气分高热症状，故亦有“顺传阳明”之说，此病程阶段在经在气，故前人亦有“伤寒与温病，始异而终同”之论(《医学衷中参西录》)；由于温邪性热，传变迅速，若稍有迁延，迅即“逆传心包络”，而有神昏谵语、痉厥抽搐、吐衄发斑诸症。叶天士将其内伤杂病辨证治疗的络病学说创造性地运用到外感温热病的辨证治疗，如《临证指南医案·温热》所载：“吸入温邪，鼻通肺络，逆传心包络中。”温邪在气分不解，则易于入血入络，如潘华信所编《叶天士医案大全》中言“夫热邪、湿邪，皆气也，由募原分布三焦，营卫不主循环，升降清浊失司，邪属无形，先着气分……但无形之邪，久延必致有形，由气入血，一定理也”，提出温热病高热阶段病邪在经在气，迁延不解则由气到血，由功能病变到形质损伤，这与叶天士杂病“经主气，络主血”，“初为气结在经，久则血伤入络”的学术思想相一致，可见杂病之“久”与外感温热病之“久”是个相对的概念。叶天士以“肺主气属卫，心主血属营”(《临证指南医案》)结合经气、血络概念形成著名的卫气营血辨证体系。叶天士之论遥承前人之说，《难经·二十二难》说“气留而不行者，为气先病也；血壅而不濡者，为血后病也”，提出气病为先，血病为后的病程特点，至明代吴又可《温疫论·发斑战汗合论》则首先提出邪在“气分”“血分”的概念，谓：“凡疫邪留于气分，解以战汗；留于血分，解以发斑。”叶天士卫气营血之说最大的贡献并不在卫气证，卫气的证候及治疗在《伤寒论》中已经确立，而引入络病概念提出的营血证治对温病学辨证治疗具有划时代的指导意义，对更清晰地认识外感重症热入营血导致的络病这一重要病机具有重大的临床价值。

叶天士所论温邪逆传心包络所致营血证临床表现主要分为三类：一为神志症状，常可见神昏谵语、神志昏蒙、昏愦不语等；二为动风症状，常见手足抽搐、颈项强直、角弓反张、牙关紧闭、两目上视等；三为血运异常，如热伤脉络之急性出血如咯血、鼻衄、肌衄、便血、吐血等急性出血，或血瘀脉络而致络脉瘀滞。前两类均为感染性疾病中高级中枢神经系统障碍，即中医脑之气络病变引起的临床表现。中医学把高级中枢神经系统功能归为五脏，主要由心所主，即心主神明，故叶天士把神志症状称为“逆传心包”，把痉厥称为热极生风或肝风内动。动血即各种出血，为脉络损伤，往往与感染性疾病的血管壁中毒性损害及凝血功能障碍相关，也包括弥散性血管内凝血即中医之脉络瘀滞。

外感热病先有张仲景六经辨证，后有叶天士卫气营血辨证、吴鞠通三焦辨证。张仲景六经“三阴证”以寒盛阳虚、阴津耗伤为主论述了外感热病后期转归，叶天士卫气营血辨证之“营血证”则补充了六经辨证之不足，提出了温热病后期温邪热毒内陷心包络即伤及脑之气络与脏腑脉络的病理类型。但叶天士的“营血证”亦有所局限，临床不出现典型“营血证”的温热病并不少见，故后又有吴鞠通三焦辨证，其“下焦证”提出肝肾阴虚动风的另一病理转归。以上三种热性病辨证方法各有所长，相互补充，但似乎亦未能概括热性病后期复杂的病理变化。实际上一些热性病后期直至脏腑衰竭并未见到上述病理类型，如“非典”早期表现属温热病范畴，但后期之肺纤维化并未遵循上述规律，这就给我们提出了外感温热病后期辨证的重大课题，即从热毒与脏腑阴络探讨热性病后期脏腑功能衰竭的辨证与治疗。

3. 疫毒 所谓疫毒系指具有强烈传染性和流行性的致病源，中医亦称为“疠气”“乖戾之气。”疫毒侵犯人体多从口鼻而入，从鼻窍而入者循气道而犯肺，肺主皮毛，毒邪循肺经伤及肌表络脉而见恶寒、周身酸痛；肺失宣肃，肺气贲郁，气郁为热，顺传阳明，肺胃同病而见持续高热、烦渴、咳嗽、气促、咳痰；伤及肺之脉络则有痰中带血或咳血。从口而入者循食道而伤及胃肠，胃肠之络功能失常，水谷精微不渗溪谷，则为腹泻臭秽，甚则络体损伤而见便血。若疫毒炽盛，高热不退，毒邪从肺胃之络弥漫周身，甚至由气入血，则可见营血症状，神昏谵语、动风痉厥，络脉损伤导致各种出血，或弥漫性血瘀脉络导致多脏器损伤。

（二）内伤七情，饮食、劳逸

1. 内伤七情 七情是人体七种情志变化，属于人类高级中枢神经情感思维活动，由脑之元神所主。脑为髓海，由先天之精会聚脑部而成，精化为气即为先天真元之气，真气运行于经络之中维持生命功能包括情感思维活动。由经脉分出布散于脑部之络由两部分组成，一为运行经气之络或称为脑之气络，维持高级神经中枢情感、思维、运动功能；一为脉络之络或称为血络，为气络提供营养物质基础。中医藏象学说的功能结构把脑的高级中枢神经情感思维功能分属五脏所主，即心藏神，在志为喜；肝藏魂，在志为怒；肺藏魄，在志为忧；脾藏意，在志为思；肾藏志，在志为恐。感受外界不良刺激，七情过极导致情感过度，脑之气络中的经气运行紊乱，温煦充养、信息传导、调节控制功能失常，使布散于脏腑的气络经气运行障碍，引起脏腑功能失调，相当于西医学过度情感刺激而引起的高级中枢神经功能失调并进而引起神经、内分泌、免疫功能失衡。按照中医藏象学说的功能结构理论，把七情过极导致的功能失调分属五脏，如怒气伤肝，肝气郁结见胸胁苦满、情绪郁闷或烦躁易怒；忧思伤脾，脾气郁结则脘腹胀满、纳呆食少；过喜伤心，心气耗散则神不守舍、失眠，甚则躁狂；过悲伤肺，悲则气消，肺气耗伤则胸闷气短、意志消沉；恐则伤肾，肾气不固则二便失禁，骨酸痿厥。脏腑气机失调的初期多为功能性病变，日久气病及血，经气运行失常导致血脉运行瘀滞，引起多种器质性损伤病变，即叶天士所说“初为气结在经，久则血伤入络”的内伤疑难杂病的慢性病理过程。如气血逆行冲击脑络，脑络破损出血即为中风，出现半身不遂、语言謇涩、口眼歪斜等症；脾胃运化失健，营养吸收功能失常导致慢性虚损性疾病即所谓虚劳，可见形体羸瘦、面色黧黑、肌肤甲错等症。

2. 饮食、劳逸 饮食、劳逸亦是常见的致病因素，饮食结构不科学，饮食中营养物质缺乏或进食过少，气血生化乏源，络虚不荣，可致痿废、虚劳等症。过食肥甘厚味，“肥者令人内热，甘者令人中满，故其气上溢转为消渴”（《素问·奇病论》），可见渴而多饮、饥而多食、小便频数、身体消瘦之三多一少症，日久病邪入深，络脉瘀阻甚则闭塞，变症丛生：眼底络脉病变可致视物昏花甚则失明，肾中络脉病变出现水肿、尿少，四肢络脉病变可见肢体麻木疼痛等症。肥甘厚味滋生痰浊，留滞脑络可致头重昏蒙，甚则引起中风而见偏枯之症，阻滞心络而见胸闷心痛等症，如《素问·通评虚实论》说："消瘅仆击，偏枯痿厥，气满发逆，甘肥贵人，则高梁之疾也。"

过劳、过逸均可导致疾病发生，《素问·宣明五气》说"久视伤血、久卧伤气、久坐伤肉、久立伤骨、久行伤筋，是谓五劳所伤"，可见劳力劳神过度日久可致各种虚损病证。过逸指体力活动、运动、体育锻炼过少导致经络气机郁滞，血行滞涩，日久脉络瘀阻（塞）而致中风、胸痹诸症。

（三）痰瘀阻络

痰浊和瘀血既是疾病过程中的病理产物，又是继发性致病因素，痰由津凝，瘀由血滞，津血同源，痰瘀相关。血液在脉络中运行，在络脉的末端进行津血互换，津液进入血液成为血液的有机组成部分，正常津液可促进血液的运行。因恣食厚味酿生痰浊，或久卧滞气，气滞生痰，痰浊混处血中导致血行滞涩，血液黏稠凝聚，痰瘀互结瘀阻脉络，引起中风、胸痹。瘀阻于某一脏腑结聚成形而为癥积，若瘀阻肝络，可见黄疸，黄色晦黯、面目黧黑、皮肤有红丝赤缕。

（四）外伤

跌仆堕坠、金刃虫兽、环境毒素导致络脉损伤，若伤及脉络则为创伤出血，伤及内脏可有内脏出血。若伤及经络之络导致经气阻断不通可致麻木不仁、截瘫、痿废等症。

二、辨病程久暂

所谓辨病程，就是通过对临床资料的分析，确定病程之久暂，从而判断有无络病存在及其病理阶段。东汉张仲景《金匮要略·血痹虚劳病脉证并治》论述虚劳病机为劳伤日久，气血生化乏源，虚极羸瘦，因虚致瘀，久瘀入络，瘀阻化机，指出久病虚劳从络病论治。清代叶天士提出"久病入络""久痛入络"，其"经主气、络主血""初为气结在经、久则血伤入络"之说，揭示了内伤疑难杂病随着病程的延长由气到血、由功能性病变到器质性病变的慢性病机演变过程。一般而言，久治不愈之病多有络病存在，故叶天士把病程长短作为络病的重要诊断依据，其在《临证指南医案》说"百日久恙，血络必伤"，"经几年宿病，病必在络"。久病入络之络当指循行于体内，布散于脏腑区域的阴络，即叶天士所谓"脏腑隶下之络"（《临证指南医案·便血》）。疾病初期，病情尚轻，脏腑气机失常而表现为功能性病变；若失治误治，病积延年，气钝血滞，痼结难解，则病邪由气及血，延及脏腑隶下之阴络。久病多瘀、久病多痰、久病多虚，故久病入络之病证表现与痰、瘀、虚有关，故叶天士又曰："久嗽因劳致伤，络血易瘀……"如中风虽然发病急暴，发病前却经历了较长的病机演变过程。饮食厚味、过逸少劳、情志过极导致痰浊阻滞，血行滞涩，气血逆行，致脑中络气郁滞，久则络脉瘀阻，此时往往见头晕昏蒙、肢体麻木。故元代罗天益《卫生宝鉴·中风门》说"凡人初觉大指次指麻木不仁或不用者，三年内有中风之疾也"，此为中风先兆，如能引起注意，积极预防，配合通络治疗，则气血渐行，痰瘀渐消，脑络通畅。若未能引起重视，未进行积极预防治疗，病久入深，脑络瘀阻进一步发展为脑络瘀塞，则出现中风暴仆。

故中风病在脑络，经历了脑中络气郁滞-脑络瘀阻-脑络瘀塞的较长时间的病理演变过程，了解这种病理演变过程对从病程久暂判断络病的存在具有重要临床价值。

明确久病入络的规律性并不否定某些特殊情况时病程相对短暂的“新病”中也有络病的发生，如六淫外侵先伤六经皮部阳络所致外感伤寒太阳表证，发热恶寒、周身酸痛、病程短暂，治疗得当则一汗而解，但迁延不治，由络入经，甚至由经传入脏腑阴络，可形成多种疑难杂病，故《素问·风论》说：“风者，百病之长也。”清晰地认识这种阳络-经脉-阴络的病机演变过程，在六淫外侵皮部阳络的短暂病程阶段及时治疗，可有效预防多种难治性疾病的发生。此外，西医学之硬皮病属中医之皮痹范畴，该病为先天不足，脾肾阳虚，风寒湿邪侵袭皮部阳络所致，营卫失和，络中气血瘀滞，津不化血而凝为痰，痰瘀互结，脉络痹阻发为皮痹。突然受寒，络脉绌急，则见手指青紫发冷、皮肤水肿、增厚、变硬，久而不已，由阳络循经入阴络可导致多脏器损伤，如肺络瘀阻日久，络息成积之肺纤维化而气急咳嗽，消化道纤维化及肌萎缩而吞咽困难或反流。因此，外邪侵犯皮部阳络阶段虽病程短暂，亦需积极治疗。

此外，外感温热病邪从口鼻而入肺络，病程稍延即内陷心包，出现营血症状，虽病程短暂亦属络病重症，如叶天士所言“暑由上受，先入肺络”，“夏令受热，昏迷若惊……即热气闭塞孔窍所致，其邪入络”。因此外感重症中的络脉病变病程虽短暂亦需高度重视，叶天士提出“入营犹可透热转气，入血直须凉血散血”，清热解毒、散血通络对多种病情凶险的感染性或传染性疾病的重症治疗具有重要的临床价值。可见，以病程久暂判断络病是否存在，应充分考虑疾病的自然病程，久、暂对自然病程而言是相对概念，更重要的是用络病学说分析病情是否有络病存在，久病入络是规律，新病未必没有络病（图5-2）。

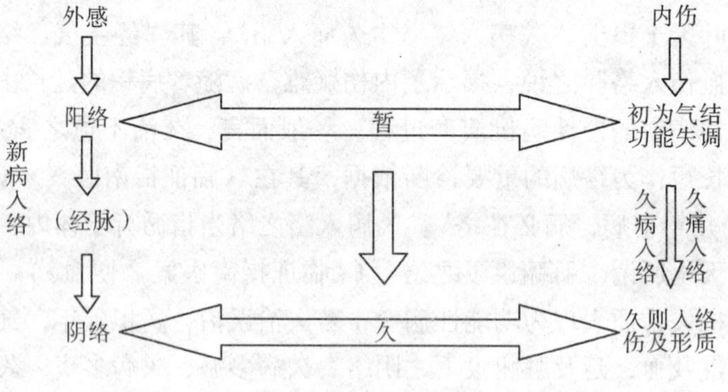

图5-2 辨病程久暂

三、辨阴阳表里

根据络病学说研究的“三维立体网络系统”，循行体表的阳络为六经皮部的有机组成部分，布散体内居里的阴络为脏腑隶下之络，络脉在体内的网络层次决定了络病深浅不同的病位层次。一般病之初期阶段，病在人体浅表之阳络，病位浅、病程短、病情较轻；疾病久羁不愈，则络病常在阴络，病位深、病程长、病情较重。阳络病变多反映外邪在表的症状，如风寒外侵阳络，营卫失和，常见恶寒发热、周身酸痛、鼻塞流涕；风邪袭于阳络，可见皮肤瘙痒、风疹团块、银屑疥癣等症；热毒袭于阳络，可见缠腰火龙、疼痛难忍；风寒湿痹阻肌表阳络，可见皮肤水肿、硬化、增厚；温热病邪侵犯阳络，或身热不退，可见皮肤红疹，或细小白疱、晶莹饱绽；如热入肌络，身热不退，可见皮肤出现红斑，或为圆形，或为椭圆形，或互相连接如云片；风寒湿痹阻肌表络脉，郁而化热，痰火搏结，痰瘀阻络，不通则痛，可见关节微肿热痛、得凉则舒，手不能抬举，足不能步履，伴低热或中等热，若热盛伤血又可见环形红斑及皮下结节。阴络居里为脏腑隶下之络，布散于脏腑的阴络已经成为该脏腑结构的有机组成部分，络脉的功能也成为所在区域脏腑功能的有机组成部分。经气环流系统中运行的经气通过布散于脏腑的气络弥散于脏腑，其功能也成为该脏腑功能的组成部分，运行在心脉血液循环系统中的血液通过脏腑脉络渗灌到脏腑组织，为气发挥功能提供物质基础。脏腑功能的失调代表着布散于该脏腑的气络及络中之气功能的病变，气病日久入血，则使布散于该脏腑的脉络发生郁滞、瘀阻、绌急、瘀塞、成积、损伤、不荣等病变，循此以求则易于把握广泛存在于内伤疑难杂病中的络病病机转趋。如心之络脉病变常见络脉绌急而致卒然胸闷疼痛，络脉瘀阻则胸闷心痛反复发作，遇劳加重，络脉瘀塞则胸痛加重，持续发作，冷汗淋漓、四肢逆冷，预后凶险；心之气络不荣系指气血亏虚不能荣养络脉，可见心慌气短、脉律不整。脑络病变常见脑络绌急之一过性肢体麻木、语言障碍；脑络瘀阻之头晕健忘；脑络瘀塞或损伤血溢之中风暴仆；脑络空虚，气血不荣于脑之神志呆钝、思维障碍等。此外，痰瘀阻络结聚成形，临床常见各种癥积，《灵枢·百病始生》对外邪循经入络留而成积的病理过程做了描述：邪气“留而不去，传舍于肠胃之外，募原之间，留著于脉，稽留而不去，息而成积，或著孙脉，或著络脉……”。邪入五脏之络亦可引起五脏之积，故《难经》有五脏之积的记载，常见于西医学的脏器损伤，功能障碍晚期阶段的纤维化、硬化改变（图5-3）。

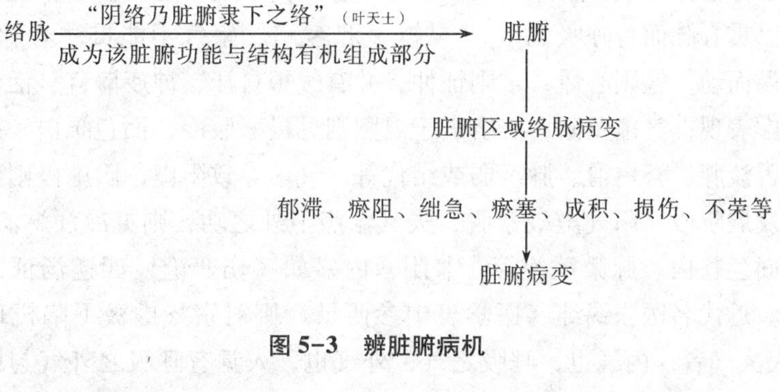

图5-3　辨脏腑病机

以下结合脏腑生理及病理特性对心、肺、肝、脾（胃）、肾、脑等脏腑络病辨证做一探讨。

（一）心络病辨证

心位于胸中，两肺之间，横膈之上，外有心包卫护，形态圆而下尖，像未开的莲花。心的生理功能为主血脉，此外，中医又有“心主神明”之说，由于血液是高级中枢神经系统发挥作用的物质基础，心主血脉，血液供应充足，血脉流行畅利，则精神意识思维等高级神经活动不失其常，故《灵枢·本神》说“心藏脉，脉舍神”，《灵枢·平人绝谷》亦说“血脉和利，精神乃居”。因此心主神明是在心主血脉功能基础上派生的，反映了血液与神志活动之间的密切关系。

心络病变包括心之气络病变和脉络病变。心之气络弥散敷布经气的作用与心脏收缩泵血功能、由窦房结发出的心脏传导系统功能、参与搏动的自主神经及部分高级中枢神经功能和由心脏分泌的参与血容量及血管舒缩功能调节的内分泌激素等有关；心之脉络主要系指渗灌血液到心肌组织的冠脉循环系统的分支，包括广泛分布于心肌的微小血管及微循环。心之气络和脉络相互协调，维持心脏正常搏动频率和节律，推动血液循脉管运行周身，同时向心脏自身供血。气络病变主要表现为心脏搏动频率和节律的改变，心脏收缩泵血功能的异常；心之脉络病变则引起心脏自身血液供应障碍。气血相互影响，气络病变，心脏搏动频率、节律及收缩泵血功能异常可影响脉络血液输布灌注，脉络病变供血供气减少又使心之气络发挥功能的物质基础受到影响。络气郁滞（或虚滞）又可导致脉络瘀阻，甚则导致脉络瘀塞而发生严重病变。

1. 络虚不荣 心悸怔忡为主要临床表现，心络气虚者常见气短自汗，神疲懒言，活动后加重，舌淡脉虚；兼有心络阳虚者则伴畏寒肢冷，面色㿠白，肢体浮肿，舌淡胖苔白滑，脉沉弱或结代。若心阳衰极，阳气暴脱，突然出现冷汗淋漓，四肢逆冷，或呼吸微弱，面色苍白，脉微欲绝。血虚不能荣养心络常见失眠多梦，眩晕健忘，面白无华，舌淡脉细或结代；兼有心络阴虚则伴有五心烦热，潮热盗汗，两颧发红，舌红少苔，脉细数。

分析：心络络虚不荣证常因气血阴阳不足，络失荣养所致，常见心络本身病变临床表现及伴有的全身症状，心络本身病变常表现为心脏搏动频率、节律、强弱的变化，故心络失养以心悸怔忡为主要临床表现。心络气虚常由宗气不足而引起，“宗气积于胸中，出于喉咙，以贯心脉而行呼吸焉”（《灵枢·邪客》），宗气不能贯注心脉致心络气虚，心中空虚惕惕而动，轻则心悸，重则怔忡，并有气短自汗、神疲懒言、活动后加重、舌淡脉虚等气虚表现；气虚及阳，心络失于温煦则见畏寒肢冷、面色㿠白，阳不化水则见肢体浮肿、舌淡胖、苔白滑、脉沉弱或结代等。气虚导致阳虚，阳虚极则致暴脱是心络不荣的不同发展阶段。阳气虚极暴脱，失其温煦卫外之功，则见冷汗淋漓、四肢逆冷、呼吸微弱、面色苍白、脉微欲绝等，兼阴寒内盛如《伤寒论》四逆汤证，兼水气上泛如真武汤证。近代名医张锡纯《医学衷中参西录》则对宗气虚极下陷机理做了深入阐发，说：“夫大气者，内气也，呼吸之气，外气也，人觉有呼吸之外气与内气不相接续者，即大气虚而欲陷，不能紧紧包举肺外也。”心络血虚，心失所养则兼见失眠多梦、眩晕健忘、面白无华、舌淡脉细；血虚导致阴虚，虚热内生则兼见五心烦热、潮热盗汗、两颧发红、舌红少苔、脉细数等虚热内扰之证。二者在临床表现上均有心悸失眠多梦等症，但所伴随的血虚与阴虚的临床特点不同，可资鉴别。

2. 心络郁滞 胸中憋闷，其人常欲蹈其胸上，按揉、叩击、捶打、足蹈胸膺可使胸闷暂缓，或未发作欲饮热汤水，善太息，遇情志刺激胸闷加重，舌淡红、苔薄白，脉弦。

分析：东汉张仲景《金匮要略·五脏风寒积聚病脉证并治》说“肝着，其人常欲蹈其胸上，先未苦时，但欲饮热”，颇类心络郁滞证，其病理实质为气机郁结，气血运行不畅而致，轻则胸中痞结不舒，饮热汤助胸阳畅气机可暂得缓解，重则着而不行故欲捶蹈胸部，所用旋覆花汤被后世叶天士推崇为络病祖方。历代医家对肝着病位病机有不同看法，如清代医家陈修园认为肝乘肺而成，清代高学山认为系阳虚寒凝，清代尤在泾则认为系肝之气血郁滞。近年有学者提出肝着病位在胸，应有别于胁痛。综合诸家之说，肝着证主要病位应以胸部为主，其临床表现以胸中憋闷为特点，其主要病机则为心络气机郁滞。气无形尚属功能病变阶段，故以胸中憋闷为主，捶蹈或饮热汤可得缓解，同时伴有善太息、遇情志刺激加重、舌淡红、苔薄白、脉弦等气郁表现；气滞则血运不畅，心络郁滞之功能失调向心络瘀阻之器质性损伤发展为其病机趋势，故胸中憋闷伴有胀满疼痛，张仲景旋覆花汤虽以理气通阳为主，亦辅以活血之品。

3. 心络瘀阻　心胸憋闷疼痛，痛引肩背内臂，时发时止。由瘀血引起者，疼痛以针刺为特点，伴舌紫黯有瘀斑瘀点、脉细涩或结代等症；痰浊阻滞心络者以胸中闷痛为特点，患者多见体胖痰多，身重困倦，舌苔白腻，脉沉滑。

分析：心络瘀阻是在络气病变的基础上进一步发展而来，由于络气郁滞或虚滞，络脉自稳功能障碍，或久病血瘀入络而致。络气的自稳功能保持着络脉的自适应、自调节、自稳态，维持着脉络伴随着心脏搏动而发生的舒缩运动，保持着血液在脉络内正常的输布渗灌。由于络气郁滞或虚而留滞使络脉功能障碍及形态损伤，影响络中血液的运行导致络脉瘀阻，故有“久病入络为瘀”之说。同时“气为血之帅”，气虚或气滞均可使气运血功能失常而使血运异常，气滞血凝或气虚运行无力而致血瘀导致络脉瘀阻，故亦有“久瘀入络”之说。脉络自稳态失常与血液瘀凝状态相互影响，加重络脉瘀阻进程。《金匮要略·胸痹心痛短气病脉证治》说“夫脉取之太过不及，阳微阴弦，即胸痹而痛，所以然者，责其极虚故也”，强调胸痹心痛证气虚为本、络瘀为标的病机特点。清代医家王清任更明确提出血管中血瘀与元气虚衰的密切关系，指出“元气既虚，必不能达于血管，血管无气，必停留而瘀”（《医林改错》）。故气虚引起的络脉病变及血瘀阻络是引起心络瘀阻的主要病机。此外，气虚运津不利，气化功能失常，津凝为痰，痰湿阻滞络脉亦可导致络脉瘀阻，津血同源，痰瘀互结，故痰瘀阻络常同时存在。心络瘀阻不通，不通则痛，故胸部憋闷疼痛，由于手少阴心经之脉直行上肺出腋下循内臂，故疼痛常反映于经脉循行线上，这也是诊断心络瘀阻的主要依据。根据瘀血与痰浊致病的不同特点，临床见证也不同，胸痛性质及舌象为二者鉴别要点，由瘀血引起者表现为刺痛、舌紫黯见瘀斑瘀点、脉细涩或结代，由痰浊引起的表现为胸中闷痛、痰多、身重困倦、舌苔白腻、脉沉滑。

4. 心络绌急　突然性的胸痛发作，常因受寒或情志刺激而诱发。因受寒诱发者可见畏寒肢冷，得温痛减，舌淡苔白，脉沉迟或沉紧；因情志过极而发者，发作前常有精神刺激史。

分析：络脉绌急是指受寒、情志刺激等各种原因引起的络脉收引挛缩状态，导致卒然不通。络脉是气血运行的通路，六淫外侵、情志内伤等因素导致的气滞、血瘀、痰结络脉，皆可形成络脉的绌急状态，使络脉血行不畅，绌急挛缩而痛，心络绌急即心络拘急收引状态，表现为突然性的胸痛发作。早在《内经》中即有络脉绌急的记载，《素问·举痛论》说“寒气客于脉外则脉寒，脉寒则缩蜷，缩蜷则脉绌急，绌急则外引小络，故卒然而痛”，指出络脉绌急的主要临床表现为突然发作的疼痛。心络绌急可在心络瘀阻的基础上发生，也可单独为患。心络绌急则进一步加重心络瘀阻，心络瘀阻更易引起心络绌急，两者有时可互为因果，导致病情突然发作或加重，有时亦可单独为患。心络绌急引起胸痛突然发作，缓解后一如常人，这与西医学所揭示的冠状动脉痉挛所致心绞痛发作的病理表现基本一致，也成为运用搜风解痉入络药治疗冠心病的理论依据。

5. 心络瘀塞 突发胸痛，痛势剧烈，持续时间可达数十分钟、几小时或几天，呈难以忍受的压榨感、窒息感或烧灼样，伴大汗，恐惧不安，濒死感，疼痛常可放射到后背、左上肢尺侧，或见呼吸欲绝，脉若屋漏。

分析：心络瘀塞是心络完全性梗阻，气血阻绝不通，心脏失于荣养所致证候，包括气络瘀塞和脉络瘀塞。气络瘀塞，心气阻绝不通则呼吸欲绝、脉若屋漏，可见于Ⅲ度房室传导阻滞等严重心律失常；脉络瘀塞则是脉管闭塞不通。《灵枢·经脉》说“手少阴气绝则脉不通，脉不通则血不流”，即已认识到脉管的完全性阻塞可致血流受阻，《灵枢·厥病》则进一步指出了心脉闭塞不通所致真心痛发作“手足清至节，心痛甚，旦发夕死，夕发旦死”，中医认为是心之正经所伤而致，表现为胸痛剧烈，持续发作，伴大汗、恐惧、濒死感等。近年，由于溶栓和介入技术的广泛应用，冠脉开通血运重建已经可以实现，但血运重建后心肌无复流、慢血流及缺血再灌注损伤而导致的微血管栓塞、痉挛、完整性破坏则属于络脉瘀塞的病机范畴。

6. 络息成积 心悸怔忡，呼吸困难，动则更甚，口唇紫绀，颈部青筋怒张，虚里按之其动微弱欲绝，或按之弹手，洪大而搏，动而应衣，搏动移位，下肢水肿，舌质黯或有紫斑、苔薄腻或白腻，脉涩或结代。

分析：积证泛指痰瘀凝聚，结聚成形的病证。《内经》提出由邪积络脉而成，如《灵枢·百病始生》说：“虚邪之中人……留著于脉，稽留而不去，息而成积，或著孙络，或著络脉。”《难经·五十六难》首次提出五脏之积，“肝之积，名曰肥气……心之积，名曰伏梁……脾之积，名曰痞气……肺之积，名曰息贲……肾之积，名曰贲豚”，这些记载包括脏器络脉瘀滞积聚成形的病理性积块，也包括肿瘤等，同时应包括脏腑络脉损伤功能损害晚期的五脏形态结构的改变。心络之络息成积为心络病变引起的继发性病理改变，即导致心脏的扩大变形，包括西医学之各种因素如风湿性心脏病、扩张性心肌病、高血压性心脏病等引起的心脏扩大及心功能衰竭，也包括急性心肌梗死后心室重构引起的心脏扩大。心络络息成积的证候表现基本反映了上述各种因素引起的心脏扩大及心功能衰竭的临床症状及体征。

（二）肺络病辨证

肺居胸中，不仅主气司呼吸，也是参与血液循环的重要脏器，故有“肺朝百脉”

之说，即百脉朝会于肺，通过肺之吐故纳新作用呼出浊气，吸进空气中的清气，并在宗气的作用下“贯心脉”，将自然界的清气输布弥散到周身。同时肺主宣肃，其宣发功能与肺主皮毛功能密切相关，《灵枢·决气》说“上焦开发，宣五谷味，熏肤、充身、泽毛，若雾露之溉，是为气”，即指肺之宣发功能而言；其肃降功能有助气机之下降，保持脏腑之间气机的协调运动，以助吸入之气下行归根，与肾主纳气共同完成呼吸运动，并助胃气之和降，形成胃实肠虚、肠实胃虚的虚实交替的胃肠消化运动；同时通调三焦水道，协助水液代谢。肺开窍于鼻，在体合皮，其华在毛，与大肠相表里，故肺络病变主要表现为肺自身呼吸功能的异常，也表现为血液运行及水液代谢的障碍。

1. 络虚不荣

（1）肺络气虚　咳喘无力，少气短息，动则益甚，咳痰清稀，语声低怯，或自汗畏风，神疲体倦，面色淡白，舌淡苔白，脉弱。

（2）肺络阴虚　干咳少痰，或痰少而黏稠，不易咯出，或痰中带血，口燥咽干，形体消瘦，五心烦热，午后潮热，盗汗颧红，舌红少津，脉细数。

分析：肺络气虚是肺功能减弱，其主气、卫外功能失职所表现的证候，以肺失宣降和一般气虚证为主要表现。肺主气司呼吸，吸入之清气为宗气的重要组成部分，宗气“贯心脉以行呼吸”（《灵枢·邪客》），故肺络气虚，宗气生成不足，呼吸功能亦减弱，因而咳喘无力、少气短息，动则耗气，故症状益甚，近代名医张锡纯《医学衷中参西录》说“夫大气者，内气也，呼吸之气，外气也，人觉有呼吸之外气与内气不相接续者，即大气虚而欲陷”，指出宗气虚陷所致呼吸不相接续。肺络气虚，津液输布代谢功能减弱，水液聚为清痰贮于肺系而见咳痰清稀。肺主皮毛，肺络气虚不能宣发卫气于肌表，卫表不固，故见自汗畏风、语声低怯、神疲体倦、面色淡白等气虚的一般表现。

肺络阴虚证以肺阴不足，肺失清肃为主要临床表现，兼有阴虚内热证的一般表现。肺主清肃，性喜柔润，肺阴不足，虚热内生，气机上逆，津为热灼则为干咳少痰，或痰少而黏稠，不易咯出，肺络受灼，络伤血溢则痰中带血，口燥咽干、形体消瘦、午后潮热、五心烦热、盗汗颧红、舌红少津、脉细数等均为阴虚内热的通常表现，若干咳少痰、痰少而黏症状明显而阴虚内热症状不著者常为津伤肺燥证。

2. 肺络郁滞

（1）外邪侵袭，络气郁滞　风寒束肺者表现为咳嗽咳痰，痰稀薄色白，鼻塞流清涕，微恶寒，轻度发热，无汗，舌苔白，脉浮紧；风热犯肺者表现为咳嗽咳痰，痰稠色黄，鼻塞流黄浊涕，身热，微恶风寒，口干咽痛，舌尖红苔薄黄，脉浮数；燥邪犯肺者表现为干咳无痰，或痰少而黏，不易咳出，唇、舌、咽、鼻干燥欠润，或身热恶寒，或胸痛咯血，舌红苔白或黄，脉数。

（2）痰湿阻肺，郁闭气机　咳嗽，痰多性黏，色白不易咳，胸闷，舌淡苔白腻，脉滑。或咳嗽，咳黄稠痰量多，胸闷气促，发热口渴，便秘溲赤，舌红苔黄腻，脉滑数。或咳痰稀薄，放置细化为水，胸胁胀闷疼痛，咳唾痛甚，气息短促或呼吸胸胁部牵引作痛。或恶寒发热，无汗，咳嗽喘促，痰多而稀，不渴饮，舌苔白滑，脉浮。或眼睑头面浮肿，继则四肢及全身皆肿，来势凶猛，小便不利伴有恶寒发热等症。

分析：肺络郁滞证是因外感或内伤引起的肺之络气宣发或肃降失常，均以咳嗽为主症，正如陈修园《医学三字经》所言："肺如钟，撞则鸣，风寒入，外撞鸣，痨损积，内撞鸣。"肺主皮毛，六淫外邪侵袭皮表，肺气失宣，络气郁闭为其共同病机。风寒束肺者常见咳痰稀薄，肺主皮毛，络气失宣，卫气郁遏，而有恶寒发热无汗诸症，肺气通于鼻，鼻窍不通而致鼻塞流清涕。风热犯肺者虽亦有络气失宣之发热微恶风寒等症，但风热为阳热之邪，袭入肺络，灼津化热，故咳痰稠黄、口干咽痛、鼻流浊涕等。燥邪犯肺，郁闭肺气，灼伤津液，故见干咳无痰或少痰，或痰黏难咳，唇、舌、咽、鼻干燥欠润，灼伤肺络则胸痛痰中带血等。

内伤肺络郁滞常因痰湿阻滞肺络而引起，脾运失健，津液失于布散，凝聚为痰，贮藏于肺，郁滞肺络，故有"脾为生痰之源，肺为贮痰之器"（《本草纲目·半夏》）之说，常见胸闷、咳嗽、痰多、性黏色白不易咳等症。若痰湿蕴久化热，痰热互结，壅塞肺络，则见咳痰黄稠量多、胸闷气促、发热口渴、便秘溲赤、舌红苔黄腻、脉滑数。若素禀阳虚，津聚为饮，停于胸胁，郁闭肺络则见咳痰稀薄、放置细化为水、胸胁胀闷疼痛、咳唾痛甚、气息短促或呼吸胸胁部牵引作痛，正如《金匮要略·痰饮咳嗽病脉证并治》所言："饮后水流在胁下，咳唾引痛，谓之悬饮。"

若外受风寒内有停饮，外寒牵动内饮，肺络郁滞，外不得宣畅卫表，内不得肃畅气机则见恶寒发热、无汗、咳嗽喘促、痰多而稀、不渴饮，即东汉张仲景《伤寒论》小青龙汤证。若风邪袭于肺络，肺络郁滞，失于宣肃，不能通调三焦水道，临床常发为风水证，可见眼睑头面先肿，继而遍及全身，来势迅猛，小便不利，伴有恶寒发热等症，此即《金匮要略·水气病脉证并治》之风水证，如其所言"风水其脉自浮，外证骨节疼痛，恶风"，"风气相击，身体洪肿，汗出乃愈，恶风则虚，此为风水"，"寸口脉沉滑者，中有水气，面目肿大，有热，名曰风水。视人之目窠上微拥，如蚕新卧起状，其颈脉动，时时咳，按其手足上，陷而不起者，风水"。此即风水越婢汤证。

3. 肺络绌急 呼吸急促，喉间哮鸣，胸闷憋气，咳嗽不已，伴形寒肢冷，面色晦滞带青，口不渴，舌苔白滑，脉弦紧或浮紧，或伴烦闷，汗出，面赤，口渴喜饮，舌苔黄腻，质红，脉滑数或弦数。

分析：肺主气司呼吸，为体内外气体交换的场所，《素问·金匮真言论》说"西方白色，入通于肺，开窍于鼻"，《灵枢·脉度》亦说"肺气通于鼻"。自然界的清气由鼻吸入，经肺系到达肺，故鼻为肺系之外窍。中医所称肺系概指肺的附属器官如鼻道、喉、气管等连成的呼吸道的统称，为气体流通的通道，其树状分支形态亦类似络，但与运行经气的气络有所不同。若肺络绌急导致气道狭窄，加之内有伏痰隐伏，遇感引触，痰随气升，气因痰阻，相互搏结，壅塞气道，通畅不利，而致呼吸急促、喉间哮鸣、胸闷憋气、咳嗽不已。若病因于寒，寒主收引，肺络拘急，则伴形寒肢冷、面色晦滞带青、口不渴、舌苔白滑、脉弦紧或浮紧。即东汉张仲景《金匮要略·肺痿肺痈咳嗽上气病脉证治》所载："咳而上气，喉中水鸡声，射干麻黄汤主之。"若病因于热，则伴见烦闷、汗出、面赤、口渴喜饮、舌苔黄腻、质红、脉滑数或弦数等症。若由于体质差异，对不同物质的敏感性有异，常因接触或食用而诱发，故古有"食哮""鱼腥哮"

“卤哮”等病名，常在春季花开季节发作。

肺络绌急所致临床表现与西医学的支气管哮喘颇相类似，后者的主要病理生理为支气管平滑肌痉挛等，搜风解痉药具有缓解支气管平滑肌作用，故治疗哮喘有效。

4. 热毒滞络　起病急骤，突然寒战高热，咳嗽气急，继则高热，但热不寒，喘急鼻煽，咳痰黄稠或铁锈色，或痰中带血，舌红绛，苔黄，脉数。

分析：外界之温疫邪毒易从口鼻而入侵犯人体，自鼻吸入者首先犯肺，留滞肺络，故清代叶天士说“吸入温邪，鼻通肺络”（《临证指南医案·温热》）。温疫邪毒自外而入，袭及肺络，毒势剧烈，化热迅速，故起病即卫气同病，表现为初起寒战高热，继则高热不退、但热不寒，肺失宣肃故咳嗽气急、喘急鼻煽，热毒熏蒸，炼液成痰，故咳痰黄稠，甚则灼伤肺络，络伤血溢则有咳铁锈色痰或痰中带血。

热毒滞络证见于西医学的多种呼吸系统传染性或感染性疾病，如大叶性肺炎、传染性非典型肺炎等。

5. 肺络瘀阻　咳逆倚息不得卧、胸闷喘促、面色黧黑、心下痞坚，口唇紫绀，面浮肢肿，舌紫黯，苔白，脉细涩。亦有急性肺络瘀塞证，常见久卧患者突发胸痛，伴有呼吸喘促，口唇紫绀，甚至猝死。

分析：肺主气司呼吸，亦主血脉，故有“肺朝百脉”之说。膈间支饮，壅塞气机，阻塞肺络，故有喘促胸闷、不得平卧、面色黧黑、口唇紫绀等血络瘀滞之症，面浮肢肿乃肺失宣肃不能通调三焦水道所致，其病虽源于饮停胸膈，阻塞气道而致喘促咳逆，气阻日久必滞血络，肺络瘀阻，血行不畅，故有面色黧黑。本证在东汉张仲景《金匮要略·痰饮咳嗽病脉证并治》已有详细论述：“咳逆倚息，短气不得卧，其形如肿，谓之支饮”，“膈间支饮，其人喘满，心下痞坚，面色黧黑”，其临床表现颇类西医学之慢性阻塞性肺气肿所致肺源性心脏病，喘息不能平卧乃肺源性心脏病之主要症状，面色黧黑乃缺氧面容，心下痞坚乃肝脏充血肿大之症，面浮肢肿亦为肺源性心脏病心衰常见症状。综观本证，饮停胸膈，气道阻塞不通为其发病之源，肺络瘀阻，血运不畅为其病情发展加重之关键，亦符合络病气病及血，由功能性病变到器质性损伤的慢性发展演变过程。惜古人多倡肺主气之说，对“肺朝百脉”之论未能深究其理，实际上在《内经》中对肺参与心脉血液循环系统的生理机制已有清晰论述，从肺络瘀阻分析慢性阻塞性呼吸疾病及其引起的肺源性心脏病具有重要的临床价值。此外，急性肺梗死的病理变化与急性肺络瘀塞相吻合，可按此证论治。

6. 肺络损伤　咳嗽咳血，或痰中带有血丝，或痰血相兼，或纯血鲜红，间夹泡沫，或咳吐大量脓血痰，腥臭异常。

分析：百脉朝会于肺，肺中亦布满脉络，若燥热犯肺、毒热壅肺、痰热蕴肺或阴虚内热使肺失清肃，损伤肺之脉络则为咳嗽咳血，其轻者常见痰中带血丝或痰血相兼，重则纯血鲜红量大，甚则危及生命。燥邪伤及肺络常见咳痰量少黏稠，痰中带血；毒热壅肺者咳血黯红，色如铁锈；痰热内蕴，伤损肺络者常见咳黄脓痰带血，或咳血势急量大；阴虚内热，伤及肺络者常见痰中带血，伴五心烦热、夜间盗汗；亦有肺络瘀阻、瘀塞血行不循常道而咳血者，常伴有胸痛喘促。

咳血与吐血均经口而出，应加以鉴别。《症因脉治·吐血咳血总论》说："胃中呕出名吐血，肺中嗽出名咳血。吐血阳明胃家症，咳血太阴肺家症……咽中胃管呕出名吐血，喉中肺管嗽出名咳血，则经络分明，治法不混。"一般来说，咳血之血色鲜红，常混有泡沫痰涎。咳血之前多有咳嗽、喉痒、胸闷等症状。较大量咳血后，可见痰中带血数天。而吐血之血色则紫黯，常夹食物残渣，吐血之前多有胃脘不适或胃痛、恶心等症状，吐血之后无痰中带血，但大便多呈黑色。

7. 络息成积 咳喘胸闷憋气，干咳少痰，气急乏力，口咽唇干燥，舌黯红少津，脉细数。或慢性咳嗽持续不解，痰液甚多，胸闷气急逐渐加重。或咳嗽咳痰咯血，胸痛气急，发热，形体消瘦。

分析：肺络之络息成积指各种因素引起的肺部积块，《难经·五十六难》称肺之积为息贲，其状"在右胁下，覆大如杯，久不已，令人洒淅寒热，喘咳"。"贲"古通"奔"，息贲者言气息奔迫，指肺积导致肺失宣肃而引起的喘咳等症。热毒、痰浊、血瘀及吸入肺部的环境微粒有害物质阻滞肺络，结聚成形，导致喘促咳嗽吐痰、呼吸困难，亦可损伤肺络出现咳血，常见于西医学之肺纤维化、肺癌等病变。

（三）肝络病辨证

肝位于膈下，右胁之内，古代医家所述之肝脏，就其形态而言，即现代解剖学之肝脏。但传统中医学理论体系的肝脏，其功能不仅包括西医学肝脏功能在内，而且涵盖了以五脏为中心的功能结构体系。中医认为肝为刚脏，主升主动，体阴而用阳，主要生理功能为主藏血和主疏泄，故肝络病变也表现为疏泄及藏血功能异常。

1. 肝络郁滞 情志抑郁，胸胁胀痛，善太息，舌淡红，苔薄白，脉弦。或头晕胀痛，面红目赤，口苦口干，急躁易怒，舌红，苔薄黄，脉弦数。或脘腹胀满，恶心呕吐，腹痛泄泻，纳呆食少，舌淡红，苔薄白腻，脉弦。或少腹胀痛，牵引睾丸坠胀，阴囊收缩引痛，舌淡苔白，脉沉弦。

分析：肝主疏泄条达，疏通条达全身气机，使其通而不滞，散而不郁，则气机调畅，气血和调，经络通利，脏腑器官生理活动保持协调，正如沈金鳌《杂病源流犀烛·肝病源流》所说："故一阳发生之气，起于厥阴，而一身上下，其气无所不乘。肝和则生气，发育万物，为诸脏之生化。"若肝脏疏泄功能失常，往往表现为两种情况：一为疏泄不及，肝络气机郁滞，表现为情志抑郁、胸胁胀痛、善太息等症。二为升泄太过，肝郁化火，气火上逆，表现为头晕胀痛、面红目赤、急躁易怒等症。肝络郁滞，横逆犯脾胃，故可见脘腹胀满、恶心呕吐、腹痛泄泻、纳呆食少等症；若寒邪侵及肝脉，肝络气机郁滞，则见少腹胀痛、牵引睾丸坠胀、阴囊收缩引痛，故清代林珮琴《类证治裁·肝气肝火肝风》指出："肝木性升散，不受遏郁，郁则经气逆，为嗳，为胀，为呕吐，为暴怒胁痛，为胸满不食，为飧泄，为㿗疝，皆肝气横逆也。"

2. 肝络失荣

（1）肝络血虚 两目昏花干涩，视物模糊，爪甲不荣，肢体麻木，关节拘急不利，伴头晕目眩，面白无华，或妇女月经量少，经闭等。

（2）肝络阴虚 头晕眼花，两目干涩，视力减退，胁肋隐痛，或头部胀痛，面红目赤，心烦易怒，或面部烘热或颧红，五心烦热，潮热盗汗，舌红少津，脉弦细而数。

分析：肝为藏血之脏，血液贮藏于肝内，根据机体状态通过肝络调节血量分配，故《素问·五脏生成》说“人卧血归于肝”，王冰注释说：“肝藏血……人动则血运于诸经，人静则血归于肝脏。”血液通过肝络渗灌濡养，柔软肝体，制约肝用，防其太过，故清代医家唐容川《血证论·方解上》说：“肝为藏血之脏，又司相火。血足则火温而不烈，游行三焦，达于腠理，莫不得其温养之功。”若脾肾亏虚，生化乏源，或久病耗伤肝血，或失血过多使肝血虚，肝无所藏，肝络失于渗灌，肝血调节功能失常，表现为目、爪、筋失于濡养的症状，如两目昏花干涩、视物模糊、爪甲不荣、肢体麻木、关节拘急不利。若由情志不遂，气郁化火伤阴，或温热病耗伤肝阴可致肝阴虚，肝络失荣则见头晕眼花、两目干涩、视力减退、胁肋隐痛。若阴虚不能制阳，阳气亢逆则见头部胀痛、面红目赤、心烦易怒等症；或见阴虚内热，虚热内扰之面部烘热或颧红、五心烦热、潮热盗汗等症。肾水滋养肝木，又称乙癸同源，肝络失于阴血濡养也常出现肝肾阴亏并存的现象。

3. 肝络瘀阻 胁肋刺痛，痛有定处，入夜更甚，舌质紫黯，脉沉涩。或跌仆损伤，瘀血内停胁下，疼痛不可忍。

分析：肝居胁下，其经脉布于两旁，若情志失调，肝气郁结日久，或湿热蕴结中焦，熏蒸肝胆，壅塞肝络气机，血流不畅，瘀血停积，瘀阻肝络，故见胁肋刺痛、痛有定处，病在阴分，故入夜更甚。若强力负重，或跌仆伤损，胁络受伤，瘀血停留，亦可导致胁肋刺痛，痛不可忍，此即《素问·缪刺论》所言：“有所堕坠，恶血留内。”金元名医李东垣据此创制复元活血汤用于治疗从高坠下，瘀血阻滞肝络之证。

4. 络息成积 腹大坚满，按之下陷而硬，腹壁青筋显露，面色黧黑或晦黯，头面胸腹红点赤缕，胁下可触及积块，大便色黑，舌下青筋怒张，舌质黯红或有瘀斑，舌苔薄黄腻，脉细涩。或胁下积块，质地坚硬，表现凹凸不平，右胁持续性胀痛，刺痛或钝痛，伴形体消瘦，面色黧黑，肌肤甲错，吐血便血，鼓胀足肿等症。

分析：《难经·五十六难》亦记载了肝积，“名曰肥气，在左胁下如覆杯，有头足”，包括了各种原因引起的肝脏结聚成形的病变。或因长期情志失调，肝气不舒，肝络受阻，或饮食伤脾，水谷精微不布，湿浊聚而成痰，痰阻气机，血行不畅，痰瘀互结，脉络壅塞，或黄疸经久不退，湿邪留滞络脉均可导致肝脏结聚成形，西医学之肝硬化、肝癌等均属肝络络息成积的病变。

5. 热毒滞络 胁痛口苦，胸闷纳呆，恶心呕吐，目赤或目黄，身黄，小便黄赤，或发病急骤，黄色如金，见高热烦渴，胁痛腹满，神昏谵语，或见衄血，便血，或肌肤出现瘀斑，舌质红绛，苔黄而燥，脉弦滑数或细数。

分析：外感湿热疫毒，蕴结中焦，湿热交蒸于肝胆，热毒阻滞肝络，胆汁排泄不循常道，浸淫皮肤，下流膀胱，使身目小便俱黄，正如东汉张仲景《金匮要略·黄疸病脉证并治》所说“四肢苦烦，脾色必黄，瘀热以行。”清代唐宗海说“瘀热以行，一个瘀字，便见黄皆发于血分，凡气分之热不得称瘀，小便黄赤短涩而不发黄者多矣。脾为太阴湿土，土统血，热陷血分，脾湿郁遏，乃发为黄”，指出湿热阻滞，血络郁滞，热毒结于肝络的病理变化。若湿热挟时邪疫毒伤人，病势暴急，黄色如金，毒热炽盛则见高热烦渴、胁痛腹满、神昏谵语等症，热毒滞络，迫血妄行则见衄血、便血、肌肤瘀斑等症。西医学之急性黄疸性肝炎、亚急性重型肝炎常见热毒滞于肝络的证候表现。

（四）脾（胃）络病辨证

脾居中焦，主运化水谷，转输饮食精微于周身，统血并参与水液代谢，与胃相表里，共同完成饮食的消化吸收，所以并称为气血生化之源、后天之本。中医脾的解剖形态历代医家认识不同，有指西医学脾脏而言，如《素问》王冰注释“脾形象马蹄”，这是对脾解剖形态特征的形象描述；有指西医学胰脏，如王清任《医林改错》记述“脾中有一管，体象玲珑，易于出水，故名珑管，脾之长短与胃相等”，日本人保宝康召亦认为中医脾为西医学胰腺；亦有学者指出中医脾指西医学脾和胰。综上可见，中医学脾实际上包括西医学脾脏和胰腺在内，这也符合脾主运化水谷，参与免疫机制的功能特点。故脾络病变以水谷运化失常，气血生化乏源为主，因脾胃关系密切，临床常把脾胃病变共同讨论。

1. 脾（胃）络失荣

（1）脾（胃）络气虚　腹胀纳少，不思饮食，食后胀甚，肢体倦怠，神疲乏力，少气懒言，或内脏下垂，吐血，便血，尿血，肌衄，妇女月经过多、崩漏等，舌淡苔白，脉虚弱。

（2）脾（胃）络阳虚　胃脘部冷痛，时发时止，喜温喜按，食少脘痞，口淡不渴，倦怠乏力，畏寒肢冷，或吐血反复发作，血色黯淡，舌质淡嫩或淡胖，脉沉迟无力。

（3）脾（胃）络阴虚　胃脘隐痛，不思饮食，脘痞不舒，干呕呃逆，或吐血反复不已，色红量多，口燥咽干，大便干结，舌红少津，苔少薄黄或无苔，脉细数。

分析：脾（胃）络失荣是指由于气虚、阳虚和阴虚，络脉失于荣养，运化水谷和统血功能失常所表现的证候。气虚络脉失养以食少、腹胀、便溏为主证，兼见神疲乏力、少气懒言等气虚证表现；脾络气虚，中焦升举无力而反下陷则见内脏下垂；气虚不能统摄血液而致血溢络外则又有吐血、便血、尿血、肌衄等出血表现。气虚及阳，阳虚络脉失于温煦，则在食少、腹胀、便溏等脾虚失运见症的基础上出现形寒肢冷、肢体浮肿等虚寒表现。若阴虚络脉失于濡养，脾运失健则见不思饮食、脘痞不舒、干呕呃逆等症，伴口燥咽干、大便干结等阴虚表现。

2. 脾（胃）络气滞　脘腹胀满，纳呆食少，嗳气频频，便溏不爽，肠鸣矢气，舌苔白或腻，脉弦。或见脘腹痞闷，食少便溏，泛恶欲吐，头身困重，舌淡红，苔白腻，脉濡缓。湿热蕴结者则伴有口苦，舌红苔黄腻，脉滑数。

分析：脾胃为中焦升降之枢，脾宜升则健，胃宜降则和，脾运胃纳功能赖于脾胃气机升降，升降失司，气机滞塞，络气郁闭，脾不能运则见脘腹胀满，胃失和降则见纳呆食少、嗳气频频。脾为太阴湿土，喜燥恶湿，湿邪蕴于中焦，困顿脾运，脾（胃）络气滞，脾不升清，胃不降浊，清浊相混，则见脘腹痞闷、食少便溏、泛恶欲吐、头身困重。湿邪化热，湿热蕴结，络气滞塞，则见口苦、舌红苔黄腻、脉滑数。

3. 脾（胃）络瘀阻 脘腹疼痛，痛如针刺，固定不移而拒按，纳差，食后腹胀痞满，或吐血便血，形体消瘦，面色黧黑或黯滞，舌质紫黯或有瘀斑瘀点，苔腻，脉细涩或沉涩。

分析：脾（胃）络瘀阻是在脾（胃）络气郁滞的基础上，病邪由气分延及血分，脾（胃）络血瘀阻不通而成，清代叶天士提出“久病入络”“久痛入络”，指出疾病日久入深，由功能性病变到器质性损伤的发展过程。初为脾（胃）络气滞，病在气分，脾胃运化功能失常，中焦气机升降乖乱而致脘腹胀满疼痛、纳呆食少、嗳气频频等症，病势尚轻尚浅。若络气郁滞日久，气分之邪延及血分必致络中瘀凝，故叶天士反复强调“经几年宿病，病必在络”，清代林珮琴《类证治裁》亦指出“初痛邪在气分，久痛必入络……初痛宜温散行气，久痛则血络亦痹”。脾（胃）络瘀阻不通，故见脘腹疼痛、痛如针刺、固定不移而拒按，脾胃运化功能失常则有纳差、食后腹胀痞满等症，瘀血阻滞脾（胃）络，血行不循常道，故见吐血便血等症。西医学之慢性胃炎、消化性溃疡等疾病发展过程中可出现脾（胃）络瘀阻证。

4. 胃络绌急 胃痛暴作，得温则痛减，遇寒则痛增，苔薄白，脉弦紧。或胃脘胀闷，攻撑作痛，脘痛连胁，每因情志因素而痛作，舌苔薄白，脉沉弦。

分析：胃络绌急常由寒邪客胃、肝气犯胃而引起，以胃脘疼痛为主要临床表现。寒主收引，内客于胃，胃络绌急故胃痛暴作，寒邪得阳则散，遇阴则凝，故得温而痛减，遇寒则痛增；若情志不舒，肝气郁结不得疏泄，横逆犯胃，胃络绌急则有胃脘胀闷、攻撑作痛，脘痛连胁，每因情志因素而痛作等表现。常见于西医学之胃痉挛导致的胃痛。

5. 胃络损伤 血经呕吐而出，血色红或紫黯，常夹有食物残渣，病情急者吐血量大，甚则大便色黑如柏油。

分析：血自胃经口吐出，《素问》和《灵枢》称呕血，《金匮要略》称吐血。胃络损伤所致呕血多因胃热或肝火灼伤胃络，血不循常道而由口而出。胃热炽盛吐血与肝火犯胃吐血，皆属实热证，病机为热迫血行。因胃热所致者，多因平素嗜酒，或恣食辛辣肥厚之品，热蓄于胃，灼伤胃络，常表现为突然吐血，量多色鲜红或紫红，夹有食物残渣，吐前多伴烦热口渴、大便秘结或解而不畅、色黑如柏油、舌质红、苔黄腻、脉滑数。肝火犯胃吐血，多由郁怒伤肝，肝气横逆，郁而化火，灼伤胃络，即《素问·举痛论》所言“怒则气逆，甚则呕血”，兼见心烦胸闷、善怒胁痛、口苦或口酸、舌质红、苔黄、脉弦数。此外，脾（胃）络气虚失于固摄，阴虚虚热灼伤络脉，阳虚失统或瘀阻血不循常道也可见吐血之症，均兼见相应的证候表现。西医学之胃溃疡，食道胃底静脉曲张破裂，急、慢性胃炎等疾病导致的出血均属胃络损伤的证候范围。

6. 络息成积 胁下胀痛，按之有块，触之不移，面色无华，倦怠乏力，舌边有紫气，或有瘀点瘀斑，脉细涩。或上腹部隐痛或剧痛，进行性加重，可触及肿块，质硬固定，舌有瘀斑。

分析：络息成积指各种原因引起的脾脏结聚成形的病证，《难经·五十六难》记载的五脏之积中脾之积为痞气，“在胃脘，覆大如盘”，如病久不愈，则“令人四肢不收，发黄疸，饮食不为肌肤”。东汉张仲景《金匮要略·疟病脉证并治》说“病疟……如其不瘥……结为癥瘕，名曰疟母”，指出疟病反复发作，疟邪假血依痰，聚于胁下，结成痞块，即为疟母，证见胁下胀痛、按之有块、触之不移。本证常由情志郁结、饮食所伤、寒邪外袭及病后体虚，或黄疸、疟疾等经久不愈，以致脾（胃）络受损，瘀血内停，痰湿阻滞，痰瘀互结而成，尚可见面色无华、倦怠乏力、舌边有紫气或有瘀点瘀斑、脉细涩等症。西医学之慢性肝病肝硬化、疟疾等引起的脾肿大可与本证互参。中医脾尚包括西医学胰腺在内，因此脾积也应包括胰腺癌在内。此外，胃癌也可参照本证论治，可见上腹部隐痛或剧痛、进行性加重，可触及肿块、质硬固定等。

7. 热毒滞络　胃脘灼痛，牙龈肿痛溃烂，齿衄，渴喜冷饮，大便秘结，小便短黄，舌红苔黄，脉滑数。

分析：热毒滞络多因平素嗜食辛辣肥腻，化热生火，火蕴成毒，壅滞络脉而成。毒热滞络，气血壅滞，故胃脘灼痛，胃络于龈，胃火循经上熏，牙龈肿胀疼痛溃烂，血络受伤，血热妄行可见齿衄，可伴渴喜冷饮、大便秘结、小便短黄、舌红苔黄、脉滑数等胃热炽盛等症。西医学的慢性胃炎、胃溃疡胃热炽盛者多属此证。

（五）肾络病辨证

肾位于腰部，脊柱两旁，左右各一，《难经·四十二难》谓“肾有两枚，重一斤一两”，元代滑寿谓“附脊之第十四椎”（《十四经发挥·十四经脉气所发篇》），故有“腰者肾之府”（《素问·脉要精微论》）之说。肾与膀胱相表里，在体合骨，其华在发，开窍于耳及二阴。肾的主要生理功能是藏精、主水、主纳气，肾所藏先天之精禀受于父母，是构成人体胚胎的原始物质，为人体生长发育的根本，故有“肾为先天之本”之说。肾的病变主要表现在藏精、主水及纳气功能异常。

1. 肾络失荣

（1）肾络精虚　小儿发育迟缓，囟门迟闭，骨骼痿软，或男子精少不育，女子经闭不孕，或成人早衰，耳鸣耳聋健忘，两足痿软，发脱齿摇，舌淡，脉细弱。

（2）肾络气虚　腰膝酸软，神疲乏力，耳鸣失聪，小便频数而清，或尿后余沥不尽，遗尿，夜尿频多，或咳喘，呼多吸少，气不得续，动则喘息益甚，自汗神疲，声音低怯，舌淡苔白，脉沉弱。

（3）肾络阴虚　腰膝酸软而痛，眩晕耳鸣，形体消瘦，咽干舌燥，五心烦热，潮热盗汗，舌红少津，少苔或无苔，脉细数。

（4）肾络阳虚　腰膝酸软冷痛，形寒肢冷，神疲乏力，面色㿠白或黧黑，便泄稀溏，五更泄泻或小便频数，或身体浮肿，腰以下为甚，或心悸咳喘，小便短少，舌淡，苔白或白滑，脉沉无力。

分析：肾络失荣为肾中精气阴阳不足，肾络失于荣养的证候。肾精为肾中所藏精微物质的总称，主要生理作用在于生髓充骨填脑，肾精不足，以生长发育迟缓，生殖机能减退及成人早衰为主要临床表现。肾精所化之气即为肾气，肾络气虚，可见腰膝酸软、神疲乏力、耳鸣失聪，固摄无权则有小便频数而清、尿后余沥不尽、遗尿、夜尿频多，气不归元则有咳喘、呼多吸少、气不得续、动则喘息益甚等症。肾阴为人体阴液之本，对各脏腑组织器官起滋养、濡润作用，肾络阴虚滋润不足则见腰膝酸软而痛、眩晕耳鸣、形体消瘦、咽干舌燥，虚热内扰则见五心烦热、潮热盗汗等证。肾阳为人体阳气的根本，具有温煦机体、促进气化等作用，肾络阳虚，温煦失职则见腰膝酸软冷痛、形寒肢冷，气化无权，水液代谢障碍，则见身体浮肿、心悸咳喘、小便短少等症。

2. 肾络瘀阻 少尿甚则无尿，面目和（或）肢体浮肿，恶心呕吐，倦怠乏力，面色晦黯，或见突然尿少短涩，甚则尿闭，舌黯，脉细涩或细数。

分析：本证常在多种慢性肾脏疾病反复发作，迁移日久的基础上发生。由于脾肾功能亏损，三焦气化不足，水液输布代谢过程障碍，可见少尿或无尿，面目和（或）肢体浮肿；水湿浊毒蕴结体内，血运失畅，病久迁延，湿蕴不化，浊毒内积，毒泛胃肠则恶心呕吐；毒阻化机则气血乏源，而见倦怠乏力、面色晦黯；毒泛脏腑则引起多系统损伤，甚则危及生命。西医学的慢性肾功能衰竭常见上述病机变化。此外，各种因素引起的急性肾功能衰竭常表现为肾络瘀阻、瘀塞、绌急并存的病理变化，从而出现急性少尿或无尿，导致浊毒内存，邪犯五脏，出现急性多系统损伤的复杂变局。

3. 络息成积 少尿甚则无尿，面目和（或）肢体浮肿，可伴口渴喜饮，多食易饥，小便频数，视物模糊；或无痛性血尿，腰背部可触及肿块，固定不移，腰部或上腹部钝痛，伴发热，体重减轻，疲劳等；或腰背、胁部突然绞痛或钝痛，向下腹部、大腿内侧放射，伴血尿，尿痛；或老年人出现进行性排尿困难，甚则小便点滴不出。

分析：《难经·五十六难》记载肾之积，“名曰贲豚，发于少腹，上至心下，若豚状，或上或下无时，久不已，令人喘逆，骨痿少气”。多种原因可引起肾脏结聚成形的病理变化，如消渴日久，气阴两虚的基础上继发瘀血、水湿、浊毒等病理产物，闭阻肾络，引起络息成积的病变。肾阳衰惫，水液代谢失司而见少尿或无尿、面目肢体浮肿等症；或肾部癌瘤，腰背部可触及肿块，固定不移，伴无痛性血尿、腰部或上腹部钝痛；或体内湿热蕴结不散，煎熬而形成砂石留滞肾脏，可有腰痛、小腹痛、血尿等表现；或年老肾气亏虚，久病入络，瘀血痰浊阻滞前列腺，腺体增生而出现进行性排尿困难，甚则小便点滴不出。西医学之糖尿病肾病、肾癌、前列腺增生等疾病中均可见络息成积证候。

4. 肾络损伤 尿中带血，轻者尿色无明显异常但出现镜下血尿，重者尿液呈洗肉水样，甚至血红色。

分析：肾络损伤可因热邪灼伤肾络，或瘀血内阻络脉，血不循常道，或结石阻塞，血从小便而出，尿色因之而淡红、鲜红、红赤，甚或夹杂血块。感受湿热外邪，或恣食膏粱厚味，滋生湿热，灼伤肾络，可见小腹胀满而尿道热痛。热盛化火灼伤肾络则尿色红赤，伴心烦不寐、口舌生疮。瘀血内阻肾络，血不循常道而出则见尿色紫黯，常挟血块，兼见排尿不畅、刺痛、小便混浊。结石损伤肾络者多为镜下血尿，尿血与疼痛同时发生。此外，肾络气虚或阴虚也可引起血不循常道而导致尿血，可伴相应的证候表现。西医学之急慢性肾小球肾炎、肾肿瘤、肾结石等疾病中可见肾络损伤。

（六）脑络辨证

脑属奇恒之腑，居颅内，由髓汇聚而成，《灵枢·经脉》曰“人始生，先成精，精成而脑髓生，骨为干，脉为营，筋为刚，肉为墙，皮肤坚而毛发长……”，指出在生命初始的胚胎阶段，由来源于父母的先天之精聚集为脑髓，故《素问·五脏生成》说：“诸髓者，皆属于脑。”《灵枢·海论》亦说：“脑为髓之海。”精化为气，先天之精化生的真元之气，通过气络敷布于脑，发挥着高级神经中枢的功能，脑之脉络则渗灌血液，为气络的功能活动提供营养。对于脑的生理功能，《素问·脉要精微论》说“头者精明之府，头倾视深，精神将夺矣”，认为精神活动为脑所主；明代李时珍《本草纲目》则提出“脑为元神之府”，即是说人的精神活动与脑密切相关；清代王清任《医林改错·脑髓说》更明确提出“灵机记性，不在心在脑”，说明人的精神、感觉、运动等都为脑所主。脑主持着高级神经中枢功能，脑的病理变化则主要表现为上述功能活动失常。脑虽不属于五脏，但其在人体生命活动的重要性不亚于其他脏腑，西医学以脑死亡作为死亡的诊断标准也说明这一点，因此把脑络病变病机单列出来讨论。

1. 脑络失荣

（1）精虚　头晕耳鸣，头空痛，下肢痿软无力，舌红少苔，脉沉细无力。

（2）气虚　头晕耳鸣，神疲体倦，自汗少气，舌淡苔白，脉弱。

（3）血虚　头晕耳鸣，健忘，失眠多梦，舌淡，脉细弱。

分析：脑为髓之海，若体质素虚，年老肾衰，或久病伤肾，皆令肾精亏损，先天之精不足，不能生髓，脑髓空虚，髓海不足，则头晕耳鸣、下肢痿软无力，故《灵枢·海论》说：“髓海不足，则脑转耳鸣，胫酸眩冒，目无所见，懈怠安卧。”先天之精不足，真元之气亏虚，脑络失于充养则兼见神疲体倦、自汗少气等症。正如《灵枢·口问》所说：“上气不足，脑为之不满，耳为之苦鸣，头为之苦倾，目为之眩。”精亏不能化血，或久病耗伤阴血，血虚脑络失于濡养则兼见健忘失眠多梦等症。

2. 脑络瘀阻　头痛眩晕，记忆力减退，思维贫乏，语言减少，反应迟钝，情感淡漠，行动迟缓，四肢麻木，或伴不同程度痴呆。

分析：肾藏精，精化气，年老肾虚，阴阳多有不足，如《素问·阴阳应象大论》说：“年四十而阴气自半，起居衰矣。”唐代孙思邈《千金翼方·养老大例第三》亦说：“人年五十以下上，阳气日衰，损与日至。”元气不足，血运无力，每致气虚血瘀；阴液不足，血脉涩滞也易致脑之脉络不充、不畅；又加之年老脾胃虚弱，或恣食肥甘，痰脂内聚，阻滞络道，血行不畅，渐积成瘀。痰瘀互结，阻滞脑之脉络，气络失于血液濡养，脑神失用，视听动感等功能失常故见头痛眩晕、记忆力减退、语言减少、反应迟钝、情感淡漠、行动迟缓、痴呆等症。西医学之脑动脉硬化症、血管性痴呆、老年性痴呆等常见脑络瘀阻证。

3. 脑络绌急 发作性眩晕，偏身麻木，视物昏花，一过性半身不遂，语言謇涩。

分析：脑络绌急常因受寒或五志过极导致络脉拘急而发生。寒主收引，寒邪外袭易致络脉拘急，此即《素问·举痛论》所说："脉寒则缩蜷，缩蜷则脉绌急，绌急则外引小络，故卒然而痛。"若素来情志不遂，肝阳偏亢，亢极则化火生风，风阳内动，内风拘引也可引发络脉绌急。络脉绌急，气血一过性闭塞不通，脑之气络失于濡养，脑神失用则见眩晕、偏身麻木、视物昏花、一过性半身不遂、语言謇涩等症。脑络绌急常在脑络瘀阻的基础上发生，也可见于平素体健的正常人，临床常见发作期与缓解期交替出现。西医学之短暂性脑缺血发作与脑络绌急有关。

4. 脑络瘀塞 口眼歪斜，语言不利，手足重滞，甚则半身不遂。

分析：脑络瘀塞即脑之脉络的完全堵塞不通，气虚为其发病之本，清代王清任《医林改错》说："元气既虚，必不能达于血管，血管无气，必停留而瘀。"气虚运血无力，血瘀日久瘀阻脑络；气虚温煦无力，或肝肾阴虚，阴虚阳亢，阳亢化风，内风拘引致脑络绌急而使血流卒然不通，在此基础上致脑之脉络瘀塞不通。脑络瘀塞，脉络末端供血供气、津血互换、营养代谢功能丧失，脑之气络突然失于血气濡养而发生功能障碍，脑神经功能损害，表现出语言、思维及运动障碍，如口眼歪斜、语言不利、半身不遂等症；同时，由于脉络瘀塞不通，津血互换障碍，过多的组织液（津液）不能回流于脉络形成水湿之邪，停滞于局部造成水肿及颅内压升高；营养代谢活动障碍，局部组织的代谢废物如兴奋性神经毒、毒性氧自由基等瘀积成毒对脑之气络造成损伤。可见急性脑血管病变以脉络瘀塞开始，启动瘀、虚、毒、损的恶性病理链，导致脑之气络功能障碍及形体损害，造成脑血管病变的高致残率，恢复期较长且易遗留后遗症。西医学之缺血性脑血管病常见脑络瘀塞证。

5. 热毒滞络 高热稽留，神昏谵语，四肢抽搐，甚或角弓反张，牙关紧闭，伴有肌衄、便血、尿血，舌红绛，脉弦细数。

分析：温热、疫毒之邪上受犯肺，极易逆传心包，内入营血。感邪早期可有短暂卫分过程，但很快即传入气分，出现高热、烦渴等热炽气分见症。内传营血，极易化火、生痰、生风，表现为神昏谵语、四肢抽搐，甚或角弓反张、牙关紧闭等症状，正如叶天士《临证指南医案·温热》所说："吸入温邪，鼻通肺络，逆传心包络中。"中医学把高级中枢神经系统功能归为五脏所主，心主神明，故把神志症状称为"逆传心包络"，其病理实质主要为感染性疾病中高级中枢神经障碍即中医脑之气络病变引起的临床表现，主要见毒热引起的神昏谵语、四肢抽搐，甚或角弓反张、牙关紧闭等症，此即温邪、疫毒内传，化热生火，火热成毒，热毒滞络，脑之气络为毒热熏蒸引起功能障碍及形体损伤所致。此外热毒亦可滞留脉络，煎熬营血，引起弥漫性脉络内血液凝滞，亦可损伤脉络引起肌衄、尿血、便血等出血症状。西医学的流行性脑脊髓膜炎、流行性乙型脑炎、流行性出血热等疾病可见热毒滞络证。

6. 脑络损伤 卒然昏仆，不省人事，口眼歪斜，半身不遂，舌强不语。

分析：脑络损伤即脑之脉络破损出血，常见于气血运行逆乱，《素问·调经论》说"血之与气，并走于上则为大厥，厥则暴死，气反则生，气不反则死"，近代名医张锡纯认为《内经》此论当系西医学高血压引起的脑充血病，气不返则致脑出血而死。亦有因脑络瘀阻、绌急而致瘀塞，血行不循常道，脉络损伤而出血。脑之脉络损伤引起出血，“凡系离经之血，与荣养周身之血已睽绝不合……不能加于好血，而反阻新血之化机”（《血证论》），瘀阻压迫气络，阻滞气机，又可导致脑之气络失于濡养，络体损伤，功能障碍，脑神失用而表现出卒然昏仆、不省人事、口眼歪斜、半身不遂、舌强不语等症。因其起病急骤、变化迅速，与风善行数变的特征相似，故以中风名之。西医学之脑血管意外之脑出血、缺血性脑血管病继发出血，以及脑血管畸形破裂出血等可见脑络损伤证。

综上所述，体内脏腑阴络病变集中体现了所在脏腑功能失常。作为运行气血通道的经络是一个完整系统，络属五脏六腑、四肢百骸，阳络和阴络病变因其网络层次和空间位置的不同而呈现出不同的病理变化，但也相互影响，阳络病变日久可循经内入阴络，阴络病变亦可通过经络系统外现于体表，故元代朱丹溪《丹溪心法》说：“有诸内者形诸外。”从体表不同部位阳络形态与颜色的异常表现可判断脏腑阴络的病理变化（图5-4）。

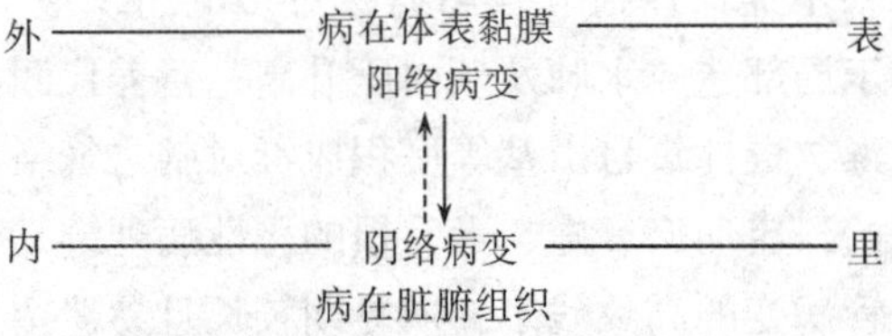

图 5-4　辨阴阳表里

四、辨寒热虚实

辨寒热是辨别络病性质的纲领。寒证与热证是疾病性质的主要体现，同时反映机体阴阳盛衰及其与病邪抗争状态，病邪有寒热之分，机体有阴阳盛衰之异，故辨络病之寒热，应对疾病的全部表现进行综合观察从而得出属寒证热证的整体概念，同时结合络病寒热不同的临床差异做出综合判断分析。一般而言，外界寒邪侵袭或过服生冷寒凉所致，起病急骤，体质壮实，符合寒证、实证特点者为阴盛则寒的实寒证，常见恶寒、腹冷、脉紧；寒侵络脉，寒凝气滞引起络脉绌急或络气郁滞不通，则见卒然而痛，络脉色青或黑、扭曲变形，或呈团块壅滞于局部。内伤久病，素禀体虚，阳气耗损而阴寒内生，发为阳虚生内寒的虚寒证，常见畏寒肢冷、四肢不温、口淡不渴、小便清长、大便稀溏、舌淡、脉沉弱无力；阳虚不能温煦络脉，则隐隐作痛，络脉色淡紫或苍白。火热阳邪侵袭，或过服辛辣温热之品，或体内阳热之气亢盛，病势重，形体壮实，符合热证、实证特点为阳盛则热的实热证，可见发热、恶热、喜凉、口渴欲饮、烦躁不宁、尿黄、便结、舌红、苔黄、脉滑数；络脉色赤、充盈、扩张、伸展或沿血脉循行扩散，若见络脉青紫、充盈、伸展，向四周延伸，则是热毒郁滞的表现。素体阴虚，内伤久病，耗伤阴津，发为阴虚生内热的虚热证，可见口渴不饮、五心烦热、盗汗、舌红少苔、脉细数，络脉色红、络体细小（图5-5）。

虚实是辨别邪正盛衰的纲领，主要反映病变过程中人体正气的强弱和致病邪气的盛衰，《素问·通评虚实论》说："邪气盛则实，精气夺则虚。"明代张景岳《景岳全书·传忠录》亦说："虚实者，有余不足也……实，言邪气实；虚，言正气虚。"所谓辨虚实，即通过分析临床表现，辨别络病邪正之盛衰。《灵枢·经脉》谓"凡此十五络者，实则必见，虚则必下"，"凡诊络脉……其青短者，少气也"。说明据络脉的充盈及长短即可辨别证候的虚实。络脉主运气血，络脉的充盈与否由其中的气血多少来决定，气血充足则络脉充满，气血不足则络脉空虚下陷而短小。故临床见络脉充盈、扩张、延长、高出皮肤、色紫或赤者多为实证；见络脉塌陷、短小、色泽苍白或呈青色者，多为虚证（图5-6）。

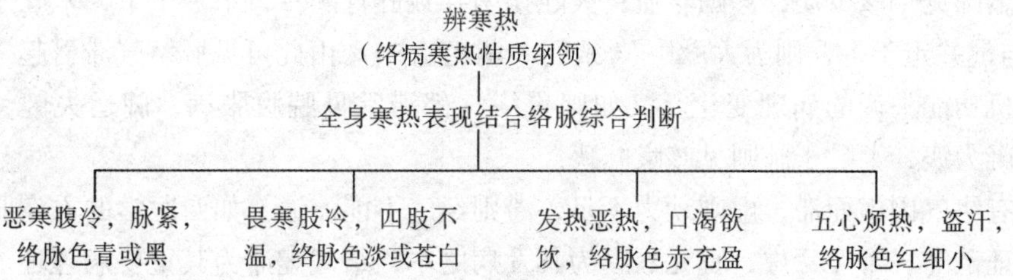

图5-5 辨络病寒热

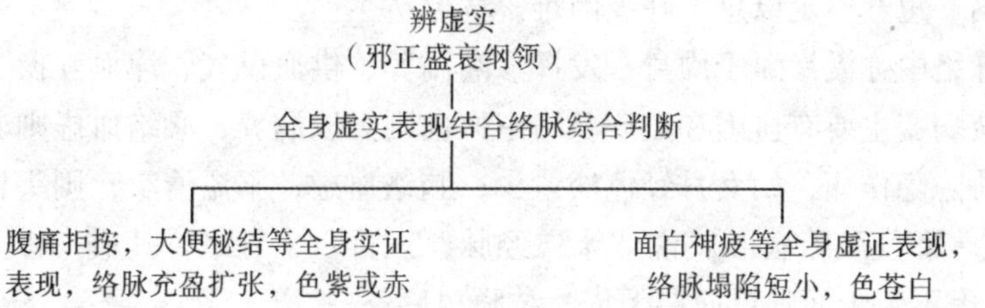

图5-6 辨络病虚实

五、辨气病血病

人体经络系统据其功能分为以运行经气为主的经气环流系统和以运行血液为主的心脉血液循环系统，由前者支横别出形成的络脉称为经络之络或气络，由后者逐级细分的网络系统称为脉络之络或血络，即遍布全身的络脉由运行经气为主的气络和运行血液为主的脉络两大部分组成，两者相互配合共同发挥着"气主煦之，血主濡之"（《难经·二十二难》）的生理功能。络病意味着络脉运行经气和运行血液的功能障碍，以及在络脉运行的气与血不能发挥其正常的功能，因此络病辨证应注意辨识气络病变或脉络病变，以便更有针对性地制定治疗方药。

气络病变意味着经气在气络中的运行失常，表现为络中经气温煦充养、防御卫护、信息传导、调节控制的功能发生障碍。络中气虚不能布散于周身，温煦充养、防御卫护功能不足，则自汗恶风、畏寒肢冷；宗气不足，声低气怯，甚则大气下陷，气短不足以息，或努力呼吸，有似乎喘，或气息将停，危在顷刻，近代名医张锡纯发明大气下陷之理，并以升陷汤著称于世；真元之气亏虚，生命活动的根本动力不足，脏腑功能衰退，若真元之气不能荣于脑之气络，则脑转耳鸣、神昏健忘、思维迟钝，如《灵枢·口问》说“上气不足，脑为之不满，耳为之苦鸣，头为之苦倾，目为之眩”；若心络气虚，可见心悸气短、自汗懒言、舌淡脉虚；肺络气虚，则有声低息微、咳声无力、动则更甚；脾胃络气不足，中焦运化失职，可见腹满纳少、肢体困倦，或见胃脘隐隐作痛，如清代叶天士《临证指南医案·胃脘痛》所云“初病气伤……络虚则痛”。

络气郁滞主要表现为气机的升降出入运动失常，气的信息传导、调节控制机能障碍，脏腑之间的协调紊乱。如肝络气滞则两胁苦满，气郁化火则咽干口苦；肝火上炎，木火刑金则见干咳少痰，甚则咳血；火旺伤阴导致肝肾阴亏，水亏于下，木旺于上，则“血之与气并走于上，则为大厥”（《素问·调经论》）。由此可见肝络气滞引起一系列的脏腑气机功能失调的病理变化。又如脾胃络气郁滞常见脘腹胀满，脾运失健，气不布津，津凝为痰，上贮于肺则见咳嗽吐痰。

又有络气因虚而滞，虚则动力不足，滞则经气不能流通。如西医学的重症肌无力属中医痿证范畴，奇经亏虚，真元颓废为其发病之本，络气虚滞为其重要病理环节。由于奇阳及真元之气的亏虚导致气机运行的根本动力减退，络中气虚运行无力，因虚而滞，信息传导功能障碍，颇类西医学之乙酰胆碱传递障碍，故见全身肌力下降、眼睑下垂，甚则宗气下陷、短气不足以息、呼吸困难，危象丛生。

血液在脉络中弥漫渗灌于周身，发挥渗灌濡养、供血供气、津血互换、营养代谢功能，脉络血液病变主要有血虚和血瘀。络中血虚则无以濡养，心络血虚则心悸怔忡；肝络血虚则两胁隐隐作痛，妇女月经色淡量少；脑络血虚，不濡清空，则头昏健忘、视物昏花。《灵枢·邪气脏腑病形》说“十二经脉，三百六十五络，其血气皆上于面而走空窍”，络中血虚不荣于面常见面白无华、结膜口唇苍白。

血瘀日久入络导致络脉瘀阻，瘀阻脏腑部位不同，临床表现各异。心络瘀阻则为胸闷胸痛、口唇青紫；肝络瘀阻则为癥积胁痛；肾络瘀阻则气化失司，小便不利，甚则发为水肿；肺络瘀阻咳逆倚息不得卧，面色黧黑；胃络瘀阻则为胃脘刺痛；脑络瘀阻则神昏健忘，甚则脑络瘀塞发为中风。血瘀脉络使津血互换功能发生障碍，过多的津液不能进入脉络，停留于组织间成为水湿之邪发为水肿，故清代唐容川《血证论》说：“瘀血化水，亦发水肿。”外感重症中脉络瘀阻常有毒热袭入血络，煎熬津血，导致弥漫性脉管内凝血而引起多脏器损伤。此外，内外各种因素损伤络脉，或血瘀阻络血液不循常道而为各种出血。

中医认为气血相关，可分而不可离，血中有气、气中有血，气为血之帅、血为气之母，亦即气的温煦充养、信息传导、调节控制功能对脉络血液的正常运行起到主导作用，而血液在脉络中正常弥散又为气发挥功能提供物质基础。气病及血，气虚不能生血可致络脉血虚，运血无力可致血瘀脉络，气滞则血行滞涩久瘀入络。从西医学角度，气对血液的影响主要反映在神经、内分泌功能对血液生成及运行的影响，结合中医气对血液运行的影响，包括以下作用：心气推运血液运行即心脏收缩泵血功能；宗气“贯心脉以行呼吸”，将自然界中的清新之气（氧气）输布于血液中的作用；卫行脉外，慓疾滑利，与营血相偕而行，即广泛分布于微小血管外神经周丛等对局部血流的调节作用；运行在脉中的营气“和调于五脏”的调节作用亦即在血液运行的内分泌物质。

因此络病辨气病血病，不仅应辨别是以气络为主的病变还是以脉络血液为主的病变及其特征，还应辨别气血的相互影响特别是气对血液运行的影响，并结合现代科技更深刻认识气血病变的实质（图 5-7）。

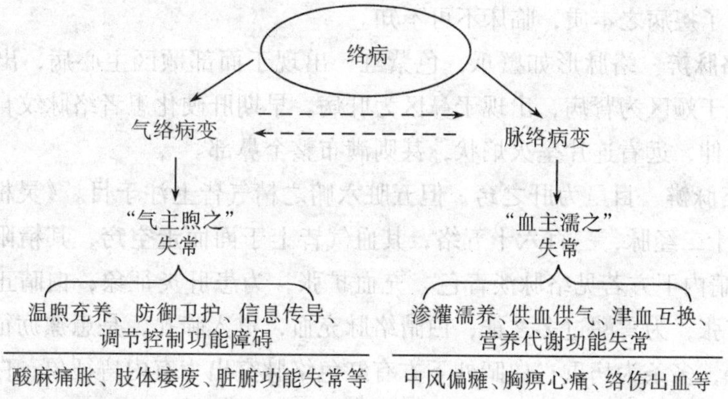

图 5-7　辨气病血病

六、辨络形络色

辨络形络色，就是辨别络脉的形态和颜色，以确定络病的发病因素、病理性质、病变部位、病机类型，判断疾病的预后，为临床制定治法药物提供依据。阳络为布散于肌表黏膜部位的络脉，寒热虚实病变引起的形态及颜色的改变显而可见，阴络病变虽在体内脏腑，但经络作为运行气血的通道是一个完整系统，阳络和阴络病变虽因其网络层次和空间位置的不同而呈现出不同的病理变化，但也相互影响。阳络病变日久可循经内入阴络，阴络病变亦可通过经络系统外现于体表阳络。从体表不同部位阳络形态及颜色的异常表现可以判断脏腑阴络的病理变化，各种原因引起的脏腑阴络瘀阻时，常有体表络脉的形态改变，或呈团块状壅滞于局部，或扭曲如蚯蚓状，或血络局部出现结节样变化，如高血压等疾病状态下，耳根、耳背部可有血络充盈、扩张之象，肝硬化时面部、颈、肩背等部位血络向四周扩散呈蜘蛛状。临床可通过体表不同部位阳络的异常改变，以表测里，推断内在脏腑阴络的病理变化。

辨形态是通过辨别络脉的形状以认识疾病的方法。一般情况下，络脉短小、塌陷，属虚；充盈、饱满、增宽，属实；扭曲如蚯蚓状，或呈团块壅滞于局部，属寒凝气滞；扩张、伸展或沿络脉循行扩散，属热。

早在《内经》时代就发现络脉颜色的变化与疾病有着密切的关系。《内经》首先对络脉的正常颜色进行了论述，《素问·经络论》说："阴络之色应其经，阳络之色变无常，随四时而行也，寒多则凝泣，凝泣则青黑；热多则淖泽，淖泽则黄赤，此皆常色，谓之无病。"与常色相悖的都是病理现象，如《灵枢·经脉》云："凡诊络脉，脉色青则寒且痛；赤则有热，其暴黑者，留久痹也；其有赤有黑有青者，寒热气也；其青短者，少气也。"《灵枢·论疾诊尺》谓："诊血脉者，多赤多热，多青多痛，多黑为久痹。"《素问·至真要大论》也说："少阳之复，大热将至……嗌络焦槁。"《内经》所论为后世的络脉辨证奠定了基础。通常情况下，络病色赤多属热证，色青或黑属寒证，色黄为湿、为虚。

络脉之辨形辨色，不但需要二者互参，而且要和辨部位、辨脏腑紧密结合，才能通过络脉辨证明了疾病之本质，临床不可不知。

1. 面部络脉辨 络脉形如蟹爪，色紫红，出现于面部颞区主心病，出现于颧区则为肺病，出现于颊区为肾病，出现于鼻区为肝病。早期肝硬化患者络脉纹自鼻孔外侧向眉心或鼻部延伸，远看连片呈火焰状，甚则满布整个鼻部。

2. 白睛络脉辨 目虽为肝之窍，但五脏六腑之精气皆上注于目。《灵枢·邪气脏腑病形》谓："十二经脉，三百六十五络，其血气皆上于面而走空窍，其精阳气上走于目而为睛。"白睛内下方若见络脉淡青色、充血扩张，为患肝炎征象；白睛正下方络脉红黑色、充血扩张，为胃酸过多之征；白睛络脉充血，贯入瞳孔，是患瘰疬征象；一条红色络脉为病轻，多条为病重；白睛外下方有红色络脉突出为有内痔征象；白睛络脉上端和边缘有浅紫色、云絮状斑块，为肠道有钩虫，斑块大则钩虫感染程度重，斑块小则感染程度轻。

白睛浮起青紫或红色络脉，在其末端现圆形、紫黑色的瘀血点，表示有外伤。该络脉出现在瞳孔水平以上的，疾病在胸胁，以下则伤在背部；出现在左眼伤在左侧，在右眼伤在右侧；若该瘀血点呈淡黑色，散而不聚，伤在气分；黑而沉着，伤在血分；色中黑而周围淡者，为气血两伤；络脉弯曲，或如螺旋状者，必有疼痛。

3. 耳后络脉辨 《灵枢·邪气脏腑病形》说："十二经脉，三百六十五络……其别气走于耳而为听。"《灵枢·口问》也谓："耳者宗脉之所聚也。"耳后络脉的变化可以诊断多种疾病。有人将耳分为4个区：上部为胃经分布区，上、中部（耳枝凹陷处上沿）为肺经分布区，中部（凹陷处）为肾经分布区，最下部与凸突部为肝、心二经分布区。

在胃经分布区出现青色、黑色络脉，呈直条状，多属胃寒证；出现青色、夹赤色分支者，多属胃热；出现紫红色，如马尾状丛生状者，多属热甚之溃疡病。

在肺经分布区出现青色直条者，多为支气管炎寒证；青色有鲜红分支者，多为肺炎热证；紫色如乱麻状者，多为肺结核。

在肾经分布区男性出现青色直条者，多属肾亏；女性出现青色直条状者，多属寒证；色赤红呈乱生者，多属热证；络脉粗且通发际者，多为经闭；老年女性出现青色者，系经水未尽或白带过多；赤色并有分支者，多为漏证或带下；赤色丛生者为崩证。

在肝、心二经分布区出现青色络脉，为肝郁气滞；赤红色者为心、肝阳亢；青暗而有红色丛生者，多见于肝硬化或心脏病。

4. 山根络脉辨 山根即印堂之下，两眼之间，《东医宝鉴》曰："印堂之下曰山根，即两眼之间。"山根络脉呈现横"一"字形，为消化系统疾病，如消化不良、肠炎等；山根络脉色黄，为脾胃病变；色青为风、寒、痛，常见于肝阳妄动，或心肝火盛，或久病中气虚衰。山根络脉呈现竖"1"字型，大多为呼吸系统疾病，如支气管炎、支气管哮喘等；色红提示心肺有热。

5. 舌下络脉辨 舌下络脉细而短，色淡红，周围小络脉不明显，舌色和舌下黏膜色偏淡者，多属气虚；舌下络脉青紫，脉形粗长怒张或细短紧束，属气滞血瘀或挟痰瘀阻；舌下络脉淡紫或蓝色，形状粗长怒张或细短紧束，属寒凝或阳虚不运、气虚血滞之证；若络脉紫红色而形状如上，为热壅血瘀或湿阻热瘀之象；舌下络脉淡红或浅蓝色，脉形细小而短，是气血虚弱，阴阳两虚，或夹瘀滞。

6. 鱼际络脉辨 此法主要指辨双手大鱼际的表浅络脉。如《灵枢·经脉》说："胃中寒，手鱼之络多青矣；胃中有热，鱼际络赤；其暴黑者，留久痹也；其有赤、有黑、有青者，寒热气也；其青短者，少气也。"一般而言，鱼际络脉色青，多属寒、属痛，是因寒血脉凝涩，或因痛络脉郁滞不通的表现；络脉色赤，多属里热证，因热络脉扩张，气血充盈所致；络脉色黑，多属血络瘀闭，或痹病日久，属病较重；若在大小鱼际部位浮现朵朵紫红色斑，按则色减，称朱砂掌（即肝掌），多为肝硬化的表现。

7. 食指络脉辨 这是观察食指掌侧前缘浅表络脉的形色变化来诊察疾病的方法，主要适用于3岁以下的儿童。

指纹鲜红，属外感表证；指纹紫红，为里热证；指纹青色，主疼痛、惊风；指纹紫黑，为络脉瘀闭，病属危重；指纹淡白，属脾虚疳积。

指纹增粗，分支显见者，多属实证、热证；指纹变细，分支不显著，多属虚证、寒证。

病儿指纹显于风关，为邪气入络，邪浅病轻；达于气关，其色较深，是邪气入经，邪深病重；达于命关，其色更深，是邪入脏腑，病情严重；指纹直达指端，其色紫黑，为病情凶险，预后不良。

8. 指甲络脉辨 一般而言，色淡白者，多属血虚或气血双亏；色苍白者，多属阳虚有寒；明显发黄者，多属黄疸病；色深红者，多属里热证；色青紫者，多属络脉瘀闭，为病重；压迫指甲使之变白，放开后血色恢复慢者，多属气血瘀滞，或血虚。妇女停经，按压其拇指指甲，呈红活鲜润为孕征；黯滞为月经病；在两手中指、无名指的两侧指脉呈放射状波动的，也为怀孕征象。

辨络形络色是络病辨证的特色内容，西医学微循环检测如甲皱微循环、口唇微循环检测等即属辨别体表阳络的方法。随着现代实验诊断技术广泛进入中医临床并成为四诊手段的延伸，借助内窥镜、影像学、病理学等技术可以诊察脏腑阴络形态与颜色的异常改变，扩大了络形络色的诊察内容（图 5-8）。

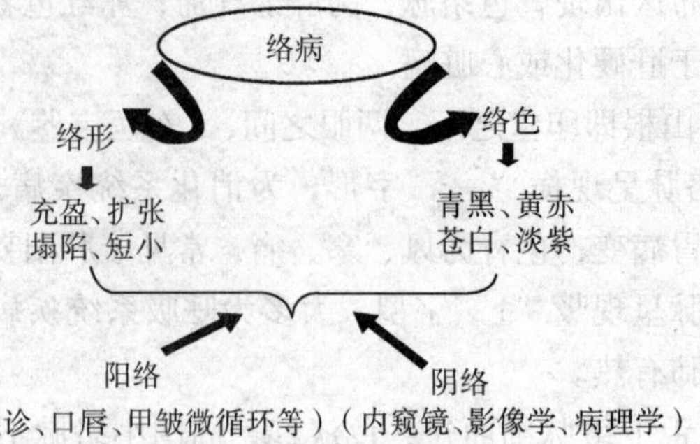

图 5-8　辨络形络色

中篇 络病治疗与方药

第六章 络病治疗

第一节 络病治疗原则——络以通为用

络脉通畅无滞、气血流行正常是络脉系统维持人体正常生命活动的基础。由于络脉支横别出、逐级细分、络体细窄、网状分布的结构特点决定的气血流缓、面性弥散的气血运行特性，导致各种内外病因伤及络脉而导致络病时病机特点为易滞易瘀、易入难出、易积成形，出现络气郁滞（或虚滞）、络脉瘀阻、络脉绌急、络脉瘀塞等病机变化，而其病理实质则为“不通”。中医学补偏救弊、调整阴阳等所有治疗的最终目的是恢复机体的正常生理状态，正如《内经》所言“谨守病机，各司其属……必先五脏，疏其血气，令其调达，而致和平”。络脉是气血运行的通路，络病治疗的根本目的在于保持络脉通畅，故“络以通为用”的治疗原则正是针对络脉生理特点及络病的病理实质而提出的。

实际上，从《内经》到清代叶天士络病治疗均体现了“通”的特点。《素问·三部九候论》指出“经病者治其经，孙络病者治其孙络血，血病身有痛者治其经络。其病者在奇邪，奇邪之脉则缪刺之，留瘦不移，节而刺之。上实下虚，切而从之，索其结络脉，刺其出血，以见通之”，明确提出刺络治疗的目的在于通络脉。东汉张仲景《金匮要略·脏腑经络先后病脉证》提出“五脏元真通畅，人即安和”，并创制旋覆花汤散结通络治疗肝着，大黄蛰虫丸治疗虚劳，鳖甲煎丸治疗疟母，实开通络方药治疗络病之先河。迨至清代叶天士演绎推广“通”法之义，提出“凡病宜通”的治疗思想，发展了张仲景通络治法方药，其通络之法，多以辛味为主，提出“络以辛为泄”的观点，形成辛温通络、辛香通络、辛润通络等治法，正如《临证指南医案》所载“用苦辛和芳香，以通络脉”，“瘕聚每因脉络不通……治宜辛香通络宣畅气血”。对久病久痛络脉瘀阻诸证，叶天士则推崇张仲景虫药通络之治，指出虫药“飞者升，走者降，灵动迅速”，功专“追拔沉混气血之邪”“搜剔络中混处之邪”，使虫类通络治疗成为络病治疗的一个显著特色。即便对络虚诸证，叶天士亦认为“至虚之处，便是容邪之处”，主张“大凡络虚，通补最宜”，其用“辛甘温补，佐以流行脉络”。可见，从《内经》、张仲景到叶天士，络病治疗都突出一个“通”字。

由于络病的发病因素、病机类型及临床表现各异，虽“络以通为用”的治则普遍适用于络病治疗，但通络之治法却各有不同，正如高士宗《医学真传》所云：“通络之法各有不同，调气以和血，调血以和气，通也；下逆者使之上行，中结者使之旁达，亦通也；虚者助之使通，无非通之之法也。”祛除导致络病的各种因素以利络脉通畅，针对各种致病因素引起的络病采取通络药物疏通络脉，针对络脉病变引起的继发性病理改变采取有效治疗方药，皆可调整络病病理状态，有利于络脉运行气血的功能恢复，达到“通”之目的。络病成因不同，外有六淫、温疫之邪，内有痰湿阻滞、血瘀阻络、五志过极、气机郁滞或虚气留滞、久病久痛入络，故有理气、益气、祛风、散寒、化痰、利湿、解毒等络病审因论治的方法，及时祛除络病病因即可达到通畅络脉的目的。在祛除病因的同时采用直接通络治法药物如辛味通络、虫药通络、藤药通络、荣养络脉等常会使络病治疗临床疗效更为明显，这些药物是从张仲景到叶天士通络治疗的宝贵经验总结，对络脉具有直接的疏通作用，故通常所说的通络药物常为这一类药物。络病作为继发性致病因素也会引起脏腑及骨、筋、肉、皮等组织的继发性病理改变，因此在祛因通络、直接通络的同时应配合修复继发性病理改变的治疗药物。络病作为各种致病因素引起的病机状态，处于发生发展的不同病理阶段，临床表现出不同的证候类型，如络气郁滞（或虚滞）、络脉瘀阻、络脉绌急、络脉瘀塞、热毒滞络、络息成积、络脉损伤、络虚不荣，临床应综合考虑不同证型的发病因素、病程阶段、病机类型，把祛除病因、直接通络、修复继发性病理改变治疗有机结合。

第二节　通络治疗用药特点

通络治疗用药是指清代叶天士等医家总结归纳出的具有直接通络治疗效果的药物，包括辛味通络、虫类通络、藤类通络及络虚通补类药物，是前人通络治疗长期经验的总结。特别是叶天士对直接通络药物的功能特点做了较为深入的阐述，如其所言“络以辛为泄”“酸苦甘腻不能入络”，指出了以药品五味分类而言辛味药对疏通络脉具有重要作用。叶天士对虫类药的通络作用也极为推崇，说“考张仲景于劳伤血痹诸法，其通络方法，每取虫蚁迅速飞走诸灵，俾飞者升，走者降，血无凝着，气可宣通，与攻积除坚，徒入脏腑者有间”，指出了虫类药物对络病治疗的独特价值。同时叶天士倡用“络虚通补”治法，提出“大凡络虚，通补最宜”之说。血肉有情之品通灵含秀，能培植人身之生气，是叶天士络虚通补治疗的常用药物。以藤类入络则是根据取类比象的思维方法确定的，因藤类缠绕蔓延、纵横交错、形如络脉，故用于络病治疗。这些通络药物应用的宝贵经验对络病治疗具有重要的学术价值，借助现代实验科学技术手段深入探讨其通络治疗的作用机制，阐明其科学内涵，对揭示络病的本质并提高治疗效果具有重要的理论及临床意义。同时也应当看到，这些通络药物的总结还处于较为原始的阶段，这可能与络脉及络病理论体系尚未能完整建立有直接的关系，同时从药物分类上也存在着不按同一标准分类的有悖逻辑现象。本节主要就直接通络药物应用做一分析。

一、辛味通络

辛味药辛香走窜，能散能行，行气通络，《素问·脏气法时论》说：“辛以润之，开腠理，致津液，通气也。”辛味药为叶天士治疗络病常用药，正如其所云“络以辛为泄”，“攻坚垒，佐以辛香，是络病大旨”，其络病治疗常以辛味为主，或佐以辛味药。邪结络中隐曲之处，一般补益活血药不能入络，而辛药走窜，无处不到，不但可以走窜通络，还可引其他药物达于络中以发挥作用，又能透达络邪使之外出，如陈士铎《本草新编》言麝香“借其香窜之气，以引入经络，开其所闭之关也”，张山雷《本草正义》云“细辛味辛性温……又根亥盈百，极细且长，则旁达百骸，无微不至，内之宣经络而疏通百节，外之行孔窍而直透肌肤”。故络气郁闭，络脉失畅，常用辛香通络之降香、麝香、檀香、薤白、乳香、冰片等；若络气郁滞，寒凝脉络常用辛温通络药桂枝、细辛等；若络气郁滞，渐致络瘀可用辛润通络药当归尾、桃仁等。

二、虫药通络

虫类通络药性善走窜，剔邪搜络，是中医治疗络病功能独特的一类药物。络病之初，络气郁闭，辛香草木之品疏畅络气奏效尚速，而久病久痛久瘀入络，凝痰败瘀混处络中，非草木药物之攻逐可以奏效，虫类通络药则独擅良能。东汉张仲景《伤寒杂病论》首倡虫药通络，其大黄䗪虫丸治“五劳虚极羸瘦，腹满不能食……经络营卫气伤，内有干血，肌肤甲错”，方中集中应用了虻虫、水蛭、蛴螬、䗪虫多种虫类药化瘀通络，祛瘀生新。鳖甲煎丸治疗疟疾日久不愈，“结为癥瘕，名曰疟母”，于益气清热、理气通腑、祛痰散结中配用䗪虫、蜂窝、鼠妇、蜣螂等虫类药搜剔络瘀，从而开虫类药治疗络病之先河。清代吴鞠通说：“以食血之虫，飞者走络中气血，走者走络中血分，可谓无微不入，无坚不破。”清代叶天士对张仲景治络病用虫药进行了高度评价，“考张仲景于劳伤血痹诸法，其通络方法，每取虫蚁迅速飞走诸灵，俾飞者升，走者降，血无凝着，气可宣通，与攻积除坚，徒入脏腑者有间”，指出虫类药搜剔疏拔，有“追拔沉混气血之邪”的独特疗效，并将虫类药物广泛应用于疼痛、中风、痹证、癥积等病证治疗。

从功能特性区分，虫类通络药物基本分为两大类：一类为化瘀通络药，主要适用于久病久痛络脉瘀阻、闷痛刺痛、部位固定，或结为癥积，或风湿痹痛，或中风偏枯，或虚劳干血、肌肤甲错，常用药物有水蛭、土鳖虫（䗪虫）、虻虫、鼠妇、蛴螬等；一类为搜风通络药，主要用于络脉绌急，卒然不通而痛，或一过性头晕肢麻、言语謇涩，或肢端遇寒青紫麻木疼痛，常用药物有全蝎、蜈蚣、地龙、蝉蜕、露蜂房、乌梢蛇、白花蛇等。

三、藤药通络

取类比象是中医临床用药的常用原则，藤类缠绕蔓延，犹如网络，纵横交错，无所不至，其形如络脉，对于久病不愈、邪气入络者，可以藤类药物通络散结，正如《本草便读》所说："凡藤类之属，皆可通经入络。"常用藤类药物有雷公藤、络石藤、忍冬藤、青风藤、鸡血藤等。

藤类药物常用于风湿痹证邪入络脉所致疼痛、麻木、关节屈伸不利等症，如雷公藤用于久病久痛不愈，对邪入于络之结缔组织病的治疗具有良好疗效，《福建药物志》谓其"祛风活络，破瘀镇痛"，《中药药理与应用》云其"能祛风除湿，消肿止痛，通经活络"。急性风湿性关节炎见关节红肿热痛者可用忍冬藤、青风藤，《药性切用》谓忍冬藤为"清经活络良药，痹证兼热者宜之"。络石藤抗风湿、蠲痹证、通络脉而有强利筋骨作用，长于治风湿痹证，肌肉酸痛伴有四肢拘挛、屈伸不利者，《本草汇言》言其"能使血脉流畅，经络调达，筋骨强利"，张山雷《本草正义》也指其"功能通经络……通达肢节"。

血虚络脉失于荣养，络中气血涩滞不畅，所致肢体麻木、痿软无力、腰膝酸痛、中风偏枯等用鸡血藤补血虚、行血滞、通络脉，《本草正义》亦言其"统治百病，能生血、和血、补血、破血，又能通七窍、走五脏、宣筋络"，《广西本草汇编》称其"活血补血，通经活络"，为络瘀且血虚者常用之药。

四、络虚通补

络脉为气血汇聚之处，《灵枢·卫气失常》云："血气之输，输于诸络。"络病日久，营卫失常，气血阴阳不足，气虚不能充养，阳虚络失温运，血衰不能滋荣，阴虚络道涩滞，络脉失于荣养，阳气精血不能温煦渗灌脏腑组织，临床常见肢体麻木、痿软无力、神疲困顿等症，虚而留滞亦可见胃脘隐隐作痛、腰膝酸痛无力。《素问·阴阳应象大论》说："形不足者，温之以气，精不足者，补之以味。"清代叶天士《临证指南医案》说："大凡络虚，通补最宜。"常用益气补血、养阴填精、荣养络脉之品，以补药之体作通药之用，或适当配伍通络祛滞之品。益气药常用人参，取其能大补元气，气旺而行；鹿茸温理奇阳，温通督脉，元气旺盛，奇阳充沛，自可流经充络。阴血涩少，络道失荣，常用麦冬滋阴生津，当归养血活血、滋荣络脉。此外，络失荣养，日久不复，叶天士常用血肉有情之品滋填络道，常用药物如鹿角胶、紫河车、猪羊脊髓、牛胫骨髓等，大概血肉有情之物通灵含秀，以髓填髓，以脏补脏，阳气生发之物以壮阳气，至阴聚秀之物以滋阴精，滋填络道，独擅其能，正如叶天士所说："余以柔济阳药，通奇经不滞，且血肉有情，栽培身内之精血，但王道无近功，多用自有益。"

第三节 络病辨证论治

络病辨证论治是针对络病发生发展过程中某一阶段病机变化所表现出的证候特点而进行的辨证治疗，络病八种基本病机变化临床表现为八种证候特征，反映了络病某一病程阶段的综合病理改变，包括引起该证候的致病因素、络脉病变的病理特征和临床特点及该类型络病病理改变继发性致病作用引起的临床表现。针对某一证候的治法及用药是综合考虑上述因素而制定的，包括了祛除病因、直接通络、修复络病继发性致病作用引起的病理损害等。络病辨证治疗旨在通过调整该阶段的病理损害改善临床症状，打破络病连续发展的恶性病理链。同时由于络病病机类型的交叉性，使络病的临床表现更为复杂，也给辨证论治带来了困难，临床应注意不同证候治疗用药的灵活配伍应用，提高出现络病证候的现代难治性疾病的治疗效果。

一、络气郁滞

证候：胸胁、脘腹、肢体等处的胀闷或疼痛，疼痛性质为胀痛、窜痛、攻痛，部位不固定，症状时轻时重，按之无形，痛胀常随嗳气、肠鸣、矢气等减轻，或症状随情绪变化而增减，情志抑郁或烦躁易怒，舌淡苔薄白，脉弦。

治法：辛香流气，疏畅络脉。

基础方：旋覆花、降香、制乳香、郁金。

加减：若肝络气滞，胸胁胀痛者，加柴胡、香附、川楝子舒肝行气；心络气滞，胸中窒闷者，加桂枝、薤白；肺络气滞，咳痰胸闷者，加桔梗、杏仁、苏梗；脾（胃）络气滞，脘腹胀满者，加厚朴、木香。

二、络脉瘀阻

证候：胸胁、脘腹、肢体疼痛，痛如针刺、固定不移、拒按、昼轻夜重，皮下紫斑，肌肤甲错，或肢体酸麻痛胀，甚则痿软无力，或见关节肿痛，或见有形癥积，或见水肿、鼓胀、腹壁青筋显露、皮肤出现丝状红缕，或见出血、血色紫黯、舌下青筋，舌紫黯或有瘀点瘀斑，脉细涩或结代。

治法：化瘀通络。

基础方：水蛭、土鳖虫、当归尾、桃仁、降香。

加减：疼痛兼有胀满等络气郁滞者，加乳香；伴身倦乏力、少气懒言等络气亏虚者，加人参、黄芪；若兼见出血，加三七粉、血余炭；兼见肢体浮肿者，加泽兰、车前子；兼见癥积者，加三棱、莪术。

三、络脉绌急

证候：气络绌急常见高热痉厥，角弓反张，肢体强直抽搐，或癫痫抽搐，口吐涎沫，也可见于肺之气道绌急，喉中哮鸣有声，或胃肠痉挛，脘腹疼痛突然发作。脉络绌急常见胸闷心痛突然发作，或头晕头痛，一过性失语，半身麻木，或四肢末端皮色苍白，青紫甚则紫绀，伴局部冷、麻、针刺样疼痛，常因气候变冷或情绪激动而引起，休息后可自行缓解，舌质或淡或红或黯紫，苔薄白或黄腻，脉沉细或沉涩。

治法：搜风通络，解痉缓急。

基础方：全蝎、蜈蚣、白芍、甘草。

加减：若高热痉厥者，加羚羊角、钩藤、生石膏，伴神昏谵语者合用安宫牛黄丸；若遇寒哮喘发作，加干姜、细辛、五味子、麻黄，热哮合麻杏石甘汤加地龙；若遇寒胃脘疼痛突然发作，加高良姜、香附、吴茱萸；若心络绌急而致胸闷胸痛者，加桂枝、薤白，合用通心络；若脑络绌急卒然头晕发作，或伴一过性失语、半身麻木者，加葛根、天麻、僵蚕、鸡血藤，合用通心络；若四末遇寒苍白、青紫甚或紫绀者，加桂枝、炮附子、乌梢蛇，通心络亦有良效。

四、络脉瘀塞

证候：气络瘀塞常见肢体痿软无力或痿废不用，甚则呼吸欲绝，危象毕现，或下肢截瘫，痛温觉消失，二便失司，或心之气络瘀塞而致心气阻绝，脉若屋漏，常见于严重心律失常的Ⅲ度房室传导阻滞。心之脉络瘀塞常见胸闷疼痛突然发作剧烈，牵引肩背，伴汗出肢冷，手足青至节，甚至晕厥；脑络瘀塞常见卒然仆倒，半身不遂，语言謇涩；肺络瘀塞可突然出现胸痛气急，咳血；四末脉络瘀塞可见剧痛，青紫；消渴病日久，眼底络脉闭塞出现视力下降，甚至失明等；肾络瘀塞可见周身浮肿，尿少，甚至无尿等；四肢脉络闭塞而致气络经气运行不畅者可见麻木胀痛，重者可致痿软无力。

治法：搜剔疏拔，益气通络。

基础方：人参、水蛭、蜈蚣、降香。

加减：气络瘀塞见肢体痿软无力或痿废不用者，加用黄芪、鹿茸、淫羊藿、麻黄等通补络脉。呼吸欲绝，脉如屋漏等危重证候应中西医结合抢救。

中风偏瘫若见半身不遂、肢软无力、少气懒言、头晕自汗、舌质淡紫或有瘀点瘀斑、脉弦细涩，属气虚血瘀者，加党参、黄芪、川芎、地龙；若兼见肝肾阴亏，舌红口干、头晕胀痛者，加龟板、生地黄、首乌、天麻、石决明；若兼痰湿偏盛，形体肥胖，加半夏、胆南星、菖蒲；若肾虚腰膝酸软无力，加杜仲、牛膝、桑寄生。

络脉瘀塞见于真心痛者宜中西医结合抢救。若痰浊阻滞，恶风呕吐者，加半夏、瓜蒌、枳实；若伴心悸怔忡、短气神疲、脉律不齐者，加西洋参、麦冬、五味子；若大汗淋漓、四肢不温，加用独参汤或参附汤。通心络保护梗死区血运重建后的微血管完整性，对减少心肌无再流面积，缩小心梗面积，改善心梗后心功能具有良好作用。

络脉瘀塞见于消渴日久者，根据不同表现适当配伍。气阴两虚，口干乏力者，加黄芪、山药、苍术、玄参；肢体麻木胀痛者，加用鸡血藤、天麻、全蝎、僵蚕；视力下降者，加女贞子、旱莲草、决明子、密蒙花；水肿尿少者，加黄芪、泽泻、泽兰、淫羊藿。

五、络息成积

证候：脏腑扩大或质地改变引起的脏腑功能衰减。心积伏梁常见于各种心脏病晚期心脏扩大所致心慌气短、动辄加剧、尿少水肿；肝积肥气常见于肝硬化、肝癌所致腹大如鼓、胁肋疼痛、腹胀纳呆；肺积息贲常见于肺纤维化、肺气肿而致胸闷咳嗽，甚则呼吸困难；肾积贲豚常见于肾硬化、肾部肿瘤所致腰痛乏力，水肿，或尿血等；脾积痞气常见于脾肿大、胰腺及胃部肿瘤所致腹部肿块疼痛拒按，黄疸，纳减食少，形体消瘦等。络息成积也包括生长于身体其他部位的良性或恶性肿瘤，恶性肿瘤肿块质硬而推之不移，边缘不清，凸凹不平，伴面色黧黑，舌质黯有瘀点瘀斑，脉沉涩。或痹证疼痛日久，关节肿大，甚至强直畸形，屈伸不利，活动受限并涉及内脏，舌质紫黯，苔白腻，脉细涩。

治法：祛瘀化痰，通络消积。

基础方：土鳖虫、蜈蚣、穿山甲、莪术、乳香。

加减：心悸、喘促不能平卧，动则加剧者，减穿山甲、莪术，加人参、黄芪、葶苈子、泽泻，合用芪苈强心胶囊；腹水量多、腹大如鼓者，加泽兰、马鞭草、车前子，甚者加芫花，或合用鳖甲煎丸；咳痰带血或伴低热者，加鱼腥草、山慈菇、半枝莲、浙贝母、大蓟、小蓟；尿血者，加大蓟、小蓟、黄柏炭；单纯脾肿大可用鳖甲煎丸；恶性肿瘤加用半枝莲、白花蛇舌草、白英、龙葵等，合用养正消积胶囊；正虚明显者，可用八珍汤同服；疼痛严重者加延胡索、麝香。

六、热毒滞络

证候：外感温热病热毒滞于脑之气络常见高热烦躁，神昏谵语，痉厥抽搐；滞于脉络则为斑疹隐现或透露，色紫或黑，吐衄便血，尿血等；滞于肺络则见咳痰黄稠或咳血，甚则呼吸困难；疫毒滞络常呈流行性发病。内生热毒滞络可见中风偏瘫，语言謇涩，严重者可有神志昏迷；或身目小便俱黄，甚则高热神昏；或尿少尿闭，神志昏蒙；或有便血；或头面红肿；或为痈肿。

治法：清热凉血，解毒通络。

基础方：羚羊角、赤芍、生地黄、连翘心。

加减：外感温热病引起，气分高热明显者，合用人参白虎汤，高热舌红者加紫雪丹；热毒甚者，加大青叶、板蓝根、野菊花；神昏谵语者，加服安宫牛黄丸或至宝丹；痰涎壅盛者加天竺黄、竹沥；抽搐频繁者，加全蝎、钩藤、地龙、僵蚕；若见肌衄，加玄参、紫草；吐血、便血、鼻衄出血者，加鲜茅根、茜草、醋炒大黄、侧柏叶；身目小便俱黄者，合茵陈蒿汤；热毒滞于肺络，咳痰黄稠，甚则咳血者，加用苇茎汤、海蛤粉、黄芩、鱼腥草；头面红肿者，合普济消毒饮；发为痈肿者，加蒲公英、野菊花、败酱草、金银花等解毒消痈。

内因瘀而化热成毒，滞于脑之气络，中风偏瘫、语言謇涩有气虚血瘀表现者，去连翘心，加黄芪、川芎、地龙、归尾，神昏者加服安宫牛黄丸；痰热偏盛者，加天竺黄、胆南星、菖蒲、郁金；痰火内盛，大便燥结者，加大黄、瓜蒌；肝病日久，身目黄染、形体消瘦，甚则神昏者，加茵陈、栀子、大黄、郁金、菖蒲；尿毒滞于肾络，寒热虚实夹杂者，减羚羊角，加黄芪、大黄、淫羊藿、泽泻。

七、络脉损伤

证候：若脑之气络损伤，可见神志昏迷、思维减退、痴呆等；肢体气络损伤，可见麻木酸胀，甚则络体断绝、络气阻塞不通而为肢体肌肉萎缩、痿软无力；脊髓损伤可见截瘫、二便失禁等；脉络损伤致各种出血，如脑络出血而致中风暴仆，胃肠之络出血而为吐血便血，肺络损伤而致咳血，体表黏膜阳络出血而致鼻衄、齿衄、肌衄等。

治法：急性络脉损伤病情严重者应中西医结合抢救；恢复期气络损伤者重在益气通络；脉络损伤者急则止血固络，血止后化瘀宁络。

基础方：气络损伤者恢复期益气通络方，人参、桂枝、炙麻黄、穿山甲、土鳖虫。血络损伤急性期补络补管汤加味，山萸肉、生龙骨、生牡蛎、三七粉、侧柏叶。血止后化瘀宁络方，西洋参、生地黄、当归、阿胶、三七粉。

加减：肌力低下、痿软无力者，加炙马钱子。血络损伤根据出血部位及导致出血的原因灵活加减。

八、络虚不荣

（一）络气虚

证候：少气懒言，神疲乏力，头晕目眩，自汗，活动时诸症加剧，麻木，疼痛，感觉减退，伴心悸气短，咳声无力，腹满纳少，肢体困倦，健忘，舌淡苔白，脉虚弱无力或细涩。

治法：益气养络。

基础方：人参、黄芪、白术、炙甘草。

加减：肺气亏虚咳而短气、声低气怯者，加紫菀、五味子；脾气亏虚，纳食减少、四肢乏力者，加山药、茯苓；肾气亏虚，短气咳逆、呼多吸少者，减黄芪，加山萸肉、蛤蚧、胡桃；心气亏虚，心悸气短者，加柏子仁、五味子、龙骨、牡蛎；气虚下陷者，加桔梗、升麻、柴胡。

（二）络血虚

证候：面色萎黄或淡白无华，眼睑、口唇、爪甲淡白，伴眩晕，心悸，多梦，手足发麻，妇女月经量少、色淡、延期或经闭，舌淡苔白，脉细无力或细涩。

治法：养血荣络。

基础方：归身、白芍、川芎、熟地黄、阿胶。

加减：心血不足，心悸少寐者，加龙眼肉、酸枣仁；肝血不足，视物昏花、爪甲无华者，合二至丸；伴手足麻木者，加木爪、鸡血藤；妇女月经量少色淡，加淫羊藿、白术。

（三）络阴虚

证候：五心烦热，口燥咽干，午后颧红，盗汗，局部麻木，疼痛，肌肤干燥粗糙，伴心烦失眠，头痛眩晕，两目干涩或腰膝酸软等症，舌红少苔或无苔，脉细数。

治法：滋阴润络。

基础方：熟地黄、天冬、龟板、知母。

加减：五心烦热明显者，加地骨皮、黄柏；盗汗明显者，加山萸肉、麻黄根，或五倍子研末，醋调敷肚脐；温热病后期，阴津耗伤，余热未尽者，加竹叶、石膏、麦冬，阴虚生风，肢体抽搐者合大定风珠；心阴虚内热，心烦失眠者，合黄连阿胶汤；胁肋隐痛者，合一贯煎；肾阴虚火旺明显者，加黄柏、玄参，或合用知柏地黄丸；肺阴虚干咳少痰者，加沙参、麦冬、桑白皮、浙贝母；脾胃阴虚，知饥不食、胃脘隐痛者，合养胃汤。

（四）络阳虚

证候：面色㿠白，畏寒肢冷，少气懒言，喘咳身肿，便溏，局部麻木，青紫冷痛，舌质淡或黯，脉弱。

治法：温阳煦络。

基础方：人参、淫羊藿、肉桂、鹿角霜。

加减：阳虚寒盛，四肢逆冷者，加附子或用四逆汤；脾胃阳虚，便溏腹泻者，加炮姜、肉豆蔻，黎明腹泻者合四神丸；心阳虚，心慌气短者，加附子，肉桂易为桂枝，伴水肿者合真武汤，心阳暴脱者用参附汤、四逆汤；肾阳虚，腰膝酸冷、阳痿早泄者，加巴戟天、菟丝子，合用八子补肾胶囊。

上述八类络病基本证候的辨证治疗虽独立论述，但临床常有两种证候或两种以上证候相兼出现的情况，贵在临证谨察病机，灵活运用，圆机活法，精当配伍，才能使处方用药与络病病机丝丝入扣，效果更为确切。同时应把络病基本病机证候与不同脏腑部位综合分析，才能制定更有针对性的治疗方案。

第四节　脏腑络病辨证论治

一、心络病辨证论治

（一）络虚不荣

证候：心络气虚者常见心悸怔忡，气短自汗，神疲懒言，活动后加重，舌淡脉虚；气虚延及阳虚者则见畏寒肢冷，面色㿠白，肢体浮肿，舌淡胖苔白滑，脉沉弱或结代。血虚不能荣养心络常见失眠多梦，眩晕健忘，面白无华，舌淡脉细或结代；兼有心络阴虚则伴有五心烦热，潮热盗汗，两颧发红，舌红少苔，脉细数。

治法：补虚荣络。

方药：心络气虚者用参芪生脉饮（自拟）。

人参 9g（另煎） 黄芪 30g 麦冬 12g 五味子 9g

心络血虚者用定心汤(《医学衷中参西录》)。

酸枣仁 15g 龙眼肉 30g 山萸肉 15g 柏子仁 12g 生龙骨（先煎）12g 生牡蛎（先煎）12g 生明乳香 3g 生明没药 3g

加减：补虚荣络常用于心律失常的治疗，若气虚及阳，症见气短息促、神疲肢冷、舌淡苔白、脉细弱或虚大无力者合保元汤(《兰室秘藏》)；若心血亏耗日久损及心阴，见少寐多梦、心中灼热、健忘、盗汗者合用黄连阿胶汤(《伤寒论》)或天王补心丹(《摄生秘剖》)。

参松养心胶囊（市售成药），功能益气养阴、活血通络、清心安神，主要用于心律失常，症见心悸不安、气短乏力、动则加剧、失眠多梦、神疲懒言等。

（二） 心络郁滞

证候：胸中憋闷，其人常欲蹈其胸上，按揉、叩击、捶打、足蹈胸膺可使胸闷暂缓，或未发作时欲饮热汤水，善太息，遇情志刺激胸闷加重，舌淡红，苔薄白，脉弦。

治法：流气畅络。

方药：旋覆花汤(《金匮要略》)加减。

旋覆花 12g（包煎） 薤白 12g 菖蒲 12g 郁金 12g 降香 9g 川芎 9g 葱管 3 根

加减：本方常用于冠心病早期，若肝气郁结明显，症见胸胁胀痛或攻痛，每因情志刺激而诱发或加重，脘腹胀满、食少纳呆、大便失调、脉象沉弦者，上方合用柴胡疏肝散(《景岳全书》)、枳壳煮散(《本事方》)加减；兼血瘀者，症见胸闷胸痛明显、唇青舌紫或舌有瘀斑、脉沉涩者，加鸡血藤、丹参、三七粉；症见舌红少苔、焦虑眠差者，加百合、生地黄；食后腹胀、胸闷加重者，加苍术、厚朴、陈皮。

（三） 心络瘀阻

证候：心胸憋闷疼痛，痛引肩背内臂，时发时止。由瘀血引起者，疼痛以针刺为特点，伴见舌紫黯见瘀斑瘀点，脉细涩或结代等症；瘀浊阻滞心络者以胸中闷痛为特点，多见体胖痰多，身重困倦，舌苔白腻，脉沉滑。

治法：辛香理气，化瘀通络。

方药：利心通络汤（自拟）。

人参 6g（另煎） 水蛭 9g 鸡血藤 30g 瓜蒌 15g 薤白 12g 川芎 12g 降香 9g 郁金 12g 赤芍 12g

加减：本方常用于冠心病心绞痛，伴有心慌气短等气虚症状者，加黄芪；痰湿偏重，舌苔厚腻者，加茯苓、半夏；痰湿化热，舌苔黄腻者，加黄连、半夏；遇寒胸痛胸闷加重者，加桂枝；脉结代者，合生脉散(《医学启源》)，加甘松、桑寄生。

（四）心络绌急

证候：突然性的胸闷或胸痛发作，常因受寒或情志刺激而诱发。因受寒诱发者可见畏寒肢冷，得温痛减，舌淡苔白，脉沉迟或沉紧；因情志过极而发者，发作前常有精神刺激史。

治法：搜风通络。

方药：护心解痉汤（自拟）。

柴胡 12g　佛手 12g　全蝎 6g　蜈蚣 3 条　桂枝 12g　赤芍 12g　薤白 12g　甘草 3g

加减：本方常用于冠心病心绞痛（特别是变异型心绞痛）治疗。若寒邪偏盛，症见疼痛剧烈、唇甲晦黯或青紫、脉弦紧者，重用桂枝，或加附子温阳散寒；若平素畏寒肢冷、体乏无力、胸痛常在夜间或感受寒邪时发作，并见腰膝酸软、小便清长，属心肾阳虚者，加人参、淫羊藿、细辛、补骨脂等温补心肾；若以胸闷为主，感寒诱发者，多为心阳不宣，气血凝滞，加瓜蒌、薤白以宣痹通阳；若疼痛多在情绪波动时发作，发作时症状不典型，但较频繁，常伴胸闷、善太息、两胁不舒等症，属肝气郁滞，阳气升发无力者，加郁金、香附、川楝子。

（五）心络瘀塞

证候：突发胸痛，痛势剧烈，持续时间可达数十分钟、几小时或几天，呈难以忍受的压榨感、窒息感或烧灼样，伴大汗，恐惧不安，濒死感，疼痛常可放射到后背、左上肢尺侧。或呼吸欲绝，脉若屋漏。

治法：益气通络，解痉止痛。

方药：救心通塞汤（自拟）。

人参 12g（另煎）　水蛭 9g　全蝎 6g　蜈蚣 2 条　桃仁 10g　延胡索 12g　降香 10g　乳香 5g

加减：本病常见于急性心肌梗死，应中西医结合积极抢救。若舌红口干、五心烦热者，加生地黄、麦冬；自汗多者，加山萸肉、五味子、黄芪；烦躁不安、胸闷胁胀者，加佛手、菖蒲、郁金；舌苔黄腻、胸闷明显者，加瓜蒌、黄连、半夏；四肢逆冷、大汗淋漓，属心阳欲脱者，重用红参、炮附子、麦冬、山萸肉。中西医结合抢救血运重建的同时加用通心络，有利于保护梗死区再灌注微血管完整性，减少缺血区心肌无复流面积，抑制心室重构，提高室壁运动异常节段恢复率。

（六）络息成积

证候：心悸怔忡、呼吸气短，动则更甚，口唇紫绀，颈部青筋怒张，虚里按之微弱欲绝，或按之弹手洪大而搏，动而应衣、搏动移位，下肢水肿，苔薄腻或白腻，舌质黯或有紫斑，脉涩或结代。

治法：益气通络，活血利水。

方药：益心散结汤（自拟）。

人参12g（另煎）　黄芪30g　桂枝12g　茯苓12g　水蛭8g　全蝎6g　葶苈子12g　泽泻12g

加减：本方常用于慢性心力衰竭，兼胸胁胀痛或攻痛等气滞表现者，加枳实、檀香；口干唇燥、舌红少苔、脉细数，属气阴两虚者，加麦冬、玉竹、五味子等；舌苔黄腻、胸中憋闷重者加瓜蒌、半夏、黄连。

芪苈强心胶囊（市售成药），功能益气温阳、活血通络、利水消肿。主治慢性心力衰竭之心悸怔忡、呼吸气短，动则尤甚，夜间不能平卧，下肢水肿等症。

二、肺络病辨证论治

（一）络虚不荣

1. 肺络气虚

证候：咳喘无力，少气短息，动则益甚，咳痰清稀，语声低怯，或自汗畏风，神疲体倦，面色淡白，舌淡苔白，脉弱。

治法：补益肺气。

方药：补肺汤(《永类钤方》)加味。

人参9g（另煎）　黄芪30g　熟地黄12g　五味子9g　紫菀12g　桑白皮12g　桔梗9g　甘草3g

2. 肺络阴虚

证候：干咳少痰，或痰少而黏稠，不易咯去，或痰中带血，声音嘶哑，口燥咽干，形体消瘦，五心烦热，午后潮热，盗汗颧红，舌红少津，脉细数。

治法：养阴润肺。

方药：百合固金汤(《医方集解》引赵蕺庵方)。

生地黄6g　熟地黄9g　麦冬5g　贝母3g　百合3g　当归3g　炒白芍药3g　玄参3g　桔梗3g　甘草3g

加减：上方主要用于慢性肺系疾病。咳喘无力见纳呆便溏、倦怠乏力、胸闷少气等属脾虚及肺者，补肺汤合六君子汤(《医学正传》)加减；若干咳少痰见腰膝酸软、骨蒸潮热、盗汗颧红属肺肾阴亏者，百合固金汤合六味地黄丸(《小儿药证直诀》)加减。

（二）肺络郁滞

1. 外邪侵袭，络气郁滞

证候：风寒束肺者，表现为咳嗽，痰稀薄色白，鼻塞流清涕，微微恶寒，轻度发热，无汗，舌苔白，脉浮紧。

风热犯肺者，表现为咳嗽，痰稠色黄，鼻塞流黄浊涕，身热，微恶风寒，口干咽痛，舌尖红苔薄黄，脉浮数。

燥邪犯肺者，表现为干咳无痰，或痰少而黏，不易咳出，唇、舌、咽、鼻干燥欠润，或身热恶寒，或鼻衄，舌红苔白或黄，脉数。

治法：解表宣肺，驱邪畅络。

方药：风寒束肺者用三拗汤(《太平惠民和剂局方》)。

麻黄 5g　杏仁 5g　甘草 5g

风热袭肺者，宣肺清热用麻杏石甘汤(《伤寒论》)。

麻黄 5g　杏仁 9g　石膏 18g　甘草 6g

燥邪犯肺者，清肺润燥用清燥救肺汤(《医门法律》)。

桑叶 9g　石膏 9g　杏仁 2g　甘草 3g　麦冬 6g　人参 2g　阿胶 3g（烊化）　炒胡麻仁 3g　炙枇杷叶 3g

加减：风寒束肺，咳嗽较甚者，加金沸草、紫菀；表邪较甚者，酌加防风、羌活。风热袭肺，热邪较甚，身热口渴明显者，加黄芩、知母、瓜蒌；咽痛明显，加射干。燥邪犯肺，头痛发热甚者，加薄荷、连翘、蝉蜕；身热恶寒者，加荆芥、防风；鼻衄者，加白茅根、生地黄。

2. 痰湿阻肺，郁闭气机

证候：咳嗽，痰多性黏，色白易咯，胸闷，舌淡苔白腻，脉滑；或咳嗽，咳黄稠痰，量多，胸闷气促，发热口渴，大便秘结，小便短黄，舌红苔黄腻，脉滑数；或咳痰稀薄，放置细化为水，胸胁胀闷疼痛，咳唾痛甚，气息短促或呼吸胸胁部牵引作痛；或恶寒发热，无汗，咳嗽喘促，痰多而稀，不渴饮，舌苔白，脉浮滑。

治法：肃肺化痰，疏气畅络。

方药：苏子降气汤(《证治准绳》)。

紫苏子 12g　半夏 10g　前胡 6g　当归 10g　生甘草 5g　杏仁 6g　桔梗 6g　紫菀 10g　炙款冬花 10g

加减：若咳嗽咳痰黄稠量者多可用清金化痰汤(《杂病广要》)化裁，黄芩 6g，山栀 6g，桔梗 12g，麦冬 6g，桑白皮 6g，贝母 6g，瓜蒌仁 6g，橘红 6g，茯苓 6g，甘草 3g；外寒引动内饮见恶寒发热、无汗、咳嗽痛甚者用小青龙汤(《伤寒论》)化裁，麻黄 8g，芍药 9g，细辛 3g，干姜 3g，甘草 3g，桂枝 8g，半夏 12g，五味子 6g，射干 9g，紫菀 12g，鱼腥草 12g。

（三）气道绌急

证候：呼吸急促，喉间哮鸣，胸闷憋气，咳嗽不已，伴形寒肢冷，面色晦滞带青，口不渴，舌苔白滑，脉弦紧或浮紧，或伴烦闷，汗出，面赤，口渴喜饮，舌质红、苔黄腻，脉滑数或弦数。

治法：寒哮者温肺化痰，解痉平喘；热哮者清肺化痰，解痉平喘。

方药：寒哮用射干麻黄汤(《金匮要略》)加味。

射干 12g　麻黄 8g　干姜 3g　细辛 3g　全蝎 6g　蝉蜕 9g　紫菀 12g　款冬花 12g　大枣 3 枚　半夏 12g　五味子 9g　炒苏子 9g

热哮用定喘汤(《摄生众妙方》)加味。

白果 12g　麻黄 6g　苏子 9g　地龙 15g　全蝎 6g　蝉蜕 9g　款冬花 12g　杏仁 9g

桑白皮 12g　黄芩 12g　鱼腥草 15g　半夏 9g　甘草 3g

加减：痰涌喘逆者加葶苈子；热痰偏盛者加大黄、天竺黄；热痰稠黄胶黏加知母、竹沥、鱼腥草；热盛伤阴，舌红少苔者，加沙参、麦冬、枇杷叶。

（四）热毒滞络

证候：起病急骤，突然寒战高热，咳嗽气急。继则高热，但热不寒，气促胸满，喘急鼻煽，咳痰黄稠或铁锈色，或痰中带血，舌红苔黄，脉数。

治法：清肺化痰，解毒通络。

方药：千金苇茎汤(《千金要方》)加味合连花清瘟胶囊（市售成药）。

苇茎 30g　薏苡仁 30g　冬瓜仁 30g　桃仁 10g　海浮石 12g（先煎）　浙贝母 12g　黄芩 12g

连花清瘟胶囊具有广谱抗病毒作用，并可有效抑菌、抗炎、退热、止咳、化痰。

（五）肺络瘀阻

证候：咳逆倚息不得卧，胸闷喘促，面色黧黑，心下痞坚，口唇紫绀，面浮肢肿，舌紫黯苔白，脉细涩。亦有急性肺络瘀塞证，常见久卧患者突发胸痛，伴有呼吸喘促，口唇紫绀，甚至猝死。

治法：益肺温阳，清热化痰，化瘀通络。

方药：木防己汤(《金匮要略》)加味。

人参 9g（另煎）　桂枝 9g　石膏 15g（先煎）　木防己 9g　葶苈子 12g　桑白皮 12g　鱼腥草 30g　地龙 12g　桃仁 12g　车前子 12g（包煎）　丹参 30g

加减：本方常用于肺心病治疗。痰热偏重，大便秘结、咳痰黄稠者加海蛤粉、大黄、银花；水肿偏重，四肢不温者加泽泻、附子；急性肺栓塞者应中西医结合积极抢救，中药可在上方中加水蛭、土鳖虫。

（六）肺络损伤

证候：咳嗽咳血，或痰中带有血丝，或痰血相兼，或纯血鲜红，间夹泡沫，或咳吐大量脓血痰，腥臭异常。

治法：养阴清肺，宁络止血。

方药：补络补管汤(《医学衷中参西录》)加味。

山萸肉 30g　生龙骨 30g（先煎）　生牡蛎 30g（先煎）　三七粉 6g（冲服）　沙参 12g　麦冬 12g　黄芩 12g　浙贝母 10g

加减：本方常用于肺结核、支气管扩张等。阴虚偏重，夜间盗汗、两颧发红、舌红少苔、脉细数者加玄参、地骨皮、知母；咳吐脓痰、量大腥臭者加苇茎、冬瓜仁、海蛤粉、鱼腥草。

（七）络息成积

证候：咳喘胸闷憋气，干咳少痰，气急乏力，口咽唇干燥，舌黯红少津，脉细数。

或慢性咳嗽持续不解，痰液甚多，胸闷气急逐渐加重。或咳嗽咳痰咳血，胸痛气急发热，形体消瘦。

治法：益气养阴，化瘀通络。

方药：益肺化积汤（自拟）。

西洋参 12g（另煎）　麦冬 30g　五味子 9g　沙参 12g　杏仁 10g　制半夏 10g　穿山甲 9g　土鳖虫 9g　鱼腥草 30g

加减：本方常用于肺纤维化治疗。痰热明显者加黄芩、瓜蒌、海浮石、大贝母；伴发热者加金银花、连翘；阴虚明显，舌红少津、干咳少痰者加花粉、玄参、枇杷叶；后期兼有肾虚表现者加淫羊藿、蛤蚧；若属肺癌，加半枝莲、白花蛇舌草、山慈菇、莪术、蜈蚣，并合用犀黄丸(《外科全生集》)；咳血者加花蕊石、白茅根、三七粉。

三、肝络病辨证论治

（一）肝络郁滞

证候：情志抑郁，胸胁胀痛，善太息，舌淡红苔薄白，脉弦。或头晕胀痛，面红目赤，口苦口干，急躁易怒，舌红苔薄黄，脉弦数。或脘腹胀满，恶心呕吐，腹痛泄泻，纳呆食少，舌淡红苔薄白腻，脉弦。或少腹胀痛，牵引睾丸坠胀，阴囊收缩引痛，舌淡苔白，脉沉弦。

治法：疏肝理气，舒畅肝络。

方药：柴胡疏肝散(《景岳全书》)加减。

柴胡 12g　香附 9g　郁金 12g　枳壳 12g　陈皮 12g　川芎 9g　芍药 12g　佛手 9g　甘草 3g

加减：胁痛重者加川楝子、延胡索；气郁化火者去川芎，加丹皮、黄连、山栀；肝气犯胃，脘腹胀满、恶心呕吐者加半夏、陈皮、藿香、砂仁；肝胃不和，由于急慢性胆囊炎胆汁排泄不畅引起者合用大柴胡汤(《金匮要略》)，或加大黄、虎杖、金钱草、茵陈；肝脾不和，肠鸣腹泻者加白术、茯苓、薏苡仁；寒滞络脉，少腹胀痛、牵引睾丸者加小茴香、沉香、荔枝核。

（二）肝络失荣

1. 肝络血虚

证候：两目昏花干涩，视物模糊，爪甲不荣，肢体麻木，关节拘急不利，伴头晕目眩，面白无华，或妇女月经量少，经闭等。

治法：滋补肝血。

方药：四物汤(《太平惠民和剂局方》)加味。

熟地黄 12g　当归 12g　川芎 9g　白芍 12g　木瓜 12g　阿胶 9g（烊化）　鸡血藤 15g

加减：失眠多梦者加合欢花、夜交藤；肝血虚久，筋肉酸痛或抽痛，肢体麻木颤抖者加伸筋草、全蝎、僵蚕。

2. 肝络阴虚

证候：头晕眼花，两目干涩，视力减退，胁肋隐痛，或头部胀痛，面红目赤，心烦易怒，或面部烘热或颧红，五心烦热，潮热盗汗，舌红少津，脉弦细而数。

治法：滋补肝阴。

方药：一贯煎(《柳州医话》)加味。

生地黄 12g　当归 9g　枸杞子 12g　沙参 12g　麦冬 12g　川楝子 9g　女贞子 30g　旱莲草 15g

加减：胁痛加柴胡、郁金；视物不清加枸杞子、决明子；头胀头痛、面红目赤者，加栀子、菊花、僵蚕、全蝎；阴虚火旺者，加知母、黄柏、龟板。

（三）肝络瘀阻

证候：胁肋刺痛，痛有定处，入夜更甚，舌质紫黯，脉沉涩；或跌仆损伤，瘀血内停胁下，疼痛不可忍。

治法：祛瘀通络。

方药：复元活血汤(《医学发明》)加减。

柴胡 12g　郁金 12g　旋覆花 12g（包煎）　桃仁 10g　红花 9g　当归 12g　穿山甲 9g　大黄 6g　土鳖虫 9g　虎杖 15g

加减：本方常用于慢性迁延性肝炎或肝硬化早期，亦可用于跌仆损伤瘀血阻络。胁痛甚者，加川楝子、延胡索；阴虚舌红、牙龈出血者，加女贞子、旱莲草、茜草；伴有腹胀纳呆、四肢乏力、舌淡苔白者，加党参、茯苓、白术。

（四）络息成积

证候：腹大坚满，按之下陷而硬，腹壁青筋显露，面色黧黑或晦黯，头面胸腹红点赤缕，胁下可触及积块，或大便色黑，舌下青筋怒张，舌质黯红或有瘀斑，舌苔薄黄腻，脉细涩。

治法：祛瘀通络，活血利水。

方药：鼓胀分消汤（自拟）。

柴胡 12g　郁金 12g　黄芪 15g　当归 12g　茯苓 12g　白术 12g　莪术 12g　土鳖虫 9g　大腹皮 15g　马鞭草 15g　车前子 12g（包煎）　茵陈 12g　鸡内金 9g

加减：本方常用于肝硬化失代偿期。胀满甚者加槟榔、沉香、降香；出血倾向明显者加女贞子、旱莲草、三七、白茅根；腹水量多，腹胀明显，体质虚象不著者加芫花；若属肝脏恶性肿瘤，加半枝莲、白花蛇舌草、白英；脾大明显者加服鳖甲煎丸(《金匮要略》)。

肝癌正虚邪积者加用养正消积胶囊（市售成药），本药对放化疗消化道反应及骨髓抑制有减轻作用，同时可增进食欲、增加体重、增强体力，未放化疗期间亦可应用，增效减毒，肝硬化患者也可应用。

（五） 热毒滞络

证候：胁痛口苦，胸闷纳呆，恶心呕吐，目赤或目黄，身黄，小便黄赤，或发病急骤，黄色如金，高热烦渴，胁痛腹满，神昏谵语，或见衄血、便血，或肌肤出现瘀斑，舌质红绛，苔黄而燥，脉弦滑数或细数。

治法：清热凉血，解毒通络。

方药：茵陈蒿汤(《伤寒论》)合黄连解毒汤(《外台秘要》引崔氏方）加减。

茵陈 30g 栀子 12g 大黄 9g 黄芩 12g 黄连 8g 板蓝根 30g 野菊花 12g 丹皮 12g

加减：本方常用于急性传染性肝炎，若系亚急性重型肝炎黄疸迅速加重出血者加用水牛角、赤芍、生地黄、连翘；伴高热神昏者加用安宫牛黄丸(《温病条辨》)、紫雪丹(《太平惠民和剂局方》)；急性胆囊炎者合用大柴胡汤(《金匮要略》)；胆结石并发胆系感染黄疸迅速加重，疼痛剧烈者加用虎杖、金钱草、枳实、木香、芒硝，或中西医结合排石治疗。

四、脾（胃）络病辨证论治

（一） 脾(胃)络失荣

1. 脾（胃）络气虚

证候：腹胀纳少，不思饮食，食后胀甚，肢体倦怠，神疲乏力，少气懒言，舌淡苔白，脉虚弱。

治法：补气健脾。

方药：四君子汤(《太平惠民和剂局方》)。

人参 9g（另煎） 茯苓 9g 白术 9g 甘草 6g

加减：若见胃脘饱闷、饮食减少者，加陈皮、木香、砂仁；声低气怯、中气下陷者，合补中益气汤(《脾胃论》)加减；伴出血者，合归脾汤加侧柏叶、三七粉；妇女月经过多或崩漏不止者，合用安冲汤(《医学衷中参西录》)。

2. 脾（胃）络阳虚

证候：胃脘部冷痛，时发时止，喜温喜按，食少脘痞，口淡不渴，倦怠乏力，畏寒肢冷，或泻利清谷不化，舌质淡嫩或淡胖，脉沉迟无力。

治法：温运中阳。

方药：理中汤(《伤寒论》)。

人参 9g（另煎） 白术 9g 干姜 9g 甘草 9g

加减：若见泻利清谷不化加附子，久泻不止加赤石脂、禹余粮，或合用乌梅丸(《伤寒论》)；脾阳虚乏不运，肠中湿热留恋者加木香、黄连；若黑便或如柏油状出血不止者合用黄土汤(《金匮要略》)。

3. 脾（胃）络阴虚

证候：胃脘隐痛，知饥不食，脘痞不舒，干呕呃逆，口燥咽干，大便干结，舌红少津，苔少薄黄或无苔，脉细数。

治法：滋补脾阴。

方药：滋脾运津汤（自拟）。

山药 15g 莲子肉 12g 薏苡仁 12g 黄精 12g 石斛 12g 葛根 9g 白术 3g 鸡内金 9g

加减：若见干呕呃逆频作，加枇杷叶、竹茹、陈皮、半夏；伴有胃脘隐痛者，加延胡索；伴便血者，加旱莲草、侧柏叶、三七粉、白及粉。

（二） 脾（胃）络气滞

证候：脘腹胀满，纳呆食少，嗳气频频，便溏不爽，肠鸣矢气，舌苔白或腻，脉弦。或脘腹痞闷胀痛，食少便溏，泛恶欲吐，头身困重，舌淡红，苔白腻，脉濡缓。湿热蕴结者则伴有口苦，舌红苔黄腻，脉滑数。

治法：理气通络，运脾和胃。

方药：香砂枳术丸（自拟）加减。

木香 12g 枳实 12g 香附 9g 降香 9g 砂仁 8g 炒白术 6g 陈皮 12g 九香虫 5g

加减：本方常用于慢性胃炎、胃溃疡胃肠功能紊乱治疗。湿阻络气，胃失和降，泛恶欲吐者加苍术、厚朴、半夏；湿热蕴结，呕恶腹泻肠鸣者合用半夏泻心汤(《伤寒论》)；吞酸胃疼者合用左金丸(《丹溪心法》)、煅瓦楞、乌贼骨、白及。

（三） 脾（胃）络瘀阻

证候：脘腹疼痛，痛如针刺、固定不移而拒按，纳差，食后腹胀痞满，或吐血便血，形体消瘦，面色黧黑或黯滞，舌质紫黯或有瘀斑瘀点，苔腻，脉细涩或沉涩。

治法：化瘀通络。

方药：通络和胃汤（自拟）。

百合 15g 乌药 12g 延胡索 9g 五灵脂 9g 木香 12g 土鳖虫 9g 九香虫 5g 白及 12g 三七粉 3g（冲服）

加减：本方常用于慢性胃炎、胃溃疡治疗。伴口干、舌红少苔、胃部灼痛者，加石斛、麦冬、蒲公英；纳差食少明显者，加茵陈、鸡内金；吐血便血者，加侧柏炭、血余炭。

（四） 胃络绌急

证候：胃痛暴作，脘腹得温则痛减，遇寒则痛增，苔薄白，脉弦紧。或胃脘胀闷，攻撑作痛，脘痛连胁，每因情志因素而痛作，舌苔多薄白，脉沉弦。

治法：温中补虚，缓急止痛。

方药：温胃解痉汤（自拟）。

桂枝 12g 白芍 12g 高良姜 9g 香附 12g 九香虫 5g 延胡索 12g 荜茇 2g 甘草 3g

加减：本方常用于受寒引起胃痉挛而致的胃脘疼痛，伴有呕吐者加半夏、砂仁；饮食不节，食积胃脘，嗳气酸腐者加焦三仙；每遇情志刺激发作者加柴胡、佛手、乌药。

（五）胃络损伤

证候：血经呕吐而出，血色红或紫黯，常夹有食物残渣，病情急者吐血量大，或黑便，甚则大便色黑如柏油，偏热者伴有口苦，胃部灼热，舌红苔黄，偏虚寒者伴有体倦乏力，畏寒肢冷，面色萎黄等。

治法：胃热者清胃宁络止血，虚寒者温中宁络止血。

方药：泻心汤(《金匮要略》)合十灰散(《十药神书》)加减。

黄芩 10g　黄连 6g　大黄 6g　大蓟 12g　小蓟 12g　侧柏叶 30g　茜草 12g　白及粉 3g（冲服）　三七粉 3g（冲服）

加减：本方常用于消化道出血治疗。胃火炽盛，舌红苔黄燥者加栀子、蒲公英；素禀脾络气虚或阳虚，胃脘喜温喜按者加炮姜、吴茱萸；大便色黑或如柏油状者用黄土汤(《金匮要略》)合归脾汤(《济生方》)；出血量大、面色㿠白、神志昏愦、脉微欲绝者先用独参汤(《景岳全书》)并中西医结合抢救治疗。

（六）络息成积

证候：胃脘胀痛，按之有块，触之不移，面色无华，倦怠少力，舌边有紫气，或有瘀点瘀斑，脉细涩；或上腹部隐痛或剧痛，进行性加重，可触及肿块，质硬固定，舌有瘀斑。

治法：益气通络，散结化积。

方药：健脾化积汤（自拟）。

党参 12g　黄芪 18g　白术 9g　薏苡仁 30g　茯苓 9g　香附 12g　莪术 12g　蜈蚣 2 条　全蝎 6g　土鳖虫 9g　穿山甲 9g　露蜂房 9g　半枝莲 15g　白花蛇舌草 30g

加减：本方常用于消化道恶性肿瘤，配合犀黄丸(《外科证治全生集》)或紫金锭(《外科正宗》)，可用麝香蒸鸡蛋内服，也可用薏苡仁每次 30g，每日 2 次煮粥服用；耗伤胃阴，舌红少苔者加沙参、麦冬、天花粉。

（七）热毒滞络

证候：胃脘灼痛，牙龈肿痛溃烂，齿衄，渴喜冷饮，小便短黄，舌红苔黄，脉滑数。

治法：清热泻火，凉血解毒。

方药：清胃散(《兰室秘藏》)加减。

黄连 9g　当归 9g　生地黄 12g　丹皮 10g　知母 12g　生石膏 15g（先煎）　升麻 6g　牛膝 6g

加减：热势甚者加山栀、黄芩；大便秘结加大黄；出血者加白茅根、藕节、大蓟、小蓟；阴伤较甚者加天花粉、石斛、玉竹；牙齿溃烂疼痛者加白芷、细辛、蒲公英、紫花地丁。

五、肾络病辨证论治

（一） 肾络失荣

1. 肾络气虚

证候：腰膝酸软，神疲乏力，耳鸣失聪，小便频数而清，或尿后余沥不尽，遗尿，夜尿频多，或咳喘，呼多吸少，气不得续，动则喘息益甚，自汗神疲，声音低怯，舌淡苔白，脉沉弱。

治法：补益肾气。

方药：肾气丸(《金匮要略》)加味。

干地黄 24g　山药 12g　山茱萸 12g　泽泻 9g　丹皮 9g　茯苓 9g　附子 3g　肉桂 3g　淫羊藿 9g

2. 肾络阳虚

证候：腰膝酸软冷痛，形寒肢冷，神疲乏力，面色白或黧黑，便泄稀溏，五更泄泻或小便频数，或身体浮肿，腰以下为甚，或心悸咳喘，小便短少，舌淡苔白或白滑，脉沉无力。

治法：温补肾阳。

方药：八子补肾胶囊（市售成药）。

人参　鹿茸　淫羊藿　海马　菟丝子　枸杞子　韭菜子　蛇床子　五味子等

3. 肾络阴虚

证候：腰膝酸软而痛，眩晕耳鸣，形体消瘦，咽干舌燥，五心烦热，潮热盗汗，舌红少津，少苔或无苔，脉细数。

治法：滋补肾阴。

方药：六味地黄丸(《小儿药证直诀》)。

熟地黄 24g　山茱萸 12g　山药 12g　泽泻 9g　丹皮 9g　茯苓 9g

4. 肾络精虚

证候：小儿发育迟缓，囟门迟闭，骨骼痿软，或男子精少不育，女子经闭不孕，或成人早衰，耳鸣，耳聋，健忘，两足痿软，发脱齿摇，舌淡，脉细弱。

治法：滋肾填精。

方药：左归丸(《景岳全书》)。

熟地黄 24g　山药 12g　枸杞子 12g　山茱萸 12g　川牛膝 9g　菟丝子 12g　鹿角胶 12g（烊化）　龟板胶 12g（烊化）

（二） 肾络瘀阻

证候：面目浮肿，目下如卧蚕，或肢体水肿，腰脊酸痛，面色晦黯，肌肤甲错，少尿或夜尿频多，舌黯，脉细涩或细数。

治法：益气温阳，化瘀通络。

方药：益肾通络汤（自拟）。

黄芪 30g　茯苓 15g　制首乌 12g　淫羊藿 12g　水蛭 6g　鬼箭羽 30g　大黄 8g　泽兰 30g　益母草 60g　泽泻 12g

加减：本方主要用于治疗慢性肾炎、肾病综合征、慢性肾功能衰竭。呕吐明显者加半夏、生姜、陈皮；畏寒肢冷者加炮附子、肉桂；若头胀痛明显者加钩藤、决明子、夏枯草；蕴毒化火，舌红苔黄者减淫羊藿，加土茯苓、黄柏；湿热蕴结，舌苔黄腻者加苍术、黄柏。

（三）络息成积（肾积贲豚）

证候：少尿甚则无尿，面目、肢体浮肿，常有无痛性血尿，腰背部可触及肿块，固定不移，腰部或上腹部钝痛，伴发热、体重减轻、疲劳等。或老年人夜尿次数增多，出现进行性排尿困难，甚则小便点滴不出。

治法：益肾通络，散结化积。

方药：益肾化积汤（自拟）。

黄芪 30g　白术 12g　茯苓 12g　鹿角霜 30g　穿山甲 9g　女贞子 30g　莪术 12g　黄精 15g　蜈蚣 2 条　土鳖虫 9g　龙葵 12g　白茅根 30g　大黄 6g　土茯苓 30g

加减：本方常用于肾癌、前列腺癌、糖尿病肾病、多囊肾、前列腺肥大等疾病。小便难出者加知母、黄柏、肉桂；下腹胀痛重者加沉香、乌药、延胡索；尿血者加大小蓟、血余炭、三七粉；肾气不固，夜尿增多者加山茱萸、覆盆子、益智仁；癌症者加用白英、半枝莲等。

（四）肾络损伤

证候：尿频，尿急，尿痛，尿中带血，轻者尿色无明显异常但出现镜下血尿，重者尿液呈洗肉水样甚至血红色，伴发热恶寒，舌红苔黄腻，脉滑数。

治法：清化湿热，和解通淋。

方药：和解通淋汤（自拟）。

柴胡 12g　黄芩 12g　蒲黄 12g　滑石 15g（包煎）　葶蓍 12g　大黄 9g　败酱草 30g　乌药 9g

加减：本方用于泌尿系感染、肾结核、肾结石等。尿血明显者合用小蓟饮子（《济生方》），若兼有肾结石者可合用石韦散（《证治汇补》）。

六、脑络病辨证论治

（一）脑络失荣

1. 精虚

证候：头晕耳鸣，头空痛，下肢痿软无力，舌淡红，脉沉细无力。

治法：填精荣脑。

方药：地黄饮子(《宣明论方》)加减。

熟地黄 12g 山茱萸 30g 麦冬 12g 五味子 9g 肉苁蓉 12g 菟丝子 30g 枸杞子 12g 巴戟天 9g 肉桂 3g 远志 9g 石菖蒲 9g 砂仁 6g

2. 气虚

证候：头晕耳鸣，神疲困顿，气短懒言，肢体倦怠，舌淡苔白，脉弱。

治法：益气健脑。

方药：益气聪明汤(《证治准绳》)加减。

人参 9g（另煎） 黄芪 30g 升麻 6g 葛根 30g 黄柏 6g 桔梗 8g 蔓荆子 9g 白芍 9g 甘草 6g

3. 血虚

证候：头晕耳鸣，神昏健忘，头部绵绵作痛，失眠多梦，舌淡，脉细弱。

治法：补血养脑。

方药：养血荣脑汤（自拟）。

当归 12g 川芎 12g 白芍 12g 熟地黄 12g 沙苑子 12g 枸杞子 12g 制首乌 12g 桑椹 12g 僵蚕 9g 菊花 9g 荷叶 6g

（二） 脑络瘀阻

证候：头痛眩晕，记忆力减退，思维贫乏，语言减少，反应迟钝，情感淡漠，行动迟缓，四肢麻木，或伴不同程度痴呆。

治法：肾虚络阻者补肾通络，气虚络阻者益气通络。

方药：肾虚络阻者用补肾健脑通络汤（自拟）。

桑寄生 30g 杜仲 12g 菟丝子 15g 肉苁蓉 12g 怀牛膝 12g 赤芍 12g 制首乌 12g 葛根 30g 天麻 12g 全蝎 6g 水蛭 9g 地龙 15g

气虚络阻者用益气健脑通络汤（自拟）。

人参 12g（另煎） 黄芪 30g 当归 12g 升麻 6g 柴胡 3g 川芎 12g 鸡血藤 30g 葛根 30g 山楂 30g 陈皮 12g 水蛭 9g

加减：主要用于脑动脉硬化。高血压脑动脉硬化证属肾虚络瘀者用前方，头胀痛明显者加石决明、钩藤、黄芩，头重如裹、昏沉如蒙、舌苔白腻、痰湿偏盛者合用半夏白术天麻汤，肢体麻木者加鸡血藤、桑枝。脑动脉硬化证属气虚络瘀者用后方，舌苔厚腻者加胆南星、半夏或合用导痰汤(《济生方》)。

（三） 脑络绌急

证候：发作性的眩晕，偏身麻木，视物昏花，一过性半身不遂，语言謇涩。

治法：搜风通络。

方药：搜风通脑汤（自拟）。

当归 12g 川芎 12g 赤芍 3g 白芍 30g 生甘草 3g 全蝎 6g 蜈蚣 2 条 葛根 30g

天麻 12g　钩藤 15g（后下）

加减：本方主要用于脑血管痉挛引起的短暂性脑缺血发作。伴有气短乏力、舌淡脉弱者加黄芪、人参；痰热偏盛，舌红苔黄腻、脉滑数者加胆南星、天竺黄；血压偏高，头胀痛明显者加羚羊角粉（冲服）。

（四）脑络瘀塞

证候：口眼歪斜，语言不利，手足重滞，甚则半身不遂，舌淡黯，脉缓。

治法：益气通络，搜风解痉。

方药：补阳还五汤(《医林改错》)加味。

黄芪 30g　赤芍 12g　川芎 12g　当归 12g　桃仁 9g　红花 9g　地龙 12g　水蛭 6g　全蝎 6g

（五）热毒滞络

证候：高热稽留，神昏谵语，四肢抽搐，甚或角弓反张，牙关紧闭，伴有肌衄，便血，尿血，舌红绛，脉弦细数。

治法：清热解毒，醒脑通络。

方药：高热为主者白虎汤(《伤寒论》)加味。

生石膏 30~120g（先煎）　知母 12g　粳米 3g　甘草 3g　水牛角 30g（先煎）　丹皮 12g　西洋参 9g

加减：本方常用于流行性脑脊髓膜炎、流行性乙型脑炎高热期治疗。神昏谵语、大便秘结者加大黄、芒硝；痰火上逼，喘促痰涌者加天竺黄、鲜竹沥、浙贝母。

神昏痉厥者羚羊钩藤汤化裁合紫雪丹(《太平惠民和剂局方》)冲服

羚羊角 3g（冲服）　水牛角 30g（先煎）　丹皮 12g　赤芍 12g　生地黄 15g　蝉蜕 12g　地龙 15g　生石膏 30g（先煎）

加减：本方常用于流行性脑脊髓膜炎、流行性乙型脑炎神昏抽搐明显者。若昏迷偏重者加安宫牛黄丸(《温病条辨》)；若舌红苔黄烦躁者加玄参、芒硝；若抽搐频繁，难以控制者加全蝎、蜈蚣、僵蚕。

第五节　脏腑相关络病论治

络脉是广泛分布于脏腑组织间的网络系统，按一定的时速与常度，把经脉运行的气血津液输布、弥散、渗灌到脏腑周身，维持生命活动和保持人体内环境稳定。循行于脏腑组织间的络脉成为脏腑组织功能与结构的有机组成部分，脏腑借助经络系统实现与其他脏腑的络属关系及与外界环境的联系。中医学以五脏功能系统为核心的理论体系体现了复杂系统的整体性、动态性、交叉性、最优化、模型化原则，客观、全面、动态地观察各子系统相互作用、相互联系的生命规律，以生克制化反映了五脏功能系统之间生理状态下相互依存、相互制约的协调关系，以表里相合说明系统内脏与腑之间的功能联系，并提出与形体官窍、四时环境的内在关系，从而形成以整体观念为特色的中医理论体系。在发病上把疾病看作整体系统功能平衡失调的局部病变表现，不仅重视局部病变，更重视由于整体系统功能平衡失调而引起的全身性证候表现。因此在治疗上不仅重视病变脏腑的辨证论治，更注重通过调整其他脏腑的功能失调状态及因时、因地、因人的个性化差异化原则达到整合调节的治疗效果。络脉系统不仅在建立中医整体稳态机制中起到重要作用，也为从整体系统揭示疾病发生演变规律奠定基础，同时“络病证治”也必须吸收中医学整体、系统、恒动、辨证的理论特色，注重脏腑相关的络病论治，亦即通过其他脏腑功能调节达到治疗目的。

在治疗时，除对所病脏腑进行调理外，还应根据五脏之间的生克乘侮规律调整相关脏腑之间的功能失调状态。如传统中医根据五脏之间的相生规律提出“虚则补其母，实则泻其子”的治疗原则同样适用于“络病证治”，如滋水涵木即应用滋养肾阴药治疗肝络失荣同时可调节肝脏阴阳平衡失调状态，培土生金即补益脾气可助治疗肺络气虚，益火补土即温助肾阳可治脾络阳虚。又如根据五脏之间的相克规律制定相应的治疗方法，如东汉张仲景《金匮要略》所言“见肝之病，知肝传脾，当先实脾”，临床常用抑木扶土法即用疏肝健脾药治疗肝旺脾虚，此外培土制水、佐金平木、泻南补北等法也可视病证与通络治疗配合应用。由于脏腑表里相合，在脏腑络病辨证论治时也应考虑互为表里的脏腑功能状况，如连花清瘟治疗流感、抗 SARS，方中配伍大黄不仅吸收前人瘟疫“下不厌早”的治疗经验，同时因肺与大肠相表里，通腑即可泻肺清肺安肺，验之临床取得显著效果。

在运用络病理论指导病证治疗研究中也要充分注意脏腑相关的络病理论特色，如冠心病心绞痛属中医胸痹心痛范畴，其辨证治疗不仅要注意到心之脉络郁滞、瘀阻、绌急、瘀塞等不同病理改变，也应注意其他脏腑功能失调的影响，并从非病变局部的全身证候表现中分析其他脏腑功能失调对胸痹心痛的影响，如伴有气短懒言、体倦乏力、面色萎黄、舌淡胖脉沉弱者属脾络气虚，通络治疗中应配伍健脾补气药如人参、黄芪、白术、茯苓等亦即补土生火；如伴有情绪抑郁、烦躁易怒、遇情志刺激胸痛发作、舌淡红脉弦者属肝络气滞，通络治疗中应配伍疏肝理气药柴胡、佛手、香橼等效果更佳；如伴有腰膝酸软、疲惫乏力、畏寒肢冷、舌淡脉沉弱者属肾络阳虚，通络治疗中应配伍温补肾阳药如淫羊藿、仙茅、菟丝子、肉苁蓉等疗效更著；如伴有咳嗽咳痰、胸闷气急、舌淡红脉滑者属肺气郁闭，通络治疗中配伍瓜蒌、杏仁、苏梗等奏效愈佳。此外，胃冠反射之心绞痛常于饱食之后发作者，可于通络治疗中加用半夏、厚朴等和胃理气药，胆心综合征常因胆系感染、胆绞痛诱发心绞痛，通络治疗合以大柴胡汤或大黄附子细辛汤收效颇佳。凡此种种，不一一列举，贵在临证圆机活法，变通运用。

值得提出的是，复杂性科学已成为 21 世纪科学的前沿，当世界医学界发现应用还原分析方法把复杂生命现象分解成简单的物理化学运动仍未能解释生命与疾病规律时，向整体回归应用非线性科学与复杂系统方法成为 21 世纪生命科学时代的新趋势。具有两千年悠久历史的传统中医学是自然科学与人文科学相结合的典范，其整体、系统、恒动、辨证的理论特色与思维方法对指导还原分析基础上综合分析具有明显优势。在络病研究中，以中医宏观整体理论指导微观还原分析研究，把高度综合与微观细分相结合，不仅结合现代科学技术阐明局部脏腑络脉病理改变，而且揭示脏腑相关的内在规律性，揭示非病变局部的全身性证候表现对疾病诊断的科学价值，把络病证候、脏腑络病辨证论治与脏腑相关络病论治有机结合，对建立科学规范系统完整的络病证治体系具有重要意义。

在脏腑相关络病论治研究中，要注意脏腑功能系统、“气络-NEI网络”和“脉络-血管系统”三大系统网络的关联性，深入探讨三大系统网络的相互影响对于阐明生命运动与疾病变化及防治规律具有重要意义。既往研究中提出的“脉络-血管系统”概念把中医心血脉的传统认识与西医学关于血管研究的最新进展结合起来，对认识“脉络-血管系统病”的共性发病机制与病理环节，并探讨继发的各种病变奠定了基础。而“气络-NEI网络”概念指出了中医气络与神经内分泌免疫调节网络在多维立体网络系统、生命运动的稳态机制、整体系统的生命观、生命运动的功能状态研究、符合生物-心理-社会医学模式的转变等共性特征方面高度相似，神经、内分泌、免疫三大系统之间进行信息沟通的生物学语言如神经递质、神经肽、细胞因子、激素等，以及已经发现或将被发现的各种调控机制如基因调控网络、蛋白质调控网络、代谢网络等，也是气络在微观层次上实现其温煦充养、防御卫护、信息传导、调节控制作用的重要形式。气血相关的络病理论特色也有利于从“气络-NEI网络”及其调控失常探讨“脉络-血管系统病”发生发展的演变规律，揭示通络方药的作用途径、作用环节、作用靶点。将中医宏观整体辨证思维与现代微观研究有机融合，实现对生命现象和疾病发生发展规律更系统、更深刻、更全面的认识，并有助于揭示局部病理改变与全身证候表现的内在关联性，从宏观与微观的不同层次上揭示疾病发生演变的客观规律，并逐步阐明脏腑相关络病论治的整合调节作用的科学内涵。

第七章　络病治疗的常用药物

本章收载的络病治疗常用药物主要来自古代医家通络治疗经验，为了使药物分类更具有逻辑性，采用以功能为同一标准的分类方法，便于临床把握运用。同时，这种分类打破了传统的通络药分类方法，如辛味通络药包括辛香通络、辛温通络、辛润通络，其中辛香、辛温以流畅气机为主，故归为流气畅络类药，辛润通络系指辛味药具有润通活血作用的药物，如归尾、桃仁等，按照新的分类方法应归为化瘀通络药。又如藤药的钩藤之息风通络、天仙藤祛风通络、虫类全蝎等之搜风通络，均归为祛风通络药，藤类药之鸡血藤则归为化瘀通络药。按上述分类原则，络病治疗药物可分为流气畅络、化瘀通络、散结通络、祛痰通络、祛风通络、解毒通络、荣养络脉等不同类别。

第一节　流气畅络药

流气畅络药主要采用辛味药辛香流气，通畅络气。清代叶天士强调辛味药流气畅络药的独特作用，“络以辛为泄”，“攻坚垒，佐以辛香，是络病大旨”。流气畅络药主要用于治疗气络中的络气郁滞，同时也对脉络血液运行具有疏畅作用。常用药物有辛香理气之降香、乳香、檀香，辛温通络之桂枝、细辛、薤白，辛香开窍之麝香、冰片，辛香走窜专擅鼓动络气运行之马钱子、麻黄等。旋覆花虽属咸温药，但具有降气化痰作用，且为张仲景治络病祖方旋覆花汤的君药。

一、辛香理气药

乳　香

【功用主治】辛香通络，调气活血，定痛追毒。治心腹疼痛，产后瘀血刺痛等。

【药论】《医学衷中参西录》：“乳香、没药，二药并用为宣通脏腑、流通经络之要药，故凡心胃胁腹肢体关节诸疼痛皆能治之。”

【传统应用】

1. 治气滞血瘀之胃脘痛，可与川楝子、延胡索、木香等同用。

2. 治瘀血阻滞之心腹疼痛、癥瘕积聚，常配伍丹参、当归、没药等药，如《医学衷中参西录》活络效灵丹。

3. 治风湿痹痛，肢体麻木，常与羌活、独活、秦艽等药同用，如《医学心悟》蠲痹汤。

4. 治跌仆损伤，瘀滞作痛，常与没药、血竭、红花等药为末内服，如《良方集腋》七厘散。

【现代研究】

1. 化学成分 主要含树脂、树胶及挥发油。

2. 药理作用 乳香具有镇痛、消炎、升高白细胞作用，所含蒎烯有祛痰作用。能明显减轻阿司匹林、保泰松、利血平所致胃黏膜损伤及应激性胃黏膜损伤，降低幽门结扎性溃疡指数及胃液游离酸度。

3. 临床应用 乳香辛香通络，既能畅通络气又能疏畅络瘀，为气滞血瘀络阻病证常用之品，尤多用于各种痛症，如心腹疼痛、癥瘕积聚等；又能活血消肿止痛，去腐生肌，常用于疮疡、痈疽、疔毒、肠痈。现代临床常用其治疗肝炎所致肝区疼痛、乳核等。

降　香

【功用主治】辛香通络，理气化瘀，止血定痛。治吐血，咳血，金疮出血，跌打损伤，风湿腰腿痛，心胃气痛。

【药论】《本经逢原》："降真香色赤，入血分而下降，故内服行血破滞，外涂可止血定痛。又虚损吐红，色瘀味不鲜者宜加用之，其功与花蕊石散不殊。"

【传统应用】

1. 治胸胁疼痛，常与郁金、桃仁、丝瓜络等配伍；用治跌打损伤，瘀滞疼痛，可与乳香、没药等配伍同用，亦可单用。

2. 治血瘀或气火上逆所致的吐血、咳血，本品能降气化瘀止血，常配丹皮、郁金等同用；用治刀伤出血，单以本品研末外敷。

【现代研究】

1. 化学成分 主要成分为异黄酮衍生物的单聚体、双聚体及肉桂烯类衍生物等。

2. 药理作用 降香挥发油及其芳香水灌胃可明显抑制大鼠实验性血栓形成；提高孵育兔血小板 cAMP 的水平，对兔血浆纤溶酶活性有显著促进作用，提示有抗血栓作用。印度黄檀能显著缩短家兔血浆的"再钙化时间"。黄檀素对离体兔心有显著增加冠脉流量，减慢心率，轻度增加心跳幅度的作用。

3. 临床应用 降香辛香通络，理气化瘀，为治疗气滞血瘀络阻而致心腹诸痛的常用通络药物，亦为叶天士辛香通络之主药。现代临床常用于冠心病心绞痛，也可用于脑血管疾病及慢性胃炎、胃溃疡引起的腹部疼痛。治疗心脑血管病的中药通心络方中即配伍降香畅通络气。

檀　香

【功用主治】辛香通络，行气止痛。治心腹疼痛，噎膈呕吐，胸膈不舒。

【药论】《本经逢原》："善调膈上诸气……兼通阳明之经，郁抑不舒，呕逆吐食宜之。"

【传统应用】治疗寒凝气滞，胸腹冷痛，常配白豆蔻、砂仁、丁香等同用，如《仁斋直指方论》沉香磨脾散；治疗寒凝气滞之胸痹绞痛，可配荜茇、延胡索、高良姜、冰片等同用；治心腹诸痛常配丹参、砂仁，如《医宗金鉴》丹参饮。

【现代研究】

1. 化学成分 本品含挥发油，主要为α、β-檀香醇、α、β-檀香烯、檀萜、檀萜酮等。

2. 药理作用 檀香木中α-檀香醇和β-檀香醇具有与氯丙嗪类似的神经药理活性，对小鼠中枢具有镇静作用。

3. 临床应用 檀香为常用辛香理气通络药，与丹参、砂仁配伍而成的丹参饮为临床治疗心腹诸痛的名方，具有辛香通络，活血止痛之功效。临床常用于气滞血瘀络阻之心腹疼痛、痛经，以及其他肝脾肿大所致胁肋疼痛。治疗心脑血管病的通心络方中即配伍檀香通畅络气。

二、辛温通络药

细辛

【功用主治】辛温通络，祛风散寒，通窍止痛。治风冷头痛，鼻渊，齿痛，风湿痹痛。

【药论】《本草正义》："细辛，芳香最烈，故善开结气，宣泄郁滞，而能上达巅顶，通利耳目，旁达百骸，无微不至，内之宣络脉而疏通百节，外之行孔窍而直达肌肤。"

【传统应用】

1. 治发热恶寒，头痛身疼，无汗脉浮的一般风寒感冒，常与羌活、防风、白芷等同用，如《此事难知》引张元素九味羌活汤；入肾经又除在里寒邪，以治肾阳不足，寒邪入里的阳虚外感，常与麻黄、附子同用，如《伤寒论》麻黄附子细辛汤。用治外感风邪，偏正头痛，多与祛风止痛的川芎、荆芥、防风等同用，如《太平惠民和剂局方》川芎茶调散。

2. 治风寒客表，水饮内停，表寒引动内饮所致恶寒发热，喘咳，痰多清稀，甚则不得平卧者，如《伤寒论》小青龙汤；若饮邪化热，再配清肺泻火药石膏同用，如《伤寒论》小青龙加石膏汤；若纯系寒痰停饮射肺，咳嗽胸满，气逆喘急，吐痰清稀者，又可配茯苓、干姜、五味子同用，如《金匮要略》苓甘五味姜辛汤。

3. 治阳虚血弱，寒伤经络，气血凝滞，手足厥寒，腰、股、腿、足疼痛者，常配当归、桂枝、芍药等同用，如《伤寒论》当归四逆汤。

【现代研究】

1. 化学成分 本品主要含挥发油，主要为甲基丁香油酚、龙脑或爰草脑等，此外还含有钾、钠、镁等金属元素。

2. 药理作用

（1）抗衰老作用 细辛、杜仲及其合剂能够增加小鼠一氧化氮（NO）含量，提高一氧化氮合酶（NOS）活性而具有一定的抗衰老作用。

（2）抗炎及免疫抑制作用　细辛对大鼠甲醛性及蛋清性脚肿有一定的抑制作用。

（3）免疫调节作用　细辛能抑制刀豆素A（Con A）刺激下外周血淋巴细胞表面的白细胞介素-2（IL-2）受体表达，对机体具有免疫调节作用。

（4）对自由基代谢的影响　细辛具有明显的抗氧化作用，能有效地减少脂质过氧化作用，降低脂质过氧化物（LPO）含量，提高超氧化物歧化酶（SOD）活性，增强机体对自由基的清除能力，减少自由基对机体的损伤。

3. 临床应用　细辛辛温通络，祛风散寒，开窍止痛，临床常用治疗头面诸窍疼痛。细辛、干姜、五味子配伍善治痰饮咳喘，清代陈修园说："干姜以司肺之辟，五味子以司肺之阖，细辛以发动其阖辟活动之力，小青龙汤中当以此三味为主，故他药皆可加减，此三味药则缺一不可。"此外，本药常用于治疗心腹疼痛、风湿痹痛，皆取其辛温通络之功。

桂　枝

【功用主治】辛温通络，发汗解肌。治风寒表证，肩背肢节酸疼，胸痹痰饮，经闭癥瘕。

【药论】

1.《本经疏证》："桂枝能利关节，温经通脉，此其体也……盖其用之道有六：曰和营，曰通阳，曰利水，曰下气，曰行瘀，曰补中。"

2. 曹颖甫："盖孙络满布腠理，寒郁于肌，孙络为之不通，非得阳气以通之，营分中余液必不能蒸化而成汗，桂枝之开发脾阳其本能也。但失此不治，湿邪内窜关节，则病历节；或窜入孙络而为痛，按之不知其处，俗名寒湿流筋。其郁塞牵涉肝脏，二证皆宜桂枝。"

【传统应用】

1. 治风寒外感，营卫不和之风寒表虚证，如《伤寒论》桂枝汤；若汗出恶风，项背强急者，常以桂枝汤加葛根，如《伤寒论》桂枝加葛根汤；本品亦可助麻黄发汗，若治疗风寒表实，常与麻黄、杏仁、甘草同用，如《伤寒论》麻黄汤。

2. 治疗多种疼痛证，若胸痹疼痛，掣及肩背者，常与枳实、薤白、厚朴等同用，如《金匮要略》枳实薤白桂枝汤；若寒凝腹痛，手足逆冷者，常与白芍、生姜等同用，如《症因脉治》桂枝芍药汤；若寒滞肝脉，疝气腹痛者，常与蜘蛛同用，如《金匮要略》蜘蛛散；若风寒湿邪流注关节，关节痹痛者，常与附子、白芍等同用，如《伤寒论》桂枝加附子汤；若痹证日久，肢节疼痛，身体尪痹，脚肿如脱者，常与赤芍、知母、附子、白术等同用，如《金匮要略》桂枝芍药知母汤。若手臂筋骨损伤，瘀肿疼痛，常与枳壳、香附、归尾、红花等同用，如《伤科补要》桂枝汤。

3. 治妇人素有癥瘕，妊娠胎动，或经闭痛经，或产后恶露不尽，腹部硬痛者，常与丹皮、桃仁、赤芍、茯苓等同用，如《金匮要略》桂枝茯苓丸；若行经感寒化热，血热结于胞宫，蓄血发狂，血瘀经闭，少腹拘急疼痛，常与桃仁、大黄、芒硝等同用，如《伤寒论》桃核承气汤。

4. 治饮留胸膈发为支饮，或外寒引动内饮，常与麻黄、半夏、细辛等同用，如《伤寒论》小青龙汤；若饮邪泛溢肌肤体表之溢饮，皮下水肿，肢体痛重者，常以本品配苡仁、陈皮、砂仁等同用，如《医醇賸义》桂苓神术汤；若中阳不足，痰饮内停，胸胁支满，眩晕心悸者，常与茯苓、白术、甘草等同用，如《伤寒论》苓桂术甘汤。

【现代研究】

1. 化学成分 本品含挥发油，油中主要成分是桂皮醛，桂枝水煎可得到6个成分：反式桂皮酸、香豆精、β-谷甾醇、原儿茶酸、硫酸钾结晶及长链脂肪酸。

2. 药理作用 已证实桂枝有明显的镇痛、解痉、解热、平喘、抗过敏等作用。桂枝蒸馏液对大肠杆菌、金黄色葡萄球菌、白色念珠菌、枯草芽孢杆菌等具有显著杀灭作用。

3. 临床应用 桂枝辛温通络，是临床应用极为广泛的通络药物，为东汉张仲景治外感中风、胸痹心痛、心悸怔忡、痰饮咳喘、风湿痹痛、癥瘕积聚之要药，亦为清代叶天士辛温通络之代表性药物，临床应用甚为广泛。

薤 白

【功用主治】辛温通阳，畅通络气，宽胸散结。治胸痹心痛，脘痞不舒，干呕等。

【药论】

1.《长沙药解》："薤白辛温通畅，善散壅滞，故痹者下达而变冲和，重者上达而化轻清。"

2.《本草求真》："薤，味辛则散，散则能使在上寒滞立消；味苦则降，降则能使在下寒滞立下；气温则散，散则能使在中寒滞立除；体滑则通，通则能使久痼寒滞立解。"

【传统应用】

1. 治寒痰阻滞，胸阳不振之胸痹，常配瓜蒌、枳实、半夏等，如《金匮要略》瓜蒌薤白白酒汤、瓜蒌薤白半夏汤等；若治痰瘀胸痹，可配丹参、川芎、瓜蒌皮等。

2. 治胃寒气滞，脘腹痞满胀痛者，可与高良姜、砂仁、木香等同用。

【现代研究】

1. 化学成分 本品主要含大蒜氨酸、甲基大蒜氨酸、大蒜糖，醇提取物含有前列腺素。

2. 药理作用

（1）抑菌消炎作用 薤白水煎剂对痢疾杆菌、金黄色葡萄球菌有抑制作用。

（2）抗肿瘤作用 薤白20%乙醇提取物能抑制促癌物（TPA）所致的HELA细胞磷脂合成增加。最新的研究显示，薤白的皂苷、拉肖皂苷元、异甘草素均可抑制TPA引起的HELA细胞磷脂合成增加。

（3）降低血脂、抗动脉粥样硬化作用 长梗薤白提取物（有效成分为MATS）可以显著降低高脂血症大鼠血清中总胆固醇、甘油三酯、低密度脂蛋白、脂质过氧化物含量，明显升高血高密度脂蛋白的水平。薤白提取物还能够抑制平滑肌细胞的增生，减少泡沫细胞形成，具有抗动脉粥样硬化的作用。

3. 临床应用　本品辛温通阳，畅通络气，为胸痹心痛之要药。《灵枢·五味》说"心病者宜食……薤"，这是中医文献关于其治疗心脏病的最早记载，东汉张仲景《金匮要略·胸痹心痛短气病脉证治》之瓜蒌薤白白酒汤、瓜蒌薤白半夏汤、枳实薤白桂枝汤均以薤白为要药，薤白也为清代叶天士辛温通络之代表性药物。

三、辛香开窍药

麝　香

【功用主治】辛香开窍，辟秽通络，散瘀止痛。治中风，心腹暴痛，癥瘕癖积，跌打损伤，痈疽肿毒等。

【药论】

1.《医学入门》："麝香，通关透窍，上达肌肤，内入骨髓，与龙脑相同，而香窜又过之。"

2.《本草纲目》："麝香走窜，能通诸窍之不利，开经络之壅遏，若诸风、诸气、诸血、诸痛、惊痫、癥瘕诸病，经络壅闭，孔窍不利者，安得不用为引导以开之通之耶?"

3.《本草经疏》："麝香，其香芳烈，为通关利窍之上药……辛香走窜，自内达外，则毫毛骨节俱开，邪从此而出……今人又用以治中风、中气、中恶、痰厥、猝仆……皆取其通窍开经络，透肌骨之功耳。"

【传统应用】

1. 治温热病邪陷心包、中风痰厥、热痰蒙闭心窍所致的高热烦躁、神昏谵语及中暑。热邪闭窍，神志昏迷，常用麝香配伍牛黄、冰片、朱砂等组成凉开之剂，如《太平惠民和剂局方》至宝丹、《温病条辨》安宫牛黄丸；若热盛动风，兼见抽搐痉厥者，常以本品与羚羊角、朱砂、石膏等合用，如《千金翼方》紫雪丹；若突然昏倒，牙关紧闭，证属寒湿、痰浊或气郁阻闭气机，蒙闭神明所致者，常以本品配伍苏合香、安息香等，如《太平惠民和剂局方》苏合香丸。

2. 治癥瘕痞块等血瘀重证可与水蛭、虻虫、三棱等破血逐瘀之品配伍，如《温病条辨》化癥回生丹。本品又为治心腹暴痛之佳品，如《圣济总录》治厥心痛的麝香汤。本品香窜之气能开通经络之壅遏，故又常用治由于风寒湿邪侵袭人体、闭阻经络所引发的痹证，临床常与独活、威灵仙、桑寄生、防己等祛风湿药配伍应用。

3. 治疮疡肿毒，常与雄黄、乳香、没药同用，即《外科全生集》醒消丸，也可与牛黄、乳香、没药配伍，即《外科全生集》牛黄醒消丸；治瘰疬痰核，常与五灵脂、木鳖子、地龙等配伍，如《外科全生集》小金丹。

4. 治偏正头痛，久病入络，日久不愈者，常与活血祛瘀药赤芍、川芎、桃仁等合用，如《医林改错》通窍活血汤。

【现代研究】

1. 化学成分 麝香主要含麝香大环化合物、长链化合物、蛋白质、多种氨基酸等。

2. 药理作用

（1）对血脑屏障的作用：麝香酮灌胃后，5 分钟即可透过血脑屏障进入中枢神经系统的各部位，尾静脉注射 2 分钟，可达中枢神经系统的各部分，推测麝香的通关利窍、开窍醒脑及临床用其制剂治疗脑卒中、神志昏迷的机制，可能与药物迅速透过血脑屏障，在中枢神经系统蓄积时间较长有关。

（2）抗脑缺氧损伤的作用：麝香能延长缺血缺氧小鼠常压下缺氧存活时间，该作用具有明显的量效关系，说明麝香对脑缺血、缺氧有保护作用。

（3）抗痉厥：麝香悬液灌胃能明显抑制由戊四唑引起的小鼠痉厥，同时能明显延长痉厥潜伏期，说明麝香具有很好的抗痉厥作用。

（4）抗脑水肿的作用：天然麝香或人工麝香能明显减轻冰冻损伤所致脑水肿，减轻程度可达 74%~79%。此外对直接缺氧造成的脑水肿也有消肿作用。

（5）抗炎作用：从麝香分离的抗炎 1 号（麝香 65）对巴豆油引起的小鼠耳部炎症的抗炎作用，约为氢化可的松的 40 倍，并证明麝香对炎症全部过程都有不同程度的作用，尤其是炎症早期向中期过度时效果更明显。

3. 临床应用 麝香辛香开窍，辟秽通络，散瘀止痛。其辛香走窜之性善于流畅络气，故常用于气络病变，如脑之气络病变之神志昏迷，四肢气络病变之酸麻痛胀，外伤截瘫之痿废不用；又善散瘀通络，常用于脉络瘀阻之胸痹心痛，热毒滞络之痈疮肿痛，痰瘀结聚之癥瘕积聚，风湿痹阻络脉之痹痛，其辛香走窜之性，内服效速，外用也可吸收迅速。

冰 片

【功效】辛香通络，通窍止痛，清热解毒，散火去翳。治中风口噤，热病神昏，惊痫痰迷，气闭耳聋，喉痹，痈肿，目赤翳膜等。

【药论】

1.《本草纲目》：“其气先入肺，传于心脾，能走能散，使壅塞通利，则经络条达。”

2.《本草经疏》：“性善走窜开窍，无往不达。”

【传统应用】

1. 治神昏痉厥、中风痰厥、气郁暴厥、中恶昏迷等证，若属热闭者，则与牛黄、麝香、郁金等配伍，如《温病条辨》安宫牛黄丸及《太平惠民和剂局方》至宝丹；证属寒闭者，常与苏合香、安息香、丁香等温开药及散寒理气之品配伍，如《太平惠民和剂局方》苏合香丸。

2. 治咽喉肿痛、口舌生疮，常与硼砂、玄明粉、朱砂等同用为末，吹敷患处，如《外科正宗》冰硼散；治鹅口疮，可与雄黄、甘草、硼砂合用为末，外用，即《疡医大全》四宝丹；治热毒疮疡证，常可与清热解毒药，如金银花、蒲公英、黄连、紫花地丁等配伍应用。

3. 治疮疡溃后、日久不敛，用本品配伍牛黄、珍珠、炉甘石等，如《疡医大全》八宝丹。

【现代研究】

1. 化学成分 合成冰片主要含龙脑、异龙脑、樟脑。由龙脑香树脂制得的龙脑冰片含右旋龙脑、葎草烯等倍半萜类成分和齐墩果酸、麦珠子酸、龙脑香醇酮等三萜类成分。

2. 药理作用

（1）对循环系统的作用　由冰片和苏合香组成的苏冰滴丸能直接对抗去甲肾上腺素或肾上腺素所致家兔离体主动脉条的收缩。

（2）对中枢神经系统的作用　冰片能缩短戊巴比妥钠持续睡眠时间，表现出醒脑和兴奋作用；延长苯巴比妥钠入睡时间；对抗苦味毒兴奋中枢神经的作用，延长痉厥潜伏期，减少痉厥死亡率，起镇静抗痉厥作用。可见冰片对中枢神经兴奋性有双向调节作用。

（3）对脑组织的保护作用　冰片能显著减少脑外伤时微血管内皮细胞间黏附分子 1（ICAM-1）表达，减少或消除脑损伤时白细胞与内皮细胞的黏附，有利于脑外伤时脑水肿的恢复，保护脑组织。

（4）抗菌、抗炎、镇痛作用　龙脑、异龙脑和合成冰片对金黄色葡萄球菌、乙型溶血性链球菌等均具有抗菌作用，冰片治疗后动物痛阈值较对照组高 6.24，提示冰片有良好的抗炎及镇痛效果。

3. 临床应用 本品辛香通络，通窍止痛，清热解毒，散火去翳，常用于治疗中风神昏、胸痹心痛、癥瘕积聚、疮疡肿痛、目赤翳膜、口舌生疮、头面诸窍及癌肿疼痛，可内服、外用。

四、辛窜通络药

马钱子

【功用主治】辛香走窜，流气畅络，强肌增力，消肿止痛。治风湿痹痛，跌打损伤，痿废无力，麻木瘫痪，痈疽肿毒，骨折。

【药论】《医学衷中参西录》："开通经络，透达关节之力，远胜于它药也。"

【传统应用】

1. 治跌打损伤，骨折肿痛，可配麻黄、乳香、没药等分为丸，如《急救应验良方》九分散。

2. 治风湿顽痹、拘挛疼痛、瘫痪麻木等症，可与麻黄、乳香、全蝎、苍术、牛膝等为丸服；《医学衷中参西录》振颓丸，则以马钱子配人参、当归、乳香、穿山甲等，用治偏枯、麻木诸证。

【现代研究】

1. 化学成分 主要化学成分为生物碱，如番木鳖碱（士的宁）、伪番木鳖碱、伪马钱子碱等。

2. 药理作用

（1）治疗类风湿关节炎：马钱子生物碱部分能明显抑制大鼠足肿胀、大鼠肉芽组织增生及大鼠双侧后足跖佐剂性肿胀，而士的宁对上述炎症无明显影响。

（2）抗心律失常作用：马钱子碱对氯仿、氯化钙引起的小鼠室颤有保护作用。

（3）抗肿瘤作用：异马钱子碱氮氧化物能明显地抑制肿瘤细胞生长，具有抗氧化损伤作用。

3. 临床应用 马钱子辛香走窜，流气畅络，故常用于络气郁滞或虚而留滞引起的麻木瘫痪、痿软无力，亦常配伍应用于风湿顽痹，口眼歪斜，各种神经病变如格林-巴利后遗症、周围神经炎等均可应用本药。

麻黄

【功用主治】发汗解表，宣肺平喘，辛温通络，利水消肿。主治外感伤寒，肺气郁闭所致喘促，风水水肿，阴疽硬肿，痿痹瘫痪。

【药论】《医学衷中参西录》："于全身脏腑经络，莫不透达，而又以逐发太阳风寒为其主治之大纲。"

【传统应用】

1. 治风寒外袭，束缚肌表的风寒表实证，常配桂枝、杏仁、甘草，如《伤寒论》麻黄汤；若风寒感冒，头痛如劈，腰背拘急者，常配川芎、防风、羌活等同用，如《伤寒全生集》麻黄汤。

2. 治风寒闭肺，咳嗽声重者，常配杏仁、甘草同用，如《太平惠民和剂局方》三拗汤；若素有寒痰停饮，又外感风寒之邪，常配细辛、桂枝、干姜等同用，如《伤寒论》小青龙汤。

3. 治风邪袭表，风水相搏，一身悉肿者，常配生姜、石膏、甘草等同用，如《金匮要略》越婢汤；若肺脾气虚，水道不治，发为皮水，一身尽肿者，常再加白术，如《金匮要略》越婢加术汤。

4. 治风湿合邪袭人，一身尽痛者，常配杏仁、薏苡仁、甘草同用，如《金匮要略》麻黄杏仁薏苡甘草汤；若下肢关节痛剧，身体羸弱，关节肿大变形者，常配桂枝、防风、附子、知母等同用，如《金匮要略》桂枝芍药知母汤。

【现代研究】

1. 化学成分 主要成分是生物碱、挥发油、黄酮类及有机酸等。

2. 药理作用

（1）解热、镇痛与抗炎作用 伪麻黄碱水杨酸盐对白百破致热家兔具有良好解热作用，能明显抑制大鼠扭体反应和二甲苯所致小鼠耳肿胀度，表明其有镇痛、抗炎作用。

（2）降压作用　麻黄果多糖可通过兴奋副交感神经发挥降压作用。

（3）对免疫功能的影响　麻黄对小鼠的细胞免疫有抑制作用。

（4）对神经中枢的作用　伪麻黄碱 20mg/kg、40mg/kg、80mg/kg 对小鼠自主活动有抑制作用，80mg/kg 对戊巴比妥钠催眠作用表现出拮抗作用，对戊四氮和士的宁痉厥作用均无影响，说明伪麻黄碱对中枢神经具有一定的兴奋作用。

3. 临床应用　麻黄辛温通络，外通玄府，上宣肺气，下通三焦水道，故外感伤寒用之以解表散寒，外感痰喘用之以宣肺平喘，风水水肿用之以利水消肿；尤善深入脏腑经络通络祛邪，故阳和汤用之于阴疽硬肿，桂枝芍药知母汤用之于历节顽痹。配桂枝善于外散风寒，配石膏长于宣肺泄热，配白术长于祛风除湿，配附子专于祛寒湿，配白芥子则祛顽痰流注，临床运用甚为广泛。治疗病毒性感冒并可抗 SARS 病毒及禽流感病毒的连花清瘟胶囊，即以银翘散合麻杏石甘汤为主化裁，临床用于感冒早期效果甚佳。

旋覆花

【功能主治】下气通络，消痰软坚。治胸中痰结，胁下胀满，咳喘，呃逆，心下痞硬，噫气不除。

【药论】

1.《本草纲目》："旋覆所治诸病，其功只在行水、下气、通血脉尔。"

2.《本草正义》："旋覆花，其主治当以泄散风寒，疏通脉络为专主。"

【传统应用】

1. 治悬饮，喘咳胁痛，可与皂荚、枳壳、杏仁等配用，如《太平圣惠方》旋覆花丸；若肝着，胸胁痞闷不舒，甚则痛胀，常欲蹈其胸，则与葱、新绛配伍，如《金匮要略》旋覆花汤，以通络散结、疏畅脉络。

2. 治胃气虚弱，痰饮内停，胃气上逆，噫气不止，心下痞硬者，常与代赭石、人参、半夏等同用，如《伤寒论》旋覆代赭汤；若痰饮停滞中脘，而致呕吐眩晕者，多与半夏、白术、橘红等配伍，如《济生方》旋覆花汤。

【现代研究】

1. 化学成分　大花旋覆花地上部分主要含倍半萜内酯化合物大花旋覆花素，花含旋覆花素、槲皮素、异槲皮素及多种甾醇。

2. 药理作用　小鼠腹腔注射旋覆花水煎剂有明显的镇咳、祛痰和抗炎作用。腹腔注射旋覆花水煎剂有抗炎作用，口服呈现明显的祛痰作用。

3. 临床应用　旋覆花辛温苦咸，下气通络，消痰软坚。东汉张仲景《金匮要略》旋覆花汤治疗肝着"其人常欲蹈其胸上，先未苦时，但欲饮热"，颇类现代冠心病早期胸中窒闷的表现，乃络脉瘀滞不通而致，治以辛通络瘀的旋覆花汤，方中旋覆花苦降辛开，下气祛痰，又能温通络脉，葱辛温，通阳散寒，行气散结；新绛，活血通络，清代叶天士认为"新绛一方，乃络方耳"。近代曹颖甫《金匮发微》也认为"新绛以通络"。该方用药体现辛温通络、活血通络、祛痰通络，皆为后世治疗络病所常用。

第二节　化瘀通络药

化瘀通络药主要应用于络脉瘀阻。络脉瘀阻是络病常见的基本病机变化，络病“久病入络”“久痛入络”“久瘀入络”的发病特点，“易滞易瘀”“易入难出”“易积成形”的病机特点，反映了血瘀日久阻络的病机变化。临床常随瘀阻络脉部位不同而表现各有不同，如瘀阻脑络则为头晕头痛，甚则脉络瘀塞中风偏瘫；瘀阻心络则为胸闷胸痛；瘀阻肺络则为喘促气短，面色黧黑；瘀阻肝络则胁下疼痛，甚则发为鼓胀；瘀阻肾络则小便不利，甚则水肿；瘀阻四肢之络则有麻木疼痛，关节屈伸不利。古人在长期络病治疗实践中总结出化瘀通络的药物特点，汉代张仲景首开虫药化瘀通络之先河，清代叶天士倡明虫类化瘀通络药搜剔疏拔、善除络中瘀结沉痼之邪的特长，同时提出辛润药物归尾、桃仁活血通络的特殊功效。此外，根据中医取类比象的原则，临床常用藤类药通络，正如《本草便读》所说“凡藤类之属，皆可通经入络”，鸡血藤便为临床常用通络药。依据络脉瘀阻轻重之不同，归纳化瘀通络用药经验及药物功能特点，大体可将其分为三类：养血和血通络药如当归、鸡血藤，辛润活血通络药如桃仁，搜剔化瘀通络药如水蛭、土鳖虫、虻虫、蜣螂等。

一、养血和血通络药

鸡血藤

【功用主治】和血通络，舒筋活络。治腰膝酸痛，麻木瘫痪，月经不调。

【药论】《饮片新参》：“去瘀血，生新血，流利经脉。”

【传统应用】

1. 治血瘀月经不调、经闭、痛经，常与当归、川芎、香附等同用；治血虚经闭及月经不调，则可与熟地黄、当归、白芍等配伍。

2. 治风湿痹痛兼血虚者，可配桑寄生、怀牛膝、独活等药；兼血瘀者，则可与羌活、威灵仙、川芎等同用。

3. 治年老体衰，血不养筋，肢体麻木者，可与杜仲、木瓜、白芍等同用；对外伤后，患肢乏力，反复疼痛者，可与续断、五加皮、狗脊等同用；对中风后肢体瘫痪，可与黄芪、红花、地龙等同用。

【现代研究】

1. 化学成分　主要含异黄酮类，三萜及甾体等。

2. 药理作用

（1）对血液系统的作用：鸡血藤可升高红细胞、血红蛋白、红细胞容积和红细胞分裂指数，并可通过多途径激活造血系统。

（2）对心血管作用：鸡血藤水煎剂对蟾蜍离体和在体心脏微呈抑制作用，给麻醉家兔 0.43~0.5g 生药/kg 煎剂和犬 0.3g 生药/kg 煎剂均可引起血压下降，但对离体兔耳及蟾蜍血管却呈收缩作用。

(3) 对血脂的影响：鸡血藤水煎剂灌胃可降低高脂血症鹌鹑总胆固醇（TC），升高高密度脂蛋白（HDL）与 TC 比值，对鹌鹑主动脉、头臂动脉粥样硬化病变有明显对抗作用。

(4) 抗炎及对免疫系统的作用：鸡血藤水提物对小鼠 2,4-三硝基氯苯（DNCB）所致接触性皮炎有显著抑制作用；鸡血藤水煎剂对正常小鼠脾细胞白细胞介素-2（IL-2）的产生有促进作用，对 IL-2 产生降低的环磷酰胺模型有显著增强作用，对 IL-2 超常的硫唑嘌呤模型有显著抑制作用，表现出双向调节作用。

3. 临床应用 鸡血藤为藤类和血通络药，临床常用于冠心病心绞痛、中风偏瘫或肢体麻木、风湿痹证、肢体痿软无力或麻木胀痛、贫血、妇女月经不调等。

当 归

【功用主治】 补血和血通络，调经止痛，润燥滑肠。治经闭腹痛，癥瘕结聚，头痛眩晕，痿痹，痈疽疮疡，跌仆损伤。通常补血用当归身，活血用当归尾，和血（补血活血）用全当归。

【药论】

1.《注解伤寒论》：“脉者血之府，诸血皆属心，凡通脉者必先补心益血，故张仲景治手足厥寒，脉细欲绝者，用当归之苦温以助心血。”

2.《本草正》：“当归，其味甘而重，故专能补血，其气轻而辛，故又能行血，补中有动，行中有补，诚血中之气药，亦血中之圣药也。”

【传统应用】

1. 治心肝血虚引起的面色白，唇爪无华等证，常与熟地黄、白芍、川芎等补血活血之品配伍，即《太平惠民和剂局方》四物汤；若气血两虚者，又常与黄芪同用，如《兰室秘藏》当归补血汤；若治思虑过度，劳伤心脾，气血两亏引起的心悸疲倦，健忘少寐等症，又可与人参、白术、枣仁等药同用，益气健脾，补血养心，如《校注妇人良方》归脾汤。

2. 治瘀血闭阻之痛经、闭经，可与桃仁、红花等药同用，如《医宗金鉴》桃红四物汤；治血虚寒滞之月经不调及痛经，可与吴茱萸、桂枝、人参等同用，如《金匮要略》温经汤。

3. 治妇女妊期产后诸疾，且尤宜血虚血瘀有寒者，如《太平惠民和剂局方》芎归散，治妊娠伤胎腹痛。

4. 治血虚痹痛麻木，多与黄芪、赤芍、熟地黄、川芎等同用，如《杂病源流犀烛》蠲痹四物汤；治血亏阳虚，血脉不利，手足寒厥，或寒入经络之腰腿疼痛，常与桂枝、芍药、细辛等同用，如《伤寒论》当归四逆汤；治营卫两虚，关节痹痛，手臂麻木，可与黄芪、姜黄、防风等相配，如《杨氏家藏方》蠲痹汤；若治痹痛日久，肝肾亏虚，气血不足所致腰膝冷痛，肢节屈伸不利，麻痹不仁，又当与独活、桑寄生、秦艽、地黄等同用，如《备急千金要方》独活寄生汤。

【现代研究】

1. 化学成分 当归中含中性油成分、酸性油成分、有机酸、糖类、维生素及多种常量及微量元素。

2. 药理作用

(1) 对心血管系统的作用 当归煎剂或流浸膏对离体蟾蜍心脏有抑制作用，剂量加大，可使心跳停止于舒张期。当归醇提物对哇巴因中毒引起的室颤有明显效果，电生理学研究证实，当归醇提物除具有非常类似奎尼丁样作用外，还能显著延长平台期。静注当归可显著增加冠脉流量，降低冠脉阻力，降血压，降低心肌耗氧量，心排出量和心搏指数有增加趋势，显著减轻其因阻断冠脉时的心肌梗死范围。

(2) 抗氧化和清除自由基作用 当归中阿魏酸有很强的抗氧化活性，能抑制产生自由基酶的生成，促进清除自由基酶的生成。

(3) 对血液系统的作用

①抗凝血作用：当归多糖及其硫酸酯可显著延长凝血时间，缩短出血时间；显著延长凝血酶时间和活化部分凝血活酶时间，其抗凝血作用主要是影响内源性凝血系统。

②促凝血作用：当归多糖及其硫酸酯能升高低切全血黏度，增强红细胞聚集性，促进血小板聚集。

③补血作用：当归可促进骨髓和脾细胞造血功能，显著增加血红蛋白和红细胞数。

(4) **对免疫系统的影响** 当归多糖能增强白介素和干扰素的表达，其过程是首先激活涉及非特异性免疫作用的巨噬细胞和 NK 细胞，然后是 T 辅助细胞，增加抗体数量，进而协同增强免疫功能。当归和其所含阿魏酸能明显促进小鼠碳粒廓清和腹腔巨噬细胞吞噬鸡红细胞，而且阿魏酸的作用较当归提取液强。

(5) 抗肿瘤作用 当归多糖可明显抑制多种肿瘤瘤株生长，增加巨噬细胞数目，增强其吞噬功能及脾细胞 NK 活性，明显延长动物生存期。对人白血病细胞株 K562 细胞增殖有明显的抑制作用。

(6) 对中枢神经系统的作用

①镇痛作用：当归多糖可显著抑制己烯雌酚、缩宫素和醋酸诱发的小鼠扭体反应，提高热板法所致小鼠痛觉反应的痛阈，作用强度与剂量有关。

②抗痉厥作用：高压氧条件下当归能够逆转脑内氨基酸类神经递质的异常改变，起到延缓痉厥发生的作用。

③缓解记忆缺失作用：当归提取物可减轻东莨菪碱所致 ICR 小鼠的记忆缺失，其机制是通过抑制海马区乙酰胆碱酯酶的活性而实现的。

3. 临床应用 当归尾为叶天士辛润通络的代表性药物，功善补血和血通络，凡血虚血滞络脉瘀阻诸证皆为常用之品，以其为君药的四物汤为补血代表性方剂，亦为妇女补血和血调经必用之药。现代临床常用于表现为血虚证的各种疾病，亦常配伍应用于心血管、脑血管及周围血管病变。

二、辛润活血通络药

桃仁

【功用主治】活血通络，润燥滑肠。治经闭，癥瘕，蓄血，风痹，跌打损伤，瘀血肿痛等。

【药论】

1.《本草经疏》："夫血者阴也……一有凝滞则为癥瘕，瘀血血闭，或妇人月水不通，或击扑损伤积血，及心下宿血坚痛……桃核仁苦能泄滞，辛能散结，甘温通行而缓肝，故主如上等证也。"

2.《药品化义》："桃仁，味苦能泻血热，体润能滋肠燥。主破蓄血，逐月水，及遍身疼痛，四肢木痹，左半身不遂，左足痛甚者，以其舒经活血行血，有去瘀生新之功。"

【传统应用】

1. 治血瘀经闭、痛经，常配红花、当归、川芎等同用，如《医宗金鉴》桃红四物汤；治瘀血蓄积、癥瘕痞块，可配桂枝、丹皮、赤芍等同用，如《金匮要略》桂枝茯苓丸；若体内瘀血较重，需破血逐瘀者，可配伍大黄、芒硝、桂枝等同用，如《伤寒论》桃核承气汤。

2. 治跌打损伤，如《医学发明》复元活血汤；治从高坠下，腹中瘀血满痛者，可与䗪虫、蒲黄、大黄等同用，如《备急千金要方》桃仁汤。

【现代研究】

1. 化学成分　桃仁中主含脂质体、甾体、氨基酸、黄酮及其糖苷类化合物等。

2. 药理作用

（1）止咳平喘作用：桃仁中苦杏仁苷能被苦杏仁酶水解，所产生的氰氢酸和苯甲醛对呼吸中枢有抑制作用，能使呼吸加深，咳嗽减轻，痰易咳出。

（2）润肠通便作用：桃仁含有40%~50%的脂肪油，能提高肠内容物对黏膜的润滑作用，而易于排便。

（3）抗炎镇痛作用：实验证明，桃仁煎剂、桃仁蛋白对角叉菜胶引起的足肿胀均有显著的抑制作用。

（4）抗肿瘤作用：苦杏仁苷水提取物粗制剂对人子宫颈癌JTC26株的抑制率为50%~70%，给小鼠自由摄取苦杏仁，可抑制艾氏腹水癌的生长，并使生存期延长。

3. 临床应用　桃仁为叶天士辛润通络的常用药物，常用于治经闭、癥积、肠痈、肺痈、外感蓄血证等。现代常配伍用于缺血性中风、室性早搏等的治疗。

三、搜剔化瘀通络药

水　蛭

【功用主治】化瘀通络，破血逐瘀。治蓄血，癥瘕，积聚，妇女经闭，干血成痨，跌仆损伤，云翳。

【药论】

1.《本草经百种录》：“水蛭最喜食人之血，而性又迟缓善人，迟缓则生血不伤，善入则坚积易破，借其力以攻积久之滞，自有利而无害也。”

2.《医学衷中参西录》：“为其味咸，故善入血分；为其原为噬血之物，故善破血；为其气腐，其气味与瘀血相感召，不与新血相感召，故但破瘀而不伤新血。”

【传统应用】

1. 治经闭、癥瘕之重证，常与桃仁、大黄、虻虫等同用，如《伤寒论》抵当汤；属体虚者，则当配伍人参、当归、熟地黄等补益气血之品同用，如《温病条辨》化癥回生丹。

2. 治跌打损伤，可与苏木、自然铜等同用，如《普济方》接骨火龙丹；若跌损瘀血内阻，心腹疼痛，二便不通，则当配伍大黄、牵牛子同用，如《济生方》夺命散。

【现代研究】

1. 药物成分 水蛭的唾腺中含有水蛭素，此外，其分泌物中含有一种组胺样物质以及肝素、抗血栓素等。

2. 药理作用

（1）*水蛭对缺血脑细胞的抗凋亡作用* 实验证明水蛭水煎醇提取液可降低缺血/再灌注后脑细胞凋亡率，对缺血脑细胞起保护作用。

（2）*对颅内水肿的吸收作用* 水蛭注射液大、小剂量对家兔颅内血肿均有较好的缩小作用，同时，水蛭注射液在动物行为的改善、病理切片血肿的吸收方面亦有较好的效果，表明水蛭注射液具有促进颅内血肿吸收的作用。

（3）*保护内皮细胞的作用* 水蛭其复方均有保护内皮细胞的作用。

（4）*抗血栓作用* 水蛭注射液有明显抑制血栓形成的作用，并能降低血小板聚集性和黏附性。

3. 临床应用 水蛭为搜剔化瘀通络代表性药物，也是张仲景虫类化瘀通络药的主要药物，如治外感蓄血证之抵挡汤、抵当丸，治虚劳之大黄䗪虫丸皆配伍水蛭。清代叶天士治络病“败瘀凝痰，混处经络”，极力推崇张仲景虫药之治，“圣人另辟手眼，以搜剔络中混处之邪，治经千百，历有明验”。清代徐灵胎谓水蛭：“性又迟缓善人，迟缓则生血不伤，善入则坚积易破。”近代名医张锡纯极赞徐灵胎之言，临证倡用生水蛭粉冲服治疗血枯经闭、癥瘕积聚等证。现代临床亦常用于血管病变治疗，治疗心脑血管病及周围血管病变的通心络即配伍水蛭。

土鳖虫（䗪虫）

【功用主治】化瘀通络，逐瘀破积。治癥瘕积聚，血滞经闭，产后瘀血腹痛，跌打损伤等。

【药论】

1.《本草经疏》：“咸寒能入血软坚，故主心腹血积，癥瘕血闭诸症。”

2.《长沙药解》:“䗪虫善化瘀血,最补损伤,《金匮》鳖甲煎丸用之治病疟日久,结为癥瘕;大黄䗪虫丸用之治虚劳腹满,内有干血;下瘀血汤用之治产后腹痛,内有瘀血;土瓜根散用之治经水不利,少腹满痛,以其消癥而破瘀也。”

【传统应用】

1. 治骨折筋伤,瘀血肿痛,可单用,临床则常与自然铜、骨碎补、乳香等同用,以加强其祛瘀通络,接骨止痛之效,如《杂病源流犀烛》接骨紫金丹;骨折伤筋后期,筋骨软弱,可与续断、杜仲等强壮筋骨药物同用,能促进骨折愈合和强壮筋骨之效,如《伤科大成》壮筋续骨丸。

2. 治妇女瘀血经闭及产后瘀滞腹痛,常与大黄、桃仁等同用,如下瘀血汤;若内有瘀血,腹满经闭,肌肤甲错者,可与大黄、水蛭、虻虫等配伍,如《金匮要略》大黄䗪虫丸。

3. 治癥积痞块,常配伍柴胡、桃仁、鳖甲等同用,以化积消癥除痞,如《金匮要略》鳖甲煎丸。

【现代研究】

1. 化学成分　主要成分为氨基酸,其他尚有多种微量元素、甾醇和直链脂肪族化合物。

2. 药理作用

(1)延缓动脉硬化形成作用:土鳖虫水煎液灌胃,能降低高脂鹌鹑卵磷脂胆固醇酰基转移酶活性,升高高密度脂蛋白-胆固醇值,提示有延缓动脉硬化的形成作用。

(2)对心肌缺血的纠正作用:土鳖虫总生物碱腹腔给药能明显延长异丙肾上腺素小鼠存活时间,并可明显对抗垂体后叶素引起的大鼠急性心肌缺血的心电图 ST-T 改变。

(3)对血液流变性的作用:土鳖虫能降低红细胞压积和红细胞聚集性,增强红细胞变形能力,促进血液循环及组织供氧,改善体内重要器官组织及全身的血液供应。

(4)对实验性骨折模型的作用:土鳖虫能促进实验性骨折家兔血管形成,改善局部的血液循环,增加骨生成细胞的活性和数量,加速钙盐沉积和骨痂增长,促进骨愈合。

3. 临床应用　土鳖虫为虫类搜剔化瘀通络的常用药物,传统常用于治疗虚劳干血内存、妇女血枯经闭、跌打损伤、筋伤骨折、癥积痞块,现代临床亦用于肿瘤、心脑血管病治疗。

虻　虫

【功用主治】化瘀通络。治癥瘕,积聚,少腹蓄血,血滞经闭,仆损瘀血。

【药论】

1.《本草经疏》:“咸能走血,故主积聚癥瘕一切血结为病。”

2.《本经逢原》:“虻虫,《本经》治癥瘕寒热,是因癥瘕而发寒热,与蜣螂治腹胀寒热不殊。张仲景抵当汤、丸,水蛭、虻虫虽当并用,二物之纯险悬殊。其治经闭,用四物加蜚虻作丸服，以破瘀而不伤血也。”

【传统应用】

1. 治血瘀经闭，瘀结成块，可与水蛭、䗪虫、大黄等同用，如大黄䗪虫丸；《妇人良方》地黄通经丸，则以此配熟地黄、水蛭、桃仁，蜜丸，空心温酒送服，用治月经不行，或产后恶露脐腹作痛。

2. 治跌打损伤，《千金备急方》以虻虫二十枚，丹皮一两，为末，酒服方寸匕；临床多配伍大黄、乳香、没药等同用。

【现代研究】

1. 药理作用 虻虫主要成分虻虫多糖能干扰内源性凝血系统因子的活性，抑制纤维蛋白的生成，显著延长小鼠体外凝血时间。

2. 临床应用 本品属虫类之品，功善化瘀通络，常用于治血瘀经闭，癥瘕积聚，亦可用于跌打损伤所致瘀滞络阻疼痛。现代临床用于冠心病心绞痛，取其化瘀通络之功。

蜣 螂

【功用主治】化瘀通络，解毒。治癥瘕，积聚，噎膈反胃，疔肿，恶疮。

【药论】《长沙药解》：“蜣螂，善破癥瘕，能开燥结，《金匮》鳖甲煎丸用之，治病疟日久结为疟瘕，以其破癥而开结也。”

【传统应用】

1. 治小便血淋，《鲍氏小儿方》以蜣螂研水服。

2. 治痔，《韩氏医通》以蜣螂裹烧熟，食之。

3. 治一节疔疮，《普济方》以蜣螂蜜浸处死，新瓦上煅灰，醋调敷患处。

【现代研究】

1. 化学成分 含有毒成分（蜣螂毒素）约1%。

2. 药理作用 蜣螂毒素静脉注射于家兔后血压一时下降，随即上升，呼吸振幅增大，频率加快；对蟾蜍离体心脏有抑制作用，灌注于蟾蜍的后肢血管，有暂时扩张作用，对家兔肠管及子宫有抑制作用，对蟾蜍神经肌肉标本有麻痹作用。

3. 临床应用 本品属虫类之品，功善化瘀通络，亦能解毒，常用于治癥瘕、积聚、噎膈反胃、疔肿、恶疮等，近年有单用蜣螂治疗无名肿毒、局部肿胀、大便秘结、小儿惊风的报道，亦有用蜣螂复方治疗顽固性溃疡、前列腺炎。

第三节 散结通络药

散结通络药常用于邪气稽留络脉，瘀血与痰浊凝聚成形，息而成积的病变。中医所谓积证，既包括邪入五脏阴络留而成积的病变类型，如《难经》记载的五脏之积即是脏腑络脉瘀滞，积聚成形的病变，还包括癌瘤等属于恶性肿瘤范围的癥积。常用散结通络药物如鳖甲、穿山甲、莪术、山楂核和橘核等，早在东汉张仲景治疗疟母的鳖甲煎丸方中即用鳖甲“入肝络搜邪”（《金匮要略论注》），清代吴鞠通《温病条辨》也认为方中鳖甲“守神入里，专入肝经血分，能消癥瘕，领带四虫，深入脏络”。穿山甲、莪术、山楂核、橘核亦常用于癥积痞块、乳房结块、颓疝等病证的治疗，亦取其散结通络之功。

鳖　甲

【功用主治】 散结通络，养阴清热，滋阴潜阳。治癥瘕痃癖，劳疟疟母，经闭经漏等。

【药论】

1.《本草经疏》:“咸能软坚，辛能走散。”

2.《本草汇言》：“入肝，统主厥阴血分为病……厥阴血闭邪结，渐至寒热，为癥瘕、为痞胀、为疟疾、为淋沥、为骨蒸者，咸得主之。”

3.《本草新编》：“鳖甲善能攻坚，又不损气，阴阳上下有痞滞不除者，皆宜用之。”

【传统应用】

1. 治疟疾寒热，日久不愈，胁下痞硬成块，发为疟母之症，常与炒白术、黄芪、槟榔等同用，以扶正截疟，消坚去积，如《济生方》鳖甲饮；或与蜣螂虫、䗪虫、大黄等配伍，以化瘀消痞，如《金匮要略》鳖甲煎丸。

2. 治疗胸腹痞块，癥瘕积聚，每与白芍、白术、当归身等配伍，治疗肝脾肿大，癥块痞积，如《辨证录》平肝消瘕汤；或与吴茱萸、法半夏、荆三棱等同用，温里活血破坚积，治疗胸痹，如《证治准绳》吴茱萸汤；或与干漆、附子、三棱等同用，治疗腹中癥块，如《太平圣惠方》鳖甲煎丸。

3. 治肺痨阴伤，灼伤肺络，咳血吐血，潮热盗汗及咳嗽等，《太平圣惠方》鳖甲散以本品与款冬、乌梅、桑皮等同用，治疗肺痿咳唾；《杂病源流犀烛》鳖甲散以本品与柴胡、青蒿、知母等同用，治疗虚劳潮热，肺痨咳血等。

【现代研究】

1. 化学成分　鳖甲中主含动物胶，骨胶原为主成分，其余尚有角蛋白、碘质、维生素D、磷酸钙、碳酸钙等。

2. 药理作用

（1）抗肝纤维化作用：鳖甲能明显降低肝纤维化大鼠羟脯氨酸含量，减轻肝纤维化损伤程度。

（2）抗肿瘤作用：单纯鳖甲对肠癌细胞有抑制生长作用，鳖甲加氟尿嘧啶联合用药对肠癌细胞的抑制生长作用较单纯氟尿嘧啶更显著，显示了协同抗癌作用。

3. 临床应用　鳖甲为散结通络的代表药物，传统用之治癥瘕痃癖、劳疟疟母等取得良好疗效，现代临床用之治疗肝硬化腹水、肿瘤等疾病亦取得显著临床效果。

穿山甲

【功用主治】 散结通络，通经下乳，消肿排脓。主治癥积痞块，血瘀经闭，风湿痹痛，中风瘫痪等。

【药论】

1.《本草纲目》："此物能窜经络达于病所。"

2.《医学衷中参西录》："其走窜之性，无微不至，故能宣通脏腑，贯彻经络，透达关窍，凡血凝血聚为病，皆能开之。"

【传统应用】

1. 用治血瘀经闭，少腹坠痛，可与当归、桃仁、红花、赤芍等活血通经药同用，如《经验方》化瘀汤；用治癥瘕痞块，硬痛拒按，则当配伍鳖甲、大黄、赤芍、干漆等破瘀消癥之品同用，如《妇科大全》穿山甲散。

2. 治风湿痹痛，关节不利，麻木拘挛等症，可与当归、独活、蜈蚣、白花蛇等同用，亦可加入五积散中服用。

3. 治妇女产后乳汁不下，单用研末，以酒冲服，谓之涌泉散；临床常与王不留行相须为用。

4. 治疮痈初起未成脓者，常配伍清热解毒、消肿散结的金银花、白芷、天花粉、赤芍等同用，如仙方活命饮；若疮疡脓成不溃，可配伍托毒排脓的黄芪、皂角刺、当归等同用，如透脓散；若用治痰气互结的瘰疬痰核，则须配伍玄参、浙贝母、夏枯草等同用。

【现代研究】

1. 化学成分 含硬脂酸、胆甾醇、二十三酰丁胺、脂肪族酰胺、L-丝-L 酪环二肽和 D-丝-L 酪环二肽等。

2. 药理作用

（1）抗炎作用　穿山甲醇提液、水提液均有明显抗巴豆油引起的小鼠耳部炎症的作用。

（2）降低血液黏度　穿山甲水煎液能显著降低大鼠血液黏度，对小鼠也有降低血液黏度作用，并能延长大、小鼠凝血时间。

（3）对心脏收缩的作用　穿山甲对大鼠离体工作心脏有显著增强心肌收缩功能的作用，表现为显著增加左室内压峰值（LVSP）和左室内压上升及下降最大速率（$\pm dp/dt_{max}$），表明穿山甲能增强心肌收缩功能，具有正性肌力作用。

（4）抗肿瘤作用　穿山甲可抑制人白血病细胞株 HL60 细胞生长，诱导其发生凋亡，并激活 caspase-3 酶活性，下降 *bcl*-2 基因表达。

3. 临床应用 穿山甲性善走窜，功擅散结通络，又兼具活血散瘀之力，故常用以治疗癥积痞块，硬痛拒按，亦可治疗血瘀经闭，少腹坠痛。本品通利经络，透达关节，亦是治疗风湿痹痛所致关节不利、麻木拘挛等症的良药，其通经下乳之功又可用于乳汁不通，为治疗妇女产后乳汁不下的常用药物。现代临床用之治疗类风湿、前列腺增生和乳腺疾病等均取得良好疗效。

莪术

【功用主治】 散结通络，破血行气。治癥瘕积聚，血瘀经闭，瘀肿疼痛。

【药论】

1.《药性论》："治女子血气心痛，破痃癖冷气。"

2.《日华子本草》："治一切血气，开胃消食，通月经，消瘀血，止扑损痛，下血及内损恶血等。"

3.《本草经疏》："蓬莪术行气破血散结，是其功能之所长。"

【传统应用】

1. 治瘀阻日久而成之癥瘕痞块，常与削坚消癥之品同用，如《寿世保元》莪术散，即以本品配三棱、当归、香附等，治经闭腹痛，腹中有块；治胁下痞块，或久疟成母，可与丹参、三棱、鳖甲、柴胡等同用。

2. 治妇女血瘀经闭、痛经，常配当归、红花、牡丹皮等同用；治胸痹心痛，可配川芎、丹参等同用；若体虚而瘀血久留不去者，可配黄芪、党参等药以消补兼施。

3. 治跌打损伤之瘀血肿痛，常与其他祛瘀疗伤之品同用，如《救伤秘旨》十三味总方，以此配三棱、当归、苏木、骨碎补等，用酒煎服。

【现代研究】

1. 化学成分 莪术中主要为挥发油类成分，如α-蒎烯、β-蒎烯、β-榄香烯、龙脑、莪术酮等。

2. 药理作用

(1) 抗肿瘤作用 β-榄香烯在体外对人体多种肺癌细胞株、膀胱癌T24细胞、白血病细胞，在体内对小鼠黑色素瘤、Lewis肺癌、大鼠Walker256肉瘤均有明显抑制作用；榄香烯腹腔内给药可诱导白血病K562细胞株凋亡；莪术油能抑制肝癌细胞DNA合成及增殖活性。

(2) 减轻化疗副作用 莪术对环磷酰胺引起的小鼠骨髓嗜多红细胞微核率的骤增及外周血白细胞数、血红细胞值降低均有显著抑制或缓解作用，说明其能减轻环磷酰胺所产生的副作用。

(3) 抗纤维组织增生作用 莪术可明显降低慢性肾衰动物模型肾小球透明变性及硬化百分率、蛋白沉积百分率，并可持续而明显减少尿蛋白排出，改善肾功能。

(4) 对血液流变学及血栓影响 莪术注射液可明显改变全血比黏度、红细胞压积、红细胞沉降率、还原黏度等血液流变学参数，防止血小板聚集，抑制体外血栓形成。

3. 临床应用 莪术散结通络，又能破血行气，故常用于治疗癥积痞块或久疟成母，亦可治疗食积不化之脘腹胀痛、血瘀经闭、心腹气痛及跌打损伤之瘀肿疼痛，现代临床用之治疗肿瘤、肝纤维化等疾病，皆取其通络散结之功。

山楂核

【功用主治】消积、散结、通络。主治胃积坚久，胁间痞块，癞肿等。

【传统应用】

1. 治胃积坚久，嘈杂吞酸，胁间积块作痛，如《滇南本草》以之配沙蒺藜、鸡内金，共研细末服。

2. 治阴肾㿗肿，《本草纲目》以橄榄核、荔枝核、山楂核等分，烧存性，每服二钱，空心，茴香汤调下。

【现代研究】

1. 药理作用

（1）降血脂作用：山楂核醇提物可降低高脂鹌鹑的血浆 TC、LDL、VLDL 及 TC/VLDL 比值，降低主动脉 CH 含量，明显减少动脉粥样硬化斑块的形成。

（2）抑菌杀菌作用：山楂核干馏油对大肠杆菌、伤寒杆菌、痢疾杆菌、金黄色葡萄球菌、绿脓假单胞菌表现出较强的抑菌和杀菌作用，最小抑菌浓度为 0.25%~0.5%，最小杀菌浓度为 1.0%~2.0%。

2. 临床应用 山楂核散结通络之功常用于治疗胃积坚久、胁间痞块及㿗肿等，现代临床以之配伍治疗子宫肌瘤及子宫颈癌取得良好疗效。

橘 核

【功用主治】散结通络，理气止痛。主治疝气痛、睾丸肿痛、乳房结块等。

【药论】

1.《日华子本草》："治腰痛，膀胱气，肾疼。"

2.《本草纲目》："行肝气，消肿散毒。"

【传统应用】

1. 治四种㿗病，卵核肿胀，偏有大小，或坚硬如石，甚则引脐腹绞痛，肤囊肿胀，配海藻、昆布、海带等，如《济生方》橘核丸。

2. 治乳痈初起未溃，以橘核略炒，黄酒煎。

3. 治腰痛，如《简单便方》以橘核、杜仲各二两，炒研末，每服二钱，盐酒下。

【现代研究】

1. 药理作用 采用化学刺激、热刺激两种实验方法初步证明橘核具有较强镇痛作用，且盐炙后镇痛作用增强。

2. 临床应用 橘核散结通络，理气止痛，传统常用于治疗疝气、乳房结块，现代常配伍用于治疗慢性前列腺炎、乳痈等病。

第四节 祛痰通络药

祛痰通络药常用于以痰湿为主的络脉瘀阻。痰湿阻络因痰的性质及所处部位而临床表现各异，如风痰阻络常见肢体麻木、口角歪斜，湿痰阻络或见咳痰量多，或为痰湿脂浊阻滞脉络而见胸闷头晕，痰热阻络或见咳痰黄稠，或为痰热内扰脑之气络而有神昏谵语之变。故祛痰药以其功能特点又分为祛风痰通络药如白附子、皂荚，祛湿痰通络药如天南星、白芥子，祛热痰通络药如天竺黄、鲜竹沥、丝瓜络。

一、祛风痰通络药

白附子

【功用主治】祛痰通络，息风定惊。治中风痰壅，风痰眩晕，偏正头痛，痈疽肿毒。

【药论】《四川中药志》："镇痉止痛，祛风痰，治面部病，中风失音，心痛血痹，偏正头痛，喉痹肿痛。"

【传统应用】

1. 治中风痰壅，口眼歪斜，半身不遂，常与天南星、半夏、川乌同用，如《太平惠民和剂局方》青州白丸子；若风痰阻滞经络，口眼歪斜，多与全蝎、僵蚕配伍，如《杨氏家藏方》牵正散。

2. 治风痰上犯，眩晕头痛，常与天南星、天麻、僵蚕等同用，如《丹溪心法附余》白附子丸；若风寒客于头中，偏正头痛，牵引两目，多与麻黄、川乌、全蝎等配伍，如《普济本事方》白附子散。

3. 治痈疽肿毒，或跌打损伤，可与生天南星、生川乌、生草乌相配。

【现代研究】

1. 化学成分 含黏液质、草酸钙、蔗糖皂苷、β-谷甾醇、β-谷甾醇-O-葡萄糖苷、肌醇及生物碱成分。

2. 药理作用

抗肿瘤作用：禹白附提取物能明显抑制皮下接种S180腹水肉瘤细胞昆明系小鼠的肿瘤生长百分数及脾淋巴细胞转化率。

3. 临床应用 白附子祛痰通络，息风定惊，辛温燥烈，为治风痰要药，常用于中风痰壅、口眼歪斜、风痰眩晕、偏正头痛，又有解毒散结作用，故可用于痈疽肿毒或跌打损伤。现代临床常用其治癫痫、面神经麻痹、三叉神经痛，取其祛风痰、通经络之功效。

皂　荚

【功用主治】祛痰通络，散结开窍。治中风口眼歪斜，头风头痛，肠风便血，痈肿便毒，疮癣疥癞。

【药论】《长沙药解》："皂荚辛烈，开冲通关透窍，搜罗痰涎，洗涤瘀浊，化其粘连胶热之性，失其根据攀附之援，脏腑莫容，自然外去……其诸主治……皆其通关行滞之效也。"

【传统应用】

1. 治中风痰厥，昏迷不醒，牙关紧闭，常与细辛、薄荷、雄黄共研细末，吹鼻取嚏，以通关开窍，如《世医得效方》通关散；若中风神昏，喉痹痰阻，可与白矾研末，温水调服取吐，以通关窍，如《圣济总录》稀涎散。

2. 治顽痰阻塞，咳逆上气，时吐稠痰，难以平卧者，可单用本品研末，以蜜为丸，枣汤送服，如《金匮要略》皂荚丸；若胸中痰结，胸闷咳嗽，痰稠难咯者，又用本品熬膏，与半夏、明矾、柿饼捣烂为丸，如《太平圣惠方》钓痰膏。

3. 治痈疽疮肿，肿硬未溃者，单用本品以醋捣烂研膏，外敷患处；若疮痈肿硬作痒，可与苦参、白芷、白花蛇等同用，如《医宗金鉴》皂角苦参丸；若乳痈结硬疼痛，则与蛤粉同用，如《全生指迷方》皂角散。

【现代研究】

1. 化学成分 荚果含三萜皂苷，此外尚含鞣质、聚糖、树胶、蜡醇、廿九烷、豆甾醇、谷甾醇等。

2. 药理作用

（1）抗凝血作用 皂角刺水煎剂能明显延长小鼠凝血时间；体外实验能明显抑制家兔血小板聚集；单次灌胃可延长家兔血浆复钙凝血时间、凝血酶原时间、白陶土部分凝血活酶时间、凝血酶时间，增强血浆抗凝血酶活性。

（2）抗炎与抗氧化特性 皂角苷有抗炎与抗氧化特性。

3. 临床应用 皂荚祛痰通络，散结开窍，常用于治窍闭神昏，喉痹痰阻，顽痰阻塞，胸闷咳喘，亦可用于痈疽疮肿，大便燥结诸证。临床用量不宜过大，易引起呕吐腹泻。

二、祛湿痰通络药

白芥子

【功能主治】祛痰通络，利气散结。治疗咳嗽吐痰，风湿顽痹，痰核流注等。

【药论】《本草求真》：“辛能入肺，温能散表，痰在胁下皮里膜外，得此辛温以为搜剔，则内外宣通，而无阻隔窠囊留滞之患矣。”

【传统应用】

1. 治寒痰咳喘，痰多清稀，胸膈胀满，食少难消者，常与苏子、莱菔子同用，如《韩氏医通》三子养亲汤；若肺寒较甚，咳嗽痰喘，畏寒肢冷，常与干姜、肉桂、苍术等配伍，如《中国药物大全》痰饮丸；若痰饮停滞胸胁，喘咳胸满胁痛，则与甘遂、大戟配伍，以祛痰逐饮、利气止痛，如《三因极一病证方论》控涎丹。

2. 治痰湿阻滞经络，肩臂肢节麻痹疼痛者，可与木鳖子、没药、桂心等同用，如《妇人良方》阳和汤。

【现代研究】

1. 化学成分 白芥子含白芥子苷、芥子碱、芥子酶、脂肪、蛋白质、黏液质及维生素 A 类物质。

2. 药理作用 白芥子总提取物、白芥子分段提取物Ⅰ和Ⅱ均能显著抑制由丙酸睾酮诱发的去势小鼠前列腺增生，明显降低小鼠包皮腺湿重和血清酸性磷酸酶活力，表现出抗雄激素活性。白芥子分段提取物Ⅰ、Ⅱ表现出与总提取物相当的药效，提示这两部分提取物含有白芥子抗前列腺增生的活性成分。

3. 临床应用　白芥子为祛痰通络的代表药物，既治咳痰量多之有形之痰，又可治皮里膜外无形之痰，临床常用于咳嗽喘促、痰核流注、阴疽硬肿、风湿顽痹，也可外用。

天南星

【功用主治】祛痰通络，祛风定惊，消肿散结。治中风痰壅，癫痫，惊风，风痰眩晕，喉痹，瘰疬，痈肿，跌仆折伤。

【药论】《本经逢原》："南星、半夏皆治痰药也，然南星专走经络，故中风麻痹以之为向导，半夏专走肠胃，故呕逆泄泻以之为向导。"

【传统应用】

1. 治寒痰咳嗽，痰白清稀，可与半夏、肉桂配伍，如《洁古家珍》姜桂丸；若湿痰壅滞，胸膈胀闷，咳嗽痰白，胶黏不爽，则与陈皮、半夏同用，如《洁古家珍》玉粉丸；若顽痰阻肺，痰涎壅盛，咳喘胸闷，常与枳实、半夏、茯苓等配用，如《济生方》导痰汤。

2. 治风痰壅盛，闭塞清阳，眩晕呕吐，常与天麻、半夏等同用，如《太平惠民和剂局方》化痰玉壶丸；若中风痰壅，风痰留滞经络，半身不遂，口眼歪斜，手足顽麻，多与半夏、川乌、白附子配伍，如《太平惠民和剂局方》青州白丸子。

3. 治毒热壅盛，痈疽疮疖，牙龈溃烂，毒蛇咬伤等症，常与雄黄、麝香配伍外敷，如《圣济总录》天南星散；若痰湿凝结，肌生肿核，或软或硬，可单用本品与醋研膏，外贴患处，如《圣济总录》天南星膏。

【现代研究】

1. 化学成分　天南星属植物块茎大都含有三萜皂苷、D-甘露醇、苯甲酸、淀粉等。天南星和异叶天南星含氨基酸、β-谷甾醇，以及钙、磷、铝、锌等多种无机元素。

2. 药理作用

（1）抗炎、镇痛作用　黄南星搽剂对打击器造成的大鼠腿部急性软组织损伤有明显抑制作用，能促进瘀血吸收，减轻损伤部位的炎性浸润和变性坏死程度。

（2）抗痉厥作用　天南星冷浸出物对士的宁引起小鼠痉厥有明显抑制作用，且可明显降低痉厥小鼠的死亡率，提示天南星水溶性成分有一定抗痉厥作用。

（3）抗癫痫作用　南星对大鼠脑皮层电图及脑内γ-氨基丁酸、谷氨酸含量有良好的调节作用，具有抗癫痫的作用。

3. 临床应用　天南星功善祛痰通络，祛风定惊，常用于治疗中风痰壅，癫狂惊风，咳喘痰多，癥瘕积聚，风湿痹痛，与半夏略同而异，正如《本草汇言》："天南星，开结闭、散风痰之药也。但其性味辛燥而烈，与半夏略同，而毒则过之。半夏之性，燥而稍缓，南星之性，燥而颇急；半夏之辛，劣而能守，南星之辛，劣而善行。若风痰湿痰，急闭涎痰，非南星不能散。"临床应用时应注意鉴别。

三、祛热痰通络药

竹　沥

【功用主治】化痰通络，清热镇惊。治中风痰迷，肺热痰壅，惊风，癫痫，壮热烦渴，子烦，破伤风。

【药论】

1.《本草衍义》："竹沥行痰，通达上下百骸毛窍诸处，如痰在巅顶可降，痰在胸膈可开，痰在四肢可散，痰在脏腑经络可利，痰在皮里膜外可行。"

2.《本经逢原》："竹沥善透经络，能治筋脉拘挛，痰在皮里膜外，筋络四肢，非竹沥不能化之。"

【传统应用】

1. 治肺热咳嗽痰多，气喘胸闷，可单用本品内服，如《中国药物大全》鲜竹沥口服液；若痰热咳喘，痰稠难咳，顽痰胶结，常与半夏、陈皮、黄芩等同用，如《赤水玄珠》竹沥达痰丸；若痰火上壅胸膈，发为哮喘，多与天竺黄、桑白皮、杏仁等配伍，如《通俗伤寒论》竹沥涤痰汤。

2. 治痰热阻闭清窍，中风口噤，昏不知人，《备急千金要方》单用本品灌服；若中风不语，半身瘫痪，可与天南星、半夏、枳实等同用，如《万病回春》竹沥化痰丸；若痰热蕴结，而致癫狂惊痫，则与青礞石、大黄、沉香等配伍，如《赤水玄珠》竹沥达痰丸。

【现代研究】

1. 化学成分　含有10余种氨基酸、酚性成分、有机酸成分、无机元素等。

2. 药理作用　竹沥可显著促进小鼠气管酚红排泌，抑制氨水引起的小鼠咳嗽，增强小鼠气道分泌而有祛痰的作用，并能促进小鼠小肠推进作用；对两种工艺（传统法和渗漉法）制备的鲜竹沥进行药效学比较，结果表明，两种工艺制备的鲜竹沥均有显著的祛痰止咳作用。

3. 临床应用　竹沥性滑流利，功善祛痰通络，有形无形之痰皆能逐之，故常用治肺热咳嗽痰多、哮喘，或痰热阻闭清窍之中风。现代临床常用其治肺系咳喘病证，取得了较好的疗效。

天竺黄

【功用主治】祛痰通络，清热定惊。治热病神昏谵妄，中风痰迷不语，小儿惊风抽搐，癫痫。

【药论】《本草汇言》："天竺黄，豁痰利窍，镇惊安神之药也。李氏曰：其气味功用，与竹沥大同小异。竹沥性速，直通经络，而有寒滑之功；竺黄性缓，清空解热，而更有定惊安神之妙。"

【传统应用】

1. 治热病神昏，神志恍惚，常与牛黄、冰片，黄连等同用，如《太平圣惠方》天竺黄丸；用于中风痰厥，喘促昏仆，多与猴枣、羚羊角、青礞石等配用，如《全国中药成药处方集》猴枣散；用于痰热壅盛，气急咳喘，又与黄连、僵蚕、青黛等配伍，如《证治准绳》天竺黄丹。

2. 治小儿痰热惊风，四肢抽搐，常与胆南星、僵蚕、钩藤等同用，如《医学入门》牛黄抱龙丸；或与栀子、郁金、蝉蜕等配用，如《普济方》天竺黄散。重症亦可与天麻、全蝎、蜈蚣等配伍，如《中国药物大全》小儿七珍丸。

【现代研究】

1. 化学成分　含氢氧化钾1.1%，硅质9%，并含有Fe、Ca及多种氨基酸、竹黄多糖等。

2. 药理作用

(1) 镇痛作用：本品对小鼠醋酸刺激有镇痛作用。

(2) 对心血管的作用：可使离体蛙心收缩力减弱，心率变慢；对离体兔耳血管有直接扩张作用，降低麻醉兔血压，延长血浆复钙时间和凝血时间。

3. 临床应用　天竺黄祛痰通络，尤善清热镇惊，能治有形之痰，用于咳痰黄稠，更能治无形之痰。亦用于高热神昏、中风痰壅、癫狂惊风等。

丝瓜络

【功用主治】清热化痰，通经活络。治胸胁、腹腰、肢体疼痛，妇女经闭，乳汁不通等。

【药论】

1.《本草便读》："丝瓜络，入经络，解邪热。热除则风去，络中津液不致结合而为痰，变成肿毒诸症，故云解毒耳。"

2.《本草纲目》："能通人脉络脏腑，而去风解毒，消肿化痰，祛痛杀虫及诸血病也。"

3.《本草再新》："通经络，和血脉，化痰顺气。"

【传统应用】

1. 治风湿痹痛，筋脉拘挛，肢体麻痹，常配桑枝、防己、威灵仙等祛风湿止痛药。

2. 治跌打肿痛，配伍桃仁、红花、乳香、没药等活血祛瘀之品。

3. 治胸胁疼痛配柴胡、枳壳、桔梗、瓜蒌皮等宽胸理气之品。

4. 治妇人产后气血壅滞，乳汁不能，乳痈肿痛，与穿山甲、王不留行等同用。

【现代研究】

1. 化学成分　本品主要含三萜皂苷、人参皂苷及黄酮类。

2. 药理作用

(1) 对呼吸系统作用　丝瓜络煎剂10g/kg对二氧化硫引起咳嗽的小鼠有抑制作用，此剂量腹腔注射给豚鼠，对组胺致敏有预防性。

(2) 其他作用　丝瓜络中所含齐墩果叶酸对大鼠肝脏因CCl_4引起的急性损伤有治疗作用，此外，还有强心作用及抑制S180瘤株的生长和丝瓜子的驱蛔虫作用。丝瓜络的细胞悬浮液培养证明还有抗过敏作用，从中还提取出了具有核糖体作用，细胞毒和堕胎作用的蛋白。此外，还有抗病毒、免疫调节等作用。

3. 临床报道 丝瓜络功专通经活络，常用于络脉瘀阻引起的各种疼痛如风湿痹痛，跌打肿痛，胸胁疼痛，也可用于妇女产后乳汁不通，乳痈肿痛。本药平和力弱，常配伍复方中应用。

第五节 祛风通络药

祛风通络药是指运用辛散祛风或息风止痉的入络药物，治疗风邪袭络所致抽搐、痉挛、动摇、震颤等病证。风病范围很广，病情变化比较复杂，概言之可分为外风和内风两大类。外风是指风邪侵入人体，留于肌表、经络、筋肉、骨节所致。由于寒、湿、燥、热诸邪与风邪结合为患，故又有风热、风湿、风寒等区别。外风主要表现为头痛、恶风、肌肤瘙痒、肢体麻木、筋骨挛痛、关节屈伸不利，或口眼歪斜，甚则角弓反张等症。内风大多是指内脏病变所致的风病，其病机有肝风上扰、热盛动风，其病机本质则为脑之气络为热毒熏蒸，阴虚风动及血虚生风则为脑之气络失于荣养，导致脑之气络功能失常，故有眩晕、震颤、四肢抽搐、足废不用、语言謇涩，或卒然昏仆、不省人事、口眼歪斜、半身不遂等症。由脑之气络所致内风证常表现为高级神经功能失常及其所支配骨骼肌痉挛抽搐，而脉络绌急亦即西医学之血管痉挛也应属内风袭络证。在治疗上，外风宜散，内风宜息，风之顽疾宜搜风之治，故祛风通络药按其功能及适应证可分为息风通络药如钩藤、僵蚕、羚羊角，搜风通络药如全蝎、蜈蚣、蝉蜕、乌梢蛇、白花蛇，散风通络药如雷公藤、忍冬藤、青风藤、海风藤、络石藤、天仙藤等。

一、息风通络药

钩 藤

【功用主治】清热平肝，息风通络。治肝肾阴亏，阳亢风动，头目眩晕，小儿惊风。

【药论】

1.《本草纲目》："钩藤，手、足厥阴药也。足厥阴主风，手厥阴主火，惊痫眩运，皆肝风相火之病，钩藤通心包于肝木，风静火息，则诸症自除。"

2.《本草新编》："钩藤，去风甚速，有风症者必宜用之。但风火之生，多因于肾水不足，以致木燥火炎，于补阴药中，少用钩藤，则风火易散，倘全不补阴，纯用钩藤以祛风散火、则风不能息，而火且愈炽矣。"

【传统应用】

1. 治热极生风，四肢抽搐及小儿高热惊风等症，尤为相宜。如用治小儿惊风，壮热神昏、牙关紧闭、手足抽搐者，可与天麻、全蝎、僵蚕、蝉蜕、防风等同用，如《小儿药证直诀》钩藤饮子；用治温热病热极生风，痉挛抽搐，多与羚羊角、白芍、菊花、生地黄等同用，如《通俗伤寒论》羚角钩藤汤。

2. 治肝火上攻或肝阳上亢之头胀头痛，眩晕等症，属肝火者，常与夏枯草、龙胆草、栀子、黄芩等配伍，属肝阳者，常与天麻、石决明、怀牛膝、杜仲、茯神等同用，如《杂病证治新义》天麻钩藤饮。

【现代研究】

1. 化学成分 钩藤中具有药理活性的成分主要有钩藤碱、异钩藤碱、柯诺辛因碱、异柯诺辛因碱等。

2. 药理作用

（1）降压作用：钩藤提取物无论对麻醉或不麻醉动物、血压正常或高血压动物，都有明显的降压效应。

（2）抗心律失常作用：钩藤碱能使小鼠耐缺氧能力有所提高，在抗心律失常方面有一定作用。

（3）抑制血小板凝聚作用：钩藤碱能明显促进血小板凝聚，具有明显改善红细胞变形能力的作用。

（4）对脑缺血缺氧的保护作用：钩藤碱对大鼠大脑皮层神经元L-钙通道有阻滞作用，可降低细胞内钙超载，从而改善低氧性脑代谢紊乱；还可通过减少脑缺血-再灌注损伤中皮层和海马NO的生成，降低NO的损害作用，降低脑内NOS的活性，产生对脑缺血的保护作用。

（5）中枢作用：钩藤总碱有明显的神经传导阻滞、浸润麻醉和椎管内麻醉作用。

（6）对坐骨神经作用：钩藤碱对蟾蜍坐骨神经动作电位具剂量依赖性抑制作用。

3. 临床应用 钩藤功善清热平肝，息风通络，常用于肝肾阴虚所致中风偏瘫，头目眩晕，也可用于小儿高热惊风，温热病热极生风，痉挛抽搐。此外，本药还具轻清疏泄之性，可治风热外感、头痛目赤及斑疹透发不畅等证。现代临床常治高血压、偏头痛、小儿高热痉厥、哮喘等病。

僵蚕

【功用主治】息风通络，化痰散结。治头目眩晕，中风偏瘫，咽喉肿痛，失音惊痫，瘰疬结核。

【药论】《本草求真》：“僵蚕，祛风散寒，燥湿化痰，温行血脉之品。”

【传统应用】

1. 治高热抽搐者，可与蝉蜕、钩藤、菊花等同用。治急惊风，痰喘发痉者，以本品同全蝎、天麻、朱砂、牛黄、胆星、冰片等配伍，如《寿世保元》千金散。用治小儿惊风，本品配蝎梢、天雄尖、附子尖，共为细末，生姜温水调，灌服之。若用治小儿脾虚久泻，慢惊搐搦者，又当与党参、白术、天麻、全蝎等配伍，以健脾固本，息风定惊，如《古今医统》醒脾散。

2. 治风中经络，口眼歪斜常与全蝎、白附子等同用，如《杨氏家藏方》牵正散。

3. 治痰核、瘰疬、疔疮肿毒等症，如《外台秘要》单用为末，以治瘰疬，但单用力薄，常与浙贝母、夏枯草、连翘等化痰散结药同用。也可用治乳腺炎、流行性腮腺炎、疔疮痈肿等，可与金银花、连翘、板蓝根、黄芩等清热解毒药同用。

【现代研究】

1. 药物成分 白僵蚕主要含蛋白质、脂肪。

2. 药理作用

（1）抗凝、抗血栓、促纤溶 僵蚕水提液体内外实验均具有较强的抗凝作用，对凝血酶-纤维蛋白原反应有直接抑制作用；研究还发现，对模型动物注射僵蚕液后，其血栓重量明显减轻，纤溶酶原含量、纤溶蛋白原含量均减少，优球蛋白溶解时间明显缩短，表明僵蚕具有较强的促纤溶活性作用。

（2）抗痉厥作用 僵蚕与氯化铵具有同样对抗士的宁所引起的小鼠痉厥作用。

（3）抗癌作用 僵蚕醇提物对小鼠ECA实体型抑制率为36%，对小鼠S180也有抑制作用，体外可抑制人体肝癌细胞的呼吸，可用于直肠腺癌型息肉的治疗等。

（4）**降糖、降脂作用** 僵蚕可抑制体内胆固醇合成，促进胆固醇的排泄，提高磷脂合成功能。

3. 临床应用 白僵蚕功善息风通络，化痰散结，常用于治惊风抽搐，中风口眼歪斜，痰核瘰疬，头痛眩晕，亦可治目赤咽肿及风疹瘙痒。现代临床常用于治疗癫痫、高热痉厥、咽部肿痛、糖尿病、脑血管意外及面瘫等疾病。

羚羊角

【功用主治】息风通络，清热解毒。治高热神昏，痉厥抽搐，热毒发斑，风湿痹痛。

【药论】《本草纲目》：“羚羊角，入厥阴肝经。肝开窍于目，其发病也，目黯障翳，而羚羊角能平之。肝主风，在合为筋，其发病也，小儿惊痫，妇人子痫，大人中风搐搦，及经脉挛急，历节掣痛，而羚羊角能舒之。魂者肝之神也，发病则惊骇不宁，狂越僻谬，而羚角能安之。血者肝之藏也，发病则瘀滞下注，疝痛毒痢，疮肿瘰疬，产后血气，而羚角能散之。相火寄于肝胆，在气为怒，病则烦懑气逆，噎塞不通，寒热及伤寒伏热，而羚角能降之。”

【传统应用】

1. 治温热病热邪炽盛之高热、神昏、痉厥抽搐者，常与钩藤、白芍、菊花、桑叶、茯神、竹茹、生地黄、川贝、甘草同用，如《通俗伤寒论》羚角钩藤汤。若治中风肢体不灵、语涩，可与犀角（水牛角代）、羌活、防风、苡仁、秦艽等同用，如《圣济总录》羚羊角丸。

2. 治肝阳上亢所致之头晕目眩，烦躁失眠，头痛如劈等症，常与石决明、龟甲、生地黄、菊花等同用，如《医醇賸义》羚羊角汤。

3. 治温热病壮热神昏，谵语躁狂，甚或抽搐，热毒斑疹等症，常合石膏、寒水石、麝香等，如《备急千金要方》紫雪丹；王孟英以羚羊角、犀角加入白虎汤中，称羚犀石膏知母汤，治温热病壮热、谵语、发斑等，有良效。

【现代研究】

1. 化学成分 羚羊角主含角质蛋白，尚含多种磷脂、磷酸钙、胆固醇、维生素A等。

2. 药理作用

（1）*解热作用、镇静及抗痉厥作用* 羚羊角的有效部位或有效成分水溶性蛋白质对伤寒杆菌引起的家兔发热的解热作用可持续4~5小时，并能使戊四氮引起的小鼠痉厥潜伏期和生存期均明显延长。

（2）*抗病毒及增强免疫功能作用* 复方羚羊角注射液具有抗病毒、抑菌及促免疫功能。

3. 临床应用 羚羊角咸寒质重，功专息风通络，为治惊痫抽搐之要药，善治热极生风所致高热神昏，痉挛抽搐，亦可治癫痫惊悸，又具清热解毒之功，用于温热病壮热神昏，热毒发斑者，能气血两清，现代临床常用本品治疗高热痉挛抽搐疾病并收到良好的疗效。

二、搜风通络药

全 蝎

【功用主治】搜风通络，解毒散结。主治痉挛抽搐，口眼歪斜，风湿顽痹，疮疽肿毒，瘰疬痰核。

【药论】

1.《本草正义》："其能治风者，盖亦以善于走窜之故，则风淫可祛，而湿痹可利。若内动之风，宜静不宜动，似非此大毒之虫所可妄试。然古人恒用以治大人风涎、小儿惊痫者，良以内风暴动，及幼科风痫，皆挟痰浊上升，必降气开痰，始可暂平其焰。"

2.《医学衷中参西录》："善入肝经，搜风发汗，治痉痫抽搐，中风口眼歪斜，或周身麻痹，其性虽毒转善解毒，消除一切疮疡，为蜈蚣之伍药，其力相得益彰。"

【传统应用】

1. 治各种原因之惊风、痉挛抽搐，常与蜈蚣同用，研细末服，即《经验方》止痉散。如用治小儿急惊风、高热、神昏抽搐，常与羚羊角、钩藤、天麻等清热息风药配伍；用治小儿慢惊风抽搐，常与党参、白术、天麻等益气健脾药同用；用治风中经络、口眼歪斜，可与白僵蚕、白附子等同用，如《杨氏家藏方》牵正散。

2. 治风寒湿痹久治不愈，筋脉拘挛，甚则关节变形之顽痹，可用全蝎配麝香少许，共为细末，温酒送服，对减轻疼痛有效，如《仁斋直指方论》全蝎末方。临床也常与川乌、白花蛇、没药等祛风、活血、舒筋活络之品同用。

3. 治偏正头痛，单味研末吞服即有效，配合天麻、蜈蚣、川芎、僵蚕等同用，则其效更佳。

【现代研究】

1. 化学成分 全蝎中含蝎毒，蝎毒中大部分是具有药理学活性的蛋白质，可分为蝎毒素及酶两部分。

2. 药理作用

（1）对中枢神经系统的作用

①抗痉厥作用：全蝎能对抗电痉厥及回苏灵、硝酸士的宁引起的化学痉厥，能降低小鼠痉厥发生率，延长回苏灵引起的小鼠化学痉厥的诱导期。

②抗癫痫作用：侧脑室注射蝎毒素能明显减低马桑内酯致痫的急性大鼠癫痫模型癫痫发生率，减轻癫痫的发作程度，表现为给予蝎毒素的大鼠无任何大发作行为，并且小发作的平均持续时间也显著短于对照组，提示蝎毒素对癫痫发作时的神经细胞同步放电、放电的传播有较强的抑制作用。

③镇痛作用：蝎毒可通过吗啡受体实现中枢镇痛作用，此外，隔核也是蝎毒产生中枢镇痛作用的重要部位之一。

（2）对受损神经再生及修复的影响　通过蛛网膜下腔给予最小镇痛剂量的蝎毒，表明其有促进受损神经细胞再生与修复的作用。

（3）对血液系统的作用　全蝎提取液对血小板最大聚集率有明显抑制作用，使血栓重量明显减轻，纤维蛋白原含量和优球蛋白溶解时间明显减少，表明全蝎提取液可通过促进纤溶、抑制血小板聚集而抑制血栓形成。

（4）抗肿瘤作用　全蝎乙醇提取物可通过抑制间接致突变物2-氨基芴（2-AF）产生抗肿瘤作用。

3. 临床应用　全蝎性善走窜，具有良好的搜风通络作用，为治痉挛抽搐之要药，各种原因引起的惊风、痉挛抽搐如小儿高热惊风、慢惊风抽搐、癫痫抽搐、破伤风均可治之；其良好的通络止痛作用又可用于风湿顽痹所致关节拘挛，肿胀变形及顽固性偏正头痛。本药又具解毒散结之功，用于疮疡肿毒及瘰疬结核的治疗。现代临床常用其治疗癫痫、面瘫、风湿性疾病及各种痛证，亦取得了满意疗效。

蜈　蚣

【功能主治】搜风解痉，攻毒散结，通络止痛。主治痉挛抽搐，中风偏瘫，手足麻木，疮痒肿毒，风湿顽痹等。

【药论】

1.《本草求真》："蜈蚣本属毒物……性善走窜，故瘟疫鬼怪得此则疗。又其味辛，辛则能以散风，故小儿惊痫风搐、脐风噤口，得此入肝则治。又其性温，温则能以疗结，故凡瘀血堕胎，心腹寒热结聚，得此则祛。"

2.《医学衷中参西录》："蜈蚣，走窜之力最速，内而脏腑，外而经络，凡气血凝聚之处皆能开之……性尤善搜风，内治肝风萌动、癫痫眩晕、抽掣瘛疭、小儿脐风；外治经络中风、口眼歪斜、手足麻木。"

【传统应用】

1. 治各种原因引起的痉挛抽搐，如《经验方》止痉散；若治小儿急惊，以本品配丹砂、轻粉等分研末，乳汁下，如《太平圣惠方》万金散；若治破伤风，角弓反张，即以本品为主药，配伍南星、防风等同用，如《医宗金鉴》蜈蚣星风散。经适当配伍，本品亦可用于癫痫，风中经络，口眼歪斜等证。

2. 治风湿痹痛，游走不定，痛势剧烈，常合全蝎配伍防风、独活、威灵仙等祛风、除湿、通络药物同用。

3. 治顽固性头痛或偏正头痛，多与天麻、川芎、白僵蚕等同用；若与全蝎相配组成止痉散，对顽固性头痛有良好的止痛作用。

【现代研究】

1. 化学成分　蜈蚣水溶部分和醇溶部分含有多种氨基酸、小分子肽、甾醇等活性物质。

2. 药理作用

（1）对免疫功能的影响　蜈蚣能显著增强机体吞噬细胞的吞噬活性，对抗体特异性细胞免疫无影响。

（2）对喉癌 Hep-2 细胞生长的抑制作用　蜈蚣提物在体外对 Hep-2 细胞的生长有明显的抑制作用，机制与降低细胞内 DNA 含量，细胞内钙超载有关。

（3）对心肌缺血自由基的作用　蜈蚣有效成分能显著提高心肌缺血大鼠超氧化物歧化酶（SOD）、一氧化氮（NO）含量，明显降低乳酸脱氢酶（LDH）、丙二醛（MDA），超微结构显示心肌细胞损害明显减轻，表明蜈蚣具有抗心肌缺血的作用。

3. 临床应用　蜈蚣走窜之力最速，近代张锡纯谓其“内而脏腑外而经络，凡气血凝聚之处皆能开之”，故善于搜风定痉，常用于治疗各种原因引起的痉挛抽搐，又能解毒散结，通络止痛，用于治疗疮疡肿毒、瘰疬结核及风湿顽痹。现代临床常用于治疗癫痫、面瘫及中风偏瘫等多种疾病。

蝉　蜕

【功用主治】搜风通络，宣肺散热。主治惊痫抽搐，风疹瘙痒，目赤翳障，疔疮肿毒等。

【药论】《本草正义》：“蝉蜕，主小儿惊痫。盖幼科惊痫，内热为多，即《素问》之所谓血与气并，交走于上，则为薄厥。治以寒凉，降其火气，使不上冲，此所以能治癫痫之真义也。”

【传统应用】

1. 治风热感冒之发热恶风、头痛身热、咽痛音哑之证，常配薄荷、牛蒡子、前胡等，如《时病论》辛凉解表法；若用于瘟病初起，憎寒壮热，头痛身重，遍体酸痛，口苦咽干者，常配白僵蚕、金银花、生地黄、木通等，如《伤寒温疫条辨》神解散。

2. 治风邪外束，疹出不透之症，属风热者配升麻、牛蒡子、麻黄等，如《杂病源流犀烛》麻黄散；属风寒者配麻黄、槐花、浮萍等同用，如《中医皮肤病学简编》麻黄蝉蜕汤；属风湿热相搏，浸淫血脉者配荆芥、防风、苦参、苍术等，如《外科正宗》消风散。

3. 治风热上攻，目赤肿痛，目中翳障或翳膜遮睛，常配菊花、谷精草、草决明、密蒙花等，如《太平惠民和剂局方》蝉花散；若目生花翳，羞明而不痛者，常配菊花、白蒺藜、草决明、车前子等同用，如《银海精微》蝉花散；若目中生障翳者，可配蛇蜕、黄连、绿豆、甘草等，如《仁斋直指方》道人开障散。

4. 治小儿风热惊悸，常配茯神、龙齿、牛黄等，如《太平圣惠方》蚱蝉散；若小儿惊风夜啼，咬牙咳嗽，咽喉肿痛者，可配白僵蚕、延胡索、甘草等为末送服，如《小儿药证直诀》蝉花散；若见小儿急热惊风，神昏抽搐者，可配天南星、朱砂、僵蚕、麝香等为末，薄荷汤温服送下，如《魏氏家藏方》镇惊丸。

【现代研究】

1. 化学成分 蝉蜕主要含氨基酸类，尚含多种微量元素。

2. 药理作用 蝉蜕水提液给小鼠皮下注射，扭体法测定证明蝉蜕有明显的镇痛作用。

3. 临床应用 蝉蜕具有搜风通络，宣肺泄热之功效，历代常用之治疗惊痫抽搐，咳嗽音哑，目赤翳障，疮疹肿毒等病证。现代临床也常用之治疗破伤风、小儿高热等疾病。

乌梢蛇

【功用主治】搜风通络，祛风除湿。主治风湿顽痹，麻木拘挛，痉挛抽搐，小儿麻痹症。

【药论】

1.《本经逢原》："蛇，治诸风顽痹，皮肤不仁，风瘙瘾疹，疥癣热毒。"

2.《开宝本草》："主诸风瘙瘾疹，皮肤不仁，顽痹诸风。"

【传统应用】

1. 治风湿顽痹，麻木拘挛，手足缓弱，不能伸举，可配天南星、全蝎、白附子、羌活、白僵蚕、麻黄、防风、桂心等研粉制成丸药，方如《太平圣惠方》乌蛇丸。

2. 治破伤风，颈项紧硬，身体强直，可与白花蛇、蜈蚣为散，热酒调服，方如《圣济总录》定命散。

3. 治紫白癜风，可与熟地黄、天麻、牛膝、白蒺藜等养血祛风药同用，如《太平圣惠方》治紫白癜酒。

【现代研究】

1. 化学成分 乌梢蛇中主要含果糖 1,6-二磷酸酯酶、蛇肌醛缩酶、骨胶原、蛋白质、脂肪。

2. 药理作用 乌蛇散对平阳霉素所致肺纤维化大鼠肺泡灌洗液（BALF）中层粘连蛋白（Ln）及Ⅲ型前胶原（PCⅢ）含量增高有显著抑制作用。

3. 临床应用 乌梢蛇善于搜风邪，透关节，通经络，常用治风湿顽痹所致麻木拘挛，手足缓弱，亦可用于破伤风之颈项紧硬、身体强直，乃取其善祛风邪之功。

白花蛇

【功用主治】搜风通络，祛风除湿。主治风湿顽痹，痉挛抽搐，小儿麻痹症，顽癣恶疮。

【药论】

1.《开宝本草》:“主中风湿痹不仁，筋脉拘急，口面㖞斜，半身不遂，骨节疼痛，脚弱不能久立，暴风瘙痒，大风疥癣。”

2.《本草纲目》:“白花蛇，能透骨搜风，截惊定搐，为风痹、惊搐、癞癣恶疮要药。”

【传统应用】

1. 治风湿顽痹、肌肤麻木、筋脉拘挛，常配防风、羌活、当归等祛风活血之品。

2. 治中风、半身不遂、口眼歪斜，配黄芪、天麻、桂枝、当归、何首乌等，补气养血，祛风通络。

3. 治痉挛抽搐、痉厥之证，对于小儿惊风、破伤风等证可用之，如《普济方》定命散，即以本品配伍乌梢蛇、蜈蚣等治疗角弓反张抽搐。

4. 治皮肤顽癣、痒疹、瘰疬等，以本品同乌梢蛇、蝮蛇、雄黄、生大黄等配用。

【现代研究】

1. 化学成分　含多量的血液毒，少量的神经毒，微量的溶血成分及促进血液凝固成分。

2. 药理作用　对二甲苯所致小鼠耳郭炎症及大鼠、小鼠蛋清性足肿胀有明显抑制作用，证明该药有良好抗炎作用；进一步实验，发现对摘除肾上腺大鼠蛋清性足肿胀无抑制作用，提示其作用机理可能与垂体-肾上腺皮质系统有关。

3. 临床应用　白花蛇具走窜之性，内通脏腑，外达肌肤，为搜风通络之要药，常治风湿顽痹所致肌肤麻木、筋脉拘挛及中风不遂、口眼歪斜。本品不仅善除内风，也能祛外风，故可用于破伤风之痉挛抽搐、痉厥等证。现代临床常用本品治疗风湿性关节炎、类风湿关节炎、中风、癌症等疾病，也取得较好的临床疗效。

三、散风通络药

雷公藤

【功用主治】祛风通络，消肿止痛，解毒。主治风湿顽痹。

【传统应用】

1. 治风湿顽痹，多与威灵仙、独活、秦艽、防己、黄柏等祛风湿清热药合用，入煎剂。

2. 治顽癣、皮炎、皮疹皮肤病，可单用煎服，或配伍防风、荆芥、白蒺藜、地肤子等祛风止痒药。

【现代研究】

1. 化学成分　雷公藤含雷公藤定碱、雷公藤精碱、雷公藤春碱等生物碱，以及雷公藤甲素、雷公藤乙素、雷公藤酮、吸山海棠素、卫矛醇等成分。

2. 药理作用

（1）抗炎作用及对机体免疫反应的影响　本品全根煎剂、提出的萜类或水不溶物对大鼠蛋清性脚肿有一定预防作用；还能明显抑制小鼠碳粒廓清率，减弱小鼠迟发型超敏反应，对抗小鼠血清溶血素的形成。

（2）抗哮喘气道炎症作用　能抑制哮喘豚鼠 IL-5、GM-CSF 表达，诱导 Eos 凋亡，在抗哮喘气道炎症中具有潜在的应用价值。

（3）对血管内皮细胞生长因子（VEGF）mRNA 表达及 VEGF 合成与分泌的影响　雷公藤内酯可以抑制 TPA 诱导的内皮细胞 VEGF mRNA 表达及 VEGF 蛋白合成与分泌，也能抑制 TPA 诱导的内皮细胞 *c-fos/c-jun* mRNA 的表达，表明雷公藤内酯通过影响 *c-fos/c-jun* 基因转录而抑制内皮细胞 VEGF mRNA 表达及 VEGF 合成与分泌，这是雷公藤内酯降低肾小球肾炎患者尿蛋白的作用机制之一。

3. 临床应用　雷公藤苦寒力强，功擅祛风通络，消肿止痛，治疗顽痹有独特疗效，特别是对风湿顽痹表现为关节红肿热痛、肿胀难消、晨僵、功能受限，甚至关节变形者尤为适宜，同时其解毒作用又可用于顽癣皮疹等疾病。现代临床常用其治疗各种风湿、类风湿及自身免疫性疾病。

忍冬藤

【功用主治】祛风通络，清热解毒。主治风湿热痹，筋骨疼痛，温病发热，热毒血痢，痈肿疮毒。

【药论】《医学真传》："银花之藤，乃宣通经脉之药也。"

【传统应用】

1. 治四时外感，发热口渴，或兼肢体疼痛者，忍冬藤煎汤代茶频饮。
2. 治热毒血痢，忍冬藤浓煎饮。
3. 治一切痈疽，如《外科精要》忍冬酒。
4. 治诸般肿痛，金刃伤疮，金银花四两，吸铁石三钱，香油一斤，熬枯去滓，入黄丹八两，如《乾坤生意秘韫》忍冬膏。

【现代研究】

1. 化学成分　叶含忍冬苷即木樨草素-7-鼠李糖葡萄糖苷、木樨草素等黄酮类，茎含鞣质、生物碱。

2. 药理作用　实验证实忍冬藤菇有抗炎、抗病毒、抗肿瘤以及免疫调节作用。

3. 临床应用　忍冬藤为藤类入络药，解毒作用不及金银花，但通络之效显著，可消除经络风热而止痹痛，故常用于风湿热痹，关节红肿热痛、屈伸不利等症。现代临床常用其治疗风湿性关节炎等。

青风藤

【功用主治】祛风通络止痛。主治风湿痹痛之关节肿大，肢体疼痛，麻木等。

【药论】

1.《本草汇言》："清（青）风藤，散风寒湿痹之药也，能舒筋活血，正骨利髓，故风病软弱无力，并劲强偏废之证，久服常服，大建奇功。"

2.《本草便读》："凡藤蔓之属，皆可通经入络，此物善治风疾，故一切历节麻痹皆治之，浸酒尤妙。以风气通于肝，故入肝，风胜湿，湿气又通于脾也。"

【传统应用】

1. 治一切诸风，如《濒湖集简方》青藤膏，以青藤入釜内，微火熬成膏，用时量人虚实，以酒服一茶匙毕。

2. 治骨节风气痛，以大青木香根或茎叶适量，煎水常洗痛处。

【现代研究】

1. 化学成分 青藤的茎和根含青藤碱、双青藤碱、木兰花碱、β-谷甾醇、豆甾醇。

2. 药理作用

(1) 镇痛作用 青藤碱皮下注射对小鼠热板法、小鼠醋酸扭体法、小鼠电刺激尾部法均有镇痛作用，镇痛的作用部位在中枢。

(2) 抗炎作用 青藤碱对大鼠蛋清性和甲醛性足跖肿胀均有显著抑制作用，切除肾上腺或垂体后这种抗炎作用消失，推测其抗炎作用可能是通过下丘脑影响垂体-肾上腺系统所致。

(3) 降压作用 青藤总碱对麻醉或不麻醉实验动物（犬、猫、兔、大鼠），无论静脉注射或灌胃都有肯定的急性降压效果。降压作用与M-胆碱能神经或乙酰胆碱无关，也非组织胺释放所致，可能与其抗肾上腺素及神经反射作用有关。

(4) 抗心律失常作用 青藤碱可缩短印防己毒素诱发家兔心律失常的持续时间，具有对抗 $BaCl_2$ 和 $CaCl_2$-Ach 诱发小鼠心律失常作用，并对缺血性心律失常有明显对抗作用。

(5) 对免疫系统的影响 青藤碱能增强小鼠吞噬细胞的吞噬功能，但却能使脾、胸腺重量下降，对抗小鼠抗羊红细胞抗体产生及对羊红细胞诱导的DTH反应均有明显的抑制作用，并可延长小鼠同种异体移植心肌的存活时间。在体外，青藤碱对小鼠脾细胞的增殖反应也呈较强抑制作用。

3. 临床应用 青风藤属藤类药，取类比象入络，为祛风通络止痛之良药，主治风湿痹痛，对关节肿大、肢体疼痛、麻木等症具有良好的临床疗效。现代临床常用之治疗风湿性关节炎及类风湿关节炎，亦取得良好的临床疗效。

海风藤

【功用主治】祛风除湿，通络止痛。主治风湿痹痛，筋脉拘挛，跌打损伤。

【药论】《本草再新》："行经络，和血脉，宽中理气，下湿除风。"

【传统应用】

1. 治风湿痹痛，常与羌活、桂枝、秦艽、当归、川芎等配伍，如《百一选方》蠲痹汤。

2. 治跌打损伤，可与参三七、土鳖虫、红花等配伍，可煎服也可泡药酒服用。

【现代研究】

1. 化学成分 茎叶含细叶青蒌藤素、细叶青蒌藤烯酮、细叶青蒌藤醌醇、β-谷甾醇等。

2. 药理作用

（1）对血小板的作用　海风藤酚、甲基海风藤酚、海风藤醇A和海风藤醇B均有抑制血小板激活因子（PAF）诱导的兔血小板聚集作用。

（2）抗淀粉样蛋白作用　海风藤能抑制β-AP_{25-35}诱导的神经细胞胞质钙离子升高，并随海风藤浓度增加而增强，提示其对神经细胞有保护作用，为海风藤防治阿尔茨海默病（Alzheimer's disease，AD）提供了依据。

（3）脑保护作用　海风藤提取物可显著减轻局灶性脑缺血后血脑屏障的破坏，减少缺血灶周围坏死细胞、凋亡细胞数量，并具有减少梗死灶直径的趋势，表明海风藤具有抵御缺血后血脑屏障破坏，减少缺血灶周围神经细胞坏死及迟发性神经元死亡，发挥缺血性脑保护作用。

（4）对脑缺血后PAF及花生四烯酸（AA）代谢的影响　两类海风藤新木脂素类成分均可抑制脑缺血后PAF的过量生成，纠正AA代谢紊乱。

3. 临床应用　海风藤亦属藤类入络药，辛散、苦燥、温通，祛风通络止痛效果较佳，为风湿痹痛常用药，亦可治跌打损伤，瘀肿疼痛。现代临床有用以治疗风湿性关节炎、糖尿病周围神经病变等疾病。

络石藤

【功用主治】祛风通络，利咽消肿。主治风湿痹痛，筋脉拘挛，痈肿，喉痹，跌打损伤。

【药论】

1.《本草纲目》："络石，气味平和，其功主筋骨关节风热痈肿，变白耐老，即医家鲜知用者，岂以其近贱而忽之耶。"

2.《要药分剂》："络石之功，专于舒筋活络。凡患者筋脉拘挛，不易伸屈者，服之无不获效，不可忽之也。"

【传统应用】

1. 治风湿热痹，常配忍冬藤、秦艽、地龙等以清热通络止痛；也有单用本品浸酒服，或与五加皮、牛膝等同浸药酒，如验方络石藤酒。

2. 治喉痹、痈肿，《近效方》单用本品水煎，慢慢含咽，治疗咽喉肿塞，热毒盛者需配山栀、射干等同煎服；治疮疡肿毒，本品配伍皂角刺、瓜蒌、甘草、乳香、没药，方如《外科精要》批止痛灵宝散。

【现代研究】

1. 化学成分　本品主要含木脂素、甾体糖苷、三萜及其乙酸酯、糖、黄酮及糖苷和吲哚生物碱等，木脂素类含牛蒡子苷、络石藤苷等。

2. 药理作用　能抑制金黄色葡萄球菌，具有抗菌作用；牛蒡子苷可刺激冷血和温血动物中枢神经系统，使呼吸加快，血管扩张，血压下降。

3. 临床应用　络石藤藤类比象，善走经络，常治风湿痹痛，筋脉拘挛，关节屈伸不利，亦可利咽消肿，治热毒炽盛之喉痹、痈肿。现代临床有用其治疗类风湿关节炎、扁桃体炎、咽炎的报道。

天仙藤

【功用主治】流气畅络药，活血利水。主治胃痛，风湿疼痛，产后血气腹痛，妊娠水肿。

【药论】《本草汇言》："天仙藤，流气活血，治一切诸痛之药也。……盖谓其善流行血气故也。"

【传统应用】

1. 治疗肝胃不和之胃脘痛，可与理气止痛药物同用；治疗疝气痛，可与酒共煮服用，或与疏肝理气药同用。

2. 治产后腹痛不止及一切血气腹痛，天仙藤五两，炒焦，为细末，每服二钱。腹痛，炒生姜、小便和酒调下，如《普济方》天仙藤散。

3. 治疗妊娠水肿，可与香附、陈皮、乌药等同用，如《妇人大全良方》天仙藤散。

4. 治风湿痹痛，可与祛风湿药物同用；若痰注臂痛，可配羌活、白芷等同用，如《仁斋直指方》天仙散。

【临床应用】天仙藤苦泄温通，行气活血通络止痛效果较佳，为治一切诸痛如胃痛、产后腹痛、风湿痹痛的良药，其苦温之性又可利水消肿而用于水肿。现代临床亦常用其治疗水肿等疾病。

第六节　解毒通络药

解毒通络药常用于毒邪滞于络脉引起的病证。滞络之热毒有内外之分，外来之毒包括温热火毒或瘟疫之邪，内生热毒多由络瘀日久化热生毒。热毒滞络或发为痉厥抽搐、神昏谵语，或为痈疽，或发为中风偏瘫。牛黄功善解毒通络，治疗温热病热陷心包、中风痰热、热极生风及口舌生疮、咽喉肿痛、疖疮痈疽等病证，均具有显著疗效。

牛　黄

【功用主治】解毒通络，清心利胆，化痰镇惊。主治热病神昏，癫痫，惊风抽搐，牙疳喉肿，痈疽疔毒等。

【药论】《本草从新》："清心解热，利痰凉惊，通窍辟邪，治中风中脏，惊痫口噤，小儿胎毒，痰热诸病，发痘堕胎。"

【传统应用】

1. 治温病热盛火炽，热极生风之高热、烦躁、神昏、谵语、痉挛抽搐等症，常与黄连、栀子、朱砂等药同用，如《景岳全书》万氏牛黄清心丸；治小儿急惊风之高热、神昏、痉厥抽搐等症，每与朱砂、蝎尾、钩藤等配伍，如《证治准绳》牛黄散。

2. 治温热病热陷心包、中风、小儿急惊等痰热阻闭心窍所致神昏谵语、壮热烦躁、口噤舌蹇、面红气粗、痰涎窒塞等症，如《温病条辨》安宫牛黄丸、《太平惠民和剂局方》至宝丹，均以本品配伍麝香、冰片、朱砂等开窍醒神、清热解毒之品。

3. 治热毒蕴结之疖肿、疖疮、痈疽等患，每与其他清热解毒药配合应用，如《保婴撮要》牛黄解毒丸，以牛黄与金银花、草河车、甘草同用，治疗胎毒疮疖及一切疮疡；治热毒壅盛、郁结之乳岩、痰核、流注、瘰疬、恶疮等证，每与麝香、乳香、没药同用，以解毒消肿，活血散结，如《外科全生集》犀黄丸。

【现代研究】

1. 化学成分 牛黄含水分、胆酸、脱氧胆酸、胆甾醇，以及胆色素、麦角甾醇、维生素D、钠、钙、镁、锌、铁、铜、磷等。

2. 药理作用

（1）对中枢神经系统的作用

①抗痉厥作用：牛黄和人工培植牛黄均能延长小鼠由安钠咖、印防己毒素引起的痉厥潜伏时间，缓解樟脑、咖啡因等引起的小鼠痉厥。

②镇静作用：牛黄能显著延长戊巴比妥钠引起的小鼠睡眠时间，能加强水合氯醛对小鼠的中枢抑制，能显著抑制小鼠自发活动次数。

（2）对心脏的作用　天然牛黄和人工配方牛黄的生理盐水溶液经37℃水浴24小时后的上清液对血压和心脏具有相同的作用，静脉注射时麻醉猫和大鼠的血压先下降，然后升高，能减慢离体蟾蜍心脏的心率。

（3）抗炎作用　人工培植牛黄（ACCB）灌胃给药对巴豆油致小鼠耳肿胀，角叉菜胶致大鼠足肿胀，胸膜炎模型大鼠白细胞游走均有显著抑制作用。

（4）对自由基的作用　培植牛黄对·OH自由基有显著的清除能力。

3. 临床应用 牛黄功善解毒通络，清心利胆，化痰镇惊，常用于温热病热陷心包，中风痰热，热极生风所致高热、烦躁、神昏、痉厥等症，亦可用于小儿惊风及癫痫所致痉挛抽搐。本药尚具有良好的解毒通络作用，故亦常用于口舌生疮、咽喉肿痛、疖疮痈疽等病证。现代临床常用其治疗各种急性传染性或感染性疾病及中风等，取得了良好的效果。

第七节　荣养络脉药

荣养络脉药主要以补益药为主，滋荣温养络中气血阴阳，主要用于络虚不荣证。络虚包括络中气血阴阳的不足，气虚指络气亏虚，主要表现为机体活动功能的减退如气短乏力、神疲懒言，气虚导致阳虚则畏寒肢冷；血虚主要指络血亏虚失其渗灌濡养之功，常见面色㿠白、爪甲无华、眩晕健忘，血虚常兼阴虚而见五心烦热、盗汗口干诸症。补络中气虚主用大补真元之人参，补络中阳虚常用温扶元阳之鹿茸，补络中血虚常用血肉有情之阿胶，补络中阴虚常用麦冬。精血同源，叶天士亦常用猪羊脊髓、牛胫骨髓以脏补脏，血肉有情之品善滋填真精。络脉为气血通路，荣养络脉之补益药以不壅塞气机为原则，故荣养络脉药常与前述通络药物并用，即叶天士所谓“络虚通补”。

人 参

【功用主治】补气荣络，生津固脱。主治劳伤虚损，食少倦怠，虚咳喘促，自汗暴脱，惊悸健忘，头晕乏力，久虚不复，一切气血津液不足，络脉失荣之证。

【药论】

1.《用药法象》：“人参能补肺中之气，肺气旺则四脏之气皆旺，肺主诸气故也。张仲景以人参为补血者，盖血不自生，须得生阳气之药乃生，阳生阴长，血乃旺矣。”

2.《薛氏医按》：“人参但入肺经，助肺气而通经活血，乃气中之血药也。”

3.《本草经疏》：“其主治也，则补五脏，盖脏虽有五，以言乎生气之流通则一也，益真气，则五脏皆补矣……通血脉者，血不自行，气壮则行，故通血脉。破坚积者，真气不足，则不能健行而磨物，日积月累，遂成坚积。脾主消化，真阳之气回，则脾强而能消，何坚积之不磨哉。”

【传统应用】

1. 治元气虚极欲脱之证，单用本品即效，如《景岳全书》独参汤，即以大剂量人参一味浓煎服，有拯危救脱之效；对气阴两伤之虚脱，又常与麦冬、五味子同用，以益气敛阴救脱，即《医学启源》生脉散。

2. 治脾气虚弱，运化失司，生化无权所致神疲乏力、食欲不振、腹胀便溏，常配白术、茯苓、甘草，共奏益气健脾之效，如《太平惠民和剂局方》四君子汤；若脾气虚极，中气下陷，每与黄芪、升麻、柴胡等相配，补中益气，升阳举陷，如《脾胃论》补中益气汤；治脾虚泄泻，大便清稀，反复不愈者，常配茯苓、白术、扁豆等药，如《太平惠民和剂局方》参苓白术散。

3. 治久病喘咳，肺气耗伤，宣降失常所致咳嗽声低，气短喘促，少气懒言，常与五味子、黄芪、紫菀配用，如《永类钤方》补肺汤；若肺肾两虚，摄纳无权，咳嗽虚喘者，则配以胡桃等，补肺益肾，纳气定喘，如《济生方》人参胡桃汤。

4. 治热伤气阴，口渴多汗，脉大无力者，常与生石膏、知母、粳米配用，如《伤寒论》白虎加人参汤；治内热消渴，引饮无度，常配天花粉、葛根、黄芪等益气养阴生津，如《沈氏尊生书》玉泉丸；治老人、虚人消渴，大渴多饮者，常配麦冬、枸杞子、五味子等，益气养阴，生津止渴，如《杂病源流犀烛》人参麦冬汤。

5. 治心气不足，失眠多梦，惊悸怔忡，常与茯神、龙齿、远志等同用，如《医学心悟》安神定志丸；若心脾两伤，气虚血亏，配黄芪、龙眼肉、当归等，如《济生方》归脾汤；若心肾不足，阴亏血少，虚烦不眠，则配生地黄、五味子、当归、丹参、玄参等，如《摄生秘剖》天王补心丹。

6. 治气虚失摄之吐衄崩漏，常配黄芪、白术、大枣等益气摄血，如《校注妇人良方》归脾汤，并可随证配伍仙鹤草、阿胶、茜草等药以增强止血作用。

7. 治素体气虚，卫外不固，外感风寒，邪不易解，常与柴胡、羌活、独活等药同用，如《小儿药证直诀》败毒散；治气虚外感风寒，内有痰饮，咳嗽痰多者，常与苏叶、半夏、陈皮等同用，如《太平惠民和剂局方》参苏饮；若治阳虚外感，热轻寒重，脉大无力者，又当与桂枝、细辛、附子等配伍，如《伤寒六书》再造散。

8. 治血虚萎黄，常与黄芪、白术、当归、熟地黄等同用，如《太平惠民和剂局方》人参养荣汤。

9. 治气虚行血无力，瘀血阻于脉络所致中风偏瘫，常配当归、川芎、蕲蛇、麝香等药，如《常用中成药》人参再造丸；治心气不足，血虚夹瘀所致胸痹心痛，常配乳香、当归、山药益气活血止痛，如《证治准绳》参乳丸。

【现代研究】

1. 化学成分 含多种人参皂苷、挥发油、多种糖类、微量元素等成分。

2. 药理作用

（1）对心血管系统的作用

①对心功能保护作用：人参二醇组皂苷能明显升高心肌缺血再灌注损伤犬左室内压峰值（LVSP）、左室内压上升及下降最大速率（$\pm dp/dt_{max}$）、心输出量（CO）、心脏指数（CI）、心搏指数（SI），明显降低左室舒张末期压（LVEDP）和总外周血管阻力（TPVR），提示其具有保护缺血再灌注损伤心功能的作用。

②电生理作用：人参皂苷具有多方面的电生理作用，近年研究表明在培养的大鼠乳鼠心肌细胞上，以 L、T、B 三型钙通道的单通道活动指标分析人参二醇皂苷（PDS）和人参三醇组皂苷（PTS）的钙通道阻滞作用，记录 L、T、B 指标证明，两组人参皂苷的钙通道阻滞作用机理在于使钙通道开放时间缩短与开放概率减少。

③对血压的影响：人参茎叶皂苷（GinS）、西洋参茎叶皂苷（PQS）及刺五加叶皂苷（ASS）均可使大鼠离体工作心脏血压、左室内压峰值、左室内压最大上升和下降速率下降，呈现明显的负性肌力作用，与维拉帕米的作用相似。

④对血流动力学的影响：人参皂苷 Rg_2 能明显升高失血性休克失代偿期犬平均动脉压（MBP）、左室内压（LVSP）和左室内压最大变化速率（$\pm dp/dt_{max}$），增强血清超氧化物歧化酶（SOD）的活性，降低血清丙二醛（MDA）含量，提高休克犬的存活率。

⑤对耐缺氧能力的影响：三七皂苷能明显改善缺氧和再供氧对心肌细胞电效应的影响，提示其能提高心肌细胞耐缺氧能力和对抗再供氧造成的损害。

⑥对心肌的保护作用：人参果皂苷能明显改善失血性休克犬，增加心肌肌浆网内 Ca^{2+}，减少线粒体内 Ca^{2+}，提示其有抗休克、保护心肌作用。

⑦降血脂及抗动脉粥样硬化作用：研究表明，人参可有效降低血清中甘油三酯（TG）、总胆固醇（TC）、低密度脂蛋白（LDG-C）含量，具有明显的降血脂作用。大豆皂苷（SS）和人参茎叶皂苷通过降低血糖、脂质过氧化物、血小板聚集率、TXA_2/PGI_2 和提高胰岛素水平及提高超氧化物歧化酶含量，对动脉粥样硬化的发生和发展起有效的防治作用。

（2）对物质代谢的影响

①对糖代谢的影响：人参皂苷 Rg_1 能促进力竭游泳后体能的恢复，其机制可能与其能促进糖原合成及加速乳酸清除有关。

②对脂质代谢的影响：人参茎叶皂苷显著降低高脂血症小鼠 TC、MDA，胸腺增重，

而肝重量减轻，脂肪肝未消失；有氧运动与人参茎叶皂苷联合则显著降低 TC、MDA 和 TG，胸腺增重而肝重减轻且脂肪样变消失。

（3）对中枢神经系统的作用

①对中枢神经系统的调整作用：人参皂苷 Rg_1 显著提高大鼠海马脑片细胞外电生理 PS 波幅，能够促进海马脑片长时程增强效应的形成与巩固。

②对脑血流和脑能量代谢的影响：人参皂苷增加缺血再灌注脑血流量，减少钙积累，减轻脑水肿，延长双侧锁骨下和颈总动脉结扎后自主呼吸和脑电活动时间并促进再灌注时的恢复。

③对脑内神经递质的影响：单味人参能显著降低小鼠脑组织中乙酰胆碱酯酶（AchE）的活力，从而相对提高脑内乙酰胆碱的含量。

（4）抗肿瘤作用　人参皂苷（GS）高浓度抑制细胞增殖和集落形成，当 GS 与化疗药物联合应用时，即使化疗药物浓度（1μg/ml）不变，GS 浓度达到 50μg/ml 时，化疗药物对细胞的抑制作用明显增强，且随着 GS 浓度的升高，抑制作用逐渐增强。表明 GS 通过提高耐药细胞对化疗药物的敏感性而与化疗药物起协同作用，同时在一定浓度下，能直接地抑制白血病耐药细胞增殖。

3. 临床应用　人参是常用的补气药，也是荣养络脉的代表性药物，能“补五脏，安精神”，为治五脏络病气虚第一要药，对于元气虚极欲脱、脾络气虚、中气下陷、肺络气虚、心络气虚等均有良好作用。此外，对气虚行血无力，瘀血阻于脉络所致中风偏瘫、胸痹心痛，人参亦有显著效果。现代临床人参的应用也极其广泛，可用于休克、冠心病、心律失常、糖尿病、脑梗死、肿瘤等多种疾病的治疗。

鹿　茸

【功用主治】温阳煦络，益精填髓。主治虚劳羸瘦，精神倦乏，眩晕耳鸣，腰膝酸痛，阳痿滑精，子宫虚冷，崩漏带下。

【药论】

1.《本草逢原》：“鹿茸功用，专主伤中劳绝，腰痛羸瘦，取补火助阳，生精益髓，强筋健骨，固精摄便，下元虚人，头旋眼黑，皆宜用之。”

2.《本草纲目》：“生精补髓，养血益阳，强筋健骨，治一切虚损耳聋、目暗、眩晕、虚痢。”

3.《临证指南医案》：“鹿性阳，通督脉。”

【传统应用】

1. 治肾阳不足，精血亏虚，阳痿早泄，宫冷不孕，遗精滑精，遗尿尿频，耳鸣耳聋，肢冷神疲等症，可单用研末，《普济方》鹿茸酒则以之配山药泡酒服。

2. 治肝肾不足，筋骨痿软或小儿骨软，行迟齿迟，囟门不合等症，经验方单用鹿茸粉1～2.5g 吞服。前者亦多配用肉苁蓉、菟丝子、牛膝等，如《太平惠民和剂局方》鹿茸四斤丸；后者多配用熟地黄、山茱萸、五加皮等，如《医宗金鉴》加味地黄丸。若诸虚百损，神疲消瘦者，与人参、黄芪、熟地黄等同用，如验方参茸固本丸。

3. 治肝肾不足，冲任虚寒，带脉失固，四肢厥冷，经多色黑的崩漏下血症，《备急千金要方》鹿茸散以之与当归、阿胶、蒲黄等同用；用治冲任虚寒，白带过多，《济生方》以之配狗脊、白蔹等同用。

【现代研究】

1. 化学成分 鹿茸的脂溶性成分主要含雌二醇、胆固醇等，还含氨基酸、中性糖，鹿茸灰分中含钙、磷、镁等，水浸出物中含多量胶质。

2. 药理作用

(1) 对细胞增殖的影响 采用凝胶过滤层析、离子交换层析及高效液相方法，从马鹿鲜鹿茸分离得到了一种多肽，能够明显促进表皮细胞和BRL肝细胞株的增殖。

(2) 对生殖发育的影响 麋鹿茸提取液能明显促进雌鼠生殖系统发育，具有雌性激素的作用。

(3) 抗再灌注损伤 鹿茸精对体外循环犬心脏 $Ca^{2+}-Mg^{2+}$-ATPase 活性显著高于异搏定组，而细胞内游离钙显著低于异搏定组，说明鹿茸精抗再灌注损伤的机制是防止钙超负荷，加强心肌ATP合成，保护心肌细胞膜完整性并促进心肌功能恢复。

3. 临床应用 鹿茸温阳煦络，益精填髓，明代李时珍《本草纲目》言其"纯阳多寿之物，能通督脉"，乃"血肉有情之品"，清代叶天士亦谓"鹿性阳，入督脉"，为其治虚损杂证重用血肉有情之品的代表药物，常用于肾阳不足，精血亏虚所致阳痿早泄、肢冷神疲等症及肝肾不足，筋骨痿软或小儿骨软行迟。现代用其治疗运动神经元病、重症肌无力等神经肌肉类疾病，取得良好效果。

阿胶

【功用主治】补血止血，荣养络脉。主治血虚络脉失养之面色萎黄、头晕目眩、心悸乏力及多种出血证。

【药论】《本草纲目》："疗吐血、衄血、血淋、尿血、肠风下痢、女人血痛血结"。

【传统应用】

1. 治血虚萎黄，眩晕，心悸等，为补血佳品，常与熟地黄、当归、黄芪等补益气血药同用。

2. 治疗多种出血证，止血作用良好，治血热吐衄，如《太平圣惠方》配伍蒲黄、生地黄；治吐衄咳唾失血既多，虚倦神怯，《痰火点雪》以之配伍人参、白及等；治便血如下豆汁，配伍当归、赤芍，如阿胶芍药汤；治先便后血，配伍白芍、黄连等，如《医林改错》阿胶丸；治冲任不固，崩漏及妊娠下血，配伍生地黄、艾叶等，如胶艾汤。

3. 治温燥伤肺，干咳无痰，配伍麦冬、杏仁等，如清燥救肺汤；治热病伤阴，虚烦不眠，配白芍、鸡子黄等，如黄连鸡子黄汤。

【现代研究】

1. 化学成分 多含骨胶原，经水解后得到多种氨基酸。

2. 药理作用

(1) 对血液系统作用 阿胶具有抗贫血作用，阿胶补血冲剂可使血红蛋白、红细胞压积显著增加，末梢血中血小板增多，具有促进凝血的作用。

(2) 对免疫系统作用 阿胶能提高小鼠机体特异玫瑰花率和单核吞噬细胞功能(提高吞噬百分率和吞噬指数)，能对抗氢化可的松所致的细胞免疫抑制作用，对NK细胞有促进作用。

(3) 对心血管系统作用 静注阿胶溶液能使出血性休克猫极低水平之血压恢复至正常水平，且作用较为持久，具有抗休克作用。血液流变学观察结果表明，阿胶对血管有扩容作用。

(4) 抗疲劳和耐缺氧作用 阿胶能明显提高小鼠有氧和无氧耐力，增强机体对疼痛反应的抑制能力，促进运动性疲劳的消除。

3. 临床应用 本品乃血肉有情之品，功善补血止血，荣养络脉，常用于血虚诸证，亦可用于各种出血证。现代临床常用于治疗各种出血性疾病。

麦门冬

【功用主治】养阴濡络，润肺清心，益胃生津。主治咽干口燥，干咳痰黏，呕逆烦渴，内热消渴，肠燥便秘等。

【药论】

1.《本草汇言》:“麦门冬，清心润肺之药也。主心气不足，惊悸怔忡，健忘恍惚，精神失守；或肺热肺燥，咳声连发，肺痿叶焦，短气虚喘，火伏肺中，咯血咳血。”

2.《本经疏证》:“麦门冬，其味甘中带苦，又合从胃至心之妙，是以胃得之而能输精上行，肺得之而能敷布四脏，洒陈五腑，结气自尔消熔，脉络自尔联续，饮食得为肌肤，谷神旺而气随之充也。”

3.《本草正义》:“《别录》又以麦冬主痿厥者，正是《内经》治痿独取阳明之意。胃主肌肉，而阳明之经，又自足而上，阳明经热，则经脉弛缓而不收，胃液干枯，则络脉失润而不利，补胃之津，而养阳明之液，是为治痿起废之本。”

【传统应用】

1. 治燥热伤肺，干咳痰黏，多与桑叶、阿胶、石膏配伍应用，如《医门法律》清燥救肺汤；若肺肾阴虚，劳嗽咳血，每与天门冬伍用，如《张氏医通》二冬膏；若用于阴虚火旺咳嗽，午后为甚者，宜滋阴降火，常以本品配黄柏、生地黄、知母、五味子等，如《古今医统》麦门冬饮。

2. 治肺痈初起，气阴两虚，咳嗽气急，胸中隐痛，呕吐脓痰者，常配人参、赤芍、陈皮、桔梗等，如《外科正宗》麦冬平肺饮；若用于肺胃津伤，虚火上炎之肺痿，以本品配半夏、人参、甘草、粳米等同用，如《金匮要略》麦门冬汤。

3. 若肺经咳喘日久，气阴两伤，痰黏难咯，口燥声嘶者，可以本品配人参、五味子、天冬、黄芪、百合等，如《症因脉治》人参补肺饮。

4. 本品益胃生津止渴，润肠通便，常与沙参、玉竹、天花粉等配合，如《温病条辨》沙参麦冬汤，用于燥伤肺胃阴分，咽干口渴之证；治胃气阴两伤，虚热烦渴，呕逆不欲食者，常配人参、小麦、茯苓、竹茹等，如《医学入门》人参门冬汤；若用于热伤元气，肢体倦怠、气短懒言、口干作渴、汗出不止者，配人参、五味子，如《医学启源》生脉散。

5. 治阴虚火旺，心肾不交，心烦失眠，惊悸神疲，如《摄生秘剖》天王补心丹；还可用治外感热病，温邪入营，神昏谵语，心烦不寐，如《温病条辨》清营汤；若用于心之气血不足，心悸、口舌干燥、脉结代者，可配生地黄、炙甘草、西洋参等同用，如《医门补要》复脉汤。

6. 治气虚不固，遍体汗出淋漓，需配黄芪、五味子、桑叶同用，如《辨证录》敛汗汤。

【现代研究】

1. 化学成分 麦冬的主要成分为甾体皂苷、各种类型的多聚糖、高异黄酮类化合物，以及单萜糖苷、色原酮等多种类型的化合物。

2. 药理作用

(1) 对心血管系统的作用 山麦冬总皂苷（TSLSL）可明显降低异丙肾上腺素（ISO）所致大鼠心肌缺血模型血清 CPK 水平和心电图 ∑ST 段变化。在结扎冠脉所致心肌梗死实验中，TSLSL（$60mg \cdot kg^{-1}$，ip）可显著抑制心肌组织 CPK 的释放，同时能保护心肌 SOD 活性，降低心肌 MDA 水平，此外还降低心肌 FFA 的生成，缩小心肌梗死面积。

(2) 对血糖的作用 麦冬多糖灌胃对葡萄糖、四氧嘧啶及肾上腺素引起的小鼠高血糖均有抑制作用，对正常小鼠的血糖亦有降低作用。

(3) 对血液黏度的作用 研究表明 D-半乳糖模型大鼠全血和血浆黏度等指标明显升高，麦冬治疗组血液黏度升高不明显。说明中药麦冬具有降低 D-半乳糖衰老大鼠血液黏度的作用。

(4) 对免疫功能的影响 麦冬多糖可显著增加幼鼠的胸腺和脾脏重量，激活小鼠网状内皮系统（RES）的吞噬功能，提高血清溶血素抗体水平。

3. 临床应用 麦冬养阴濡络，润肺清心，益胃生津，常用于热伤津亏，络脉失于濡养，如肺热津伤，络脉失养之燥咳少痰；心阴不足，心络失养之心悸怔忡；脾胃阴虚之知饥不食，胃脘隐痛；肝络失于濡养之胁肋隐痛；津亏热盛，津液失于布散之消渴口干；津虚不能洒陈五脏，濡养四肢之痿软无力等，用药关键指征为口干舌红少津。

紫河车

【功用主治】养血填精，荣养络脉。主治五劳虚损羸瘦，劳热骨蒸，咳喘咯血，遗精阳痿，痿软无力等。

【药论】

1.《本经逢原》："紫河车禀受精血结孕之余液，得母之气血居多，故能峻补营血，用以治骨蒸羸瘦，喘嗽虚劳之疾，是补之经味也。"

2.《中风论》："中风日久，则卫气必衰，欲在表之卫气盛，必须益其肾间动气，如树木培其根本，则枝叶畅茂也，然诸药总不如紫河车之妙，其性得血气之余，既非草木可比，且又不寒不热，而为卫气发生之源。盖以血肉之属，为血肉之补，同气相求也。”

【传统应用】

1. 治肾气亏损，先天不足，精血衰少，阳痿遗精，腰酸耳鸣，房劳精竭等症，单用久服即效；或配伍人参、熟地黄、天门冬等补气养血之品，如《症因脉治》河车封髓丹；亦可配伍鹿茸、海狗肾等补肾壮阳之品同用。

2. 治男女虚损劳极，耳目失聪，须发早白，或肝肾不足，劳嗽骨蒸，阴虚发热等症，常以本品配伍龟甲、人参、黄柏等同用，如《景岳全书》河车大造丸。

3. 治肺肾两虚，摄纳无权，呼多吸少的虚喘证，平素单用久服，有扶正固本，防止发作之效。

【现代研究】

1. 药物成分 胎盘的成分较复杂，胎盘球蛋白制品中含有多种抗体，人胎盘中还含有干扰素、巨球蛋白、与血液凝固有关的成分及激素等。

2. 药理作用

（1）抗贫血作用 紫河车对小鼠失血性贫血及化学损伤引起全血细胞减少有明显的抗贫血作用和升高白细胞作用，能明显促进环磷酰胺引起骨髓抑制的骨髓造血功能。

（2）对脂质过氧化的作用 人胎盘组织液可使大鼠肝脏脂质过氧化模型雌性大鼠的丙二醛（MDA）值降低，雄性大鼠的 MDA 值升高（$P<0.01$），表明人胎盘组织液对雌性大鼠肝脏脂质过氧化作用为抑制，对雄性大鼠则起诱导作用。

（3）对免疫功能的影响 胎盘粉制剂能使小鼠单核巨噬细胞的吞噬指数明显提高，明显增加免疫器官重量；对小鼠脾淋巴细胞转化反应具有较强的促进作用，使血清溶血素生成值显著提高（$P<0.01$），说明其具有提高小鼠机体免疫系统功能的作用。

（4）对脂质代谢的作用 胎盘提取液明显改善高脂大鼠脂蛋白代谢，增强机体抗氧化能力，抑制血小板聚集，并抑制脂肪肝形成，有利于拮抗动脉粥样硬化的发生和发展。

（5）对周围神经损伤后运动恢复的作用 前列腺素 E_1（PGE_1）和人胎盘神经生长因子（HNGF）能明显缩短坐骨神经夹毁模型大鼠足趾伸张距离和足印长度的恢复时间，明显增进肌肉收缩力，加快收缩峰值速度和减轻肌肉萎缩率，但 PGE_1 的作用效果低于 HNGF，表明 HNGF 可能通过某些间接作用途径促进神经损伤后运动功能恢复。

3. 临床应用 紫河车补血益精，荣养络脉，为叶天士血肉有情之品之滋填精血，荣养络脉的代表药物，常用于病久络虚，真精耗损，八脉失养而见腰膝酸软、阳痿遗精、宫寒不孕、虚喘劳嗽、痿软无力诸证，但王道无近法，久服自有功。

第八章 络病治疗的代表方剂

由于中医学术发展史上的重经轻络现象，络病学说未能系统完整建立，络病治疗尚未能形成完整的方剂系列，但络病学说发展史上仍然留下了宝贵的络病治疗方药。汉代张仲景《伤寒杂病论》创造性地将《内经》络病学说应用于临床，创制治肝着之旋覆花汤、治虚劳之大黄䗪虫丸、治疟母之鳖甲煎丸，从而形成了被后世医家推崇并运用历千百年而不衰的络病治疗名方。此后宋代《太平惠民和剂局方》记载了治疗风寒湿痹，肢体筋脉疼痛、麻木、拘挛、关节屈伸不利的小活络丹，清代徐灵胎《兰台轨范》记载了治疗中风瘫痪、痿痹、痰厥等证的大活络丹。清代名医叶天士对络病学说与治疗用药做出了重大贡献，所论及药物散在于医案中。清代医家王清任《医林改错》创制益气活血通络治疗中风的补阳还五汤，近代医家张锡纯《医学衷中参西录》创制治疗络脉瘀阻所致疼痛的活络效灵丹及治疗肺络损伤咳血的补络补管汤。中医学术发展史上只留下为数不多的络病治疗方剂，显然与络病学说发展滞后有关，不能不说是历史的缺憾。

近年运用络病学说治疗心脑血管病取得显著进展，使络病理论及治疗研究成为近年中医学术研究的热点和焦点。治疗心脑血管病的通心络胶囊、抗心律失常的参松养心胶囊、治疗慢性心力衰竭的芪苈强心胶囊研制成功，形成了络病理论指导下治疗心脑血管病的系列方剂。运用络病学说的气络理论治疗疑难病研究也取得显著成效，“中药强肌力片治疗重症肌无力研究”取得显著成效，这些研究使络病治疗增加了新的方药，也体现了近年中医络病学说的应用进展。

第一节 历代通络治疗代表方剂

旋覆花汤

【来源】《金匮要略》

【组成】 旋覆花三两（9g） 葱十四茎（14根） 新绛少许（3g）

【用法】 以水三升，煮取一升，顿服之。

【功用】 通阳散结，活血通络。

【主治】 肝着，其人常欲蹈其胸上，先未苦时，但欲饮热。

【方义】 旋覆花汤为后世推崇为通络治疗的祖方，正如清代名医叶天士所说：“新绛一方，乃络方耳。”该方体现了流畅络气、辛温通阳、活血通络之络病治法，为叶天士“络以辛为泄”的治法及辛温、辛香、辛润通络药物应用的学术渊源。

肝着，指肝脏受邪，疏泄失职，气血郁滞，着而不行所致的疾患。所谓“着”者，乃中于物而不散，附于物而不去之意。清代尤在泾《金匮要略心典》说：“肝脏气血郁滞，着而不行，故名肝着。然肝虽着而气反注于肺，所谓横之病也，故其人常欲蹈其胸上，胸者肺之位，蹈之欲使气内鼓而出肝邪，以肺犹橐龠，抑之则气反出也。先未苦时，但欲饮热者，欲着之气得热则行，迨既着则亦无益矣。旋覆花咸温下气散结，新绛和其血，葱叶通其阳，结散阳通，血气以和而肝着愈，肝愈而肺亦和矣。”肝厥阴之脉上贯于膈，肝气着而不行，致胸中痞塞不快，故其人常欲捶胸，以疏通其气也。初病邪在气分，故先未苦时，但欲饮热，使气机暂通；久之，在络在血，胸胁痞塞满闷，或胀痛或刺痛。治当通阳散结，活血通络。

方中旋覆花苦降辛开，下气散结，又能温通肝络，《神农本草经》谓其：“主结气，胁下痛。”葱辛温，通阳散寒，行气散结；新绛，活血化瘀通络。药仅三味，共奏行气活血，通阳散结之功。本方还可用于治疗妇人半产漏下，证属肝郁气滞，络血瘀阻者。对方中新绛有不同的认识和用法。一种看法认为新绛系绯帛，《说文解字》谓“绛，大赤也”。《神农本草经》未收载，至公元 8 世纪陈藏器《本草拾遗》方收录此药，认为绯帛为将已染成大红色丝织品的大红帽帏作新绛使用，对染红见解之原料也各有不同，唐宗海以茜草所染红缨帽上的“红缨”作新绛，但邹澍《本经疏证》、黄树曾《金匮要略释义》等认为系藏红花所染，秦伯未《谦斋医学讲稿》则认为“系用猩猩血染成的帽纬”。另一种看法认为新绛是新刈之茜草。总之，本药为活血通络之药，诸家所见是一致的。

【处方发展】后世医家常以该方为基础方，加用活血、化痰、理气、宣络之品，配伍形成具有清通肝络、滋阴濡络等功效的多种方剂，如：

1. 二仁绛复汤　桃仁九粒，柏子仁钱半，归须钱半，新绛一钱，旋覆花三钱（包煎），青葱管三寸（冲）（《重订通俗伤寒论》）。

2. 连茹绛复汤　小川连、真新绛、玫瑰瓣、丝瓜络、淡竹茹、旋覆花、青葱管、广郁金汁（《重订通俗伤寒论》）。

3. 四物绛复汤　细生地四钱（酒洗），生白芍钱半（酒炒），真新绛钱半，广橘络一钱，全当归二钱（酒洗），川芎五分（蜜炙），旋覆花三钱（包煎），青葱管三寸（切冲）（《重订通俗伤寒论》）。

4. 清宣瘀热汤　活水芦笋、鲜枇杷叶各一两，旋覆花三钱（包煎），真新绛一钱，青葱管二寸，广郁金磨汁四匙（冲）（《清代名医医案精华·曹仁伯医案》）。

【临床应用举例】

1. 胸痹　治急性心肌炎伴心包积液，左胸堵闷，活动后加重，舌淡黯，苔薄白，脉弦。诊为宗气大虚，心络瘀阻，治宜益气养血，化瘀通络，以旋覆花汤加味治愈。

2. 噎膈　治食管癌 1 例，放化疗治疗后，不能控制病情，汤水难咽，舌瘀黯，苔白腻，部分剥落，脉沉涩，诊为噎膈。证属痰瘀互结，胃阴亏虚，以旋覆花汤加味治疗。服药 60 余剂，未出现进食梗阻现象。

3. 咳嗽 治咳嗽1例，服清气化痰药1个月无效，痰少而黏，气急，胸闷，舌黯红，苔薄腻，脉细。诊为咳嗽，证属气虚痰阻，余邪入络，以旋覆花汤加味治疗。服9剂后，症状消失，随访1年未再复发。

大黄䗪虫丸

【来源】《金匮要略》

【组成】 大黄十分（蒸）（75g） 黄芩二两（60g） 甘草三两（90g） 桃仁一升（60g） 杏仁一升（60g） 芍药四两（120g） 干地黄十两（300g） 干漆一两（30g） 虻虫一升（60g） 水蛭一百个（60g） 蛴螬一升（60g） 䗪虫半升（30g）

【用法】 上为末，炼蜜为丸，如小豆大。每服5丸，酒送下，每日3次。

【功用】 活血通络，祛瘀生新。

【主治】 虚劳。五劳虚极羸瘦，腹满不能饮食，食伤、忧伤、饮伤、房室伤、饥伤、劳伤、经络营卫气伤，内有干血，肌肤甲错，两目黯黑。

【方义】 本文为张仲景通络治疗五劳干血内积的代表方药，也为虫药通络方剂之祖方。清代叶天士《临证指南医案》说："考张仲景于劳伤血痹诸法，其通络方法，每取虫蚁迅速飞走诸灵，俾飞者升，走者降，血无凝着，气可宣通，与攻积除坚，徒入脏腑者有间。"叶天士谓本方所用虫类药在络病治疗中具有独特作用，并指出了通络治疗与仅用攻积除坚在学术层次上是不可相提并论的。

本方原治"五劳虚极羸瘦"，《素问·宣明五气》所说"久视伤血，久卧伤气，久坐伤骨，久行伤筋，是谓五劳所伤"。七伤乃食伤、忧伤、饮伤、房室伤、饥伤、劳伤。由于劳伤日久经络营卫气伤，"干血"瘀阻络脉，阻滞化机而致虚劳诸证。正气极度虚弱，故肌肉消瘦；瘀血久积，故腹部胀满、不能饮食；瘀阻化机，新血不生，久瘀化热，耗伤阴血，肌肤失于濡养，故见肌肤干枯粗糙、如鱼鳞交错、两眼目眶周围青紫发黑。正如清代张璐《张氏医通》说："夫五劳七伤，多缘劳动不节，气血凝滞，郁积生热，致伤其阴，世俗所称干血劳是也。"

盖因瘀虽由虚起，但瘀积已甚，瘀血不去，新血不生，正气无由恢复，故本方以祛瘀为主，辅以扶正之品，使瘀去新生，则病自痊愈，亦即《金匮要略》所谓"缓中补虚"之治。方中以大黄"主下瘀血"，"破癥瘕积聚……推陈致新"（《神农本草经》）；䗪虫"破坚癥，磨血积"（《珍珠囊补遗药性赋》），力专而缓，合大黄祛瘀生新，共为君药。桃仁润肠化瘀，干漆活血通络为臣，此外臣药水蛭、虻虫、蛴螬配合䗪虫，共奏搜剔疏拔，化瘀通络之功，开后世虫药通络之先河。地黄、芍药、杏仁、黄芩滋阴养血清热，既助化瘀通络药内除干血之功，又养五劳七伤，虚极羸瘦之体，共为佐药。甘草和中补虚，调和诸药，以缓和破血化瘀诸药过于峻猛伤正，是为佐使。全方以破血逐瘀药与扶正药配伍应用，攻中寓补，诸药合用以祛瘀血、清瘀热、滋阴血、润燥结，正如清代尤在泾《金匮要略心典》所言："此方润以濡其干，虫以动其瘀，通以祛其闭。"本方炼蜜为丸实寓深意，蜜有润燥扶正之功，"丸者，缓也"（《用药心法》），峻猛祛瘀之剂，制以丸剂则收化瘀通络之功，药峻量微剂缓，故以收祛瘀生新，缓中补虚之功。

本方作为虫药通络的代表方剂，备受后世医家推崇，运用历千年而不衰，现代临床也广泛应用于肝硬化、肿瘤、肺纤维化、高脂血症、中风后遗症等，显示了通络方药确切的临床疗效和重要的学术价值。

【药理研究】

1. 抗肝损伤、肝纤维化作用 本方能显著降低 Hyp 含量，且优于秋水仙碱，表明本方对肝纤维组织有一定的降解作用。

2. 对血小板功能影响 大黄䗪虫丸醇提液能抑制大鼠血小板聚集，并对聚集的血小板有一定的解聚作用，解聚率随着药物浓度的增大而增高，能调节纤溶系统活性，并能显著提高血小板内 cAMP 含量，从而抑制血栓形成。

3. 对血液流变学和微循环的影响 本方可明显缩短大鼠的红细胞电泳时间，对红细胞压积和血液黏度也有一定的降低作用，还能明显改善微循环，降低血液黏度，并且具有血管壁内膜保护作用。

4. 对缺血脑组织的保护作用 本方可降低脑缺血大鼠脑指数及脑含水量，降低脑毛细血管通透性，改善因缺氧而导致的神经细胞损伤。

5. 对血脂的影响 本方能明显降低高脂血症家兔血中 TG 及 β-LP。

6. 对肾衰的影响 本方可降低大鼠肾衰模型 BUN、SCr、血压及 R/W，减轻肾脏组织的病理改变，抑制 TGF-βmRNA 的表达，从而抑制肾组织纤维增生。

【临床应用举例】

1. 消化系统疾病 用该药丸配合中药分型施治 48 例肝硬化，总有效率 91.7%。用于治疗慢性浅表性胃炎 74 例，在消减黏膜层炎症细胞浸润及水肿方面明显优于庆大霉素加复合维生素 B 的治疗对照组。

2. 心脑血管疾病 用于治疗脑动脉硬化症及糖尿病并发脑梗死均取得满意效果。本方还能降低脑梗死、脑动脉硬化患者血甘油三酯（TG）、总胆固醇（TC）及血液流变学指标，升高高密度脂蛋白（HDL）水平。尚有文献报道本方治疗血栓闭塞性脉管炎、静脉炎、静脉曲张并发症与后遗症等周围血管疾病取得显著疗效。亦有用本方配合化疗等治疗慢性粒细胞白血病、真性红细胞增多症、骨髓增殖性疾病、再生障碍性贫血、原发性血小板减少性紫癜等取得满意疗效。

鳖甲煎丸

【来源】《金匮要略》

【组成】 鳖甲十二分（炙）（90g） 乌扇三分（烧）（22.5g） 黄芩三分（22.5g） 柴胡六分（45g） 鼠妇三分（熬）（22.5g） 干姜三分（22.5g） 大黄三分（22.5g） 芍药五分（37g） 桂枝三分（22.5g） 葶苈一分（熬）（7.5g） 石韦三分（去毛）（22.5g） 厚朴三分（22.5g） 牡丹五分（去心）（37g） 瞿麦二分（15g） 紫葳三分（22.5g） 半夏一分（7.5g） 人参一分（7.5g） 䗪虫五分（熬）（37g） 阿胶三分（22.5g） 蜂窠四分（炙）（30g） 赤硝十二分（90g） 蜣螂六分（熬）（45g） 桃仁二分（15g）

【用法】上为末，取煅灶下灰一斗，清酒一斛五斗浸灰，候酒尽一半，着鳖甲于中，煮令泛烂如胶漆，绞取汁，纳诸药煎为丸，如梧桐子大，空心服七丸，每日3次。

【功用】活血通络，祛湿化痰，化积消癥。

【主治】疟母，病疟，以月一日发，当以十五日愈；设不愈，当月尽解，如其不愈，结为癥瘕，名曰疟母(《金匮要略》)。亦治一切痞积(《张氏医通》)。

【方义】鳖甲煎丸为消癥化积治疗疟母之方剂，是张仲景运用虫类通络药的又一名方，清代叶天士对其所用虫药进行了高度评价："鳖甲煎丸方中大意取用虫药有四，意谓飞者升，走者降，灵动迅速，追拔沉混气血之邪。"清代张秉成《成方便读》亦说："方中寒热并用，攻补兼施，化痰行血，无所不备，而又以虫蚁善走入络之品，搜剔蕴结之邪。"

本方原治疟母结于胁下，乃现代之疟邪所致脾肿大。疟母之成，每因疟疾久踞少阳，进而深伏经隧，以致正气日衰，气血运行不畅，营血涩滞而成瘀，津液不布而成痰，疟邪"假血依痰"(《金匮要略论注》)，聚而成形，留于胁下所致。现常以之治腹中癥积，癥积一病，亦属气滞血凝，两者成因相近，故均可用本方消之。

依据《素问·至真要大论》"坚者削之，客者除之，结者散之，留者攻之"的原则，治当软坚消癥。癥积乃气滞日久，痰瘀阻络，息而成积，故治法又宜行气活血，祛痰通络为主。方中鳖甲入肝络搜邪，善软坚散结而"主心腹癥瘕坚积"(《神农本草经》)，咸寒又能滋阴，灶下灰消癥祛积，清酒活血通经，三者混为一体，共奏活血化瘀通络、软坚消癥之效，为君药。臣以赤硝"破瘀血坚癥实痰"(《景岳全书·本草正》)，大黄攻积祛瘀，䗪虫、蜣螂、鼠妇、蜂窠、桃仁、紫葳、丹皮破血逐瘀，助君药以加强软坚散结的作用，正如清代吴鞠通所言："以鳖甲守神入里，专入肝经血分，能消癥瘕。领带四虫，深入脏络，飞者升，走者降，飞者兼走络中气分，走者纯走络中血分。"厚朴舒畅气机，瞿麦、石韦、葶苈利水祛湿，半夏、乌扇祛痰散结，柴胡、黄芩清热疏肝，干姜、桂枝温中通阳，亦为臣药。佐以人参、阿胶、白芍补气养血，一则兼顾久病正虚，二则使全方攻邪不伤正。

综观全方，以虫类通络，搜剔疏拔为主，配伍行气、除湿、祛痰、温中、清热、扶正、利水诸法，既考虑络息成积之主要病机，又考虑到导致络病的不同致病因素，以及络息成积过程中的继发性病理改变，充分体现了治复杂之证用复杂之方的原则。然该方虽庞大而不繁杂，主次有序，配伍谨严，故临床用之屡奏效机。清代王子接《绛雪园古方选注》说："《金匮》惟此方及薯蓣丸药品最多，皆治正虚邪着久而不去之病，非汇集气血之药攻补兼施，未易奏功也。"络息成积，久病宜缓图，故制以丸剂。

现代研究证实本方具有良好的抗肝纤维化作用，故临床常用于治疗脾肿大、慢性肝炎、肝硬化，也常用于治疗肿瘤等疾病。

【药理研究】

鳖甲煎丸对轻度或较重度肝纤维化均能明显减轻其CoⅠ、CoⅢ、CoⅣ阳性程度，降低血清HA、LN、PCⅢ含量，其作用机制可能是通过改善血液循环，增加肝内循环血量，使肝内胶原纤维的降解增加，或其能直接抑制肝内胶原的沉积而减缓肝纤维化的发生。

【临床应用举例】

1. 肝硬化、慢性活动性肝炎 以鳖甲煎丸治疗慢性活动性肝炎、肝硬化226例，其中肝硬化患者78例，取得了显著的临床疗效。

2. 肿瘤 以鳖甲煎丸合少腹逐瘀汤治疗子宫肌瘤49例，总有效率87.75%。以本方为主配合汤药治疗原发性肝癌、癌性胃溃疡亦可获效。

小活络丹

【来源】《太平惠民和剂局方》

【组成】川乌（炮去皮脐） 草乌（炮去皮脐） 地龙（去土） 天南星（炮）各六两（180g） 乳香（研） 没药（研）各二两二钱（66g）

【用法】上为细末，入研药合匀，酒面糊为丸，如梧桐子大，每服二十丸（3g），空心日午冷酒送下，荆芥茶下亦得。

【功用】祛风散寒，化痰除湿，活血通络。

【主治】风寒湿痹。肢体筋脉，麻木拘挛，关节屈伸不利，疼痛游走不定。亦治中风，手足不仁，日久不愈，经络中有湿痰瘀血，而见腰腿沉重，或腿臂间作痛。

【方义】小活络丹是以通络治疗风湿痹证的名方。《素问·痹论》云："风寒湿三气杂至，合而为痹也。其风气胜者为行痹，寒气胜者为痛痹，湿气胜者为着痹也。"指出痹证成因是"风寒湿三气杂至"，由于三气偏胜而有行痹、痛痹和着痹之分。本方所治风寒湿痹乃风、寒、湿邪侵袭人体，阻滞经络，气血运行为之闭塞，"不通则痛"，故发为肢体筋脉疼痛。其疼痛游走不定，乃风邪偏盛之症；气血痹阻，肌肤筋脉失其濡养，故见麻木拘挛；关节疼痛，活动受限，日久则见屈伸不利。若中风日久未愈，湿痰瘀血阻滞经络则见手足不仁、腰腿沉重，或腿臂间作痛。

针对风寒湿邪与瘀血痰浊阻滞经络之证，治当遵循《素问·至真要大论》"留者攻之""逸者行之"之旨，以祛风散寒，除湿化痰，活血通络为法。方中川乌、草乌均为大辛大热之品，有祛风散寒、除湿通痹之功，尤擅止痛，共为君药。《长沙药解》谓乌头："温燥下行，其性疏利迅速，开通关腠，驱逐寒湿之力甚捷，凡历节、脚气、寒疝、冷积、心腹疼痛之类并有良功。"天南星性走而不守，为常用祛痰通络药，善除络中风痰，为臣药；佐以乳香、没药行气活血，通络逐瘀，以化络中之瘀血，流畅气血，风寒湿邪不复留滞，近代张锡纯《医学衷中参西录》谓乳香、没药"为宣通脏腑、流通经络之要药，故凡心胃胁腹肢体关节诸疼痛皆能治之。又善治风寒湿痹，周身麻木，四肢不遂"。使以地龙蠕动善穿，搜风通络，并可引诸药直达经络；酒善行走窜，引诸药直达病所，且可温散寒湿之邪。本方以大辛大热、峻利开泄之川乌、草乌、南星，配伍走窜通络之品，又制丸为用，乃寓峻药缓投之意，风寒痰湿与瘀血均得以祛除，经络得通，通则不痛，营卫调和，诸症可愈。

现代临床常用于治疗类风湿关节炎、强直性脊柱炎、坐骨神经痛、骨关节病、痛风、肩周炎等疾病。

【临床应用举例】

1. 类风湿关节炎 将类风湿关节炎肿痛明显的分为寒湿证和湿热证，将肿痛较缓而虚象明显的分为气血亏虚证及肾阳虚证加以辨治，均以小活络丹为基础方加味治疗取得了良好临床疗效。

2. 腰椎病 治一老年男性，中医诊断为痹证（顽痹），证属寒湿凝滞，痰瘀痹阻，以小活络丹加减，6剂后腰腿痛明显减轻，后继续随证加减调治月余，已能行走，随访5年未见复发。

3. 肩周炎 治一老年女性，中医诊断为肩凝证，证属血虚寒凝，痰湿阻滞，以小活络丹加味，连服12剂后自觉症状消失，肩关节活动自如。

4. 痛风 治一老年男性，中医诊断属痹证，证属寒湿痰瘀闭阻，方用小活络丹加味治疗，服5剂后，病情缓解，关节痛轻，局部不肿，原方加减服6剂后病情控制。

大活络丹

【来源】《兰台轨范》引《圣济总录》方

【组成】白花蛇 乌梢蛇 威灵仙 两头尖（俱酒浸） 草乌 天麻（煨） 全蝎（去毒） 首乌（黑豆水浸） 龟板（炙） 麻黄 贯众 炙草 羌活 官桂 藿香 乌药 黄连 熟地 大黄（蒸） 木香 沉香各二两（各60g） 细辛 赤芍 没药（去油，另研）丁香 乳香（去油，另研） 僵蚕 天南星（姜制） 青皮 骨碎补 白蔻 安息香（酒熬） 黑附子（制） 黄芩（蒸） 茯苓 香附（酒浸，焙） 玄参 白术各一两（各30g） 防风二两半（75g） 葛根 虎胫骨（炙，现用代用品） 当归各一两半（各45g） 血竭（另研）七钱 地龙（炙） 犀角（另研，现用代用品） 麝香（另研） 松脂各五钱（各15g） 牛黄（另研） 片脑（另研）各一钱五分（各4.5g） 人参三两（90g）

【用法】上为末，炼蜜为丸，如龙眼核大，金箔为衣，陈酒送下。

【功用】祛风散寒，除湿清热，补气养血，通络止痛。

【主治】中风偏瘫、痿痹痰厥、拘挛疼痛、痈疽流注、跌仆损伤、小儿惊痫、妇人停经。

【方义】清代徐灵胎《兰台轨范》："顽痰恶风，热毒瘀血，入于经络，非本方不能透达，凡治肢体大症必备之药也。"本方组成药物达50味，以通络为主导，集辛香、辛温、辛润通络，搜风、化瘀通络为一体，并配伍祛风、散寒、除湿、清热、行气、活血、祛痰、开窍、补气、养血、强筋、壮骨诸药，祛风通络除邪而不伤正，补肝肾而不恋邪。方中草乌、附子、天麻、麻黄、羌活、细辛、肉桂、防风、葛根所以祛风散寒也；白花蛇、乌梢蛇、全蝎、地龙所以搜风剔邪也；藿香、乌药、木香、沉香、丁香、白蔻、青皮、安息香、香附所以行气化湿也；两头尖、赤芍、没药、乳香、血竭所以活血止痛也；僵蚕、南星所以祛痰通络也；麝香、牛黄、冰片所以辛香走窜流气畅络也；黄连、黄芩、贯众、犀角（水牛角代）、大黄、玄参所以清伏热也，又可防它药燥热之性太甚；人参、白术、茯苓、甘草即四君子所以补气也；熟地黄、当归所以补血也；首乌、龟甲、骨碎补、虎骨（现用代用品）、威灵仙、松脂所以补肝肾强筋骨也。诸药合用，共奏祛风扶正，活络止痛之功。

本药为现代临床常用的著名中成药，可用于中风后遗症、风湿性关节炎、类风湿关节炎、骨关节病、周围神经病变、癫痫、跌打损伤、痈疽等疾病。

安宫牛黄丸

【来源】《温病条辨》

【组成】牛黄一两（30g） 郁金一两（30g） 犀角（现用代用品）一两（30g） 黄连一两（30g） 朱砂一两（30g） 梅（冰）片二钱五分（7.5g） 麝香二钱五分（7.5g） 真（珍）珠五钱（15g） 山栀一两（30g） 雄黄一两（30g） 黄芩一两（30g）

【用法】上为极细末，炼老蜜为丸，每丸一钱，金箔为衣，蜡护。脉虚者，人参汤送下，脉实者，银花、薄荷汤送下。每服一丸，大人病重体实者，每日2次，甚至每日3次，小儿服半丸，不知，再服半丸。

【功用】清热开窍，豁痰解毒。

【主治】太阴温病，发汗而汗出过多，神昏谵语，飞尸卒厥，五痫中恶，大人小儿痉厥因于热者；手厥阴暑温，身热不恶寒，精神不了了，时时谵语；邪入心包，舌蹇肢厥；阳明温病，斑疹、温痘、温疮、温毒、发黄，神昏谵语，脉不实。

【方义】安宫牛黄丸为治疗温热病卫气营血辨证之热入营血，内陷心包，痰热蒙闭清窍，热毒滞于脑之气络代表性方药。《温病条辨》谓："此芳香化秽浊而利诸窍，咸寒保肾水而安心体，苦寒通火腑而泻心用之方也。"陈平伯将其功能归纳为"泄热透络"，泄热指清泄温热内陷心包热邪，透络指芳香透络利窍，或称芳香开窍。热陷心包之神昏谵语，痉厥抽搐等症实则为热毒滞于脑之气络所致，应属西医学传染性、感染性疾病引起的高级中枢神经系统病变，正如近代医家冉雪峰《历代名医良方注释》所说："要之神昏瘛疭，乃脑之知觉、运动二神经病变，昔之所谓心病，即今之所谓脑病。"

温热病热邪炽盛，内陷心包，热毒滞于脑之气络，必扰及脑神，出现神昏谵语、痉厥抽搐等证。内热炽盛，炼津成痰，故热盛神昏者，多兼痰涎壅盛。热毒内陷，必以清解热毒为主，滞于脑络，扰及脑神，又需辛香透络，芳香开窍。方中牛黄味苦性凉，其气芳香，以其幽香之性，使滞络之热毒透达于外，王子接《绛雪园古方选注》说："盖温热入于心包络，邪在里矣，草木之香，仅能达表，不通透里，必借牛黄幽香物性乃能内透包络。"本药既能清热解毒，又善芳香开窍，清脑醒神；麝香芳香走窜，通达十二经，善通全身诸窍，二药共为君。犀角（水牛角代）咸寒，入营入血，清心安神，凉血解毒，其气清香，清灵透发，寒而不遏，善内清滞络之热毒；黄连、黄芩、栀子清热泻火解毒，共为臣药。冰片芳香走窜，《本草经疏》谓其"其香为百药之冠"，善通诸窍，散郁火；郁金辛开苦降，芳香宣达，二者助麝香芳香辟浊、通窍开闭，亦为臣药。雄黄祛痰解毒，朱砂镇心安神，珍珠清热镇惊坠痰，金箔镇心安神，共为佐药。蜂蜜和胃调中，用为使药。

本方不仅可用于外感温热病，也可用于内伤杂病脏腑组织代谢废物不能排出体外，内生瘀热之毒滞于脑之气络病证，如脑中风之神昏偏瘫、语言謇涩等症；肾络瘀阻日久，水液代谢功能障碍，尿素氮、内生肌酐等毒性代谢产物滞留体内，上冲脑络则有昏愦之变；湿热滞于肝络，热毒熏蒸脑之气络所致发热、神昏、谵语、黄疸等症。正如何廉臣《重订通俗伤寒论》所说："此方芳香化秽浊而利诸窍，咸寒保肾水而安心体，苦寒通火腑而泻心用，专治热陷包络，神昏谵语，兼治飞尸卒厥，五痫中恶，及大人、小儿痉厥之因于热者，多效。"

现代临床常用于治疗病毒性脑炎、流行性脑脊髓膜炎、脑血管意外、颅脑损伤意识障碍、癫痫、肺性脑病、肝性脑病、中毒性痢疾、尿毒症、败血症等疾病。

【药理研究】

1. 解热作用 安宫牛黄丸对由细菌毒素引起的家兔发热有明显解热作用，给药后1小时与对照组比较有显著性差异，一次给药后可维持5~6小时。

2. 消炎作用 安宫牛黄丸对小鼠巨噬细胞有明显吞噬作用，对大鼠蛋清性关节肿胀有显著抑制作用，对二甲苯所致小鼠耳部炎症有显著抑制作用。

3. 对中枢神经元活化作用 安宫牛黄丸能够活化脑干、丘脑及皮层神经元，同时下丘脑内有相当数量的神经元被标记，提示安宫牛黄丸可能通过激活神经内分泌系统及与情绪、意识等有关的下丘脑等中枢起作用。

4. 对脑组织保护作用 安宫牛黄丸能降低百日咳和美国大肠杆菌内毒素混合液兔耳缘静注所致脑脊液乳酸脱氢酶（LDH）活性升高，提示该药对细菌、内毒素性脑损害细胞有一定保护作用，对脑组织细胞的保护作用可能是其开窍醒神作用的原理之一。

【临床应用举例】

1. 治疗感染性疾病 在综合治疗及护理的基础上，用利巴韦林静脉滴注和安宫牛黄丸口服治疗流行性乙型脑炎，治愈率达94.24%。

2. 治疗脑血管意外 鼻饲安宫牛黄丸加西咪替丁，配合西医治疗58例脑出血患者，4周后总有效率55.2%，应用安宫牛黄丸可以提高生存率、减少感染和上消化道出血等并发症。

3. 治疗痴呆 在辨证治疗的基础上配合安宫牛黄丸治疗大脑发育不全患儿及脑膜炎后遗症（手足震颤、反应迟钝、记忆力减退）取得了良好效果。

4. 治疗肺性脑病 治疗肺性脑病1例，经西医抗菌、消炎及中药桑白皮汤治疗无效，出现昏迷、高热、气促、喉间痰鸣、时有抽搐等症，予以安宫牛黄丸喂服，连服3丸后，精神明显好转，热退身凉，后予以中药调理痊愈出院。

补阳还五汤

【来源】《医林改错》

【组成】生黄芪四两（120g） 当归尾二钱（6g） 赤芍一钱半（4.5g） 地龙一钱（去土）（3g） 川芎一钱（3g） 桃仁一钱（3g） 红花一钱（3g）

【用法】水煎服。黄芪初用30~60g，以后渐加至120g。至微效时，日服2剂，服至5~6 日后，每日仍服 1 剂。

【功用】补气，活血，通络。

【主治】中风后遗症，半身不遂、口眼歪斜、语言謇涩、口角流涎、大便干燥、小便频数、遗尿不禁等。

【方义】补阳还五汤是清代著名医家王清任《医林改错》创立的治疗中风的著名方药，《灵枢·刺节真邪》说："虚邪偏客于身半，其入深，内居营卫；营卫稍衰，则真气去，邪气独留，发为偏枯。"王清任在总结《内经》及前代中风病理论的基础上，明确提出了"元气既虚，必不能达于血管，血管无气，必停留而瘀"的著名观点，首次明确中风为脑血管病变，其病理机制在于气虚脑之脉络功能失常导致脑之"脉络-血管"瘀阻。因此本方也成为益气活血通络治疗脑血管病变的代表性方药。

气虚不能行血以至脉络瘀阻，筋脉肌肉失养，故致半身不遂、口眼歪斜；气虚血滞，舌体、面肌失养，故语言謇涩、口角流涎；气虚失于固摄，气化失司，则小便频数，甚或尿遗不禁；苔白、脉缓为气虚佐证，舌黯淡为气虚血滞之征。综上所述，本方病机为气虚血滞，因虚致瘀，瘀阻脑络，故本方以益气活血通络立法。

方中重用黄芪补气为君药，使气旺血行，脑络自易畅通；臣以归尾辛润通络，养血活血；佐以川芎、赤芍、桃仁、红花活血化瘀，更佐以搜风通络之地龙。诸药合用，使气旺血行络通。

现代常用本方治疗缺血性脑血管病、脑动脉硬化、血管性痴呆、脑萎缩，也可用于气虚血瘀，络脉瘀阻引起的心血管病、截瘫、面神经麻痹、周围神经炎、血栓闭塞性脉管炎、糖尿病及其并发症等疾病。

【药理研究】

1. 对血液流变学和血流动力学的影响　补阳还五汤对多项血液流变学指标具有改善作用，实验表明补阳还五汤在血液流变学指标改善的基础上，还可扩张外周血管，降低外周血管阻力，增加器官血流量，增加心肌收缩力和改善心肌代谢。

2. 对微循环的影响　实验表明补阳还五汤可使微循环障碍动物模型的一系列微循环指标改善，如血流形态、血管口径、毛细血管开放量、血管分布等。

3. 对血小板聚集的影响　补阳还五汤和黄芪可使血浆中 cAMP 浓度升高，并对胶原诱导的血小板聚集及 ADP 诱导的家兔血小板聚集均具有明显抑制作用。

4. 抗氧化作用　补阳还五汤能够降低血清脂质过氧化物（LPO），升高超氧化物歧化酶（SOD），起到抗脂质过氧化物损伤的作用。

5. 对免疫功能的影响　实验表明，补阳还五汤对免疫器官有显著增重作用，对巨噬细胞吞噬功能有明显促进作用，可以增加特异性抗体溶血素的含量，对机体特异性和非特异性抗体有较明显的增强作用。

【临床应用举例】

1. 治疗椎基底动脉短暂缺血性眩晕　采用补阳还五汤治疗椎基底动脉短暂缺血性眩晕收效显著。

2. 治疗心血管疾病　用补阳还五汤治疗不稳定型心绞痛取得良好效果。

3. 治疗老年性痴呆、脑萎缩

（1）老年性痴呆　运用加味补阳还五汤治疗老年性痴呆，其组成：制首乌 20g，黄精、赤芍各 15g，黄芪 60~120g，川芎、地龙各 12g，当归尾、桃仁、红花各 10g。

（2）脑萎缩　用此方加减治疗脑萎缩，服药 15 剂后，表情渐好转，小便能自控，主动与家人谈话，头目眩晕消失。

4. 糖尿病周围神经病变　补阳还五汤对糖尿病周围神经病变患者血液流变学及神经传导速度有明显改善作用。

牵正散

【来源】《杨氏家藏方》

【组成】白附子　白僵蚕　全蝎（去毒）各等分（并生用）

【用法】上为细末，每服一钱（3g），热酒调下，不拘时候。

【功用】祛风，化痰，通络。

【主治】风中经络，口眼歪斜，半身不遂。

【方义】本方为风痰阻于头面经络所致口眼歪斜、半身不遂的治疗方药，集中应用三味祛风通络药组方为其特点。

风痰阻于头面经络，则经隧不利，筋肉失养，故不用而缓；无邪之处，气血运行通畅，筋肉相对而急，缓者为急者牵引，故口眼歪斜。治宜祛风、化痰、通络。方中白附子味性辛温，功能祛风化痰，并擅长治头面之风，为君药。全蝎、僵蚕均能祛风通络，其中全蝎长于搜风通络，僵蚕并有化痰作用，共为臣药。热酒调服，可以宣通血脉，并能引药入络，直达病所，用为佐使。诸药合用，则力专效著，使风散痰消，经络通畅，则病证可愈。

【临床应用举例】

1. 治疗周围性面瘫（面神经炎）　以牵正散加味治疗周围性面瘫，总治愈率 84%，总有效率 96%。

2. 治疗血管神经性头痛　根据血管性头痛属脏腑功能失调，气血不和，风痰瘀血阻于清窍，血络不和的病机特点，以加味牵正散组方治疗，效果显著。

活络效灵丹

【来源】《医学衷中参西录》

【组成】当归五钱（15g）　丹参五钱（15g）　生明乳香五钱（15g）　生明没药五钱（15g）

【用法】作汤服。若为散，一剂分作四次服，温酒送下。

【功用】理气活血，通络止痛。

【主治】气血郁滞。心腹疼痛，腿痛臂痛，跌打瘀肿，内外疮疡，以及癥瘕积聚等。

【方义】本方为近代名医张锡纯活血通络的著名方剂。气滞日久，血瘀络阻，不通则痛，故见心腹疼痛、腿痛臂痛诸症。本方所治诸症皆由气滞血瘀络脉瘀阻所致，瘀血因内伤引起者，以疼痛拒按、刺痛、部位固定、舌质紫黯、脉弦涩为特征；因外伤引起者，当有跌仆损伤史，或局部青紫瘀肿，均治以理气活血，通络止痛。方中当归辛润通络，丹参养血活血，乳香、没药气味芳香，走窜善行，活血散瘀，行气通络。张锡纯《医学衷中参西录》谓："乳香气香窜，味淡，故善透窍以理气；没药气则淡薄，味则辛而微酸，故善化瘀以理血，其性皆微温，二药并用为宣通脏腑，流通经络之要药。"用酒以助药力，通行脉络。诸药合用，使瘀去络通，则疼痛自止。张锡纯认为本方"于流通气血之中，大具融化气血之力"，"治心腹疼痛，无论因凉、因热、气郁、血郁皆效"。

现代临床常用于治疗气滞血瘀引起的关节炎、痛风、慢性胃炎、冠心病、跌打损伤、肿瘤等疾病。

【药理研究】

1. 对心肌的保护作用 活络效灵丹对犬急性心肌梗死模型的肌酸激酶、乳酸脱氢酶及丙二醛含量水平有明显降低作用，使超氧化物歧化酶明显升高，使心肌细胞坏死及凋亡显著减少。

2. 对血脂、血液流变学变化的影响 活络效灵丹能明显降低血清总胆固醇、甘油三酯及低密度脂蛋白，亦能降低家兔全血黏度，从而具有调节血脂，改善血液流变学，抑制高脂喂饲家兔动脉粥样硬化形成的作用。

【临床应用举例】

1. 治疗痛风性关节炎 根据痛风性关节炎临床常存在瘀阻络脉的病机，以活络效灵丹加味治疗，取得较好疗效。

2. 治疗椎基底动脉供血不足性眩晕 根据椎基底动脉供血不足性眩晕往往反复发作，久病入络的发病特点，以活络效灵丹为基础方治疗取得显著效果。

3. 治疗颈椎增生、急性乳腺炎、胸痛、风湿性关节炎 观察颈椎增生、急性乳腺炎、胸痛、风湿性关节炎等4种不同的疾病，认为其发生的病位不同，症状各异，但临床症状均有疼痛，病机均为经络痹阻，气滞血瘀所致，以活络效灵丹加味治疗均取得良好疗效。

补络补管汤

【来源】《医学衷中参西录》

【组成】 生龙骨一两（捣细）（30g） 生牡蛎一两（捣细）（30g） 山茱萸一两（去净核）（30g） 三七二钱（研细，药汁送服）（6g）

【用法】 水煎服，每日1剂，早晚分服。

【功用】 收敛止血，祛瘀生新。

【主治】 咳血、吐血久不愈者。

【方义】 本方为治疗脉络损伤所致出血的代表性方剂，《灵枢·百病始生》说"阳络伤则血外溢"，"阴络伤则血内溢"。方名补络补管汤者，乃补脉络、补血管、止血之意。

本方所治咳血、吐血久不愈者，皆因肺胃脉络破损所致。张景岳谓“咳嗽日久，肺中络破，其人必咳血”，指出咳嗽久而不已可引起肺络破损咳血而出，而胃中血络损伤破裂上涌自口而出则可致吐血。故以龙骨、牡蛎、山茱萸等收敛又兼具开通之品，补肺胃破损之脉络，以奏止血之功，又不至骤止留瘀为恙。张景岳谓：“龙骨、牡蛎能收敛上溢之热，使之下行，而上溢之血亦随之下行归经。”又佐以三七，取其活血止血，化腐生新，使脉络损伤之处易愈，出血易止而又不留瘀为患。

现代临床常用于咳血、吐血等各种出血性疾病。

【临床应用举例】 以本方合小剂量垂体后叶素治疗64例肺结核、支气管扩张所致大咯血，结果痊愈56例，好转4例，无效4例，总有效率为93.75%。

第二节　当代通络治疗代表方剂

通心络胶囊

【组成】 人参　水蛭　全蝎　土鳖虫　蜈蚣　蝉蜕　赤芍　降香　冰片　酸枣仁等

【用法】 口服，每次2~4粒，每日3次。较重患者每次4粒，维持量每次3粒，每日3次。预防用药每次2粒，每日2~3次。

【功用】 益气活血，通络止痛。

【主治】“脉络-血管系统病”代表方药，用于冠心病心绞痛属络气虚滞、血瘀络阻、络脉绌急者，症见胸部憋闷，刺痛、绞痛，固定不移，心悸自汗，气短乏力，舌质紫黯或有瘀斑，脉细涩或结代。亦用于气虚血瘀络阻型中风病，症见半身不遂或偏身麻木、口舌歪斜、言语不利等。

本方广泛应用于血管病变共性病理环节防治，降脂抗凝，改善血管内皮功能障碍，用于络脉瘀阻与动脉粥样硬化防治，治疗血管内膜增殖，稳定易损斑块，同时用于络脉绌急与血管痉挛，也可以用于急性心肌梗死再灌注后微血管结构及功能损伤治疗，减少心肌无再流范围，缩小心肌梗死面积，抑制心室重构，改善心功能。

【方义】 通心络是近年应用络病学说与通络药物治疗心脑血管病的代表性方药，体现了应用络病学说治疗心脑血管病的重大学术进展，该药首先运用中医络病学说探讨冠心病心绞痛的中医病理机制，提出心气虚乏，络脉瘀阻，绌急而痛的病机新认识，首先把搜风解痉入络药应用于冠心病心绞痛的治疗，从而开辟了应用中医络病学说论治冠心病心绞痛的有效新途径。

针对心脑血管病以气虚为本，络脉瘀阻与络脉绌急的病机变化，创立以益气活血、搜风通络为原则组方的通心络。方中以人参为君，补益络气，气旺而运血有力，络脉自易畅通。水蛭化瘀通络，全蝎搜风通络共为臣药。土鳖虫活血通络，佐水蛭搜剔络中之瘀，蜈蚣搜风解痉，蝉蜕息风止痉，佐全蝎搜风解痉以止络脉之绌急，赤芍凉血散血，并制人参之温，酸枣仁养血安神以防逐瘀伤正，共为佐药。降香、冰片芳香，引诸药入络通窍为使药。诸药配合，益心气扶正以固本虚，活血通络搜风解痉以祛邪，气旺血行，心脑脉络畅通，临床诸症自能解除。

通心络的独特理论特色和确切临床疗效引起国内医学界关注，成为近年应用最广泛的治疗血管类疾病的中成药，该药以通畅脉络为作用特点，应用于冠心病劳累型心绞痛、变异型心绞痛、不稳定型心绞痛、X 综合征、急性心肌梗死再灌注微血管损伤，应用于脑梗死、短暂性脑缺血发作、椎基底动脉供血不足、血管神经性头痛、急性脑梗死再灌注微血管完整性及脑组织保护、血管性痴呆等，应用于周围血管病变如多发性大动脉炎、闭塞性动脉硬化、雷诺综合征、血栓闭塞性脉管炎、静脉血栓形成等。

【药理研究】综合近年实验研究结果证实，通心络不仅对血液发挥作用，而且更主要的是作用于血管病变不同病理环节，从而有效地防治血管病变。

1. 对血液成分与血液流变学的作用　研究表明，通心络有降脂抗凝、改善血液流变学、抑制血小板聚集及血栓形成作用，从而能够改善血液的浓黏凝聚状态。

2. 对血管病变的治疗作用　络气郁滞（或虚滞）、络脉瘀阻、络脉绌急、络脉瘀塞为“脉络-血管系统病”的共性病理环节，络气郁滞（或虚滞）是其始动因素并贯穿病变全过程，与神经内分泌免疫调节功能失调及血管内皮功能障碍相类似，在此基础上产生的络脉瘀阻与动脉粥样硬化、络脉绌急与血管痉挛、络脉瘀塞与血管阻塞或闭塞高度相关，围绕上述共性病理环节开展的实验研究显示了通心络指导血管病变的确切作用。

【临床应用举例】根据异病同治的原则，通心络治疗“脉络-血管系统病”如各种类型的冠心病心绞痛、急性心肌梗死、缺血性脑血管病、周围血管病变等均表现出良好的治疗效果，显示了“脉络-血管系统病”重要的临床应用价值。

1. 对心血管病的防治作用

（1）徐贵成等研究表明通心络可显著提高冠心病心绞痛患者的临床疗效，通心络治疗组总有效率为 96.49%，明显优于对照组的 78%，且能明显减少心绞痛发作频率，缩短发作持续时间，胸闷胸痛、心悸气短等主要症状的改善通心络治疗组疗效为 95.61%，也明显优于对照组的 78%。贾真等研究显示通心络可明显改善变异性心绞痛患者的临床症状。

（2）不稳定型心绞痛是介于稳定型心绞痛和急性心肌梗死之间的一种临床状态，容易进展为急性心肌梗死甚至猝死。肖文良等在西药常规治疗基础上加用通心络，观察其治疗不稳定型心绞痛的疗效。结果通心络治疗组总有效率（80%）明显高于常规治疗组（66.7%），通心络治疗后患者血清 vWF 和 Fn 明显下降，表明通心络疗效与其保护血管内皮、抑制血小板聚集等功能有关。黄元伟等研究也表明，通心络治疗不稳定型心绞痛患者总有效率为 92.86%，明显高于西药常规治疗组 66.67%的疗效，通心络治疗后患者血清 NO 和肱动脉 FMD 水平明显升高，血清 ET、vWF、sVCAM-1、sICAM-1 水平明显降低，提示通心络通过降低缩血管因子水平、提高舒血管因子水平、减少黏附分子等途径改善血管内皮功能，提高临床疗效。

（3）冠状动脉粥样硬化斑块不稳定时，血小板聚集、血栓形成及冠脉痉挛是急性冠脉综合征的主要病理变化。苏国海等研究发现，通心络可使不稳定型心绞痛患者体内

t-PA 水平明显升高，PAI 活性下降，纤溶活性增强，从而抑制冠状动脉内血栓的形成，防止心肌梗死的发生。

（4）室壁异常节段运动与心脏破裂、室壁瘤形成、心力衰竭甚至猝死等严重并发症有关。阜外心血管病医院尤士杰教授将 112 例急性心肌梗死患者随机分为两组，均应用西药常规抢救治疗，治疗组心梗 12 小时内加服通心络（疗程 6 个月），结果表明通心络组室壁运动异常节段总恢复率为 70.03%，明显高于西药常规治疗组（52 例）的 51.68%，也高于《美国心脏病杂志》报道的约 52%的恢复率，室壁节段运动指数恢复高峰时间（2 周~3 个月）较西药常规治疗组的时间（3~6 个月）提前，恢复指数也有显著性差异。同时，通心络能显著缩小急性心肌梗死患者心梗面积。

2. 对脑血管病的防治作用 周盛年等选择起病 24 小时之内的急性脑梗死患者，应用 SPECT 脑灌注显像技术评价通心络对急性小灶性脑梗死患者局部脑血流量及临床神经功能的影响，研究证实通心络可以改善脑梗死患者局部脑血流，减轻急性小灶性脑梗死患者神经功能缺损症状，从而改善脑微循环，改善临床症状。

梅元武等观察了 40 例非蛛网膜下腔出血的脑血管痉挛患者经通心络的治疗作用，结果表明通心络治疗总有效率达 82.5%，对由于脑血管痉挛引起的慢性发作性头晕头痛等症状有明显缓解，TCD 检查也发现痉挛血管血流速度下降，痉挛现象得到不同程度缓解。

胡长林等研究发现通心络可增加脑供血不足患者各血管的平均血流速度（V_m），降低搏动指数（PI），改善脑供血，有效降低脑供血不足患者血管外周阻力，改善颈动脉粥样硬化引起的脑供血不足患者的血流动力学，缓解脑供血不足患者的临床症状。

根据“脉络-血管系统病”概念，应用通心络治疗周围血管病变、糖尿病血管并发症也收到良好效果。侯玉芬等用通心络治疗肢体动脉硬化性闭塞症，总有效率为 88.67%，其中对缓解肢体疼痛有效率为 87.5%，改善肢体微循环、提高肢体皮肤温度有效率为 86.67%。董明霞等用通心络治疗肢体动脉硬化性闭塞症取得良好疗效，总有效率达 96.8%。赵冬梅等观察发现通心络可改善糖尿病周围神经病变患者临床症状，提高神经传导速度。

参松养心胶囊

【组成】 人参　麦冬　山茱萸　丹参　炒酸枣仁　桑寄生　赤芍　土鳖虫　甘松　黄连　南五味子　龙骨

【用法】 口服，每次 4 粒，每日 3 次。

【功能】 益气养阴，活血通络，清心安神。

【主治】 用于治疗气阴两虚，心络瘀阻引起的心律失常，症见心悸不安，气短乏力，动则加剧，胸部闷痛，失眠多梦，盗汗，神倦懒言等。常用于冠心病心律失常、病毒性心肌炎心律失常、自主神经功能失调引起的心律失常等，对伴有心烦失眠的各种早搏疗效更为显著。本方对伴有心动过缓或房室传导阻滞的早搏及快慢综合征等心律失常也有显著效果。

【方义】参松养心胶囊是近年应用络病学说探讨心之气络病变所致心律失常而研制的中药新药，该药首先运用络病学说研究的理论框架“三维立体网络系统”探讨冠心病心律失常的中医病理机制及治疗，指出气阴两虚而致络虚不荣是其主要病理机制，络脉瘀阻是其重要影响因素，提出络虚不荣与心脏传导系统与自主神经功能异常的内在相关性，指出络脉瘀阻而致心肌缺血缺氧是导致络虚不荣病情加重发展的基础，确立“益气养阴、活血通络、清心安神”的治法，开辟了从络病学说治疗冠心病心律失常的有效新途径。

根据络病学说研究的“三维立体网络系统”，分布在心脏区域的络脉包括心之气络和心之脉络。心之气络弥散敷布经气的作用涵盖由窦房结发出的心脏传导系统、参与搏动的自主神经及部分高级中枢神经功能；心之脉络主要指渗灌血液到心肌组织的冠脉循环系统，包括广泛分布于心肌的中小血管及微循环。心之气络和脉络相互协调，维持心脏正常搏动频率和节律，推动血液循脉管运行周身，同时向心脏自身供血。心之气络病变表现为心脏搏动频率和节律的改变，心之脉络病变则引起心脏自身血液供应障碍。

心律失常常以气阴两虚为本，《内经》云“年四十而阴气自半”，指出随着年龄的增长，40岁后常出现气阴两虚，成为其内在的病理基础，与西医学40岁左右为冠心病发病高峰的始发期认识基本一致；二为感受温疫邪毒，耗伤人体气阴，东汉张仲景《伤寒论》之“伤寒，心动悸，脉结代”即记载了外感热性病中出现的心中动悸不安及脉律不整的心律失常表现，与各种感染性传染性疾病引起的心律失常如病毒性心肌炎心律失常的临床表现相吻合；此外，亦有长期情志刺激，郁而化火，耗伤气阴。气阴两虚，络脉失养则可产生气络络虚不荣的病理表现，与西医学心脏的自律性及自主神经功能失常的改变基本一致。同时气虚运血无力，阴虚血行涩滞则可引起脉络瘀阻而致气络失养，则与心肌的供血供氧不足有关。综上所述，心律失常的中医病理机制，以气阴两虚为本，以络虚不荣为基本病理环节，以络脉瘀阻为其重要影响因素。

针对上述病机特点，治疗当以益气养阴、活血通络、清心安神为原则。参松养心胶囊以生脉散为基础方，益气养阴以治其本，方中人参补益心气，麦冬养阴清心，五味子敛气生津，三者合用以达益气养阴复脉之功效。针对络虚不荣这一病理环节，选用桑寄生“补胸中大气”（《医学衷中参西录》），山茱萸、酸枣仁养心阴、益肝血，三药共补络中气血；同时选用丹参、赤芍、土鳖虫、甘松活血通络，脉络畅通，气络得养，又配伍清心安神的黄连和重镇安神的龙骨，共奏益气养阴、活血通络、清心安神之功效。

【药理研究】

1. 对氯化钙、乌头碱、哇巴因所致心律失常的作用　参松养心胶囊能明显抑制氯化钙静脉注入引起的小鼠心律失常的发生，明显缩短乌头碱造成大鼠心律失常持续时间，明显增加哇巴因造成豚鼠心律失常的用量，与模型组比较有显著性差异，说明其具有显著抗心律失常作用。

2. 对缺血再灌注所致心律失常的影响　参松养心胶囊能明显缩短缺血再灌注损伤动物模型VT+VF总时程，减轻心律失常程度，明显降低LDH、CK，增加SOD，降低MDA，明显增加Na^+-K^+-ATP酶活性，与模型组比较均有显著性差异，表明参松养心胶囊对缺血再灌注损伤所致心律失常具有明显保护作用，并能改善缺血再灌注损伤的生化指标，降低 Na^+-K^+-ATP 酶活性。

【临床应用举例】

1. 治疗冠心病室性早搏的Ⅱ期临床研究 中国中医科学院广安门医院等5家临床研究基地进行的参松养心胶囊治疗冠心病室性早搏的随机、对照、双盲Ⅱ期临床研究表明：对室性早搏的疗效，治疗组（100例）总有效率为69.0%，对照组（100例）总有效率为48.5%，治疗组疗效优于对照组（$P<0.05$）；对中医证候的疗效，治疗组总有效率为87.4%，对照组总有效率为67.0%，治疗组疗效优于对照组（$P<0.05$）；对心电图进行疗效评定，治疗组总有效率为56.0%，对照组总有效率为38.1%，治疗组疗效优于对照组（$P<0.05$）；治疗组治疗后室性早搏明显减少，且对室性早搏总数的改善明显优于对照组（$P<0.05$），同时对心悸不安、气短乏力、失眠多梦等症状均有明显的改善。

2. 治疗冠心病室性早搏的Ⅲ期临床研究 在Ⅱ期临床研究的基础上进行的Ⅲ期临床研究结果表明，治疗组（300例）室性早搏的疗效、中医证候的疗效、心电图疗效均明显优于对照组（100例），对心悸不安、气短乏力、失眠多梦等症状均有明显的改善，治疗组患者在临床试验中未发现任何不良反应。

3. 治疗心律失常的临床研究 由天津中医药大学附属第一医院完成的参松养心胶囊治疗窦性心动过缓（气阴两虚、心络瘀阻证）的研究表明，40例窦性心动过缓患者经参松养心胶囊治疗后，心动过缓痊愈6例、显效6例、有效17例、无效11例，总有效率72.5%；中医证候显效8例、有效30例、无效2例，总有效率95%，疗效指数54.4%；用药后证候分级程度（轻度39例，中度1例，重度0例）与用药前（轻度12例，中度26例，重度1例）相比有明显改善（$P<0.01$）；用药后心悸轻重程度（未见心悸5例，轻度34例，中度1例，重度0例）与用药前相比（未见心悸1例，轻度11例，中度27例，重度1例）也有明显改善（$P<0.01$）；用药后心率与用药前相比也有明显增加（$P<0.01$）。可见，参松养心胶囊治疗窦性心动过缓疗效显著，可显著提高窦性心动过缓患者心率及证候疗效指数，改善心悸等临床症状。

由南京医科大学第一附属医院完成的临床研究表明，各类室性早搏患者经参松养心胶囊治疗1个月后行24小时动态心电图检查，结果显效3例（占11.1%），有效15例（占55.5%），无效9例（占33.3%），总有效率为66.7%；其中5例心肌炎后室性早搏治疗后4例有效，以上结果表明参松养心胶囊对伴有器质性心脏病和无器质性心脏病合并的室性早搏治疗有效，对冠心病和心肌炎后室性早搏疗效更佳。

由中南大学湘雅医院主持的研究与倍他乐克（美多心安）对照观察参松养心胶囊对冠心病室性早搏的疗效及对生活质量的影响。结果治疗室性早搏，治疗组显效8例，有效17例，总有效率为80.6%，对照组显效4例，有效11例，总有效率为65.2%，治疗组疗效优于对照组（$P<0.05$）；心电图疗效，治疗组显效6例，有效18例，总有效率为77.4%，对照组显效4例，有效12例，总有效率为69.6%，治疗组疗效优于对照组（$P<0.05$）；对于生活质量的影响，治疗组躯体活动受限程度、心绞痛稳定状态、心绞痛发作状况、治疗满意程度及疾病认识程度等生活质量各项指标改善均明显优于对照

组（$P<0.05$）。以上研究结果表明，参松养心胶囊对冠心病室性早搏具有确切疗效，并可显著改善患者生活质量。

芪苈强心胶囊

【组成】黄芪　附子　人参　丹参　葶苈子　泽泻　红花　玉竹　陈皮　桂枝　香加皮

【功能】益气温阳，活血通络，利水消肿。

【主治】用于轻、中度慢性充血性心力衰竭（阳气虚乏，络瘀水停型），症见心慌气短，动则加剧，夜间不能平卧，下肢浮肿，倦怠乏力，小便短少，口唇青紫，畏寒肢冷，咳吐稀白痰等。

【用法】口服，每次4粒，每日3次。

【方义】芪苈强心胶囊是近年在国内首先运用络病学说指导研发的治疗慢性心力衰竭的中药新药。

慢性充血性心力衰竭是多种原因引起的心脏原发性损伤，以心脏功能异常、运动耐力下降及神经内分泌激活为特征，为心功能代偿不全的后期转归，是临床上常见的危重症，多由冠心病、高血压病、心肌病等发展演变而来。慢性心力衰竭虽然病在心脏，心肌收缩无力，但从中医络病学说探讨，病本虽心气不足，而血运无力、络脉瘀阻、津运失常、湿聚为水则是累及全身络脉和多脏腑的病变，瘀血痰饮阻滞日久又可引起脏腑组织肿大变形，导致络息成积的病理变化。可见，心气虚乏是慢性心力衰竭发生的中医病机根本，瘀血阻络是其中心环节，津液不循脉络运行渗出脉外而为水湿之邪发为水肿，瘀血水饮阻滞络脉，日久结聚成形导致心络络息成积是其发展加重的结果。这与西医学近年提出的早期神经内分泌系统激活引起血流动力学改变，进而导致心室重构是心力衰竭发生发展基本机制的新概念相吻合。

运用中医络病学说治疗慢性心力衰竭，既要考虑到导致络脉瘀阻这一病理过程的病因根本——心气虚乏、心阳式微，又要考虑到络脉瘀阻作为病理环节尚会导致津液运行不循脉络，津渗脉外而为水肿之变，因此，治疗上不仅益气温阳以治心气虚乏、心阳式微之本，更要注重切断血瘀络阻这一慢性心力衰竭发生发展过程中的病理中心环节，才能扭转病势，以奏效机。

方中黄芪益气利水，附子温阳化气，以治心气虚乏、心阳式微之本，用为君药。人参补气通络，丹参和血活血，葶苈子泻肺利水，针对气阳虚乏、络脉瘀阻、水湿停聚三大基本病理变化，共为臣药。红花活血化瘀，泽泻利水消肿，香加皮强心利尿，玉竹养心阴以防利水伤正，陈皮畅气机以防壅补滞气，皆用为佐药。桂枝辛温通络，温阳化气，兼引诸药入络，用为使药。

综上所述，芪苈强心胶囊以益气温阳药为治络强心之本，辅以活血通络药，使气旺血行络通，阻断血瘀络阻的病理中心环节，兼用利水消肿药以治其标。结合该药的药理研究，芪苈强心胶囊对心力衰竭动物模型血流动力学指标有明显改善作用，其强心、利尿、扩血管作用对改善心衰症状具有临床价值，“急则治其标”；同时可明显降低血管紧张素Ⅱ，抑制醛固酮含量的增加，明显改善室壁厚度及心脏指数，显示其具有抑制心室重构作用，有助于改善慢性心力衰竭结构及功能的生物学基础，“缓则治其本”。全方标本兼治，显示复方中药多环节、多途径、多靶点治疗的综合优势。

临床常用于治疗各种心脏病引起的轻、中度慢性心力衰竭。

【药理研究】

1. 对左室内压峰值（LVSP）的影响 芪苈强心胶囊3个剂量组药后15分钟即有明显增加LVSP的作用，并一直持续至药后180分钟，随着时间的推移，作用逐渐加强，与用药前比较差异有非常显著意义（$P<0.01$），与对照组治疗后比较差异亦有非常显著意义（$P<0.001$）。

2. 对左室压最大上升速率（dp/dt_{max}）的影响 芪苈强心胶囊能明显增加dp/dt_{max}，药后180分钟时，3个剂量组显著上升，与药前及对照组治疗后比较均有非常显著性差异（均$P<0.001$）。

3. 对左室收缩至发生dp/dt_{max}间隔时间Rdp/dt_{max}的影响 芪苈强心胶囊能明显缩短Rdp/dt_{max}，加快心肌细胞的反应速度。药效作用在药后15分钟即可表现出来，并一直持续至药后180分钟，180分钟时芪苈强心胶囊3个剂量组的Rdp/dt_{max}与用药前及与对照组治疗后比较均有非常显著性差异（均$P<0.001$）。

4. 对左室心肌收缩力（LVMCF）的影响 芪苈强心胶囊3个剂量组有显著增加LVMCF作用，其作用随时间延长而增加，药后180分钟增加率与药前及对照组治疗后比较有非常明显差异（$P<0.01$）。

5. 对左室舒张末期压（LVEDP）的影响 芪苈强心胶囊在增加心力衰竭后心脏LVMCF、LVSP的同时，显著降低LVEDP，药后180分钟时每公斤体重0.7g生药剂量组下降35.70%，与用药前及对照组治疗后比较有显著差异（$P<0.05$）；每公斤体重2.8g生药剂量组降低40.56%，与用药前及对照组治疗后比较有显著差异（$P<0.05$）。

6. 对心输出量（CO）的影响 芪苈强心胶囊3个剂量组有不同程度的增加CO作用，60~90分钟时达到高峰。药后90分钟，3个剂量组CO明显增加，与用药前及与对照组治疗后比较均有显著差异（$P<0.05$或$P<0.01$）。

7. 对肾血流量（RBF）的影响 芪苈强心胶囊3个剂量组有增加肾血流量的作用，药后90分钟，3个剂量组RBF明显增加，与对照组治疗比较均有非常显著差异（$P<0.01$或$P<0.001$）。

8. 对动脉血压（BP）的影响 芪苈强心胶囊3个剂量组药后均增加SP、DP，给药后SP、DP比给药前增加可达100%以上，与用药前及对照组比较均有非常显著性差异（$P<0.01$或$P<0.001$），其作用可维持至药后180分钟。

9. 对血管紧张素Ⅱ（AⅡ）水平的影响 造模前各组AⅡ无明显差异，给药前各给药组AⅡ水平升高，与造模前比较有显著性差异（$P<0.05$或$P<0.01$）；芪苈强心胶囊组给药后AⅡ水平明显下降，与给药前自身比较有非常显著性差异（$P<0.01$），说明芪苈强心胶囊可降低AⅡ。

10. 对醛固酮水平（ALD）的影响 各组ALD水平造模前无明显差异，给药前增加；给药后模型组仍继续升高，与给药前自身比较有非常显著性差异（$P<0.01$），芪苈强心胶囊组 ALD 值与给药前比较无显著性差异（$P>0.05$），说明芪苈强心胶囊可抑制 ALD 升高。

11. 对室壁厚度及心脏指数的影响 模型组与假手术组比较，室壁厚度及心脏指数均明显增加（$P<0.01$），与模型组比较，芪苈强心胶囊组均明显降低（$P<0.05$ 或 $P<0.01$），表明芪苈强心胶囊对室壁厚度及心脏指数有明显改善作用。

【临床应用举例】

1. 治疗充血性心力衰竭的Ⅱ期临床研究 由中国中医科学院广安门医院等5家临床试验基地进行的芪苈强心胶囊治疗充血性心力衰竭多中心、随机双盲Ⅱ期临床试验结果表明：心功能分级疗效，治疗组（110 例）显效率 48.2%，对照组（109 例）显效率 40.4%，两组比较无显著差异；Lee 氏心衰计分法疗效，治疗组显效率 40.0%，对照组显效率 30.3%，治疗组明显优于对照组（$P<0.05$）；中医证候疗效，治疗组显效率 46.4%，对照组显效率 31.2%，治疗组优于对照组（$P<0.05$）；中医单项症状疗效，治疗组心悸气短、尿少浮肿、倦怠乏力等单项症状改善优于对照组（$P<0.05$ 或 $P<0.01$）；射血分数及生活质量评分两组比较有显著性差异（$P<0.05$ 或 $P<0.01$），说明治疗组优于对照组。

2. 治疗冠心病、高血压所致轻、中度充血性心力衰竭的Ⅲ期临床研究 由中国中医科学院广安门医院等进行的芪苈强心胶囊治疗冠心病和高血压病所致轻、中度充血性心力衰竭的多中心、随机双盲Ⅲ期临床研究结果表明：治疗前后两组心功能疗效，在冠心病心衰、高血压病心衰及总体心衰人群中，治疗组与对照组比较无显著差异；治疗前后两组 Lee 氏心力衰竭计分法总积分分析，在冠心病心力衰竭、高血压病心力衰竭及总体心衰人群中，治疗组明显优于对照组（$P<0.05$ 或 $P<0.01$）；治疗前后两组中医证候及心悸气短、尿少浮肿、倦怠乏力等中医单项症状比较，治疗组优于对照组（$P<0.05$ 或 $P<0.01$）；治疗前后两组射血分数及生活质量评分比较，治疗组也优于对照组（$P<0.05$ 或 $P<0.01$）。

治疗组未出现与试验药物有关的不良反应，显示了较好的安全性。本临床试验结果表明芪苈强心胶囊治疗冠心病、高血压病等所致轻、中度充血性心力衰竭安全有效。

连花清瘟胶囊

【组成】 连翘 银花 炙麻黄 板蓝根 贯众 生石膏 藿香 红景天 薄荷 鱼腥草 大黄 炒杏仁 甘草

【用法】 口服，每次 4 粒，每日 3 次。

【功用】 清瘟解毒，宣肺泄热。

【主治】 用于治疗流行性感冒属热毒袭肺证，症见发热或高热、恶寒、肌肉酸痛、鼻塞流涕、咳嗽、头痛、咽干咽痛、舌偏红、苔黄或黄腻，亦可用于抗 SARS 及禽流感病毒。

【方义】 本方是依据络病学说探讨瘟疫病中医病理机制与治疗而研制的中药复方

制剂，对探讨流感及SARS等呼吸道传染性疾病早期病邪侵犯阳络进而传至经脉这一病程阶段的病机特点，采取更有效的治疗方药截断病势向内传变具有积极的治疗意义。

络脉的空间分布规律对于认识疾病的发生发展规律具有重要意义，《灵枢·百病始生》说："是故虚邪中于人也，始于皮肤，皮肤缓则腠理开，开则邪从皮毛而入，入则抵深……留而不去，则传舍于络脉。"明确指出外邪循阳络-经脉-阴络通路由浅入深的发展演变过程。叶天士以"温邪上受，先犯肺络，逆传心包络"扼要阐明温热之邪伤人致病的传变规律，基于络病学说创立外感热性病的辨证总纲卫气营血辨证体系。肺主皮毛，温邪虽自口鼻而入，其侵犯肺络阶段实际上是病邪在阳络-体表-卫分阶段，故此阶段多见发热恶寒、头痛、鼻塞流涕等症状，宣肺解表是为对证之治，故叶天士有"在卫汗之可也"之论。温邪化热最速，在阳络不解则迅即入经出现经证气分高热，此为温热病之气分证亦为伤寒外感热性病之阳明经证阶段，故叶天士又有"到气才可清气"之说。连花清瘟所治之流行性感冒或SARS均属于瘟疫范畴，虽体现了温病发病及传变规律，但更具有瘟疫致病特点。

早期阶段的临床表现常为恶寒短暂迅即高热，体现出阳络卫分未尽已经入经而出现卫气同病的病机特点，在此阶段若不能给予有效干预阻断病势传变，则病邪可能由经传入脏腑阴络，出现肺炎、肺纤维化等多种变证，使病情复杂甚则危及生命。基于上述病机认识，连花清温胶囊以"清瘟解毒，宣肺泄热"为大法，并体现出"积极干预"的治疗思想：①卫气同治，表里双解：瘟疫病初起，表证未解，内热已炽，发病即有高热，显属卫气同病，治疗应卫气同治，表里双解，在清解外邪的同时重用清热解毒之品，直清气分之热毒，故选用银翘散与麻杏石甘汤化裁。②先证用药，截断病势：流行性感冒或SARS发病急，传变快，已不能因循"卫之后方言气，营之后方言血"的温病治疗规律，"必伏其所主，而先其所因"（《素问·至真要大论》）。正如吴又可《温疫论》所云："数日之法，一日行之，因其毒甚，传变亦速，用药不得不紧。"应先证用药，截断病势。连花清瘟胶囊处方，病变早期即应用麻杏石甘汤，宣肺泄热；配伍大黄，通腑泄热逐瘀，腑气下通，肺热自降；红景天，益气养阴，清肺化瘀。药虽三途，其旨皆在清泄肺中壅闭之毒热，宣畅肺气，阻止毒热时邪壅阻肺络，从而扭转病机，截断病势，以期减少肺炎、肺纤维化的发生概率及病变程度。③整体调节，多靶治疗：发挥复方中药的整体调节优势，多途径、多环节、多靶点治疗特点，治法虽以"清瘟解毒，宣肺泄热"为大法，亦适当配伍活血化瘀、通腑泄热、芳香辟秽、益气养阴等治疗。结合该药的药理学研究，既有抗流感病毒、SARS病毒、禽流感病毒，消除病原作用，又能抗菌、退热、镇痛、抗炎、止咳、化痰和调节免疫功能，从而阻断多个病理环节的恶性循环，调动机体抗病康复能力，发挥中医药整体治疗优势。

临床常用于病毒性感冒、流行性感冒、急性支气管炎、慢性支气管炎合并感染，由于其具有抗禽流感病毒作用，2005年被列为卫生部"人禽流感诊疗方案"解表清热类第一位中成药。

【药理研究】

1. 广谱抗病毒作用

(1) 抗与呼吸道感染有关病毒作用：体外抗病毒实验表明，连花清瘟胶囊对流感病毒、副流感病毒、呼吸道合胞病毒、腺病毒、单纯疱疹病毒均具有抑制作用，其中对流感病毒和副流感病毒抑制作用最强，治疗指数达到8。

(2) 抗SARS病毒作用：经国家P3实验室体外抗SARS病毒研究证实，连花清瘟胶囊对SARS病毒抑制半数有效浓度（IC_{50}）为0.09mg/mL，治疗指数为40.33，表明其可明显抑制SARS病毒。

(3) 抗禽流感病毒作用：经农业部动物流感重点实验室研究证实，连花清瘟胶囊浸膏0.1~0.25g/mL浓度范围内与禽流感病毒作用10分钟，对禽流感病毒的杀灭率可达99.9%，有显著杀灭禽流感病毒作用；0.5~1g/mL浓度范围与禽流感病毒作用10分钟，对病毒的杀灭率可达100%，有完全杀灭病毒作用。

2. 有效抑菌作用 药理研究表明，连花清瘟胶囊能明显减少金黄色葡萄球菌所致小鼠死亡数量，表明其对小鼠金黄色葡萄球菌感染具有显著保护作用。

3. 明显解热、抗炎、止咳、化痰作用 药理研究表明，连花清瘟胶囊能显著降低伤寒、副伤寒甲、副伤寒乙三联菌苗致发热家兔0.5小时、1小时、2小时、3小时、4小时、5小时时间点体温，表明其有良好解热作用；能明显抑制二甲苯所致小鼠耳肿胀及1%角叉菜胶致大鼠足跖肿胀，具有显著抗炎作用；能明显延长氨水所致小鼠咳嗽潜伏期，减少咳嗽次数，并能促进气管酚红排泌，从而具有显著的止咳化痰作用。

4. 增强免疫作用 连花清瘟胶囊可明显增强2,4-二硝基氟苯诱发免疫功能低下小鼠迟发型超敏反应，提高其细胞免疫功能；明显提高环磷酰胺所致免疫功能低下小鼠吞噬百分率和吞噬指数，提高其腹腔巨噬细胞吞噬功能；能升高免疫功能低下小鼠血清溶血素抗体水平（HC_{50}），提高其体液免疫功能。

【临床研究】

1. 治疗流行性感冒Ⅱ期临床研究 由中国中医科学院广安门医院等5家单位完成的连花清瘟胶囊治疗流行性感冒的随机、双盲、多中心Ⅱ期临床研究结果表明：证候疗效比较，治疗组显效率明显高于对照组（$P<0.01$）；体温疗效比较，治疗组显效率高于对照组（$P<0.05$）；发热分级变化差值的比较，治疗组疗效均明显高于对照组（$P<0.01$）。单项症状发热、恶寒、咽干、咽痛、肌肉酸痛、咳嗽疗效比较，治疗组疗效高于对照组（$P<0.05$ 或 $P<0.01$）；发热起效时间和体温复常率比较，治疗组疗效均高于对照组（$P<0.01$ 或 $P<0.05$）。

试验中连花清瘟胶囊组患者的生命体征、血常规、尿常规、便常规、肝肾功能等实验室检查均无显著性差异（$P>0.05$），未见不良反应发生。

2. 治疗流行性感冒Ⅲ期临床研究 在Ⅱ期临床研究的基础上进行了连花清瘟胶囊治疗流行性感冒的Ⅲ期临床研究，结果表明：证候疗效和显效率比较，治疗组疗效明显高于对照组（$P<0.01$）；体温疗效和显效率比较，治疗组均明显高于对照组（$P<0.01$）；单项症状发热、恶寒、咽干或咽痛比较，治疗组疗效均明显高于对照组（$P<$

0.01)；肌肉酸痛、咳嗽疗效比较，治疗组疗效高于对照组（$P<0.05$）。发热起效时间和发热消失时间、恶寒消失时间、体温复常率比较，治疗组高于对照组（$P<0.01$ 或 $P<0.05$）。

治疗组患者血常规、尿常规、肝肾功能、心电图均无异常，未见不良反应发生。

养正消积胶囊

【组成】 黄芪　女贞子　人参　灵芝　莪术　绞股蓝　白术（炒）　白花蛇舌草　茯苓　半枝莲　土鳖虫　鸡内金　蛇霉　白英　茵陈　徐长卿

【用法】 口服，每次 4 粒，每日 3 次。

【功能】 健脾益肾，散结通络，解毒抗癌。

【主治】 应用于恶性肿瘤患者属脾肾两亏，瘀毒内结者，症见脘腹胀满、纳呆食少、形体消瘦、神疲乏力、腰膝酸楚、癥积疼痛拒按、发热、舌质紫黯、脉沉细。同时配合化疗可缩小和或稳定瘤体，减轻化疗药消化系统和血液学毒性反应，提高患者生存质量，保护机体免疫功能等。

【方义】 养正消积胶囊是国内首先运用络病学说探讨恶性肿瘤中医病理机制而研制的有效治疗新药。恶性肿瘤属于中医癥积范畴，宋代《仁斋直指方论》记载了癌的概念，“癌者，上高下深，岩穴之状，毒根深藏”，指出癌症的临床特点是体内肿块，表面高低不平，坚如岩石，盘根错节，易与周围组织粘连。癌瘤是一种虚实夹杂，虚而留积的病变，脾肾两亏，络气虚滞是其发病基础，故《景岳全书·积聚》说：“凡脾肾不足及虚弱失调之人，多有积聚之病，盖脾虚则中焦不运，肾虚则下焦不化，正气不行则邪滞得以居之。”络气虚滞，温煦充养、防御卫护、信息传导、调节控制功能失常，脏腑组织自适应、自调节、自稳态、自修复能力下降，痰瘀阻络，癌毒内生，瘀毒互结，郁瘀化热，热毒壅滞而成积块，故癌症一旦发病，一方面脏腑组织呈现无序破坏性快速性增长，另一方面气之帅血正常运行的功能失常，脉络大量增生供给癌瘤血液营养，不养正体反助邪为虐，导致癥积快速增长。肿瘤放化疗类似中医“祛邪”作用，但杀伤癌细胞的同时也使正常组织器官和病灶发生变性坏死，外在毒邪（放射线及化学药物毒素）侵入体内，呈现一系列瘀毒内结的临床症状，如脘腹胀满、纳呆食少、形体消瘦、神疲乏力、腰膝酸楚、癥积疼痛拒按、发热等，加之部分癌毒未灭导致机体各种功能和生存质量再度下降或复发加重。

针对上述病机，养正消积胶囊以健脾补肾、散结通络、解毒抗癌为大法，方中重用黄芪、女贞子，黄芪补脾益气，女贞子滋肝益肾，二者合用，健脾益肾，益气养阴，提高防御卫护免疫抗癌功能，共立为君药。人参大补元气，灵芝补真阴益精气，辅助君药以恢复亏耗脾肾之精气，合莪术散结通络，绞股蓝清热利湿，解毒消肿，兼以扶正，共为臣药。佐药白术、茯苓和中益气，合人参乃四君子汤方义；白花蛇舌草、半枝莲、白英、蛇霉，解毒抗癌，散结消肿；鸡内金健胃消积，土鳖虫破血逐瘀，茵陈舒畅气机，清化湿热，共用为佐药。徐长卿通络止痛，引药力直达病所，用为使药。

本方围绕络息成积的主要病理变化，将扶助正气、散结通络、解毒抗癌三者有机结合，扶正不留邪，祛邪不伤正，方虽庞大，繁而不杂，理法方药合理有序，君臣佐使配伍严谨，服用数日纳减食少、脘腹胀满即可减轻，随之形体消瘦、神疲乏力诸症渐复。

临床常用于癌瘤放化疗期间辅助治疗，增效减毒，提高机体免疫功能，抑制消化道反应及骨髓抑制副作用，亦可用于手术后康复期治疗，也用于呼吸道、消化道等晚期肿瘤患者治疗，提高生存质量，延长生存期。

【药理研究】

1. 养正消积胶囊的祛邪作用（抗肿瘤作用）

（1）养正消积胶囊对小鼠肉瘤S180（实体型）生长的抑制作用　养正消积胶囊对小鼠肉瘤S180实体瘤有明显的抑瘤作用，剂量从0.625～10g/kg起，其抑瘤作用逐渐增强，3批实验结果重复性好，统计分析表明，养正消积胶囊各剂量组的抑瘤作用与对照组之间差异非常显著（$P<0.01$）。

（2）养正消积胶囊对小鼠肝癌HAC实体瘤生长的抑制作用　养正消积胶囊对小鼠肝癌HAC实体瘤生长有明显的抑瘤作用，剂量从0.625～10g/kg起，其抑瘤作用逐渐增强，3批实验结果重复性好。统计分析表明，养正消积胶囊各剂量组与对照组之间差异非常显著（$P<0.01$）。

（3）养正消积胶囊对小鼠Lewis肺癌生长的抑制作用　养正消积胶囊对小鼠Lewis肺癌有明显的抑瘤作用，剂量从0.625～10g/kg起，其抑瘤作用逐渐增强，3批实验结果重复性好。统计分析表明，养正消积胶囊各剂量组与对照组之间差异非常显著（$P<0.01$）。

（4）养正消积胶囊对移植于裸鼠的人体肝癌SMMC7721的生长抑制作用　养正消积胶囊对接种于裸鼠的人体肝癌SMMC7721有一定的抑瘤作用，剂量从0.625～10g/kg起，其抑瘤作用逐渐增强。统计分析表明，养正消积胶囊各剂量组与对照组之间差异非常显著（$P<0.01$）。

2. 养正消积胶囊的增效作用

（1）养正消积胶囊合并环磷酰胺对小鼠肉瘤S180生长的抑制作用　养正消积胶囊0.5g/kg与小剂量环磷酰胺20mg/kg单独使用时，对小鼠S180实体瘤仅显示轻度的抑制作用，抑瘤率分别为28.11%和35.02%，两药合并使用时，抑瘤率达56.22%，大于理论相加效应值（53.29%），证明养正消积胶囊和小剂量环磷酰胺对S180实体瘤有一定的协同作用。

（2）养正消积胶囊合并甲氨蝶呤对小鼠肉瘤S180生长的抑制作用　养正消积胶囊0.5g/kg与小剂量甲氨蝶呤2mg/kg单独使用时，对小鼠S180实体瘤仅显示轻度的抑制作用，抑瘤率分别为28.11%和29.95%，两药合并使用时，抑瘤率达55.30%，大于理论相加效应值（49.64%），证明养正消积胶囊和小剂量甲氨蝶呤对S180实体瘤有一定的协同作用。

（3）养正消积胶囊合并丝裂霉素对小鼠肉瘤S180生长的抑制作用　养正消积胶囊0.5g/kg与小剂量丝裂霉素1mg/kg单独使用时，对小鼠S180实体瘤仅显示轻度的抑制作用，抑瘤率分别为28.11%和30.88%，两药合并使用时，抑瘤率达58.99%，大于理论相加效应值（50.31%），证明养正消积胶囊和小剂量丝裂霉素对小鼠S180实体瘤有协同作用。

3. 养正消积胶囊的扶正作用（对免疫功能的影响）

（1）养正消积胶囊对正常小鼠和荷瘤小鼠脾淋巴细胞增殖的影响　养正消积胶囊在0.625kg/kg剂量时，有一定的促进正常小鼠和荷瘤小鼠脾淋巴细胞增殖作用，随着剂量的增大，作用减弱，对正常小鼠的促进作用较荷瘤小鼠强。

（2）养正消积胶囊对正常小鼠和荷瘤小鼠NK细胞活性的影响　养正消积胶囊连续给药7天后能明显激活正常小鼠和荷瘤小鼠的NK细胞。

（3）养正消积胶囊对正常小鼠和荷瘤小鼠白介素-2（IL-2）产生的影响　养正消积胶囊连续给药7天后能明显促进IL-2产生。

4. 养正消积胶囊的减毒作用　动物注射环磷酰胺后，白细胞计数迅速下降，在实验第4天左右到最低值，到第7天白细胞计数稍有回升，到实验的第10天，养正消积胶囊0.625g/kg、2.5g/kg、10g/kg组白细胞计数显著升高，与生理盐水对照组差异非常显著。实验的第13天，白细胞计数开始下降，但养正消积胶囊组较生理盐水组降低得慢。实验结果说明，养正消积胶囊对环磷酰胺引起的小鼠白细胞降低有明显的治疗作用。

综上所述，养正消积胶囊在0.625g/kg、2.5g/kg和10g/kg三种剂量条件下，对小鼠实体瘤S180、小鼠肝癌HAC和小鼠Lewis肺癌的生长均有不同程度的抑制作用，而且随着剂量的增加其抑制作用增强，3批实验结果均能重复；在移植于裸鼠的人体肝癌SMMC7721所进行的试验结果同样证实养正消积胶囊具有抗肿瘤作用。

小剂量养正消积胶囊与小剂量化疗药物环磷酰胺、甲氨蝶呤和丝裂霉素合并应用，经Webb氏分数乘积法计算，小剂量养正消积胶囊与上述三种结构迥异、药理作用机制完全不同的化疗药物均具有协同作用，显示了养正消积胶囊“祛邪”作用的另一方面的用途。

养正消积胶囊对正常小鼠和荷瘤小鼠的免疫功能均有一定的促进作用，能促进脾淋巴细胞增殖，激活NK细胞，促进IL-2的产生。

养正消积胶囊对大剂量环磷酰胺引起的小鼠白细胞降低有一定的升高白细胞的作用。

【临床应用举例】

1. 配合介入化疗辅助治疗脾肾两虚、瘀毒内阻型原发型肝癌Ⅱ期临床试验　由中国中医科学院广安门医院等4家医院完成的随机双盲、安慰剂对照、多中心Ⅱ期临床研究结果表明：对原发性肝癌实体肿瘤的疗效，试验组102例完全缓解2例，部分缓解18例，好转30例，缓解率19.6%；对照组102例完全缓解1例，部分缓解16例，好转20例，缓解率16.7%。两组比较，试验组疗效优于对照组（$P<0.05$）。对生存质量的疗效，试验组升高57例，稳定30例，升高稳定率为85.3%；对照组升高40例，稳定39例，升高稳定率为77.5%。两组比较，试验组疗效优于对照组（$P<0.05$）。治疗前后中

医症状的变化，试验组对脘腹胀满、纳呆少食、神疲乏力、局部癥积、疼痛症状均有明显的改善，优于对照组（$P<0.05$ 或 $P<0.01$）。治疗前后 CD4/CD8 比值及 NK 细胞变化，试验组治疗前后无明显变化，对照组治疗前后均有明显下降，NK 细胞两组差值比较，$P<0.05$，说明试验药可阻止介入化疗中 NK 细胞的下降。化疗过程中血液学毒性的发生情况，对照组血红蛋白、白细胞、粒细胞、血小板在介入化疗后诸项毒性均有明显增加，试验组血红蛋白及粒细胞治疗后未见毒性明显增加，说明试验药可抑制化疗后血红蛋白、粒细胞的毒性反应。化疗过程中消化毒性，对照组谷丙转氨酶、碱性磷酸酶在介入化疗后毒性均有明显增加，试验组谷丙转氨酶、碱性磷酸酶治疗后未见明显毒性增加，说明试验药可抑制消化毒性反应。

综上可见，养正消积胶囊配合介入化疗辅助治疗脾肾两虚、瘀毒内阻型原发性肝癌有确切疗效，对缩小肿瘤、提高生存质量等均有明显的辅助治疗作用，可增加化疗疗效，并可减轻化疗中出现的免疫功能、造血系统及肝脏的损害。试验中未见与试验药有关的安全性指标异常，未见明显不良反应发生。

2. 配合介入化疗辅助治疗脾肾两虚、瘀毒内阻型原发型肝癌Ⅲ期临床试验　由中国中医科学院广安门医院等 6 家医院完成的Ⅲ期临床研究结果与Ⅱ期临床一致，养正消积胶囊配合介入化疗辅助治疗脾肾两虚、瘀毒内阻型原发性肝癌，对缩小肿瘤、改善中医证候、提高生存质量等均有明显的治疗作用，可增加化疗疗效，并可减轻化疗中出现的免疫功能、造血系统及肝脏的损害。试验中未见与试验药有关的安全性指标异常，未见明显不良反应发生。

强肌力片

【组成】鹿茸　人参　炙麻黄等

【用法】口服，每次 4 片，每日 3 次。

【功能】温理奇阳，扶元振颓，通畅络气。

【主治】重症肌无力属奇经亏虚，真元颓废者，症见眼睑下垂、复视、斜视，或全身肌肉无力、动则加剧、吞咽困难、饮水呛咳，伴腰膝酸痛、神倦懒言、头晕耳鸣等。

【方义】从经气环流系统络气病变探讨重症肌无力的中医病理机制，奇经亏虚，真元颓废是其发病之本，络气虚滞为其关键病理环节。奇经八脉在经络中占有重要位置，它对十二经脉、经别、络脉起广泛联系作用，并主导调节全身气血的盛衰。若奇经亏虚、八脉失养，致人体五脏六腑皆失气血阴阳之温煦润养，可致痿废之变，尤其是奇经统领的真阳和真元之气在重症肌无力发病中起着尤为重要的作用。《素问·阴阳应象大论》曰“阳化气，阴成形”，《素问·生气通天论》曰“阳气者，精则养神，柔则养筋”，阳气充足，四肢百骸皆得其温煦，行动矫健有力。八脉之中，督主奇阳，为阳脉之海，总督一身之阳。真气又名元气，《灵枢·刺节真邪》说“真气者，所受于天，与谷气并而充身也”，指出真气（又称原气、元气）禀受于先天父母之精气，并受后天水谷之气滋养，通过经络循行于周身，发挥其生理功能。督脉下属于肾，通于命门，元气发源于肾（命门），以三焦为通路，通过经络布散于五脏六腑，激发生命动力，促进生长发育，维持脏腑功能。气的上述功能与西医学神经内分泌免疫调节功能类似，当真元之气的温煦、调节、护卫功能发生失常时，则意味着人体自身免疫功能的异常改变。

“奇经亏虚，真元颓废”，真阳虚衰无以温养脏腑筋脉，真元之气败伤，不能循行经络历行周身激发生命活力。奇阳虚衰，真元颓废则阳主动、主振奋向上之功能减退，全身活动部位则会出现无力运转，活动失调的一派沉寂之象，如眼睑下垂、肢体痿软无力、畏寒肢冷、声低气怯、构音不清，甚则呼吸困难、危象丛生等。

《素问·离合真邪论》说“真气者，经气也”，所言真气即元气，真气流行于络脉（气络）即为络气。若奇经亏虚，真元颓败，气阳不足，络气亏虚，动力乏源，虚则留滞，经气传导功能障碍，脏腑筋脉失其温养，则出现肢体痿软无力等症。重症肌无力系自身免疫性疾病，最终导致乙酰胆碱受体减少以及抗体增多，使神经-肌肉接头处神经递质传递异常，这与络气虚滞所致经气传导功能障碍是相吻合的。

针对重症肌无力奇经亏虚，真元颓废，络气虚滞的主要病机变化，当以“温理奇阳，扶元振颓，通畅络气”为治疗大法。

“温理奇阳”：“温”是指温养、温填，“理”是指疏理畅通，“奇阳”是指奇经之阳气。奇经中督脉主一身之阳，督领真阳和元气，所以“温理奇阳”重在温理督阳，温助元阳。督阳旺盛，元阳充沛，一身之阳自可充盛振奋，畅流周身，肌肉筋骨得阳气温煦，颓废之功能自可振奋而复其常，下垂、无力、畏寒、肢冷诸症自可消退。

“扶元振颓”：真元之气颓废，五脏六腑、四肢百骸皆失其温养而鼓动乏力，肢体无力，眼睑下垂诸症纷沓而至，甚则呼吸欲绝之险象丛生。“扶元”是指扶助真元之气，元气是生命之本，统率于督脉，藏于肾，历三焦而循行周身。扶助真元，元气充沛，脏腑百骸皆得其养，肢体无力、呼吸困难颓废之象自然可除。

“通畅络气”：“温理奇阳，扶元振颓”以治重症肌无力“奇经亏虚，真元颓废”之本，亦不能忽视“络气虚滞”这一重要病理环节。应适当配伍通畅络脉药物，通补兼施，寓通于补，此即叶天士所言“大凡络虚，通补最宜”。阴阳互根，阳气旺盛代表着功能的振奋，而阴精则是阳气发挥功能的基础，“善补阳者，当于阴中求阳”（《景岳全书》），故“温理奇阳，扶元振颓”应适当配伍温润填精的药物，正如明代张景岳《景岳全书》所说：“元气败伤，则精虚不能灌溉，血虚不能营养者，亦不少矣。若概从火论，则恐真阳亏败，及土衰水涸者，有不能堪，故当酌寒热之浅深，审虚实之缓急，以施治疗，庶得治痿之全。”

根据上述治法研制的强肌力片重用温理奇阳、大补元气的药物，佐以流气畅络药和温润填精的药物，以辛味走窜通畅络气的药物与温理奇阳、扶助真元药并用，引领诸药，使阳气充沛，络脉通畅，正如叶天士所说：“奇经为病，通因一法，为古圣贤之定例。”

临床常用于治疗重症肌无力，眼肌型、全身型、脊髓型均可应用。

【药理研究】

1. 强肌力片对正常小鼠细胞及免疫抑制小鼠免疫功能的影响 强肌力对正常小鼠脾脏、胸腺重量无明显影响，能明显增强刀豆蛋白 A（ConA）和细菌脂多糖（LPS）诱导的小鼠脾 T 淋巴细胞、B 淋巴细胞增殖和 IL-2 的分泌；显著提高免疫抑制小鼠胸腺及脾脏指数，增强 ConA、LPS 诱导的 T、B 淋巴细胞增殖，提高 IL-2 的分泌量，且有明显的量效关系。上述实验说明强肌力片作用机理不同于西药免疫抑制剂，不仅能增强正常小鼠免疫功能，而且还能使免疫抑制小鼠的免疫功能得到一定程度的恢复。

2. 强肌力片对实验性自身免疫性重症肌无力（EAMG）大鼠的临床症状和体重的影响 强肌力片大、中剂量组预防给药和治疗给药均能明显改善 EAMG 大鼠的临床症状，增加 EAMG 大鼠体重。

3. 强肌力片对 EAMG 大鼠的肌力和运动能力的影响 强肌力片大、中剂量组预防给药和治疗给药均能显著提高 EAMG 大鼠肌力、跨格次数和理毛次数，从而改善 EAMG 大鼠的肌力和运动能力。

4. 强肌力片对 EAMG 大鼠血清中抗 N_2-AchR 抗体（antibody，Ab）的影响 强肌力片大、中、小剂量组预防及治疗给药均能显著降低 EAMG 大鼠血清中抗 N_2-AchRAb 含量，与模型组比较有显著性差异，且有量效关系，剂量越大其降低作用越明显，表明对 EAMG 大鼠体内抗 N_2-AchRAb 产生有下调作用。

5. 强肌力片对 EAMG 大鼠连续低频电刺激后出现的肌肉收缩衰减的影响 强肌力片大、中剂量组预防和治疗给药均能显著缓解 EAMG 大鼠连续低频电刺激（5Hz 和 10Hz）坐骨神经后腓肠肌收缩出现的衰减。

6. 强肌力片对全血乙酰胆碱酯酶活力的影响 强肌力对正常小鼠乙酰胆碱酯酶活力无抑制作用，说明强肌力治疗 EAMG 的机制不是通过抑制乙酰胆碱酯酶实现的。

7. 强肌力片对 EAMG 大鼠突触后膜上 N_2 型乙酰胆碱受体（N_2-AchR）数目的影响 EAMG 大鼠体内产生的自身抗体可通过多种机制导致神经肌肉突触后膜上 N_2-AchR 数目减少，而 N_2-AchR 减少直接导致肌无力的发生。强肌力片三个剂量组预防给药均能使 EAMG 大鼠后肢肌肉突触后膜上 N_2-AchR 数目显著升高。强肌力片大、中剂量组治疗给药能显著提高 EAMG 大鼠后肢肌肉中突触后膜上的 N_2-AchR 数目。

8. 强肌力对 ConA 和 N_2-AchR 诱导 EAMG 大鼠 T 细胞增殖和迟发超敏（DTH）反应的影响 强肌力大、中两个剂量组预防和治疗给药均能显著增强 ConA 诱导的 EAMG 大鼠的 T 淋巴细胞增殖，小剂量组预防给药也能增强 ConA 诱导的 EAMG 模型组的 T 淋巴细胞增殖，表明强肌力有增强 EAMG 大鼠细胞免疫功能的作用。大、中、小三个剂量组预防给药均能显著抑制纯化 N_2-AchR 诱导 EAMG 大鼠的 DTH 反应，三个剂量组预防和治疗给药均能显著抑制 EAMG 大鼠体内针对 N_2-AchR 的细胞增殖反应。以上结果说明，强肌力片能抑制 EAMG 大鼠体内特异性针对 N_2-AchR 的自身免疫反应，而对非 N_2-AchR 特异性的细胞免疫并无抑制作用。

9. 强肌力片对纯化 N_2-AChR 诱导的 EAMG 大鼠干扰素 γ（IFN-γ）、白介素-4（IL-4）、转化生长因子-β（TGF-β）水平的影响 与模型组比较，强肌力片两组IFN-γ、IL-4 水平显著降低，TGF-β 水平显著升高，而地塞米松组 IFN-γ、IL-4、TGF-β 三者水平均降低。与模型组比较，强肌力片两剂量组 IFN-γmRNA 显著降低，TGF-β mRNA 均显著升高，地塞米松组 IFN-γ、IL-4、TGF-β mRNA 均降低，表明强肌力不同于西药免疫抑制剂，具有双向调节免疫作用的机制。

10. 强肌力片对 EAMG 小鼠细胞表面协同刺激因子的影响 强肌力片能使异常升高的 CD80、CD86、CD28 及 CD152 百分率显著降低，说明其可通过阻断 APC 上 CD80 或 CD86 分子与 T 细胞上 CD28、CD152 分子的相互作用，抑制特异性 T 细胞的活化，影响 IFN-γ、IL-4 等细胞因子的分泌，从而阻碍细胞和体液免疫反应，防止重症肌无力发生。

以上研究说明强肌力片对 EAMG 大鼠模型有较好的预防和治疗作用，同时证实强肌力片不仅能增强正常小鼠的免疫功能，而且还能使免疫抑制小鼠的免疫功能得到一定程度恢复；可抑制 EAMG 模型大鼠体内 N_2-AchR 诱导的特异性免疫应答，而对 ConA 诱导的非特异性免疫应答无影响，甚至有一定增强作用，说明强肌力片具有特异性、选择性的整体调节作用，即提高机体正常的免疫功能的同时降低针对 N_2-AchR 的特异性免疫反应。研究还表明，强肌力片通过增加内源性抑制因子 TGF-βmRNA 的转录水平来上调 TGF-β 蛋白合成，作用于 IFN-γ、IL-4，抑制后两种因子的合成，从而使 AchRab 生成减少，该作用机理不同于西药免疫抑制剂，而是通过调节免疫平衡达到治疗作用，显示出双向调节的特点与优势。

【临床应用举例】 为了客观评价强肌力片的临床疗效，在国家中医药管理局重点专科河北省中医肌萎缩治疗中心——河北医科大学附属以岭医院肌萎缩专科进行了临床观察研究。

1. 治疗ⅡA 型重症肌无力的临床研究 随机双盲临床研究表明，强肌力片对ⅡA 型重症肌无力具有明显疗效。临床疗效积分，强肌力治疗组有效率 93.06%，强的松对照组有效率 95.83%，两组比较无明显差异（$P>0.05$）；中医证候积分，强肌力治疗组有效率 93.06%，强的松对照组有效率 56.94%，强肌力组中医证候改善明显优于强的松组（$P<0.05$）；治疗后，两组患者血清中乙酰胆碱受体抗体的滴度、血清 IL-1、IL-2、IL-6、受检部位动作电位衰减百分率与治疗前比较有明显改善（$P<0.05$ 或 $P<0.01$）。治疗后两组组间差值比较无显著性差异（$P>0.05$），提示治疗组与对照组有同等的临床疗效。

研究还发现，对照组治疗后出现轻度肝功能异常、空腹血糖增高、股骨头坏死、向心性肥胖等副作用，而治疗组未发现任何不良反应。

2. 治疗眼肌型重症肌无力的临床研究 随机双盲临床研究表明，强肌力片治疗眼肌型重症肌无力，临床疗效积分变化强肌力治疗组有效率 93.33%，对照组有效率 96.67%，两组无明显差异（$P>0.05$）；中医证候积分，治疗组有效率 93.33%，对照组有效率 56.67%，两组中医证候改善治疗组明显优于对照组（$P<0.01$）；治疗后，两组

患者血清中乙酰胆碱受体抗体的滴度、受检部位动作电位衰减百分率、肌电图与治疗前比较有明显改善（$P<0.05$ 或 $P<0.01$），治疗后两组组间差值比较无显著性差异（$P>0.05$），提示治疗组与对照组有同等的临床疗效。强肌力片治疗后未出现强的松治疗后出现的轻度肝功能异常、空腹血糖增高、向心性肥胖等副作用。

上述研究表明，强肌力片治疗重症肌无力具有显著疗效，也显示了气络理论在疑难病治疗中的科学价值。

下篇　络病理论的临床运用

第九章　脉络-血管系统病

中医学“脉”是古人基于解剖学知识并结合长期医疗实践提出的概念，既是以“行血气而营阴阳”为主要功能的经脉中输布血液的“心脉血液循环系统”的主要组成部分，同时也是与脑、髓、骨、胆、女子胞等并列的独立实体脏器，称为“奇恒之腑”。“脉”作为以运行血液为主要功能的脏器概念，在《内经》中已有明确论述，如《素问·脉要精微论》说“夫脉者，血之府也”，《素问·痿论》说“心主身之血脉”。中医学“脉”在解剖形态上与西医学血管具有同一性，运行血液的脉相当于人体的大血管，从脉主干依次分出、逐层细分、遍布全身的脉络则相当于从大血管依次分出的中小血管、微血管包括微循环，由此提出“脉络-血管系统”同一性，但气血相关的中医理论特色使中医“脉”及“脉络”概念比血管及微循环具有更丰富的内涵。遍布全身的“脉络-血管系统”既然属同一个脏器必然具有共同的生理功能和发病机制，这种整体观念有利于探讨“脉络-血管系统”共性发病机制，但中医同时认识到循行于脏腑组织的“脉络-血管系统”已成为该脏器组织功能与结构的有机组成部分，因所处脏腑不同而表现出不同生理功能，故《素问·五脏生成》说“肝受血而能视，足受血而能步，掌受血而能握，指受血而能摄”；发病时也因分布脏腑区域不同而表现出差异性，如心络病变所致“胸痹心痛”，脑络病变脑神失用所致“中风偏枯”，肢体络脉痹阻所致“坏疽脉痹”等。可见《内经》时代中医学便是从整体和局部认识“脉”与“脉络”，其整体性体现在“脉”与“脉络”成为遍布全身的经脉系统的有机组成部分，其局部病变的特殊性又使古代中医提出了脉络病变的各种不同病名，这对结合西医学认识血管病变具有重要启迪意义。

由此提出“脉络-血管系统病”新概念，有利于发挥中医学整体辩证思维与气血相关的理论特色，吸取西医学关于血管病变研究的最新进展，充分认识血管病变发生发展的共性规律和共性病理环节以提高临床诊治水平。需要指出，中医学“脉”包括西医学整个血管系统，即动脉系统和静脉系统，广义的“脉络-血管系统病”涵盖了发生在动静脉系统的各类血管病变，如以动脉粥样硬化为主要病理机制的冠心病、缺血性脑血管病、闭塞性动脉硬化症等，以血管炎症为主要病理表现的血栓闭塞性脉管炎、多发性大动脉炎、结节性动脉炎等，以及动静脉瘘、动脉瘤等其他血管疾病。鉴于动脉粥样硬化病变成为严重危害人类健康的重大疾病，本章所讨论的“脉络-血管系统病”主要指动脉粥样硬化引起脏腑组织缺血改变的疾病。

第一节 “脉络-血管系统病”概述

一、“脉络-血管系统”同一性

随着春秋战国时期中医学第一部奠基之作《内经》建立完整经络学说，“经”“脉”概念渐行分离，经主要指运行经气的通道，脉则成为运行血液的通道。同时《内经》把遍布全身、中空有腔与心肺相连、输布血液的脉与脉络系统看作一个独立的实体脏器——“奇恒之府”，其形态学特点中空有腔与腑相似，生理学特点“藏精气而不泻”，保持血液量和质的相对恒定，运动状态为伴随心脏搏动而发生舒缩运动，功能特点为运行血液至周身发挥供血供气、渗灌濡养、津血互换、营养代谢等作用，可见其在解剖形态上与西医学血管是一致的。脉络为从脉分支而出遍布全身的网络系统，有大络、系络、缠络、孙络等不同层次，据清代喻嘉言《医门法律·络脉论》记载，从经脉分出15别络，别络分出180系络，系络分出180缠络，缠络分为3.4万孙络，以数学方法计算，仅孙络就160多亿根。西医学认为，从大血管依次分出中、小血管及微血管，人体全身约有400亿根毛细血管，中医孙络与毛细血管在百亿级层面上已非常接近，脉络作为“脉”这一组织器官的中下层组织结构，与西医学之中小血管、微血管，特别是微循环基本相同。值得提出的是，脉作为实体器官，古代中医解剖是可以看到的，正如《灵枢·经水》所说：“若夫八尺之士，皮肉在此，外可度量切循而得之，其死可解剖而视之，其脏之坚脆，腑之大小，谷之多少，脉之长短……皆有大数。”因此提出“脉络-血管系统”同一性是基于两者解剖形态而言，但由于中医辩证思维及气血相关的理论特色，中医学脉与脉络要比西医学血管概念具有更丰富的内涵。

既然脉是一个独立的实体器官，则必然有其结构、功能与代谢的自身特征，近年血管生物学、血管神经学研究的不断深入使我们对“脉络-血管系统”的生理功能及病理变化有了更为深刻的认识。如由于血管内皮内分泌功能的发现，血管已由单纯的输布血液的管腔通道变为具有广泛生物学效应的内分泌器官，全身约10^{12}个内皮细胞覆盖在从毛细血管到最大动静脉400~500m^2的血管内腔表面，重约1.5kg，为全身最大的内分泌器官，已发现的几十种血管活性物质在维持血管收缩与舒张、促凝与抗凝、促纤溶与抗纤溶、细胞代谢与增生等方面发挥着重要的作用，随着血管生物学研究的深入还将有更多的血管活性物质被发现，这些不断被揭示的研究成果对于我们认识脉与脉络的生理功能及病理变化具有重要意义，也有助于充分借助现代科技揭示气血相关的络病理论的科学内涵。此外，由于中医气血可分不可离的理论特色，血液在脉及脉络中运行需要气的推动作用，气的功能失常可引起脉及脉络舒缩功能及血液运行障碍，基于气与神经内分泌免疫相关性提出的“气络-NEI网络”概念，有助于从神经、内分泌、免疫各系统及其调控失常等更广泛的角度研究脉络病变发生发展的演变过程。

二、“脉络-血管系统病”概念

古代中医对脉与脉络病变是从整体与局部相结合角度来认识的。“脉”既是中医经脉理论中“心脉血液循环系统”的重要组成部分，又是独立的实体器官，同时中医又认识到循行于脏腑组织的脉络已成为脏腑功能与结构的有机组成部分，与所在区域脏腑组织的功能密切联系为一体，其生理与发病也有特殊性，因而提出“胸痹心痛”“中风偏枯”“坏疽脉痹”等不同病名，其所言胸痹心痛与冠心病、中风偏枯与脑血管病、坏疽脉痹与周围血管病基本类似。西医学重视对独立病种的研究，但近年国际医学界也发现了这种研究的局限性，随着研究的深入提出了“大循环病”和“泛动脉”概念，说明西医学在对独立病种进行研究的同时开始关注不同血管疾病中存在的共性规律及共同发病机制。

显然中医学把“脉”作为一个实体脏器的整体观念在探讨其共性发病规律与病理机制方面具有独特优势，“脉络-血管系统”作为脉这一独立脏器的中下层组织，同时也是络脉系统，其发病体现了络病发生发展演变规律。换言之，遍布全身的“脉络-血管系统”有着共同的发病机制和病机演变规律，因其所处部位不同而分别表现为心、脑、周围血管等不同疾病，中医均称之为络病，这为建立“脉络-血管系统病”概念奠定了基础。络气郁滞（或虚滞）引起的络脉自适应、自调节、自稳态功能失常为“脉络-血管系统病”发生的始动因素并贯穿病变全过程，与西医学神经内分泌免疫功能失调及血管内皮功能障碍相类似，成为研究“脉络-血管系统病”的切入点，由此产生的络脉瘀阻与动脉粥样硬化、络脉绌急与血管痉挛、络脉瘀塞与血管堵塞或闭塞成为其共性病理环节。

提出“脉络-血管系统病”具有重要的理论和临床价值，“脉络-血管系统病”体现了络病发生发展的演变规律，有利于把古今络病治法方药应用于血管病变，极大开拓血管病变治疗思路与组方遣药的选择范围，成为中西两种医学体系认识及研究血管病变的结合点；通络方药多成分、多途径、多环节的治疗优势，能有效切断“脉络-血管系统病”级联反应的病理链，与西医学提出的 Polypill（联合疗法）最新治疗概念相吻合；气作为络病学说的重要组成部分，可能涵盖了西医学神经内分泌免疫调节功能，西医学血管生物学的发展已明确血管是一个具有广泛生物学功能的器官，受到神经、内分泌、免疫等多种因素调节和影响，气血相关的络病理论特色有助于从更广阔视角研究“脉络-血管系统病”发生发展及病理演变规律。

第二节 “脉络-血管系统病”发病与共性病理环节

一、“脉络-血管系统病”发病因素

与“脉络-血管系统病”发病有关的因素主要包括年龄、高危因素、情志失调、环境及吸烟、过劳等。本病多见于40岁以上中老年人，《内经》说“年四十而阴气自半”，指

出随着年龄增长而正气逐渐亏耗，成为其发生的内在病理基础；高危因素包括高血脂、高血压、糖尿病等，饮食不当，过食肥甘生冷或嗜酒成癖，脾胃运化功能失常，饮食精微不能正常输布凝为痰浊，痰瘀阻络而发病；或长期抑郁忧忿等不良情绪使气机失调，络气郁滞使络脉舒缩功能障碍，也可导致突发性的络脉拘急收引而引发本病；长期过劳，加之年龄因素使正气愈加亏虚而致络气虚滞，气虚血运无力瘀阻脉络，或络脉失于温煦拘急收引而发病；此外，环境污染、吸烟等也可引起本病。

二、“脉络-血管系统病”共性病理环节

络气郁滞或络气虚滞、络脉瘀阻、络脉绌急、络脉瘀塞是“脉络-血管系统病”发生发展的基本病理环节，络气郁滞或络气虚滞为其早期病理表现，反映了生物-心理-社会医学模式下社会生理因素或各种高危因素导致“脉络-血管系统病”的不同证候状态。气为血之帅，气行则血行，络气郁滞引起气机升降出入失常，津血互换障碍，继发痰瘀等病理产物，痰瘀阻滞络脉可致络脉瘀阻，同时气滞也会引起络脉拘急收引而致络脉绌急，络脉瘀阻或绌急日久则会引起络脉完全性堵塞或闭塞而致络脉瘀塞。络气郁滞郁而化火，火热伤阴又可在此基础上出现郁热伤津等不同证候表现。气虚推运无力，津血输布障碍，津凝为痰，血滞为瘀，痰瘀阻滞，络脉瘀阻，气虚进一步发展为阳虚，络脉失于温煦亦可绌急拘引而卒然发病，甚则络脉瘀塞而使病情突然加重。可见络气郁滞或络气虚滞为“脉络-血管系统病”始动因素并贯穿病变全过程，在此基础上又形成络脉瘀阻、络脉绌急、络脉瘀塞等共性病理环节，由于其发病有络气郁滞、虚滞之别，在病理演变过程中又会形成化火、伤阴、阳虚等变化，因此上述基本病理环节往往兼杂这些病机变化而使病情复杂多变，临床需引起注意。

由于络气与神经内分泌免疫调节功能的高度相关性，络气郁滞或络气虚滞反映了神经内分泌免疫调节功能失常，包括血管内皮功能障碍对动脉粥样硬化发生发展病理过程的影响，在此基础上而形成络脉瘀阻与动脉粥样硬化、络脉绌急与血管痉挛、络脉瘀塞与急性心梗、脑梗再灌注微血管损伤或糖尿病微血管闭塞，成为“脉络-血管系统病”共性病理环节，这种整体与局部相结合的研究特色对从中西两个医学角度提高心脑血管病等严重疾病的治疗水平具有重要意义。

（一）络气郁滞或络气虚滞与神经内分泌免疫调节功能失常及血管内皮功能障碍

络气郁滞是指六淫外侵、七情过极、痰瘀阻滞或久病耗损引起的络气输布运行障碍，升降出入之气机失常，络气虚滞为络气因虚留滞，是气虚引起气化功能失常的病理状态。络气郁滞或络气虚滞是络脉病变由功能性病变向器质性病变发展的早期阶段，反映了病变早期不同的病机状态。络气包括运行于气络中的气和脉络之络中与血伴行的气，脉络气机郁滞或虚滞导致其自适应、自调节、自稳态异常和西医学通过血液发挥作用的神经内分泌免疫物质包括血管内皮的功能障碍相类似，气络郁滞或虚滞包括西医学更广泛的神经内分泌免疫调节功能障碍对“脉络-血管系统”及血液运行障碍的影响。

络气郁滞或络气虚滞作为“脉络-血管系统病”发生的始动因素，与血管内皮功能障碍为血管病变的始动因素相类似，还包括更广泛的神经内分泌免疫功能失常。血管内皮为人体最大的内分泌器官，其分泌的几十种化学物质作用于血管发挥着广泛生物学效应。炎症、免疫、氧化应激等导致内皮功能障碍引起血管舒缩异常，还能导致平滑肌细胞的异常增殖及迁移，成为动脉粥样硬化的基础及冠心病、闭塞性动脉硬化症发病的始动因素，内皮细胞结构和功能丧失引起的血管壁的结构破坏也是脑血管发病的基础。血管病变发生早期的血管内皮及神经内分泌免疫调节功能障碍研究对于认识“脉络-血管系统病”络气郁滞或络气虚滞病理实质的内涵具有重要意义。

（二）络脉瘀阻与动脉粥样硬化

络脉瘀阻往往在络气郁滞或络气虚滞久病不愈基础上发展而来，是由功能性病变发展为器质性病理损害的重要病理阶段。由于络气郁滞，气机失常，或气虚运血无力，导致气血津液输布障碍，津凝为痰，血滞为瘀，痰瘀阻滞络脉导致络脉瘀阻，这是络脉病变程度较为严重的病理阶段。瘀阻脉络引起“脉络-血管系统”血运受阻，脏腑组织供血供氧不足，若心络瘀阻常见胸闷胸痛，脑络瘀阻则见头晕头痛，瘀阻肢体络脉则见麻木疼痛等。

络脉瘀阻的病机特点与动脉粥样硬化病变类似，动脉粥样硬化继发于血管内皮功能或结构受损，病变特点是动脉内膜平滑肌细胞增生和脂质沉积形成斑块阻塞管腔，颇似痰瘀阻滞络脉所致络脉瘀阻。粥样斑块常发生在冠状动脉、脑动脉、颈动脉、主动脉和肢体动脉，较大的斑块往往部分堵塞动脉管腔，导致心脏、大脑或肢体的严重损坏。冠状动脉粥样硬化是引起缺血性心脏病的主要原因，致心肌急性缺血、缺氧可造成以胸痛为特点的临床综合征，中医亦称之为“胸痹心痛”。脑动脉粥样硬化则属脑络瘀阻范畴，病变引起脑动脉管腔狭窄，脑组织长期供血不足而发生萎缩、智力减退。肢体动脉粥样硬化即肢体络脉瘀阻导致管腔明显狭窄，肢体缺血而在行走时出现跛行症状，长期慢性缺血可引起肢体萎缩。

（三）络脉绌急与血管痉挛

络脉绌急是指感受外邪、情志过极、过劳等各种原因引起的络脉收引、挛缩、痉挛状态，络气郁滞引起者常有情志刺激史或每因情志过极而发作，络气虚滞引起者常因过劳引起或气虚导致阳虚络脉失于温煦而发作。络脉绌急可在络脉瘀阻的基础上发生，也可单独为患，络脉瘀阻则更易引起络脉绌急，络脉绌急则进一步加重络脉瘀阻。

脉络绌急与西医学之血管痉挛基本类似，心络绌急所致胸闷心痛突然发作与冠脉痉挛相类似，脑络绌急使脑部供血供气突然不通与脑血管痉挛所致短暂性脑缺血发作相吻合，肢体络脉绌急如肢端小动脉痉挛可引起肢端青紫麻痛。冠状动脉痉挛是引起心肌缺血的重要机制，是产生变异性心绞痛及冠状动脉造影正常或接近正常的其他类型心绞痛的主要原因，因此这类心绞痛又称血管痉挛性心绞痛。短暂、不完全性冠状动脉痉挛可使冠状动脉狭窄诱发心绞痛，严重、持久的冠状动脉痉挛可引起冠状动脉血流阻断，发生心肌梗死。脑血管痉挛可造成脑缺血甚至血流完全阻断导致脑梗死，常见高血压患者由于某种诱因诱发脑血管痉挛，突感偏身麻木或一侧肢体麻木，手足活动不利，构音障碍，可在短时间内反复多次发作。雷诺现象和雷诺病为间歇性肢端细小动脉痉挛引起的周围血管疾病，常由寒冷或情绪紧张诱发，以阵发性肢端皮肤苍白、发绀和发红为特征，亦属络脉痉挛所致。

（四）络脉瘀塞与血管堵塞或闭塞

络脉瘀塞是指由各种因素引起的络脉完全性阻绝或闭塞，由于络脉的主要生理功能为运行气血，络脉的完全性堵塞或闭塞导致络中气血阻绝不通，脏腑肢体失于气血的温煦濡养而见各种临床表现。脉络瘀塞可引起所在区域脏腑组织急性缺血或慢性缺血的病理改变。

心之脉络主要是指分布于心脏区域的中小血管及微血管，心络瘀塞不通可引起心脏本身血供障碍，《灵枢·厥病》所载真心痛发作时“手足青至节，心痛甚，旦发夕死”，其描述即指西医学之心肌梗死，中医认为真心痛为正经所伤而致。急性心肌梗死早期最显而易见的病理解剖学现象为冠状动脉的完全闭塞，目前西医学已有介入或溶栓等多种成熟应用于临床的闭塞冠脉血运重建措施。但近年研究发现，冠脉一旦闭塞，相关微小动脉和毛细血管即发生相应严重损害，以致血运重建后缺血区微血管由于痉挛、栓塞而闭塞不通，应属络脉瘀塞的病理变化，导致缺血心肌不能实现细胞水平的有效再灌注，是目前世界医学界关注的难题。脑梗死脑缺血或再灌注时也会出现无复流、迟发性脑缺血后低灌注、再灌注损伤等病理现象，导致微血管功能与结构完整性破坏，亦属络脉瘀塞的病理变化。周围血管的堵塞或闭塞会导致患肢缺血的临床表现，可由动脉粥样硬化病变进一步发展所致，也可由炎症引起，血管闭塞后血流阻塞，肢体长时间缺血导致肢体形态和皮肤颜色改变，感觉和运动障碍，肢体肌肉、神经功能丧失，组织细胞坏死。糖尿病微血管病变是引起糖尿病视网膜、肾脏和周围神经病变的病理基础，基本病理变化是微循环功能障碍，内皮损伤，基膜增厚，血黏度增高，最终导致微血管闭塞，同样属于络脉瘀塞的病理范畴。

第三节 “脉络-血管系统病”临床诊断

一、临床表现

“脉络-血管系统病”包含西医学多种临床病种，如缺血性心脑血管病、闭塞性动脉硬化症，其共同特征是在内皮功能障碍的基础上产生动脉粥样硬化或血管痉挛，引起管腔狭窄闭塞，阻塞血流，使相应组织器官发生缺血而出现一系列的临床表现。概括其主要临床表现为以下几种：

（一）疼痛

疼痛是络病最主要的临床表现，故有“久痛入络”之说，“脉络-血管系统病”也常有疼痛症状出现。根据病变的部位不同可有胸闷胸痛、头晕头痛及肢体疼痛等不同表现，疼痛的性质也因病证不同而表现各异；兼络气郁滞者常为胀闷疼痛，走窜不定，随情绪变化而变化；兼络气虚滞者，常为绵绵作痛，痛势不剧；兼痰浊者常为窒闷疼痛；兼血瘀者常为刺痛，固定不移，如针刺或刀割。病变部位不同，疼痛表现性质也不一样：心络病变引起的胸痹心痛表现为发作性的胸部疼痛，可向左肩、左上肢内侧放射，常在劳累、情绪激动、受寒后发作，疼痛历时时间短，休息或服用药物后可迅速缓解；脑络病变引起脑部血供障碍可表现为头痛头晕，伴记忆力减退、注意力不集中等；肢体络脉病变出现肢体疼痛，可有间歇性跛行疼痛、静息痛、体位性疼痛等多种表现。

（二）麻木

"脉络-血管系统病"中的麻木表现常为半身麻木或肢体麻木，半身麻木常见于脑络病变，常伴肢体震颤、头晕、头痛等表现，兼气滞者又常伴情志抑郁、烦躁易怒，兼气虚者常伴气短乏力、面白无华。肢体麻木常由肢体络脉病变或消渴病引起，偏气滞者麻木时轻时重，但少有疼痛；兼气虚者麻木常伴气短乏力、少气懒言；兼血瘀者麻木常伴疼痛，无有轻时，皮色发黯；兼痰者麻木多有痒感，并有头晕背沉等表现。

（三）偏瘫

脑之脉络瘀塞常见一侧肢体偏废不用即半身不遂。由于脑之脉络瘀阻或痉挛引起脑之气络失于濡养，脑之运动、语言、思维功能障碍，引起偏侧肢体瘫痪，常伴有语言謇涩、口眼歪斜，甚至有情感思维障碍。如脑之脉络绌急而发作者，常见一过性偏瘫或语言障碍，可在短时内恢复。

（四）肤色异常

"脉络-血管系统病"也可出现皮肤颜色异常，特别是发生于肢体的"脉络-血管系统"，可见苍白色、潮红色、青紫色或充血发红等异常肤色，常为络脉瘀阻所致，络脉瘀塞者肢端失于血液供应而坏死，可出现肤色发黑。如果皮肤呈苍白、青紫、潮红三色变化则为络脉细急所致。

以上仅是列举了"脉络-血管系统病"中几种主要的临床表现，尚有其他临床表现或伴随症状需结合具体疾病加以归纳分析，以便对疾病做出正确判断。

二、实验室和其他检查

（一）"脉络-血管系统病"高危因素检查

1. 血糖 高血糖、糖耐量异常、糖化血红蛋白增高、胰岛素抵抗等都会损伤血管内皮，最终引起血管病变，为"脉络-血管系统病"的高危因素，开展相关检查有助于"脉络-血管系统病"的诊断。

2. 血脂 脂质代谢异常，包括总胆固醇增高、低密度脂蛋白增高、高密度脂蛋白降低、甘油三酯增高等都会引起"脉络-血管系统病"。

3. 血液流变学 包括血液黏度、血浆黏度、红细胞压积、红细胞沉降率、红细胞聚集性、红细胞变形性测定、血小板黏附性测定、血小板聚集性测定、体外血栓形成测定、血浆纤维蛋白原测定等血液流变学指标，对了解“脉络-血管系统病”病变程度具有重要参考价值。

4. 凝血功能 包括纤溶酶原、纤溶酶、纤溶酶原激活物、纤溶酶原激活物抑制剂、出凝血时间、凝血因子筛选、抗凝蛋白测定检查等均可从凝血功能角度为“脉络-血管系统病”的诊断提供参考。

（二） 络气郁滞（或虚滞）与血管内皮功能障碍检查

借助影像学技术可以明确“脉络-血管系统”舒缩功能的改变，如运用无创性高分辨率超声技术测定某一段血管的血管内径、血流量变化间接测定血管内皮的反应性。血管内皮功能障碍可导致其分泌的各种血管活性因子如NO、ET、AngⅡ、PGI_2、TXA_2、t-PA、PAI、vWF等含量发生异常变化，直接测定血液中上述指标的变化可以作为评价血管内皮功能的方法。

（三） 络气郁滞（或虚滞）与神经内分泌免疫调节功能失常检查

“脉络-血管系统”受广泛的神经内分泌免疫机制调节，神经内分泌免疫功能失调可引起心脏收缩泵血及血管舒缩功能障碍，对上述内容检查有助于理解络气郁滞（或虚滞）在“脉络-血管系统病”中的重要作用。此外，围绕近年发现的血管病变的共性机制如氧化应激、免疫与炎症反应等开展的相关检查也有助于“脉络-血管系统病”的诊断。

（四） 络脉瘀阻与动脉粥样硬化检查

络脉瘀阻与动脉粥样硬化是由功能性病变发展到器质性损伤的阶段，形态学上发生了变化，影像学技术如血管造影、超声等可以直观地反映动脉粥样硬化的病变。如选择性数字减影法动脉造影可显示冠状动脉、脑动脉、肾动脉和四肢动脉粥样硬化所造成的管腔狭窄病变，并能进一步确定狭窄的部位、范围和程度。超声心动、血管内超声显像和血管镜检查可以直接从动脉内观察粥样硬化病变。此外，血液学指标如血糖、血脂、血液流变学等高危因素检查也有助于络脉瘀阻与动脉粥样硬化的诊断。

（五） 络脉绌急与血管痉挛检查

影像学检查对确定络脉绌急与血管痉挛是否存在及程度具有重要意义。冠状动脉造影对诊断冠脉痉挛具有决定性价值，TCD运用定向微调脉冲式多普勒探头记录颅内一定深度的脉波，经处理后显示出相应血管波形及收缩期血流速度、舒张期血流速度、平均血流速度及搏动指数，可用于脑血管痉挛的诊断。

（六） 络脉瘀塞与血管堵塞或闭塞检查

急性心肌梗死发生时可根据典型临床症状，结合心电图表现和心肌酶学检查（血清肌酸磷酸激酶、天门冬氨酸转氨酶、乳酸脱氢酶等）及血肌钙蛋白、肌红蛋白、白细胞计数、红细胞计数等做出诊断。冠状动脉造影也可直观地诊断心肌梗死，可见血管腔完全闭塞，远端无任何前向血流，或可见微弱而缓慢的前向血流通过血管闭塞处，但不能充盈全部血管床。

随着介入和溶栓治疗的开展，虽可迅速开通大的闭塞血管，但由于微血管完整性受到破坏，出现无复流或慢灌注现象，使心肌不能得到有效再灌注。心肌声学造影从灌注角度观察心肌，是目前唯一评价冠脉微循环完整性的方法，有助于心络瘀塞程度的判断。

脑 CT 是临床诊断脑梗死的常用方法，对准确做出定位诊断具有重要意义。MR 则较 CT 更为灵敏，可以诊断管径减小的颅内血管狭窄程度。SPECT 对脑梗死的诊断也较 CT 有许多优点，能明显提高脑梗死的预报率。

肢体络脉瘀塞可借助 X 线平片、血管造影和超声检查等做出诊断。

三、络病证候辨证

利用整体观念有利于把握心血管、脑血管、周围血管等独立疾病发生发展过程中的共性规律，但临床辨证时应注意整体与局部相结合，整体把握病变规律及全身性证候表现的同时也要注意区分不同疾病局部病理表现的特异性。

络气郁滞或络气虚滞为“脉络-血管系统病”发生的始动因素并贯穿病变全过程，也造成了“脉络-血管系统病”早期不同的全身性证候表现，如络气郁滞常见情志抑郁、善太息、胀闷窜痛等，络气虚滞常见气短乏力、神疲懒言、自汗等表现。此外，气郁又可化火，火热伤阴而见阴虚，气虚及阳又可出现阳虚。络脉瘀阻、络脉绌急、络脉瘀塞是在络气郁滞或络气虚滞的基础上产生的证候表现，除具备各自证候本身的局部特异性临床表现外，还兼具络气郁滞或络气虚滞的全身性证候表现。在“脉络-血管系统病”发展过程中，不同病理环节局部特异性病理表现与全身性的证候表现往往相互兼杂，增加了证候的复杂性。因此，络病证候辨证除把握病变局部的特异性病理改变外，还应认真分析其全身性证候特点，把中医宏观辨证与西医理化检查有机结合，有助于更深刻地认识“脉络-血管系统病”共性发病规律，也有利于制定更有针对性的通络治法与方药。

第四节 “脉络-血管系统病”治疗

一、治则治法

络脉是“行血气”的通路，络病治疗的根本目的在于保持络脉通畅，故“络以通为用”的治疗原则是针对络病病机实质而提出的，也适合“脉络-血管系统病”治疗。具体而言，络气郁滞不通者治以流气畅络药，常用辛味药疏畅络气，此即叶天士所说“络以辛为泄”。气郁化火者配伍清解郁热药，化火伤阴者兼以养阴清热药；络气虚滞者配以益气通络药，此即叶天士所言“大凡络虚，通补最宜”。络脉瘀阻因络气郁滞而引起者化瘀通络中配伍流气畅络药，兼痰湿者配伍祛痰通络药，因络气虚滞引起者配伍益气通络药；络脉痉挛因络气郁滞气机不畅引起者搜风解痉配以疏畅络气药，因络气虚滞或阳虚不能温煦者配以益气通络或温阳煦络；络脉瘀塞属心脑脉络瘀塞重症，宜中西医结合抢救，通络治疗以搜剔开塞为主，并视气滞、气虚、痰浊、阳脱等不同见证灵活配伍。

二、辨证治疗

（一）络气郁滞证

证候：胸胁等处胀闷或疼痛，疼痛性质为胀痛、窜痛、攻痛，部位不固定，情志抑郁或烦躁易怒，善太息，舌淡苔薄白，脉弦。

证候分析：络气郁滞，气机升降出入运动失常，络中气血运行不畅，则见胸胁等处胀闷或胀痛、窜痛、攻痛，病位不固定；气机郁滞日久则见情志抑郁，善太息，甚则气郁化火而见烦躁易怒；舌淡苔薄白，脉弦也为络气郁滞，络脉功能失调的表现。

治法：辛香流气，疏畅络脉。

基础方：旋覆花、降香、制乳香、郁金。

方解：旋覆花降气祛痰，为张仲景治疗肝着证主药，降香、制乳香流气畅络药，郁金理气止痛。

加减：若胸胁胀痛明显者加柴胡、香附、川楝子舒肝行气；胸中窒闷者加桂枝、薤白；若气郁化火，口干舌红、烦躁易怒者加栀子、黄芩；气郁痰阻者热痰常见痰黏而黄，苔黄腻脉滑数加天竺黄、胆南星，湿痰常见痰稀色白，苔白滑加半夏、茯苓。

（二）络气虚滞证

证候：麻木、疼痛、感觉减退，少气懒言，神疲乏力，头晕目眩，自汗，活动时诸症加剧，舌淡苔白，脉虚或细涩。

证候分析：络脉气虚，推动无力，虚而留滞，脏腑组织失于气血濡养而见疼痛、麻木、感觉减退等证；少气懒言，神疲乏力，头晕目眩，自汗等为气虚证主要表现；劳则气耗，故活动后诸证加重。

治法：益气通络。

基础方：人参、黄芪、白术、炙甘草。

方解：人参补气通络；黄芪、白术补中气，益宗气；甘草调和诸药。

加减：若心悸明显者加龙眼肉、柏子仁、炒枣仁；若兼阳虚畏寒肢冷者加桂枝，甚者加炮附子；若阳虚气化不利，短气尿少者加茯苓、白术；若气虚不能荣于脑，神疲健忘明显者重用黄芪，加葛根、荷叶、川芎；若兼阴血不足，面色皖白、爪甲无华者加当归、熟地黄；若兼肾虚腰膝酸软、头晕耳鸣者加枸杞子、首乌、菟丝子、淫羊藿。

（三）络脉瘀阻证

证候：胸胁、头部、肢体疼痛，由瘀血引起者痛如针刺，固定不移，拒按，昼轻夜重，或皮下紫斑，肌肤甲错，舌紫黯或有瘀点瘀斑，舌下络脉怒张，脉细涩或结代；由痰浊阻滞者以闷痛多见，或体胖痰多，身重困倦，舌苔白腻，脉沉滑。

证候分析：因络气郁滞或络气虚滞，气滞或气虚血运不利，导致络中气血津液输布运行障碍，津凝为痰，血滞为瘀，痰瘀阻滞络脉则见胸胁、头部、肢体疼痛，瘀血阻滞则有痛如针刺、痛处不移、拒按、昼轻夜重、舌紫黯或有瘀点瘀斑、脉细涩或结代等典型指征。也可见瘀血阻络，血液不循常道，溢于肌肤而见皮下紫斑，或瘀血阻滞日久，阻碍化机，肌腠失于津血濡养而见肌肤甲错；由痰浊引起者则常见痰浊阻滞气机而见闷痛，也可有体胖痰多、身重困倦、舌苔白腻、脉沉滑等痰浊阻络表现。

治法：化瘀通络。

基础方：水蛭、土鳖虫、当归尾、桃仁、降香。

方解：水蛭、土鳖虫化瘀通络，当归、桃仁养血活血通络，降香流气畅络药。

加减：气滞络瘀者加菖蒲、郁金、川芎；伴身倦乏力，少气懒言等络气亏虚明显者加人参、黄芪；痰湿偏重者加瓜蒌、薤白、半夏；兼热痰者加天竺黄、胆南星。

（四）络脉绌急

证候：胸闷心痛突然发作，或头晕头痛、一过性失语、半身麻木，或四肢末端皮色苍白，青紫甚则紫绀，伴局部冷、麻、针刺样疼痛，常因气候变冷或情绪激动而引起，可自行缓解，舌质或淡或红或黯紫，苔薄白或黄腻，脉沉细或沉涩。

证候分析：因受寒、过劳或情绪激动，引起络脉拘急收引，心络绌急则见胸闷心痛突然发作，缓解后一如常人；脑络绌急可致头晕头痛、一过性偏瘫失语；四肢络脉绌急可见肢端苍白、青紫甚则紫绀，伴局部冷、麻、针刺样疼痛，常在络脉瘀阻的基础上发生，也可单独为患。

治法：搜风通络，解痉缓急。

基础方：全蝎、蜈蚣、白芍、甘草。

方解：全蝎、蜈蚣搜风通络，白芍、甘草缓急止痛。

加减：若气虚阳虚，络脉绌急，胸闷胸痛者加人参、黄芪、桂枝，兼血虚者加当归、川芎；若络气郁滞，遇情志刺激易发者加柴胡、枳实、佛手、香橼；若脑络绌急，卒然头晕发作，或伴一过性失语、半身麻木加葛根、天麻、僵蚕、鸡血藤，阴虚明显者加天冬、生地黄，阴虚阳亢头晕胀痛者加石决明、龟板；若四末遇寒苍白，青紫甚或紫绀，加桂枝、炮附子、乌梢蛇。

（五）络脉瘀塞

证候：胸闷疼痛突然发作，疼痛剧烈，牵引肩背，伴汗出肢冷，手足青至节；或见卒然仆倒，半身不遂，语言謇涩；或四肢麻木剧痛，青紫肿胀。

证候分析：络脉因瘀阻或绌急日久而完全性闭塞，气血阻滞不通，脏腑组织失于濡养，因心络瘀塞则发为真心痛，可见胸闷疼痛突然发作，疼痛剧烈，牵引肩背，伴汗出肢冷，手足青至节；脑络瘀塞则发为中风，可见突然仆倒，半身不遂，语言謇涩；肢体络脉瘀塞，则四肢麻木剧痛，局部青紫肿胀。

治法：搜剔疏拔，化瘀通络。

基础方：人参、水蛭、蜈蚣、降香。

方解：人参补气通络，水蛭化瘀通络，蜈蚣搜风通络，降香流气畅络药。

加减：络脉瘀塞多见于真心痛、中风等急危重症，急性期应中西医结合抢救，配合内服中药，缓解期中药可发挥重要作用。对于血管完全堵塞或闭塞的疾病，目前可有介入或溶栓治疗迅速开通闭塞大血管，但缺血恢复血流后，缺血区微血管完整性受到破坏，处于闭塞不通的状态，仍属络脉瘀塞的范畴，为通络药物应用于后再灌注时代微血管保护提供了理论依据。若兼痰湿偏盛，形体肥胖，加半夏、胆南星、菖蒲；若伴心悸怔忡、短气神疲、脉律不齐者，加西洋参、麦冬、五味子；若大汗淋漓、四肢不温者，加用独参汤或参附汤；若见少气懒言、头晕自汗属气虚血瘀者，加党参、黄芪、川芎、地龙；若肢体发凉、冰冷者，加桂枝、当归、炮附子。

第五节　临床常见“脉络-血管系统病”辨证论治

一、冠心病辨证论治

（一）病位在心络

冠心病心绞痛（胸痹心痛）属于心脏与营养心脏之脉络疾病，包括心之“正经及支别脉络”。历代医家对胸痹心痛的病位进行了探索，《素问·缪刺论》云“邪客于足少阴之络，令人卒心痛”，指出邪客络脉可致心痛。隋代《诸病源候论》指出：“心为诸脏主而藏神，其正经不可伤，伤之而痛为真心痛，朝发夕死，夕发朝死。”真心痛类似冠心病心肌梗死，“心有之支别络脉，其为风冷所乘，不伤于正经者，亦令心痛，则乍间乍盛”则与冠心病心绞痛的临床表现极为相似。其又曰“久心痛者，是心之支别络脉，为风邪冷热所乘痛也”，明确指出心绞痛属心络病变和久病入络的观点。《医学入门》则明确指出“厥心痛，因内外邪犯心之包络，或他脏犯心之支络”，这说明胸痹心痛之病位在于局部心之脉络阻滞，心失所养而致。

（二）心络郁滞或心络虚滞为发病之本，基本病理环节为心络瘀阻、心络绌急、心络瘀塞

心络郁滞或心络虚滞为发病之本，它是引起心络瘀阻、心络绌急而致心痛卒然发作的重要因素。“盖气者血之帅也，气行则血行，气止则血止，气温则血滑，气寒则血涩，气有一息之不运，则血有一息之不行”（《东医宝鉴·内景篇》），王清任亦云：“元气既虚，必不能达于血管，血管无气，必停留而瘀。”气虚运血无力，可致心络瘀阻。络气虚乏，不能温煦血脉，一遇过劳、寒冷刺激易致心络绌急、拘急而引起心痛卒然发作。心络瘀阻和绌急日久又可发生心脉瘀塞，导致真心痛即急性心肌梗死的发生。尽管近年

溶栓治疗可使血运重建，但梗死区微血管再灌注损伤亦属心络瘀塞范畴，不能实现真正细胞水平上的心肌再灌注，成为世界医学界研究的焦点和难点问题，也是导致心肌破坏和心肌间质纤维增生，造成心室重构和心脏扩大亦即络息成积病理变化的主要原因，并可进一步导致心力衰竭、心律失常、猝死。

（三）辨证论治

1. 心络郁滞

证候：胸中憋闷，其人常欲蹈其胸上，按揉、叩击、捶打、足蹈胸膺可使胸闷暂缓，或未发作时欲饮热汤水，善太息，遇情志刺激胸闷加重，舌淡红，苔薄白，脉弦。

证候分析：心络气机郁滞，气血运行不畅故胸中憋闷；病变尚在气分，属功能性病变，饮热汤或按揉、叩击、捶打、足蹈等可助胸中气机暂得畅达，故可使胸闷暂缓；证属气机郁滞，故善太息，遇情志刺激加重；苔薄白、脉弦也为气机郁滞之象。

治法：流气畅络药。

方药：旋覆花汤(《金匮要略》)加减。

旋覆花 12g（包煎） 薤白 12g 菖蒲 12g 郁金 12g 降香 9g 川芎 9g 葱管 3 根

方解：旋覆花、菖蒲降气祛痰，薤白、葱管辛温通阳，川芎、郁金理气活血，降香流气畅络药。

加减：本方常用于冠心病早期，若络气郁结明显，症见胸胁胀痛或攻痛，每因情志刺激而诱发或加重，脘腹胀满、食少纳呆、大便失调、脉象沉弦者，上方合用柴胡疏肝散(《景岳全书》)、枳壳煮散(《本事方》)加减；兼血瘀者，症见胸闷胸痛，唇青舌紫或舌有瘀斑，脉沉涩者，加鸡血藤、丹参、三七粉；症见舌红少苔，焦虑眠差者加百合、生地黄；食后腹胀、胸闷加重者加苍术、厚朴、陈皮。

2. 心络虚滞

证候：心痛隐隐，反复发作，心悸怔忡，少气乏力，气短懒言，自汗，活动后加重，舌淡脉虚。

证候分析：心络气虚，络血运行不畅，虚而留滞，故心痛隐隐，反复发作；心之脉络虚滞，气络失养，故心悸怔忡；少气乏力、气短懒言、自汗、舌淡脉虚为气虚常见表现。

治法：补气荣络。

方药：参芪生脉饮（自拟）加味。

人参 9g（另煎） 黄芪 30g 麦冬 12g 五味子 9g 当归 12g

方解：人参、麦冬、五味子益气养阴；黄芪助人参补益宗气；当归养血通络，引诸药入络，又可使诸补益药补而不滞，暗合“络虚通补”之意。

加减：若气虚及阳，症见气短息促、神疲肢冷、舌淡苔白、脉细弱或虚大无力者合保元汤(《兰室秘藏》)；若短气明显者合升陷汤(《医学衷中参西录》)。

3. 心络瘀阻

证候：心胸憋闷疼痛，痛引肩背内臂，时发时止。由瘀血引起者，疼痛以针刺为特点，伴见舌紫黯见瘀斑瘀点，脉细涩或结代等症；瘀浊阻滞心络者以胸中闷痛为特点，多见体胖痰多，身重困倦，舌苔白腻，脉沉滑。

证候分析：络气郁滞或络气虚滞使气血运行失常，津凝为痰，血滞为瘀，痰瘀阻滞心络而致心络瘀阻，心络瘀阻不通，不通则痛，故胸部憋闷疼痛，疼痛常表现在手少阴心经循行线上。由瘀血引起者常见痛如针刺，伴舌紫黯，舌上瘀斑瘀点，脉细涩或结代；痰浊阻滞者常见胸中闷痛，伴体胖痰多、身重困倦、舌苔白腻、脉沉滑等。

治法：辛香理气药，化瘀通络。

方药：利心通络汤（自拟）。

人参 6g（另煎）　水蛭 9g　鸡血藤 30g　瓜蒌 15g　薤白 12g　川芎 12g　降香 9g　郁金 12g　赤芍 12g

方解：人参补益络气，水蛭化瘀通络，合鸡血藤、赤芍活血通络，川芎、郁金理气活血，瓜蒌、薤白宣痹通络、祛痰散结，降香流气畅络。

加减：本方常用于冠心病心绞痛治疗，伴有心慌气短等气虚症状者加黄芪；痰湿偏重，舌苔厚腻者加瓜蒌、半夏、茯苓；痰湿化热，舌苔黄腻者加黄连、半夏；遇寒胸痛胸闷加重者加桂枝；脉结代者合生脉散加甘松、桑寄生。

4. 心络绌急

证候：突然性的胸闷或胸痛发作，常因受寒或情志刺激而诱发。因受寒诱发者可见畏寒肢冷，得温痛减，舌淡苔白，脉沉迟或沉紧；因情志过极而发者，发作前常有精神刺激史。

证候分析：心络绌急，卒然不通，故见突然性胸闷或胸痛发作，受寒引起者常见畏寒肢冷，得温痛减，舌淡苔白，脉沉迟或沉紧，亦有因情志刺激所致者，发作前常有精神刺激史。

治法：搜风通络。

方药：护心解痉汤（自拟）。

柴胡 12g　佛手 12g　全蝎 6g　蜈蚣 3 条　桂枝 12g　赤芍 12g　薤白 12g　甘草 3g

方解：柴胡、佛手理气解郁，全蝎、蜈蚣搜风通络，桂枝、薤白辛温通阳，甘草调和诸药。

加减：本方常用于冠心病心绞痛（特别是变异型心绞痛）治疗。若寒邪偏盛，症见疼痛剧烈，唇甲晦黯或青紫，脉弦紧者，重用桂枝，或加附子温阳散寒；若平素畏寒肢冷、体乏无力，胸痛常在夜间或感受寒邪时发作，并见腰膝酸软、小便清长，属心肾阳虚者，加人参、淫羊藿、细辛、补骨脂温补心肾；若以胸闷为主，感寒诱发者，多为心阳不宣，气血凝滞，加瓜蒌、薤白以宣痹通阳。若疼痛多在情绪波动时发作，发作时症状不典型，但却较频繁，常伴胸闷、善太息、两胁不舒等症，属络气郁滞者，加郁金、香附、川楝子。

5. 心络瘀塞

证候：突发胸痛，痛势剧烈，持续时间可达数十分钟，几小时或几天，呈难以忍受的压榨感、窒息感或烧灼样，伴大汗、恐惧不安、濒死感，疼痛常可放射到后背、左上肢尺侧。

证候分析：心之脉络瘀塞，气血完全阻绝不通，心失所养，故见突发胸痛，痛势剧烈，并呈放射性，持续时间较长而不能缓解，伴大汗、恐惧、濒死感等表现。

治法：益气通络，解痉止痛。

方药：救心通塞汤（自拟）。

人参 12g（另煎） 水蛭 9g 全蝎 6g 蜈蚣 2 条 桃仁 10g 延胡索 12g 降香 10g 制乳香 5g

方解：人参补气通络，水蛭化瘀通络，合桃仁活血通络，全蝎、蜈蚣搜风通络，延胡索理气化瘀，降香、制乳香流气畅络。

加减：本病常见于急性心肌梗死，应中西医结合积极抢救。若舌红口干、五心烦热者加生地黄、麦冬；自汗多者加山萸肉、麦冬、五味子、黄芪；烦躁不安，胸闷胁胀者加佛手、菖蒲、郁金；舌苔黄腻、胸闷明显者加瓜蒌、黄连、半夏；四肢逆冷、大汗淋漓，属心阳欲脱者重用红参、炮附子、山萸肉。

二、缺血性脑血管病辨证论治

（一） 病位在脑络

中医学对中风病络脉病变的认识向上可追溯至《史记·扁鹊仓公列传》，扁鹊谓虢太子尸厥证曰“上有绝阳之络，下有破阴之纽”，张锡纯认为此“络”乃脑血管。东汉张仲景《金匮要略》中详细划分了中风病由外至内、由轻渐著不断发展的四个阶段，谓“邪在于络，肌肤不仁；邪在于经，即重不胜；邪入于腑，即不识人；邪入于脏，舌即难言，口吐涎”，首倡“邪在于络”，此络乃《内经》所谓“诸脉之浮而常见者，皆络脉也”，即体表之阳络。金元以降，朱丹溪提出中风多因痰瘀阻于经络，明代楼英论舌强不语时说：“今风涎入其经络，故舌不转而不能言也。”吴昆《医方考》说“中风，手足不用，日久不愈者，经络中有湿痰死血也”，可谓道出真谛。清代程文囿《医述》曰：“中风偏枯之疾，一边不知痛痒而不死者，以其孙络、大络为邪气壅塞，血气不能周流故也。”叶天士谓中风偏枯为“有肝风内震入络”。虽《内经》有“血之与气，并走于上，则为大厥”“阳气者，大怒则形气绝，而血菀于上，使人薄厥”等论，言病位上在脑，却未言及脑络为病，后世医家大多认为中经络病在肢体，直至清末名医张伯龙提及中风病是“肝阳内动，血乘其而上升，冲击脑筋”，并认为“若误治迁延，上升之血凝滞不行，脑筋朽坏，而成偏枯之症”。张锡纯治中风病常用当归、没药“化脑中瘀血，以流通血脉”，又有中风病之“脑充血”“脑贫血”之谓，至此中风病之病位在脑之络脉始得昭彰。

（二） 脑络虚滞为发病之本，基本病理环节为脑络瘀阻、脑络绌急、脑络瘀塞

缺血性脑血管病同样存在着脑络虚滞，并进而引起脑络瘀阻与脑动脉硬化、脑络绌

急与脑血管痉挛的病理变化，在此基础上发生的脑络瘀塞（急性脑梗死）即意味着脑之脉络供血供气（天之清气即氧气）的阻断，从而发生各种继发性病理变化：局部脑组织失去血液濡养，血为气之母，脑组织中气络（高级神经中枢组织及其功能）失去血的物质基础而丧失其功能，表现出语言、思维及运动障碍；同时，由于脉络瘀塞不通、津血互换障碍，导致过多的组织液（津液）不能回流于脉络形成水湿之邪，停滞于局部造成水肿及颅内压升高；营养代谢活动障碍，局部组织代谢的废物如兴奋性神经毒、毒性氧自由基等瘀积成毒，对脑组织造成损伤，并进一步损害局部的脉络及气络之形体，导致损伤甚至坏死，形成不可逆性的病理损害。可见脉络瘀塞后供血供气、津血互换、营养代谢障碍等继发性致病作用，形成脑神经元损伤链的恶性病理过程，颇似脉络病变导致气络病变的病机过程。

（三）辨证论治

1. 脑络络气虚滞

证候：头晕耳鸣，神疲困顿，气短懒言，肢体倦怠，舌淡，苔白，脉弱。

证候分析：先天之精气不足，不能上充于脑，脑络失养则见头晕耳鸣，神疲困顿，气短懒言，肢体倦怠等症，正如《灵枢·海论》所说“髓海不足，则脑转耳鸣，胫酸眩冒，目无所见，懈怠安卧”，《灵枢·口问》亦说“上气不足，脑为之不满，耳为之苦鸣，头为之苦倾，目为之眩”。

治法：益气健脑。

方药：益气聪明汤(《证治准绳》)加减。

人参 9g（另煎） 黄芪 30g 升麻 6g 葛根 30g 黄柏 6g 桔梗 8g 蔓荆子 9g 白芍 9g 甘草 6g

方解：人参、黄芪、升麻、葛根、桔梗益气升提，蔓荆子清利头目，黄柏、白芍平肝滋肾。

加减：兼肾气不足者加熟地黄、山药、菟丝子、杜仲等，兼心气不足者加五味子、远志、酸枣仁、柏子仁等。

2. 脑络瘀阻

证候：头痛，眩晕，记忆力减退，思维贫乏，语言减少，反应迟钝，情感淡漠，行动迟缓，四肢麻木，或伴不同程度痴呆。

证候分析：元气不足，血运无力，或阴液不足，血脉涩滞，脑之脉络不充、不畅，加之年老体虚或恣食肥甘，痰脂内聚，阻滞络道，血行不畅，渐积成瘀，痰瘀互结，阻滞脑之脉络，气络失于血液濡养，脑神失用，视听动感等功能失常，故见头痛眩晕，记忆力减退，思维贫乏，语言减少，反应迟钝，行动迟缓，四肢麻木，或痴呆等症。

治法：肾虚络阻者补肾通络，气虚络阻者益气通络，痰浊阻络者祛痰通络。

方药：肾虚络阻者，补肾健脑通络汤（自拟）。

桑寄生 30g 杜仲 12g 菟丝子 15g 肉苁蓉 12g 怀牛膝 12g 赤芍 12g 制首乌 12g 葛根 30g 天麻 12g 全蝎 6g 水蛭 9g 地龙 15g

气虚络阻者，益气健脑通络汤（自拟）。

人参 12g（另煎） 黄芪 30g 当归 12g 升麻 6g 柴胡 3g 川芎 12g 鸡血藤 30g 葛根 30g 山楂 30g 陈皮 12g 水蛭 9g

痰浊阻络者，涤痰汤(《奇效良方》)。

半夏 9g 胆南星 6g 橘红 6g 枳实 12g 茯苓 15g 人参 9g（另煎） 菖蒲 15g 竹茹 12g 甘草 6g

加减：主要用于脑动脉硬化。高血压脑动脉硬化证属肾虚络瘀者用补肾健脑通络汤，头胀痛明显者加石决明、钩藤、黄芩；头重如裹，昏沉如蒙，舌苔白腻，痰湿偏盛者合用半夏白术天麻汤；肢体麻木者加鸡血藤、桑枝。脑动脉硬化证属气虚络瘀者用益气健脑通络汤，瘀血重者加丹参、赤芍；证属痰浊阻络者用涤痰汤加减，兼瘀血者加水蛭、赤芍；兼痰热者加黄连、山栀。

3. 脑络绌急

证候：发作性的眩晕、偏身麻木、视物昏花、一过性半身不遂、语言謇涩。

证候分析：脑络绌急，气血一过性闭塞不通，脑之气络失于濡养，脑神失用则见眩晕、偏身麻木、视物昏花、一过性半身不遂、语言謇塞等症。

治法：搜风通络。

方药：搜风通脑汤（自拟）。

当归 12g 川芎 12g 赤、白芍各 30g 生甘草 3g 全蝎 6g 蜈蚣 2 条 葛根 30g 天麻 12g 钩藤 15g（后下）

加减：本方主要用于脑血管痉挛引起的短暂性脑缺血发作，伴有气短乏力，舌淡脉弱者加黄芪、人参；痰热偏盛，舌红苔黄腻，脉滑数者加胆南星、天竺黄；血压偏高，头胀痛明显者加羚羊角粉（冲服）。

4. 脑络瘀塞

证候：半身不遂，口眼歪斜，语言謇涩，肢软无力，面色萎黄或黯淡无华，舌淡紫，脉细涩无力。

证候分析：脑络瘀塞，脑之脉络完全堵塞不通，脉络末端供血供气、津血互换、营养代谢功能丧失，脑之气络突然失于血气濡养而发生功能障碍，脑神受损，表现出语言、思维及功能障碍，如半身不遂、口眼歪斜、语言謇涩、肢软无力，气虚为引起脑络瘀塞的发病之本，故常伴面色萎黄或黯淡无华，舌淡紫，脉细涩无力等气虚血瘀表现。

治法：益气通络，搜风解痉。

方药：补阳还五汤(《医林改错》)加味。

黄芪 30g 赤芍 12g 川芎 12g 当归 12g 桃仁 9g 红花 9g 地龙 12g 水蛭 6g 全蝎 6g

加减：上方常用于缺血性中风病后遗症期，若痰湿偏重者合用导痰汤，热痰为主者改用温胆汤加减。急性期应中西医结合抢救治疗。

第六节 “脉络-血管系统病”治疗代表药物通心络

通心络是在国内首先运用络病学说探讨血管病变病理机制及治疗研制的复方中药，在“络以通为用”的络病治疗原则指导下，把不同络病治法与药物有机组合，对“脉络-血管系统病”的共性病理环节发挥干预作用，广泛应用于冠心病、缺血性脑血管病、周围血管病等血管疾病，成为“脉络-血管系统病”防治的代表药物。

一、通心络组方分析

通心络全方由人参、土鳖虫、水蛭、全蝎、蜈蚣、蝉蜕、赤芍、酸枣仁、降香、冰片等药物组成，集中应用络虚通补药、虫类化瘀通络药、虫类搜风通络药和流气畅络药组方，具有益气活血、搜风通络的作用。

方中人参为君药，络虚通补，清代唐容川《血证论》说：“气为血之帅，血随之而运行。”络气旺而运血有力，正气足而邪无居处，心之络脉自易畅通。

水蛭活血通络，全蝎解痉通络共为臣药。水蛭“其味咸，故善入血分，为其原为噬血之物，故善破血；为其气腐，其气味与腐血相感召，不与新血相感召，故但破瘀血不伤新血；且其色黑下趋，又善破冲任中之瘀”（《医学衷中参西录》）。同时水蛭祛邪又不伤正，“凡破血之药，多伤气分，惟水蛭味咸专入血分，于气分丝毫无损，且服后腹不疼，并不觉开破，而瘀血默消于无形，真良药也”（《医学衷中参西录》）。徐灵胎亦谓其“性迟缓善入，迟缓则新血不伤，善入则坚积易破，借其力以攻积久之滞，自有利而无害也”。堪称活血通络之佳品。全蝎辛甘温，有通络止痉之良效，且“为蜈蚣之伍药，其力相得益彰也”（《医学衷中参西录》），两者合用以解心络之绌急。

佐药土鳖虫逐瘀通络，合水蛭搜剔络中之瘀；蜈蚣搜风解痉，张锡纯《医学衷中参西录》云“蜈蚣走窜之力最速，内而脏腑外而经络，凡气血凝聚之处皆能开之”，《中华药海》称其“走窜力速，通络力强”；蝉蜕息风止痉，配合全蝎解痉止痛以息内风；另以赤芍凉血散血，行瘀止痛，兼制人参之性温，使全方寒温之性趋于平和；酸枣仁养血安神，以防虫药通络伤正之弊。降香流气畅络药，使君药人参补而不滞气旺而行，暗合叶天士“络虚通补”之旨意。冰片芳香引诸药入络，共为使药。诸药配合，益气则运血有力，化瘀通络合搜风解痉既能疏通脉络之瘀阻，又能解除脉络之挛急，佐以流气畅络药，气旺血行心脑脉络畅通，则诸症自除而无复发之忧。

二、通心络对“脉络-血管系统病”共性病理环节作用研究

经全国各地专家相继开展的300余项通心络实验与临床研究表明，通心络不仅针对络病的重要参与因素——血液病变具有降脂抗凝、抑制血栓形成、改善血液浓黏凝聚状态的作用，更重要的是对“脉络-血管系统病”络气郁滞（或虚滞）与血管内皮功能障碍、络脉瘀阻与动脉粥样硬化、络脉绌急与血管痉挛、络脉瘀塞与血管堵塞或闭塞等共性病理环节发挥着整合调节的干预作用。

（一）明显改善血管内皮功能障碍

多项基础与临床研究均表明，通心络能明显改善血管内皮功能，增加血清一氧化氮（NO）水平，降低血浆内皮素（ET）水平，改善内皮依赖的血管舒张功能。如中山大学中西医结合研究所吴伟康教授在基因-分子水平上，系统探讨了通心络对NO-NOS-NOS mRNA的影响，表明通心络可增强eNOS活性及基因表达，明显升高血浆和组织中NO水平（彩图1、2）。中国医学科学院阜外医院杨跃进教授的研究表明，通心络升高NO超过对照药卡维地洛、缬沙坦、抵克力得40%以上，降低ET作用与缬沙坦相当，明显优于卡维地洛，表明通心络改善血管内皮功能障碍具有明显优势。

（二）抑制动脉粥样硬化进程，稳定易损斑块

第二军医大学吴宗贵教授的研究证实，通心络能够显著抑制高脂饮食引起的内膜增生程度，改善中动脉中膜弹力纤维和胶原纤维形态，起到延缓动脉粥样硬化进展的作用。血管平滑肌细胞增殖和迁移及血管重构是动脉粥样硬化形成的关键病理环节之一。中国医科大学曾定尹教授发现通心络能够通过抑制增殖细胞核抗原（PCNA）和丝裂素活化蛋白激酶（MAPK）表达，抑制血管成形术后内膜增殖和血管重构。而浙江大学医学院黄元伟教授的研究则表明通心络能够有效缩小、消退动脉粥样硬化斑块，降低内膜/中膜厚度比值和斑块面积占血管总面积百分率（彩图3、彩图4）。

易损斑块是引起急性冠脉事件的主要病理基础，稳定易损斑块对减少心血管事件发生具有重要意义，通心络在稳定易损斑块方面也显示出良好作用。山东大学齐鲁医院张运院士主持了通心络稳定易损斑块的实验与临床研究。临床研究中对60例经超声检测确诊为颈动脉粥样硬化斑块患者给予通心络治疗后，其脂质型斑块、纤维脂质型斑块、钙化型斑块、溃疡型斑块组织学构成均有明显变化，表明通心络能够改变斑块的组织学构成，增大斑块密度，起到稳定斑块作用。实验研究中在成功建立不稳定斑块模型的基础上，观察通心络治疗后斑块破裂率、纤维帽厚度、炎性因子水平、斑块脂质含量等指标，结果通心络加高脂饮食组斑块破裂率为0，高脂饮食组斑块破裂率为33%，同时通心络治疗后炎性因子水平、斑块内脂质含量明显减少，胶原含量明显增加，表明通心络能够有效预防斑块破裂，其机制可能与其抗炎、降脂、增加纤维帽厚度有关（彩图5、彩图6、彩图7）。第二军医大学吴宗贵教授研究也证实，通心络可减少动脉粥样硬化斑块血管内皮生长因子（VEGF）表达从而实现稳定粥样硬化斑块的作用（彩图8、彩图9）。上述实验证实，通心络对动脉粥样硬化具有显著防治作用，其稳定易损斑块作用对急性心血管事件具有重要意义。

（三）有效缓解血管痉挛

武汉协和医院神经科梅元武教授等临床观察到通心络能明显改善非蛛网膜下腔出血患者的脑血管痉挛，TCD检查证明痉挛血管的血流速度明显下降，痉挛得到不同程度缓解。曾定尹教授等主持的研究，采用开胸后白介素1β（IL-1β）包裹局部冠状动脉，

快速建立小型猪冠状动脉粥样硬化和冠脉痉挛模型，初步实验结果经冠状动脉造影证实预先给予实验动物猪口服通心络能有效缓解血清素诱发的冠脉痉挛（彩图10），分子水平的研究表明通心络是通过对细胞内Rho激酶信号转导途径的抑制发挥缓解血管痉挛作用。

（四）防治微血管病变具有独特优势

急性心肌梗死、脑梗死微血管损伤及糖尿病微血管病变是目前世界医学界治疗的难点。杨跃进教授主持的研究发现，通心络对急性心肌梗死晚期再灌注心肌微血管内皮功能和微血管完整性有明显保护作用，可明显升高血清一氧化氮（NO）水平，降低血浆内皮素（ET）水平，减少循环内皮细胞（CEC）计数，减少心肌灶性出血发生率并缩小心肌梗死面积，其中在升高血清NO、减少CEC和心肌灶性出血发生率方面优于卡维地洛、缬沙坦、抵克力得等用药组。猪急性心梗再灌注模型无复流区面积与梗死区面积之比对照组为70%~80%，通心络干预后下降至25%~30%（彩图11）。同时，由阜外医院尤士杰教授主持的通心络对急性心肌梗死晚期再灌注心肌和微血管保护的临床研究表明，急性心肌梗死起病12小时内并成功实施介入治疗患者（60例），西医常规治疗加服通心络6个月后其室壁运动异常节段总恢复率为70.03%，明显高于非通心络组（52例）的51.68%，也高于国外报道的约52%总恢复率结果，室壁节段运动指数恢复高峰时间（2周~3个月）较非通心络组的时间（3~6个月）提前，恢复指数也有显著性差异。动物实验与临床实验结果一致，显示了通心络在急性心梗再灌注微血管及心肌保护治疗中的独特优势，持续用药可明显改善急性心梗患者的预后，起到二级预防作用。

重庆医科大学神经病学研究所董为伟教授主持的研究表明，通心络能够通过促进脑缺血半暗带血管内皮生长因子（VEGF）大量表达而保护毛细血管内皮细胞，防止毛细血管消失，促进毛细血管新生和缺血脑组织功能恢复。同时由吴宗贵教授主持的研究发现，通心络可以抑制动脉粥样硬化斑块中VEGF表达，防止不正常的微血管再生，起到稳定斑块的作用。综上所述，通心络防治微血管病变表现出三个特点，一是对急性心肌梗死缺血再灌注微血管损伤具有明显保护作用，显著增加缺血心肌再灌注；二是促进缺血区毛细血管新生；三是抑制不正常的微血管再生。而后两者是通过对血管内皮生长因子（VEGF）的上调与下调实现，显示了中药整体调节的独特优势。

以上表明，通心络不仅针对血液发挥着降脂抗凝、抑制血栓形成、改善血液浓黏凝聚状态，更能作用于“脉络-血管系统病”共性病理环节，显著改善血管内皮功能、抗动脉粥样硬化、稳定斑块、抑制内膜增殖、缓解血管痉挛。本药对血管与血液的双重作用使其能阻断心脑血管病发生发展的恶性病理链，带来治疗与预防心脑血管病的双重功效。特别是对微血管病变的防治表现出独特作用，显示了络病理论在微血管病变防治方面独特的学术价值，也佐证了其指导血管病变的重要科学价值。

第十章 心律失常

心律失常指心脏冲动的起源部位、频率、节律、传导速度及激动次序等的任何一项异常。按其临床和心电图特点可分为冲动形成失常、冲动传导失常和冲动形成与传导均失常三类，并根据冲动发生或传导失常的部位进一步分为窦性心律失常、房性心律失常、房室交界性（结性）心律失常、室性心律失常、预激综合征等。根据心率的快慢可将其分为快速性心律失常和缓慢性心律失常。

心律失常属中医学“心悸”“怔忡”“脉结代”等范畴。《灵枢·经脉》记载的“心中憺憺大动”和《灵枢·本神》记载的“心怵惕”均与心律失常发生时的症状表现相类似。《伤寒论》、《金匮要略》中称其为“心动悸”“心中悸”“惊悸”等，《济生方》则提出“怔忡”之名。近年提出从络病论证心律失常，反映了络病理论防治心脑血管病的最新学术进展。

第一节 西医病因病理

心律失常可见于各种器质性心脏病，其中以冠状动脉粥样硬化性心脏病、心肌病、心肌炎和风湿性心脏病为多见，心力衰竭或心肌梗死时多见恶性心律失常；发生在基本健康者或者自主神经功能失调患者中的心律失常也不少见。部分患者病因不明。

心律失常的电生理机制主要包括冲动发生异常、冲动传导异常及两者合并存在。冲动发生异常常见于正常自律性状态、异常自律性状态和一次动作电位后除极触发激动。冲动发生异常合并冲动传导异常时，二者相互作用可改变异常冲动的传入或传出阻滞程度，使异常冲动发生加速、减速、夹带或完全抑制，临床上表现为快慢不等的各种心律失常。

第二节 中医病因病机

心悸或怔忡是心神不安的表现，多种因素扰及心神或心失所养均可引起心神不安而致心悸。心悸的发生常与三类因素有关，一是精神因素扰及心神，二是体质虚弱，心失所养，三是饮邪或痰、瘀影响于心。本病初起，多属心虚胆怯，若失治误治，病情发展，由轻到重，常表现为心与其他脏腑功能失调或虚衰，甚至水饮、瘀血、痰火等病理产物扰动心神，虚实夹杂，病势加重。

根据络病理论研究的“三维立体网络系统”，分布在心脏区域的络脉包括心之气络和心之脉络。心之气络弥散敷布经气的作用涵盖由窦房结发出的心脏传导系统、参与搏动的自主神经及部分高级中枢神经功能；心之脉络主要指渗灌血液到心肌组织的冠脉循环系统，包括广泛分布于心肌的中小血管及微循环。心悸发生的根本原因在于心之气络失荣引起的心脏传导系统、参与搏动的自主神经部分高级中枢神经功能失常。

心悸以气阴两虚为常见，这也是导致心律失常心络病变的病理基础。《内经》云："年四十而阴气自半"，指出随着年龄的增长出现气阴两虚；二为感受温疫邪毒，耗伤人体气阴，东汉张仲景《伤寒论》之"伤寒，心动悸，脉结代"即记载了外感热病中出现的心中动悸不安及脉律不整的心律失常表现，与各种感染性、传染性疾病引起的心律失常如病毒性心肌炎心律失常的临床表现相吻合。此外，长期情志刺激，郁而化火亦可伤阴耗气。气阴两虚，络脉失养则可产生气络络虚不荣的病理表现，与西医学心脏的自律性及自主神经功能失常的改变基本一致。同时气虚运血无力，阴虚血行涩滞可引起脉络瘀阻而致气络失养，则与心肌的供血供氧不足有关。综上所述，在气阴两虚的基础上产生的络虚不荣为从络病论治心律失常的基本病理环节，络脉瘀阻为其重要影响因素。此外，亦有心络气虚、血虚、阳虚及瘀饮水湿等影响心之气络，导致心神不安而发为心悸。

第三节　西医临床诊断与治疗

一、临床表现

偶发者可无症状或自觉心跳不规则，有心跳增强感或间歇感，频发或持续时间较长时可有心悸、胸痛、胸闷、乏力、视物黑蒙等，部分患者也可无不适症状，严重的心律失常可导致晕厥、抽搐、呼吸停顿甚至死亡。心脏听诊有心率、节律变化，心音强弱也可出现异常。

二、实验室和其他检查

心电图检查是确诊心律失常的重要依据，应记录 12 导联心电图，并记录清楚显示 P 波导联的心电图长条以备分析，通常选择Ⅳ或Ⅱ导联。动态心电图可以记录到心律失常的发作。心电生理检查可判断窦房结和房室传导系统功能，确定心律失常的起源部位。血压监测、运动试验、超声心动图、放射性核素显影、心血管造影、血液生化等检查有助于明确病因。

三、诊断要点

心律失常的确诊要靠心电图、动态心电图或希氏束图。患者发作时心率、节律、发作起始时间，有无低血压、昏厥、抽搐、心绞痛、心力衰竭等，有助于判断心律失常的性质。发作间歇体检应着重于检查有无高血压、冠心病、风心病、心肌炎等器质性心脏病。发作时应着重于判断心律失常的性质和血流动力学状态。

四、治疗

（一） 抗心律失常药物的临床应用

1. 药物临床应用的适应证 有明显临床症状的各种心律失常，常见于器质性心脏病，需要药物治疗，但少数也可见于所谓“正常心脏”，判断是否是“正常心脏”需经严格的各项检查方可确定。

2. 心律失常的药物治疗原则 心律失常的治疗应包括发作时治疗与预防发作治疗。药物治疗的同时，不应忽视对病因的纠正，如冠状动脉狭窄、泵功能不全、自主神经张力改变等，以及电解质紊乱、药物不良副作用等。缓慢性心律失常一般选用增强心肌自律性和（或）加速传导的药物，如交感神经药、迷走神经抑制药或碱化剂。治疗快速心律失常则选用减慢传导和延长不应期的药物，如迷走神经兴奋剂或抗心律失常药物。

3. 常见的心律失常治疗

（1）*过早搏动* 功能性早搏多无须特殊治疗。如发生于器质性病变，应以治疗原发病为主，病情好转后，早搏也可消失。

（2）*阵发性室上性心动过速* 如心动过速发作持续时间短，且很少复发，一般不需要药物治疗。但发作时间较长，或伴有心脏病的患者，则应迅速处理，尽快终止发作。

（3）*心房颤动* 控制心室率、心律转复，窦性心律维持，预防血栓栓塞事件发生是治疗心房颤动的三大原则。

（4）*病态窦房结综合征* 若患者无心动过缓有关症状，不必接受治疗，仅随诊观察。对于有症状的患者，应给予药物和起搏器治疗。

（二） 心律失常的非药物治疗

非药物治疗主要包括抗心动过速起搏治疗、电消蚀治疗及手术治疗等，这些方法常用于快速心律失常的治疗。

第四节 中医辨证论治

一、辨证要点

（一） 辨虚实

本病证候特点多为虚实相兼，虚者指脏腑气血阴阳亏虚，心络失荣；实者多为痰饮、瘀血阻滞心络和火邪上扰心络。同时应注意分清正虚和邪实的程度，正虚程度与脏腑虚损情况有关，一脏虚损者轻，多脏虚损者重；在邪实方面，一般来说，单见一种者轻，多种合并夹杂者重。

（二）辨脉象与辨病结合

辨脉象变化是心悸辨证中的重要内容。促脉，脉来急促，时而一止，止无定数，见于心率快而不齐如心房颤动、频发早搏；结脉，脉来缓慢，时而一止，止无定数，见于心率慢而有间歇者，如各种早搏、窦房传导阻滞、二度房室传导阻滞；代脉为脉来中止，良久复动，止有定数，见于早搏二联律、三联律等；迟脉也是常见的脉象，属阳虚心络失煦的脉象；数脉常见于快速心律失常。

二、治则治法

心悸由脏腑气、血、阴、阳亏虚，心络失养所致者，治当补益气血，调整阴阳，养心安神；心悸因于痰饮、瘀血、痰火等邪实所致者，治当化痰通络，祛饮通络，清火宁络，重镇安神；久病入络者，病情较为复杂，临床上常表现为虚中有实，宜标本兼治，补虚、通络并施。

三、辨证治疗

（一）心虚胆怯

证候：心悸不宁，善惊易恐，恶闻巨响，坐卧不安，少寐多梦而易惊醒，舌苔薄白或如常，脉细略数或弦细。

证候分析：本证以心悸不宁、善惊易恐和恶闻巨响为特征，其发病多与惊吓、情绪波动等因素有关。惊则气乱，心神不能自主，故发为心悸；心不藏神，心中怵惕，则善惊易恐，坐卧不安，少寐多梦而易惊醒；脉象细数或弦细为心神不安，气血逆乱之象。

治法：镇惊定志，养心安神。

方药：安神定志丸(《医学心悟》)组方加减。

琥珀 0.5g（冲服）　磁石 20g　龙齿 20g　茯神 20g　菖蒲 15g　远志 10g　人参 6g

方解：龙齿、琥珀、磁石镇惊宁神，茯神、菖蒲、远志安神定志，人参益气荣养心络。

加减：心阴不足者加柏子仁、五味子、酸枣仁以养心安神，收敛心气；心血不足者加熟地黄、阿胶滋阴补血，荣养心络；痰热内扰，胃失和降者，可用黄连温胆汤(《六因条辨》)以化痰清热，通络宁心，并可加入酸枣仁、远志等以安神养心。

（二）心络气虚

证候：心悸怔忡，气短自汗，神疲懒言，活动后加重，舌淡，脉细弱或结代。

证候分析：本证以心悸怔忡、气短自汗、神疲懒言、活动后加重为特征，每因先天禀赋不足或后天劳伤过度，失于调养，心络气虚，心神失养而出现惊悸，常伴气短自汗、神疲懒言等气虚表现；心络气虚，血行失其鼓动，则脉见细弱或结代。

治法：补气荣络。

方药：参芪生脉饮（自拟）。

人参9g（另煎）　黄芪30g　麦冬12g　五味子9g

方解：方中人参、黄芪补益络气，五味子、麦冬养阴安心。

加减：若气虚兼见阳虚而肢冷畏寒者，合保元汤(《兰室秘藏》)；若阳虚气化失利尿少水肿者，合用苓桂术甘(《金匮要略》)汤。

（三）心络血虚

证候：心悸，眩晕健忘，失眠多梦，面白无华，脉细或结代。

证候分析：本证以心悸、面色无华为特征。心络血虚失荣故发心悸；心主血脉，其华在面，心络血虚不能上荣于面故见面色无华；不能上养脑络，故见眩晕健忘；心主血脉，心络血虚，脉络失充，则脉象细弱或结代。

治法：补血养络。

方药：定心汤(《医学衷中参西录》)。

酸枣仁15g　龙眼肉30g　山萸肉15g　柏子仁12g　生龙骨12g（先煎）　生牡蛎12g（先煎）　生明乳香3g　生明没药3g

方解：酸枣仁、龙眼肉、柏子仁补心络血虚，生龙骨入肝安魂，生牡蛎入肺定魄，魂魄安则心神宁；配合山萸肉收敛耗散之心神；更益乳香、没药活血通络，助心行血。

加减：若心血亏耗日久损及心阴，见少寐多梦、心中灼热、健忘、盗汗者合用黄连阿胶汤(《伤寒论》)或天王补心丹(《摄生秘剖》)。

（四）气阴两虚

证候：心慌气短乏力，口干欲饮，自汗怕风，舌质淡苔薄白或舌质偏红少苔，脉沉细结代。

证候分析：心之气阴两虚，心神失养，故见心慌气短乏力；阴津匮乏不能上承，故见口干欲饮；劳累及感冒后耗气伤阴，故心悸加重；舌脉俱为气阴两虚，心神失养的典型表现。

方药：参松养心方（自拟）。

人参6g　黄连6g　甘松6g　山茱萸9g　桑寄生10g　酸枣仁15g　赤芍15g　麦冬12g　五味子10g　土鳖虫6g　龙骨30g（先煎）　丹参12g

方解：人参、麦冬、五味子益气养阴，桑寄生补宗气助络气，山茱萸、酸枣仁益心阴，丹参、赤芍、土鳖虫、甘松活血通络，黄连清心安神，龙骨重镇安神。

加减：若阴虚火旺征象明显，见头晕目眩，失眠盗汗，五心烦热，耳鸣腰酸，口干咽燥，舌红少津等症者，上方合以黄连阿胶汤(《伤寒论》)，以滋阴清热，养心安神；若心络瘀阻明显，见胸闷不舒，心痛时作，痛如针刺，唇甲青紫，舌质紫黯或有瘀斑，脉涩或结代等，合用通心络以化瘀通络。

（五）心阳不振

证候：心悸不安，胸闷气短，面色苍白，形寒肢冷，舌质淡白，苔白或滑，脉象虚弱或沉细而数。

证候分析：本证以胸闷气短、面色苍白、形寒肢冷为主要特征。多因久病体虚，损伤心阳，心络失于温煦，故悸而不安；胸中阳气不足，故胸闷气短；心阳虚衰，血液运行迟缓，肢体脉络失于温煦，则见面色苍白，形寒肢冷；舌质淡白，脉象虚弱或沉细而数，均为心阳不足，鼓动无力之征。

治法：温补心阳，安神定悸。

方药：桂枝甘草龙骨牡蛎汤(《伤寒论》)加味。

桂枝 10g　甘草 10g　龙骨 20g（先煎）　牡蛎 20g（先煎）　人参 6g　附子 6g（先煎）

方解：桂枝、甘草辛甘化阳，温阳煦络；龙骨、牡蛎重镇安神，宁心定悸；人参、附子温阳益气，补虚荣络。

加减：若病情严重、汗出肢冷、面青唇紫、喘不得卧者，上方重用人参、附子，加服黑锡丹(《太平惠民和剂局方》)，以回阳救逆。

（六） 痰湿阻络

证候：心悸时发时止，受惊易作，痰多，胸闷，烦躁，少寐多梦，食少泛恶，口干苦，大便秘结，小便黄赤，舌苔黄腻，脉象弦滑或滑数。

证候分析：痰火互结，扰及心神，则心悸，受惊易作，烦躁不安，少寐多梦，痰浊中阻，故痰多、胸闷、食少泛恶；痰火内郁，津液被灼，则口干苦，大便秘结，小便黄赤。舌苔黄腻，脉弦滑或滑数，均为痰热内蕴之象。

治法：化痰清火，宁心安神。

方药：黄连温胆汤(《六因条辨》)加味。

黄连 6g　半夏 10g　陈皮 10g　茯苓 12g　竹茹 10g　枳实 10g　甘草 6g　大枣 6 枚　栀子 10g　瓜蒌 15g　酸枣仁 20g　珍珠母 20g

方解：方中黄连、栀子清心降火除烦；半夏、陈皮、茯苓燥湿祛痰；竹茹、瓜蒌、枳实清热涤痰，除烦宽胸；酸枣仁、珍珠母宁心安神；甘草、大枣和中。

加减：若大便秘结者加大黄；惊悸不安重者加龙齿、牡蛎；火郁伤阴，舌红少津者加麦冬、天冬、玉竹、生地黄。

（七） 水饮凌心

证候：心悸乏力，恶心眩晕，胸脘痞闷，形寒肢冷，尿少，或下肢浮肿，渴不欲饮，吐涎，舌苔白滑，脉象滑或沉。

证候分析：本证以心悸肢肿、形寒尿少、胸脘痞闷为特征。水为阴邪，赖阳气化之，水饮内停，上凌于心，故见心悸；阳气不能达于四肢，故形寒肢冷；饮阻于中，清阳不升，脑络失养，则见眩晕；气机不利，故常胸脘痞闷；气化不利，水液内停，则渴不欲饮，尿少，或水饮阻于下肢之络则下肢浮肿；饮邪上犯，则恶心吐涎；舌苔白滑，脉滑或沉，亦为饮邪阻络之征。

治法：振奋心阳，化气行水。

方药：苓桂术甘汤(《金匮要略》)加减。

茯苓 30g　桂枝 10g　白术 10g　甘草 10g　半夏 10g　陈皮 10g　生姜 6g

方解：茯苓健脾化痰，淡渗利水；桂枝、甘草温阳通络，化气利水；白术益气健脾燥湿；半夏、陈皮、生姜和胃降逆，化痰通络。

加减：尿少肢肿者加泽泻、猪苓、车前子以利水湿；兼瘀血内停者，加当归、川芎、益母草活血通络；如肾阳虚衰不能制水，水气凌心，心悸喘咳，不得平卧，小便不利，浮肿较甚者，合用真武汤(《伤寒论》)。

（八）心络瘀阻

证候：心悸不安，胸闷不舒，心痛时作，痛如针刺，唇甲青紫，舌质紫黯或有瘀斑，脉涩或结代。

证候分析：本证以心悸而胸闷作痛、舌质紫黯或有瘀斑、脉涩为特征。心主血脉，心络瘀阻，心失所养，故心悸不安；血瘀气滞，心阳被遏，则胸闷不舒；心络瘀阻，则心痛时作，痛如针刺，唇甲青紫；舌质紫黯或有瘀斑，脉涩或结代为络脉瘀阻之征。

治法：化瘀通络。

方药：通心络（自拟）。

人参 12g（另煎）　水蛭 10g　土鳖虫 6g　全蝎 10g　蜈蚣 2 条　蝉蜕 6g　赤芍 10g　降香 10g　酸枣仁 18g

方解：人参补益络气，益气通络；水蛭、土鳖虫化瘀通络；蜈蚣、全蝎解痉通络；赤芍制人参温燥之性，亦具活血之功；降香辛香通络；酸枣仁养心安神。

加减：若气虚明显者，加黄芪；兼阳虚者，加附子、桂枝；兼气滞者加玫瑰花、檀香；夹痰浊者加瓜蒌、薤白；心痛较甚者加三七粉、乳香、没药。

第五节　预后与调护

本病初起，多属心虚胆怯，在外界刺激下引发，时作时止，若及早治疗，避免外界不利影响，症状较易消失；若失治误治，病情发展，由轻到重，常表现为心与其他脏腑功能失调或虚衰，病势加重，短时难收全功。本病除积极药物治疗外，还应注意调摄精神、起居有常、饮食有节、动静相宜。

第十一章 慢性充血性心力衰竭

充血性心力衰竭（congestive heart failure，CHF）也称慢性心力衰竭，为不同病因引起的心脏舒缩功能障碍，发展到使心排血量在循环血量与血管舒缩功能正常时，不能满足全身代谢对血流的需要，从而导致具有血流动力异常和神经激素激活两方面特征的临床综合征。

慢性充血性心力衰竭属中医学“咳喘”“水肿”“心水”等范畴。《素问·脏气法时论》说“腹大胫肿，喘咳身重”，《素问·逆调论》说“夫不得卧，卧则喘者，是水气之客也”。汉代张仲景《金匮要略·水气病脉证并治》说：“心水者，其身重而少气，不得卧，烦而躁，其人阴肿。”这些描述与慢性充血性心力衰竭的症状表现极为相似。

第一节 西医病因病理

引发 CHF 的病因首先是心肌收缩力降低，包括原发性和继发性心肌收缩力减弱。前者主要见于冠心病、心肌炎、扩展性心肌病，后者包括继发于长期机械负荷过重、全身性疾病或医源性心肌损害所致的心肌衰竭。其次为继发性心肌动力障碍，包括容量负荷过重（如房室隔缺损、主动脉瓣关闭不全、二尖瓣关闭不全、动脉导管未闭等）和压力负荷过重（如高血压、主动脉瓣狭窄、肺动脉瓣狭窄、肺动脉高压、主动脉缩窄等）。再次为心室充盈受限，包括心室舒张期顺应性降低、限制性心肌病和心包疾病。二尖瓣和三尖瓣狭窄也使心室充盈受限，导致心房衰竭。心力衰竭可由于基本病因的不断恶化或长期劳损发生，约半数以上的患者发作有诱发因素。主要诱因为感染、体力过劳、情志改变及环境变化、治疗不当及钠摄入过多、心律失常、心肌缺血、肺栓塞、高心排血量状态等。

心力衰竭时发生相应的病理和生化改变，可大致分为三个时期。第一期：临床上有肺充血的表现，病理检查发现心肌纤维水肿，相互分隔增宽。第二期：临床症状不明显，组织病理发现心肌肥厚，心肌纤维增大，小量纤维化病变。第三期：临床上心力衰竭持续，组织病理发现心肌组织被纤维组织代替，出现不成比例的结缔组织增生和脂肪变性，肌内细胞的细胞核固缩，细胞内蛋白合成和 DNA 明显减少。

由于细胞和分子心脏病学的发展，心力衰竭的病理生理概念近年来有了重大改变，认为心力衰竭时神经内分泌常有过度激活，从而加剧心室重构和促进心力衰竭恶化。心力衰竭的病理生理十分复杂，概括起来，主要有以下四个方面：①循环内分泌和心脏组织自分泌、旁分泌的激活。20 世纪 80 年代以来最有影响的认识之一是作为代偿机制的神经内分泌常有过度激活，短期作用表现为血管张力和心肌收缩力的改变，长期激活则导致心脏结构的改变，加速心力衰竭。②血流动力学异常。这是心力衰竭病人产生充血症状的病理生理基础，心力衰竭时血流动力学特点是中心泵功能减退，外周循环阻力增加和终末器官异常及肺循环和体循环淤血症。③心脏重构。初始的心肌损伤，使心肌肥厚，继以心室扩大和功能变化的过程称为心脏重构。原发性心肌损害和心脏负荷过重引起室壁张力增加，可能是心室重构的起动机制，而各种促生长因子起了重要作用，其中血管紧张素Ⅱ（AngⅡ）可能是一系列生化反应的核心。④肾上腺素能受体的变化。心力衰竭时，去甲肾上腺素（NE）分泌增加，NE 对 β_1 受体的亲和力 10 倍于 β_2 受体的亲和力，因此 β_2 受体数目下调。这是心力衰竭患者心肌收缩功能愈来愈差的机制之一。

第二节　中医病因病机

本病的发生与外邪反复侵袭、劳倦内伤有关。若风寒、风湿及风热等外邪，反复侵袭机体，往往容易损害心脏，如《素问·痹论》说："脉痹不已，复感于邪，内舍于心。"心主身之血脉，外邪侵袭血脉，容易内犯于心，影响心主血脉功能，致心气心阳不足，气血瘀滞，发为水肿。若过度劳累或思虑过度，损伤心脾，心气亏虚，则气血不畅而瘀滞，脾气不足，则水湿不化而停留，亦可发为本病。

以上病因损及心脏而发为本病的主要病理机制有三方面：心气不足，运行无力，水邪伏留而为水肿；心阳不振，气化无权，水邪泛滥而为水肿；外邪侵犯心脉，或心气心阳虚衰，均可致气血瘀滞，化气行水不利，水精不能四布，留聚而为水肿。

可见，本病的病位主要在心，心气虚为其发病之本，瘀血与水饮为其重要的病理因素，瘀为血滞，饮为津聚，而与津血代谢关系密切的脉络在本病发展的发挥着重要作用。心气虚乏为本病动因，心气不足，鼓动无力，血液瘀滞脉络而发为络脉瘀阻，故《灵枢·经脉》说"手少阴气绝则脉不通，脉不通则血不流"，明确指出心气虚所致血脉瘀阻，络脉瘀阻日久，其末端进行的津血互换障碍，过多的津液不能回流聚于络外发为水肿，此即清代唐容川《血证论》所说："瘀血化水，亦发水肿。"瘀血痰饮阻滞日久又可引起脏腑组织肿大变形，导致络息成积的病理变化。可见，从络病论治慢性充血性心力衰竭对于更清晰地认识其病机变化具有重要意义，心气虚乏、运血无力是充血性心力衰竭发生之本，络脉瘀阻为其中心环节，津液不循脉络运行渗出络外而为水湿之邪发为水肿，瘀血水饮阻滞络脉，日久结聚成形导致心络络息成积是其发展加重的结果。这也与西医学神经激素激活是慢性充血性心衰发生的早期表现，神经内分泌系统参与的心脏重构是其基本机制的认识是相吻合的。

第三节　西医临床诊断与治疗

一、临床表现

心力衰竭的主要表现起源于静脉瘀血。左心衰竭为肺静脉瘀血，常在肺动脉高压下继发右心衰竭，右心衰竭为体循环瘀血；全心衰竭为肺、体循环都瘀血，常以其中之一表现显著。左心衰竭主要症状为呼吸困难、肺部啰音；右心衰竭的主要体征为颈静脉怒张、肝肿大、下肢浮肿及腹水。左、右心衰竭都有疲倦、乏力、少尿，以左心衰竭明显，由于心排出量下降所致。

二、实验室和其他检查

（一） X 线检查

X 线检查可显示肺门动脉及静脉均增粗，使两侧肺门阴影增大或密度加深。

（二） 循环时间

左心衰竭时，臂肺循环时间正常，而臂舌循环时间延长 20 分钟以上（正常 9~16 分钟）。右心衰竭时，臂肺时间延长 8 分钟以上。

（三） 心电图检查

心电图检查有助于心脏基本病变的诊断，如左室肥大、右室肥大、心房增大、心肌劳损、心肌缺血、心肌梗死及心律失常。

（四） 心功能测定

超声心动图、心机械图、阻抗法、热稀释法、放射性核素扫描法等，对评价左室功能及在临床症状出现前做出左侧代偿性或失代偿性心力衰竭的判断有重要意义，鉴别心脏收缩与舒张功能异常。

（五） 血流动力学监测

临床血流动力学监测最主要的内容是通过漂浮导管直接测量心搏出量、心内各腔压力、体循环压力及阻力。根据得出的压力数据和曲线，来说明患者左右心室的前后负荷及心肌收缩状态，其较能准确和全面测量心功能状态。现在监测还多包括血气分析。

三、诊断要点

根据临床表现，结合辅助检查，一般不难做出诊断。对于有心功能不全的患者，首先应进行临床诊断，包括心脏病因诊断、解剖诊断、心律失常的诊断及心功能状态诊断，还须明确心力衰竭的类型和诱因。

四、治疗

近年来，开始侧重于从神经激素激活角度认识和理解心力衰竭的病理生理机制，治疗则倡导使用血管紧张素转换酶抑制剂和 β-受体阻滞剂。目前，关于心力衰竭的综合治疗方案如下。

（一）一般治疗措施

1. 限制钠盐的摄入 应适当限制患者钠盐摄入量，每日不宜超过2g。

2. 减轻心脏负荷 包括减少体力活动和精神负担，限制体力活动的程度和时间。

3. 其他辅助治疗

（1）主动脉内气囊反搏术：主要用于急性心肌梗死的泵衰竭。

（2）透析：严重水、钠潴留经强心、利尿无效，且有发生肺水肿的趋势者，可考虑腹膜、血液透析。

（二）病因防治

积极采取药物和外科手术等治疗方法，有效防治或控制心力衰竭病因，并尽早发现和尽量消除一切诱发心力衰竭的原因，如过度疲劳、感染、电解质紊乱、心律失常等。

（三）控制心力衰竭

1. 洋地黄类药物 根据病情缓急，可口服地高辛或静脉注射西地兰。目前认为地高辛是一种有效、安全、使用方便、价格低廉的心力衰竭治疗辅助药物。

2. 正性肌力药物

（1）儿茶酚胺类：如异丙肾上腺素、多巴胺、多巴酚丁胺、羟苯胺醇、吡丁醇等药物。

（2）非儿茶酚胺类：如氨联吡啶酮、二联吡啶酮等药物。

3. 改善左室舒张功能 β受体阻滞剂和钙拮抗剂具有改善左心室功能的作用，适用于舒张功能障碍的充血性心力衰竭。

4. 减轻心脏负荷 血管扩张剂可通过减少外周阻力，或减少心室充盈压发挥作用。通常用于泵衰竭、急性肺水肿、慢性顽固性心力衰竭。

5. 控制过度水钠潴留 利尿剂能更快缓解心力衰竭症状，是唯一能够最充分控制心力衰竭液体潴留的药物。

6. 维护衰竭心脏 负性肌力药有减低心肌氧耗，减少β_1受体密度下调等作用；血管紧张素转换酶抑制剂可逆转心脏肥厚，有负性肌力作用和外周血管扩张的作用，是较理想的药物。

（四）防治并发症

心力衰竭因血流迟缓和长期卧床可导致下肢静脉血栓形成，继而发生肺栓塞；左右心腔内附壁血栓可引起体动脉和肺动脉栓塞及上、下肢坏死，需要溶栓和抗凝治疗；伴有严重心律失常时，应考虑抗心律失常治疗。

第四节　中医辨证论治

一、辨证要点

（一）辨虚实缓急

本病为本虚标实之证，但临床面对具体证候，是虚证为主，还是实证为要，或者是虚实夹杂，宜当明晰。临证必须掌握标本缓急，虚实先后之法，或先补虚后治实，或先去实后补虚，或虚实并治。

（二）辨邪之性质

瘀血、痰饮、水湿在本病中常兼夹为患，但有主次先后之别。

（三）辨络病之所在

病之初期，因心络气虚，鼓血无力，血脉瘀阻所致，常表现为心悸气短、心前区憋闷等症。随着病情发展，可见喘急胸闷、咳嗽吐血痰的肺络病变，胁下痞块、颈静脉怒张的肝络病变，尿少、尿血或镜下血尿的肾络病变，腹胀纳呆、腹部络脉暴起或呕吐带血的脾胃络脉病变，以及全身水肿、口唇紫绀、舌黯瘀斑的周围络脉病变。遣方用药必须因络脉阻滞之部位不同，使用不同治法，选用不同的药物。

二、治则治法

中医治疗心力衰竭的基本原则是辨证与辨病施治相结合。辨证施治要善于全面分析，抓住重点并兼顾全面。心络气虚是本病的基本病机，瘀血、痰饮、水湿是重要的病理因素，故“补虚”“化瘀”“蠲饮”为中医治疗心力衰竭的三大治法。治疗时必须以益气活血、化痰通络、温阳利水为主，同时据瘀、痰、水三者的侧重不同，于活血、化痰、利水之间权衡主次，具体运用，以改善“脉络-血管系统”的功能。

三、辨证治疗

（一）心络气虚

证候：心悸气短，活动后加重，疲乏无力，头晕心烦，自汗，舌质淡红，苔薄白，脉结代或细数。

证候分析：心络气虚，络气不运，气虚不能正常奉养心神，故见心悸气短，活动后加重，心烦；气虚不能温养则肢体疲乏无力，失却固表之职则多汗；清气不升，上窍不养则头晕；舌脉皆心气不足，络虚失运之象。

治法：益气养心，活血通络。

方药：益气通脉汤（自拟）。

党参 30g　麦冬 12g　五味子 10g　茯神 30g　赤芍 30g　丹参 30g　白术 30g　葶苈子 10g

方解：方中以党参、麦冬、五味子补益心络之气以养心；茯神、白术健脾安神；赤芍、丹参活血祛瘀通络；葶苈子泻肺利水，防络虚不运，心血瘀滞所致肺不宣肃之水湿。全方共奏益气养心，活血通络之效。

加减：气虚自汗者加黄芪以益气固表，阳虚明显加制附子以温补阳气，有阴虚见证者去白术加女贞子、旱莲草以滋补阴液，瘀血明显者加桃仁、红花以活血祛瘀。

（二）气阳虚乏，络瘀水停

证候：心悸，气喘，夜睡憋醒，或夜睡不能平卧，畏寒肢冷，腰酸尿少，面色苍白或青紫，全身水肿，舌淡苔白，脉沉细或结代。

证候分析：阳气亏虚，络脉失却温运，津液失于布化，水饮凌心射肺，心络不畅影响肺络，致心肺脉络郁滞，故见心悸、气喘；阳气不能温养则畏寒肢冷；水液不能蒸腾气化，则见腰酸尿少；面色苍白者，心络失于温煦，阳气不足之象；或见青紫者，心络瘀阻之征；水湿泛滥则见全身水肿；舌淡苔白为阳虚不化表现，脉沉细或结代，则是络虚失运，脉络瘀滞的反映。

治法：益气温阳，活血利水。

方药：芪苈强心方（自拟）加减。

黄芪 20g　人参 10g（另煎）　制附子 9g（先煎）　丹参 15g　红花 9g　桂枝 6g　泽泻 9g　葶苈子 15g　五加皮 10g　玉竹 12g　陈皮 6g

方解：方中以黄芪、附子益气温阳以治其病本，共为君药；人参络虚通补，丹参和血活血，葶苈子泻肺逐水共为臣药；佐以红花活血化瘀，陈皮流畅气机，泽泻、五加皮利水消肿，玉竹养阴防利水伤正；使药桂枝辛温通络，温阳化气。诸药配合可使心气充，阳气复，络脉通，水肿消。

加减：若兼见肺络壅阻，肺失肃降，水饮上泛之咳嗽、吐血痰、胸闷憋气、气短、脉浮者，可加桑白皮；若水湿内蕴，腹部鼓胀，纳少脘闷，恶心呕吐，苔白，脉缓者，宜合实脾饮(《济生方》)加减；若高度水肿，或有胸腹水者，宜加用五苓散(《伤寒论》)；若气虚，神乏无力，甚则喘促汗出，心阳欲脱者，重用人参、黄芪、制附子。若气虚血瘀征象明显者，症见口唇紫绀，心悸怔忡，动则尤甚，胁下痞块或有水肿，纳差腹胀，舌质黯或紫斑，舌胖大有齿痕，脉涩或结代，可合以通心络组方，以增强化瘀通络，搜风解痉之效。

（三）痰饮内停，肺络壅阻证

证候：心慌气短，喘憋不得卧，咯吐稀痰或泡沫样痰，胁胀，脘腹痞满，肢体水肿，舌质淡，苔白腻，脉弦或细。

证候分析：痰饮内停，气机郁滞，壅滞肺络，肺气宣肃不能，心血运行不利，故见心慌、气短、喘憋；卧位时心肺络脉瘀阻更甚，故不得卧；肺气失宣，津化为痰，故咯吐痰涎；肝络不利则胁胀，脾胃络脉郁滞则脘腹痞满；水湿停留，则见肢体水肿；舌脉也为痰饮停留，络脉不畅之象。

治法：泻肺逐饮通络。

方药：葶苈大枣泻肺汤(《金匮要略》)合泻白散(《小儿药证直诀》)加味。

葶苈子 30g　大枣 6 枚　炙甘草 10g　桑白皮 15g　北五加皮 10g　大腹皮 15g　厚朴 10g　杏仁 10g　车前子 30g　泽泻 15g　水蛭 6g　泽兰 15g　益母草 30g

方解：方中以葶苈子泄痰饮之壅塞，除肺络之郁闭；桑白皮泄肺利水，以助葶苈子之力；杏仁宣肺气，治痰咳；大枣、甘草益气健脾养心，补心肺之虚；大腹皮、厚朴宽中理气，以车前子、泽泻相伍，又能行气利水；五加皮补虚助正，强心利尿；水蛭化瘀通络，泽兰、益母草活血祛瘀，通脉利水。全方共奏泻肺逐饮通络之效。

加减：若脉细数无力，或脉微重按始得，为心肺气衰，加人参、黄芪补宗气以益络气。

这一类型表现痰饮水湿过盛，肺络壅塞，心络瘀阻，病情急重，必须采用“急则治标”的原则，以泻肺逐饮，祛除实邪为主。

（四） 阴阳俱衰，阳气虚脱证

证候：心悸气喘极为严重，张口抬肩，喘促鼻煽，心悸不宁，烦躁不安，面色青灰，小便量少，肢体水肿，大汗淋漓，四肢厥冷，舌质淡白，脉沉细欲绝。

证候分析：阴阳俱虚，虚阳不能潜纳，阳气欲脱于上，宗气外泄，故见心悸气喘极为严重，悸动不宁，张口抬肩，喘促鼻煽；虚阳浮越，故见烦躁不安；络脉因气衰失运瘀滞较甚，故见面色青灰；阳气虚衰不化津液则尿少，水湿泛滥故水肿；阳虚不能温煦则四肢厥冷；阳虚失固，阴津外泄则大汗淋漓；舌质淡白，脉沉细欲绝皆为阴阳离绝之征。

治法：回阳益气固脱。

方药：参附龙牡汤（自拟）。

人参 10g（另煎）　附子 10g（先煎）　麦冬 15g　五味子 15g　龙骨（先煎）30g　牡蛎（先煎）30g　炙甘草 10g　山萸肉 30g

方解：方中人参大补元气，附子温补肾阳，麦冬、五味子滋补阴液，龙骨、牡蛎镇纳浮阳，炙甘草健中益气，山萸肉酸甘敛阴，补益肝肾。诸药相伍，上越之阳归纳，外泄之阴固守，共奏回阳益气固脱之效。

加减：该型病情极为严重，往往阳越于外，阴竭于内，必须及时抢救。在上方基础上，可配合用生脉液静脉注射。

（五） 痰瘀日久，络息成积证

证候：心悸怔忡，呼吸困难，动则更甚，口唇紫绀，颈部青筋怒张，心脏扩大，或胁下痞块，虚里按之其动微弱欲绝，或按之弹手洪大而搏，动而应衣，搏动移位，下肢水肿，苔薄腻或白腻，舌质黯或有紫斑，脉涩或结代。

证候分析：疾病久羁，痰饮瘀血阻滞络脉，稽留而不去，结聚成形，息而成积。心络之络息成积是心络病变引起的继发性病理改变，导致心脏的扩大变形，从而出现相应的临床症状。心主血脉功能失常，心神失养，则心悸怔忡；心络瘀阻，血行不畅，则见口唇紫绀、颈部青筋努张；络息成积，见心脏扩大，或胁下痞块；疾病日久，肺络气虚，可见呼吸困难，动则尤甚；宗气虚乏，鼓动无力，则见虚里按之其动微弱欲绝；若宗气外泄，可见虚里按之弹手洪大而搏，动而应衣，搏动移位；血瘀脉内，津液外渗，则见下肢水肿；舌脉也皆络脉瘀阻，水液停蓄之象。

治法：益气通络，利水散结。

方药：益心散结汤（自拟）。

人参 12g（另煎） 黄芪 30g 桂枝 12g 茯苓 12g 水蛭 8g 全蝎 6g 葶苈子 12g 泽泻 12g

方解：方中人参、黄芪补宗气而通心络，桂枝通心阳而利络脉；茯苓、泽泻利水化浊，通利水道；水蛭、全蝎搜剔疏拔，软积散结；葶苈子宣肺泻水，通调水道，共奏益气通络，利水散结之功。

加减：兼胸胁胀痛或攻痛等气滞表现者加枳实、檀香；口干唇燥、舌红少苔、脉细数属气阴两虚者加麦冬、五味子、黄精；舌苔黄腻，胸中憋闷重者加瓜蒌、半夏、黄连。

第五节 预后与调护

本病预后除取决于心功能不全的程度外，影响因素有基础心脏病是否纠治，有无明显的临时诱因，治疗是否及时，所接受的治疗是否有效；同时，与预防心力衰竭发作和调护也有密切关系。平时调护应注意休息，合理饮食，避免诱发因素。

第十二章 糖尿病周围神经病变

糖尿病周围神经病变（diabetic peripheral neuropathy，DPN）是糖尿病（diabetes mellitus，DM）最常见的并发症之一，神经病变可累及感觉神经、运动神经及自主神经，产生运动及感觉障碍，临床表现为肢体远端及躯干部分麻木、疼痛、异样感，呈袜子样或手套样，甚则肌肉萎缩。

糖尿病周围神经病变属中医学“消渴”“痹证”“痿证”范畴。《普济方》云：“肾消口干，眼涩阴痿，手足烦疼。”元代朱丹溪《丹溪心法》云：“肾虚受之，腿膝枯细，烦疼。”清代《王旭高医案》曰：“消渴日久，但见手足麻木，肢凉如冰。”这些记载与糖尿病周围神经病变的临床表现是相吻合的。

第一节 西医病因病理

糖尿病周围神经病变发生较慢，机制尚不完全清楚，现认为其发生与多种因素相关，如与代谢紊乱和醛糖还原酶抑制剂相关的多元醇途径活跃及肌醇减少、高血糖引起的血管损伤及神经因子（NGF）减少、花生四烯酸代谢紊乱等均可导致DPN，此外也与遗传因素、自身免疫功能及血液流变学改变有关。

糖尿病周围神经病理变化有两个方面：①节段性脱髓鞘变性：糖尿病多见于增生性神经病变，周围神经在横切面可见到有“洋葱”样增生，这种增生是反复发生的脱髓鞘和髓鞘再生反应的结果。②轴索变性：高血糖引起神经细胞代谢障碍，离细胞较远的纤维受损，病变以后索为主，髓鞘和轴索数目减少，前角细胞也可萎缩变性。

第二节 中医病因病机

糖尿病周围神经病变是在糖尿病久治不愈、病程迁延的基础上发展而来，探讨糖尿病周围神经病变的病因病机必须结合糖尿病进行。糖尿病属中医“消渴”范畴，糖尿病周围神经病变与消渴引起的“痹证”“痿证”相吻合。消渴虽有上中下三消之分，与肺、胃、肾关系密切，但与脾失健运、水津不布密切相关。糖尿病周围神经病变是在消渴日久，脾运久滞，气阴两伤的基础上出现久病入络、络脉瘀阻的病变结果。

一、脾失健运，水津不布是消渴发病的主要机理

脾为后天之本，气血生化之源，与胃一同完成人体对饮食的消化和吸收过程，胃主

受纳腐熟，脾主运化输布，《素问·经脉别论》云："饮入于胃，游溢精气，上输于脾，脾气散精……水精四布，五经并行。"饮食中的水谷精微有效地输送到全身，充分利用的过程正是"脾气散精"的过程，只有脾气健运，才能"受气取汁"，将饮食中的水谷变成气血精微，布散至五脏九窍，四肢百骸，使气血得以充分利用、濡养。而脾的转输功能失常，则上不能输津达肺，中不能为胃行其津液，下不能充养肾精，导致消渴的发生。

可见，消渴病虽有上中下三消之分，实皆与脾有关。上消者指渴饮无度，饮已则燥热依然。肺主气为水之上源，敷布津液，而脾运化、布散功能失常，影响脾难以散精至肺，肺受燥热所伤，津液不能敷布，出现口渴多饮。若脾之转输功能正常，则入胃之水源源而至，达肺之津续续而来，肺津可布而燥渴得止。

中消者消谷善饥。脾为太阴湿土，胃为阳明阳土，两者以膜相连，表里相合，燥润相济，升降有序，脾为胃运化水谷精微，达于五脏六腑，四肢百骸，充养肌肤。脾失健运，不能散精，难为胃行其津液，水谷精微难以达于四肢，则筋骨肌肉无以充养，形体日渐消瘦。

下消者，诸家多论及肾。肾为先天之本，主藏精司固摄而寓元阴元阳，且久病入肾，脾虚日久必累及肾元，先后天并损。《张氏医通》曰："三消久而小便不臭，反作甜味，此脾气下脱，为病最重。"肾失濡养，开阖固摄失权，则水谷精微直趋下泄，随尿而出，尿多且甜。

综上所述，上中下三消皆与脾的病理变化有关，故而张锡纯《医学衷中参西录》云："消渴古虽有上、中、下之分，其证皆起于中焦而极于上下，中焦膵脏而累及脾，脾气不能散精达肺则津液少，不能通调水道则小便无节，是以渴而多饮多尿。"此处膵脏，类似现代解剖学中的胰腺。近现代关于脾的实质探讨已表明，中医学脾包括现代解剖学中的脾和胰，胰腺的生理功能与糖尿病的发生密切相关。因此从脾论及消渴证的发生及病理变化，是有西医学病理生理基础的。

二、气阴两虚是糖尿病周围神经病变的主要病理基础

脾为后天之本，气血津液皆赖之以生化，脾失健运，生化乏源，常可导致气血不足，津液匮乏。糖尿病初期多为阴津亏耗，燥热偏盛，日久不愈，每致阴损气耗，而成气阴两虚之候，亦有初发即以神疲气短、不耐劳作、虚胖无力或日渐消瘦等脾虚气弱征象者。大量临床报道证实，气阴两虚是糖尿病患者最常见的病理证型。"三多一少"证候主要反映阴虚的病理，实际在糖尿病发展变化过程中，燥热、湿热、寒湿、瘀血等皆有其阶段性，而唯有气阴两虚的病理贯穿其始终，也成为糖尿病周围神经病变的病理基础。

三、痰瘀阻络是糖尿病周围神经病变的发病关键

中医络病学说认为络脉是从经脉支横别出，逐层细分，纵横交错，遍布全身，广泛分布于脏腑组织间的网络系统，按一定时速与常度，把经脉运行的气血津液输布、弥

散、渗灌到脏腑周身，发挥着“行血气而营阴阳，濡筋骨，利关节”的生理功能，是维持生命活动和保持人体内环境稳定的网络系统。广义的络脉包括从经脉分出的所有络脉，狭义的络脉又分为气络和脉络，气络运行经气，脉络运行血液，经气的温煦充养、防御卫护、信息传导、调节控制作用涵盖了西医学神经内分泌免疫调节功能，脉络则与西医学从大血管依次分出的中小血管、微血管特别是微循环的解剖学形态相吻合。

糖尿病周围神经病变属糖尿病微血管并发症之一，也是典型的由脉络病变引起气络病变的病理过程。糖尿病初期脾虚气弱，阴损气耗，血液黏滞，运行不畅，气虚则无力推动血液运行而致血瘀；阴虚燥热，煎熬津液，津亏液少，不能载血运行，导致瘀血内停；津液不能正常输布，而津凝为痰，痰阻脉道，痰瘀阻络，正如叶天士所云：“病久气血推行不利，血络之中，必有瘀凝，故致病气缠绵不去。”又云：“久发、频发之恙，必伤及络，络乃聚血之所，久病病必瘀闭。”瘀滞之邪，久存脉络，络中气血阻滞不通，必卒然而痛，《素问·举痛论》曰：“经脉流行不止，环周不休……泣而不行，客于脉外而血少，客于脉中则气不通，故卒然而痛。”络脉瘀阻，气血运行不畅，“不通则痛”；络中气血阴阳不足，不能滋濡温养气络，络虚不荣，“不荣则痛”。久痛入络，后期阴损及阳可致阴阳两虚，更加重瘀血阻络，久而久之进而形成恶性循环。甚则引起脉络完全闭塞不通即脉络瘀塞。因此消渴日久则有“手足麻木，肢凉如冰”（《王旭高医案》），四肢疼痛麻木，或有刺痛，有蚁行感，肌肤失养，出现肌肤干燥粗糙甲错之症，甚者肌肉瘦削。

可见，气阴两虚是糖尿病周围神经病变的主要病理基础，贯穿病变始终，不同病程阶段亦有以阴虚、阳虚为主者，痰瘀阻络则是其发病关键，瘀血、痰浊等病理产物阻滞甚则闭塞脉络，脉络功能失调，血液不能渗灌濡养，气络失养而发为本病。

第三节　西医临床诊断与治疗

一、临床表现

周围神经病变又称多发性神经病变或末梢神经病变，按其临床表现又可为以下两种：

（一）双侧对称性周围神经病变

以四肢末端感觉障碍为主，下肢多于上肢，多以对称性的疼痛和感觉异常为主要表现。疼痛呈针刺痛、烧灼痛或钻凿样疼痛，甚至疼痛剧烈，病人难以忍受，夜间加重，白天或行走后可以减轻，感觉异常常先于疼痛出现，常见麻木、蚁行、虫爬、发热、怕冷和触电样感觉，往往从四肢末端上行，呈对称性“手套”和“袜套”样感觉减退。查体可见震动感、位置觉减弱或消失，跟腱反射、膝反射消失或减弱。

（二）单侧非对称性周围神经病变

以四肢远端，尤其是下肢损害为主，神经损害多以运动神经受累为主。由于运动神经受累，肌力常有不同程度的减退，并有不同程度的肌肉消瘦萎缩和疼痛，局部肢体尤其是下肢活动受限，肢体软弱无力，下肢步履困难。

二、实验室和其他检查

（一）实验室检查

1. 血清抗神经节苷脂抗体（Anti-GS-ab） 本检测可了解DPN自身免疫状况，对DPN早期诊断、病情及疗效判定有参考价值。

2. 血浆β-内啡呔（β-EP）检测 β-EP下降，痛阈也下降，另外β-EP的水平与正中神经运动传导速度（MCV）呈正相关，可作为DPN筛选指标之一。

（二）神经电生理检测

1. 神经传导速度（NCV） 这是目前公认较准确的诊断方法，末端运动潜伏期（DML）可反映周围神经病变的脱髓鞘特性。临床上多测量正中神经及尺神经的NCV、腓总神经运动传导速度（MCV）和有症状肢体感觉传导速度（SCV）。

2. 单纤维肌电图 本检查可较全面反映大、小纤维的失神经后神经再支配，其主要参数是颤抖和纤维密度（FD）。

3. 定量感觉检查 本检查可反映神经受损程度，还可直接反映小神经纤维功能，且敏感度高，是诊断DPN的简单敏感方法。

4. 诱发电位测定 作为无创伤性检查手段，有助于早期了解神经系统受损情况，主要测定电位为双下肢体感觉诱发电位（SEP）和运动诱发电位（MEP）。

（三）感觉检查的方法

1. 浅感觉 分别检查触觉、温觉、痛觉变化。

2. 深感觉 主要检查关节位置觉、音叉振动感、压觉、痛觉、触觉。

3. 运动、感觉障碍电生理的检查 电生理检查为早期诊断多发性神经病变的最敏感指标。

三、诊断要点

一般具有糖尿病证据或至少有糖耐量异常，肌电图检查可发现病人的神经传导速度均减慢，神经电位波幅降低，并可见失神经电位和纤颤波，除外其他因素引起的神经病变即可诊断。

四、治疗

（一）控制血糖

有效地控制血糖是治疗DPN的基础和关键，早期严格控制血糖能延缓或减少DPN

的发生、发展。

（二） 调节代谢

应用醛糖还原酶抑制剂（ARI）、糖化作用抑制剂，补充肌醇，纠正脂肪代谢紊乱等方法进行代谢调节。

（三） 改善微循环

应用血管扩张剂及降低血液黏度等可改善微循环。

（四） 纠正神经营养障碍

补充神经营养因子和维生素以纠正神经营养障碍。

（五） 其他

应用抗氧化剂、免疫抑制剂及物理治疗有助于防止糖尿病慢性并发症的发生。

第四节　中医辨证论治

一、辨证要点

（一） 辨虚实主次

本病属本虚标实之证，本虚以气阴两虚为主，渐至阴阳两虚，标实则责之瘀血、痰浊等病理产物，总以脉络不通为主。

（二） 辨脏腑病位

本病总属本虚标实，初起气阴两虚，多关乎脾肾，以脾气虚伴肾阴虚为主证，后期可出现肝肾阴虚，甚至脾肾阳虚，应注意结合脏腑病位随证遣药。

二、治则治法

本病由消渴日久，脾失健运，气阴两伤，痰瘀阻滞脉络所致，属本虚标实之证，脉络瘀阻甚至闭塞始终贯穿病变始终，为发病的关键病理环节，因此治疗时应以“络以通为用”为总的治疗原则，注意通络法及通络药物的运用，在扶正治本的基础上，辅以通络治疗，则可达到瘀去络通痛止的功效。

三、辨证治疗

（一） 气阴两虚，瘀血阻络

证候：肢体麻木疼痛，沉重酸胀，倦怠乏力，动则汗出，口渴多饮，手足心热，舌质红或黯红，苔薄白，脉细弱。

证候分析：消渴日久，耗气伤阴，气阴两虚，气虚不能推动血液，阴虚络道涩滞，瘀血阻滞络道，肌肤失于气血濡养，故见肢体麻木疼痛，沉重酸胀；气虚生化乏源，固摄不力，故见倦怠乏力，动则汗出；阴虚津不上承则口渴多饮，阴虚生内热则手足心热；舌质红或黯红，苔薄白，脉细弱也为气阴两虚之证。

治则：益气养阴，化瘀通络。

方药：周络通（自拟）。

黄芪 18g　生地黄 18g　水蛭 6g　当归 12g　知母 12g　桂枝 4g　甘草 6g

方解：方中黄芪健脾益气，生地黄养阴生津，辅黄芪以治气阴两虚之本；水蛭化瘀通络，乃叶天士化瘀通络之要药，善除络中之瘀血；知母清热泻火，滋阴润燥，生津止渴；当归养血和血，桂枝通达四肢，温通经脉，助阳化气，引诸药达于四肢而入于络脉而止疼痛；甘草调和诸药。诸药合用，气血双补，调和营卫，温经通络。

加减：气虚较重加党参、白术；血虚明显加熟地黄、阿胶；疼痛较剧者加姜黄；腰膝酸痛者加川牛膝、川断、杜仲以益肾健腰；因气候变更而疼痛加剧者加防风、独活以祛风行痹通络，偏于上肢加桑枝、威灵仙，偏于下肢加木瓜、牛膝、地龙；瘀血重者加鸡血藤、红花、桃仁。

（二） 肝肾阴虚，瘀血阻络

证候：肢体拘挛，麻木疼痛，痛如针刺，如电灼，昼轻夜重，皮肤粗糙，腰膝酸软，口干咽燥，五心烦热，耳鸣健忘，舌红少苔，有瘀斑瘀点，脉弦细或细数。

证候分析：肝主筋，肾主骨，肝肾阴亏，络道涩滞，络脉瘀阻，不通则痛，故见肢体拘挛，麻木疼痛；腰为肾之府，肾阴不足，则腰膝酸软；阴液不足，津不上承则口干咽燥，阴虚生内热则五心烦热，肝肾不足，精气不荣于脑则耳鸣健忘，舌脉也为肝肾阴虚，瘀血内阻的表现。

治则：滋补肝肾，通络止痛。

方药：知柏地黄汤(《医宗金鉴》)加减。

知母 10g　生地黄 10g　黄柏 10g　当归 10g　丹皮 10g　牛膝 12g　山药 10g　泽泻 12g　山萸肉 20g　鸡血藤 15g　水蛭 6g　赤芍 12g

方解：知母、生地黄养阴清热，黄柏、丹皮滋阴降火，山药、山萸肉滋补肝肾，泽泻利湿祛浊，当归、赤芍活血和血，水蛭、鸡血藤化瘀通络，牛膝健腰膝。

加减：筋脉挛急作痛剧烈加白芍、木瓜，肌肉疼痛重者加桑枝、丹参，血瘀动风者加全蝎、地龙、僵蚕息风通络。

（三） 脾肾阳虚，寒凝血瘀

证候：肢体麻木，发凉怕冷疼痛，得温则减，遇寒加重，常以下肢为著，每于入夜后明显，常伴神疲乏力，面色㿠白，大便溏薄，舌质淡胖，舌色黯淡，脉沉弱。

证候分析：脾肾阳虚，寒从内生，失于温化，寒凝血瘀阻滞脉络，故见肢体麻木，发凉怕冷疼痛；“血得温则行，得寒则凝”，故得温则减，遇寒加重；阳虚生内寒，阳虚气亦不足故见神疲乏力、面色皖白；大便溏薄、舌质淡胖、舌色黯淡、脉沉弱为阳虚寒凝之象。

治则：温补脾肾，化瘀通络。

方药：金匮肾气丸(《金匮要略》)加减。

熟地黄 24g　山药 18g　山萸肉 12g　茯苓 15g　制附子（先煎）6g　黄芪 18g　桂枝 12g　水蛭 6g　赤芍 12g　川断 12g　牛膝 12g　甘草 6g

方解：附子、黄芪益气温阳，熟地黄、山药、山萸肉滋阴补肾，茯苓健脾化湿，桂枝辛温通络，水蛭化瘀通络，赤芍活血和血，川断、牛膝强壮腰膝，甘草调和诸药。

加减：若瘀血重者加桃仁、红花，若痰湿偏盛者加半夏、白术。

（四） 痰瘀痹阻，脉络瘀塞

证候：肢体麻木沉重，酸痛无力，甚则肌肉萎缩，伴形体肥胖，舌质紫黯或有瘀斑，苔白腻，脉滑。

证候分析：痰瘀胶结，混处络中，痹阻脉络，脉络末端渗灌濡养功能受阻，肢体失于血液濡养故见麻木沉重、酸痛无力，甚则肢体失用而见肢肉萎缩，舌脉为痰瘀互阻的特征性表现。

方药：双合汤(《杂病源流犀烛》)加减。

陈皮 10g　半夏 10g　茯苓 15g　白芥子 10g　僵蚕 10g　水蛭 6g　桃仁 15g

方解：半夏、陈皮、茯苓、白芥子、僵蚕化痰祛湿，水蛭、桃仁化瘀通络，地龙搜风通络止痛。

加减：气阴两虚者加黄芪、生地黄，痰瘀化热者加黄柏、瓜蒌等。

第五节　预后与调护

糖尿病周围神经病变患者应及早诊断与治疗，尤其是早期若能积极治疗，大多可以得到改善。本病早期预防一般应注意以下几点：积极控制高血糖，严格控制饮食，适当进行体育锻炼，坚持自我按摩等。

第十三章　糖尿病肾病

糖尿病肾病（diabetic nephropathy，DN）是糖尿病全身微血管合并症，是糖尿病主要远期并发症之一，临床上可表现为蛋白尿、水肿、高血压及肾功能损害。

本病属中医学“水肿”“肾消”“消渴”“眩晕”“关格”等病证范畴。清代沈金鳌《杂病源流犀烛》说“有消渴后身肿者，有消渴面目足膝肿而小便少者”；北宋《圣济总录》进一步阐述病机：“消渴病久，肾气受伤，肾主水，肾气虚寒，气化失常，开阖不利，水液聚于体内，而出现水肿。”上述记载与糖尿病肾病的临床表现相类似。本病属典型的“久病入络”“久病及肾”病证，当属络病范畴，随着络病学说的不断完善和深化，从络病论治该病取得了显著进展，有助于更清晰地把握其病机特点与病理演变，治疗上也更具针对性。

第一节　西医病因病理

糖尿病肾小球损害是糖尿病微血管病变的一部分，其发病可能为多种因素造成，包括遗传、生化改变、脂质代谢紊乱、肾脏血流动力学改变、肾脏结构异常、细胞因子与多肽生长因子等。

糖尿病肾病的病理往往表现为肾脏体积增大，表面光滑，终末期表面可呈现细颗粒改变。肾组织学改变可累及肾小球、小管间质及血管，基本病变为肾小球系膜样物质增多，同时毛细血管基底膜增厚。通常将肾小球病变分为弥漫性肾小球硬化、结节性肾小球硬化、渗出性病变 3 种病理类型。

第二节　中医病因病机

先天禀赋不足或后天饮食不节、情志失调、房劳过度等可致阴虚火炽，津伤液竭，成为糖尿病肾病的早期病变。随着病情进展，渐至阴伤及气，气损及津，出现气虚、气阴两虚等病理机转，病情久延，正气日衰，最终出现脾肾衰败、阴阳两虚的病理转归。不论阴虚、气虚、气阴两虚，甚至阴阳两虚，皆可因虚致实，成为导致或加重糖尿病肾病肾络病变的重要因素。

一般而言，因虚致实的途径主要有：①气虚无力推动血液运行，致络中血瘀，如清代医家王清任所说“元气既虚，必不能达于血管，血管无气，必停留而瘀”，其言虽指脑血管病，但对糖尿病肾病亦具指导意义；②气虚不能摄血，血溢络外，反压迫肾络，肾络受损，导致肾络瘀阻，即清代医家唐容川所言“离经之血亦为瘀血”；③气虚布津无权，津液涩渗，化为痰浊，阻滞肾络；④其他如阴虚燥热，炼津为痰，或火热煎熬血液为瘀，或阳虚寒凝，血凝络中，均可导致瘀血、痰浊等病理产物积聚，损伤肾络。

由于糖尿病肾病之气阴两虚、肾络亏虚可产生痰浊、瘀血等病理产物阻滞肾络，痰瘀互结日久络脉瘀塞又可引起络息成积的病理改变。关于积之形成，《灵枢·百病始生》说“虚邪之中人也，始于皮肤……留而不去，传舍于肠胃之外，募原之间，留著于脉，稽留而不去，息而成积，或著孙脉，或著络脉”，指出正虚邪气内侵，久聚络脉，稽留不去，引起络息成积的病理变化。该篇又说“肠胃之络伤，则血溢于肠外，肠外之寒汁沫与血相搏，则并合凝聚不得散而积成矣”，明确指出积证乃凝血不散与津液涩渗著而形成，血在络中运行，津血在络脉末端互渗互换，津血的凝滞显然属于络脉病变。可见痰瘀痹阻，互结肾络，引起络外络周继发性病理改变导致络息成积是糖尿病肾病发展加重的关键病理环节。纵观糖尿病肾病的病理过程，临床前期多是由于血糖增高、糖代谢紊乱引起肾小球微血管病变，表现为肾小球肥大、肾小球直径及肾小球毛细血管管腔直径增加。肾脏损害继续，肾小球细胞外基质逐渐增多，表现为肾小球系膜区增宽及毛细血管基底膜增厚，最后发展至肾小球硬化。显然糖尿病肾病发展至肾小球硬化的过程，与痰瘀互结肾络最终引起络外络周络息成积的继发性病理改变是相吻合的。

第三节　西医临床诊断与治疗

一、临床表现

糖尿病肾病的主要临床表现包括肾小球滤过率（GFR）增高、蛋白尿、水肿与肾病综合征、高血压和肾功能衰竭。

（一）蛋白尿

糖尿病肾病早期尿中蛋白质排出量增加，用敏感的放射免疫法才能检测出，是所谓的微量蛋白尿（UAG）。微量白蛋白起初为间歇性或运动后出现，后转为持续性蛋白尿。随蛋白尿加重，逐渐出现水肿和高血压。

（二）水肿与肾病综合征

尿蛋白<3.5g/d 时即可出现明显水肿，部分患者由于大量尿蛋白（>3.5g/d）引起肾病综合征。糖尿病肾病水肿较严重，对利尿剂反应差，其原因除低蛋白血症外，部分是由于糖尿病肾病时水、钠潴留超过一般肾病综合征。

（三）高血压

为糖尿病肾病的晚期表现，临床有 1/2～3/4 的患者出现高血压，加速肾脏病变的发展和肾功能的恶化。

（四）肾功能衰竭

持续性蛋白尿至终末期肾衰平均7年，早期控制高血压、血糖及低蛋白饮食等可使此间期延长。在未治疗的糖尿病肾病患者GFR下降速率平均为每月每分钟1mL，到后期50%~70%有肾功能损害，当GFR低于正常1/3以下时出现明显氮质血症，近1/3的患者出现尿毒症。

二、实验室和其他检查

（一）UAG测定

UAG每分钟在20~200μg为微量白蛋白尿，可诊断早期糖尿病肾病，UAG每分钟>200μg则为临床蛋白尿。

（二）GFR测定

I期DN患者，GFR常增加30%~40%，肾脏增大，肾血流量一般增加。GFR又是肾功能减退的敏感指标，若GFR每分钟<90mL时，可认为肾小球滤过功能已开始下降，进入DN的临床期。

（三）肾脏超声检查

超声可检查早期肾脏大小。彩色多普勒可检测肾血流改变。

（四）肾活检

肾活检可提供特异性诊断，在鉴别糖尿病肾病伴或不伴非糖尿病肾病时，需肾活检提供病理诊断。

三、诊断要点

糖尿病肾病的诊断通常不需要做肾活检，符合以下条件即可诊断：患者有多年DM病史，有微量蛋白尿水平以上的蛋白尿，伴有DM其他合并症（如糖尿病眼底损害），临床能除外其他肾脏病。

四、治疗

DN的防治措施概括起来包括以下几个方面：严格控制高血糖，控制高血压，调脂治疗，纠正代谢紊乱，减少蛋白尿，保护肾功能和积极治疗合并症。

（一）控制高血糖

DN患者血糖控制，要求空腹血糖<7mmol/L，餐后血糖<10mmol/L，糖化血红蛋白<7%。

（二） 控制高血压

一般要求伴高血压 DN 患者的血压控制<130/80mmHg，尿蛋白 24 小时>1.0g 者目标血压为 125/75mmHg。

（三） 调脂治疗，纠正代谢紊乱

DN 患者积极控制高血脂，能明显改善蛋白尿，延缓肾功能衰退的进展。

（四） 减少尿蛋白，保护肾功能

血管紧张素转换酶抑制剂（ACEI）和血管紧张素受体拮抗剂（ARB）除了降压作用外，被广泛用以降低 DN 患者的尿蛋白，还具有减轻肾组织病变，延缓肾功能不全进展的作用。

（五） 积极治疗合并症

感染是糖尿病患者的一个常见合并症，DN 患者在接受影像学检查时，容易出现因造影剂引起的肾脏损害和急性肾功能不全；2 型糖尿病患者常常合并有心血管、脑血管及外周神经血管病变，这些肾外合并症的处理对于保护肾功能，减少患者的病死率同样具有重要的意义。

（六） 糖尿病终末期肾病治疗

可以采用血透、不卧床持续腹膜透析（CAPD）、肾移植和胰肾联合移植等替代治疗方法。

第四节　中医辨证论治

一、辨证要点

（一） 辨虚实

要辨脏腑之虚实和络病之虚实。邪实方面主要表现在气滞、血瘀、痰饮、水湿及其他外邪为患；虚证早期多见阴虚及阴虚火旺，中期可见气阴两虚，晚期可见阴阳两虚。疾病的发展过程中，往往错综复杂，表现为虚实夹杂，而以某一方面为主；在发病过程中也可出现由实转虚或因虚致实，要全面分析。

（二） 辨标本

本病以脏腑阴络亏虚为本，气滞、血瘀、痰饮、水湿及其他外邪为患为标，两者互为因果，相互影响，常因病程长短及病情轻重不同而各有侧重。

（三）辨并发症

易发生多种并发症是本病的特点之一，如痈疽、肺痨、眼疾、心脑病证等，往往是本病首诊和确诊的线索，对并发症的积极治疗会改善本病的病程进展和预后。

二、治则治法

本病病位在肾络，气阴两虚为本，血瘀、湿痰及其他外邪为标，故通络祛邪，调理脏腑为本病的治疗原则。实证应祛邪通络，可选用辛温通络、辛润通络、辛香通络、虫蚁搜络等方法；虚证宜络虚通补，可选用补气通络、辛甘通补、滋润通络等方法。

三、辨证治疗

（一）阴虚燥热，肾络不荣

证候：头目昏眩，腰酸耳鸣，性情急躁，咽喉干痛，口干盗汗，烦热尿赤，舌质红少津，苔薄少，脉细弦数。

证候分析：肺津、胃液、肾阴不足，故口干，舌少津；肾虚失养，则腰酸；肾虚髓海不足，则头目昏眩耳鸣；阴虚内热，则盗汗，烦热，尿赤；虚火上炎，则咽喉干痛，性情急躁；舌质红少津，苔薄少，脉细弦数，为阴虚燥热之象。

治法：滋润通补。

方药：左归丸(《景岳全书》)加减。

熟地黄 10g　生地黄 15g　麦冬 30g　白芍 15g　山药 30g　龟板 15g　山茱萸 15g　菟丝子 8g　桃仁 15g　丹皮 15g　地龙 6g

方解：方中以熟地黄、龟板滋补肾阴，生地黄、麦冬养阴生津，白芍、山药、山茱萸滋补肝脾，菟丝子阳中求阴，桃仁、丹皮、地龙活血化瘀，搜剔通络，共奏润补通络之功。

加减：阴虚火旺者，加知母、黄柏、生龙骨、生牡蛎以清退内热；气虚者，加党参、黄芪以益气扶正；兼湿热者，加土茯苓、薏苡仁、滑石利水清热化湿。

（二）气阴两虚，肾络失荣

证候：面浮肢肿，少气乏力，胸闷气短，失眠，易感冒，午后低热，口干咽燥，手足心热，咽部黯红，耳鸣，头晕目眩，腰膝酸软，舌质红，少苔，脉细或弱。

证候分析：肺肾气虚则少气乏力，气短；气虚卫外不固，故易于感冒；阴液不足，故口干，舌少津；肾虚失养，则腰酸；肾虚髓海不足，则头目昏眩，耳鸣；阴虚内热，则盗汗、烦热、尿赤；虚火上炎，则咽喉干痛，性情急躁；气虚不能固摄，水液溢于脉外，则面浮肢肿。舌质红，少苔，脉细或弱，为气阴两虚之象。

治法：益气养阴荣络。

方药：生脉散(《医学启源》)合六味地黄汤(《小儿药证直诀》)加减。

生黄芪 30g　西洋参 6g（另煎）　酸枣仁 30g　麦冬 30g　山药 30g　山茱萸 15g　生地黄 15g　枸杞子 15g　地龙 6g　丹参 15g

方解：方中生黄芪、西洋参益气扶正，生地黄、麦冬、山茱萸、枸杞子、山药、酸枣仁养阴增液生津，地龙、丹参通络。

加减：有水肿者，加茯苓、车前子利水；瘀重者，加桃仁、红花增加活血化瘀之力；甚者可加水蛭、土鳖虫增强化瘀通络之功。

（三）气阳两虚，肾络失煦

证候：面色苍白，形寒肢冷，周身水肿，按之没指，可伴胸水、腹水，甚者胸闷气急，小便短少，大便溏薄，舌质淡，舌体胖大，苔薄或腻，脉沉细微。

证候分析：脾肾阳虚，失去温煦之职，则形寒肢冷；阳不化气，水湿下聚，则肢体浮肿；阳虚水泛，则心悸气短；脾失转输，肾失蒸腾气化，络脉不通，水液不归正化而溢于脉外，则周身水肿，甚者可伴胸水、腹水；脾阳不运，则便溏；舌质淡，舌体胖大，苔薄或腻，脉沉细微为脾肾阳虚之征。

治法：温肾通络，化气行水。

方药：附子理中丸组方(《太平惠民和剂局方》)加减。

附子 10g（先煎）　党参 15g　白术 15g　干姜 10g　茯苓 30g　甘草 10g　水蛭 15g

方解：方中附子、干姜温补脾肾阳气；党参、白术补益脾气；茯苓健脾化湿；甘草补中扶正，调和诸药；水蛭化瘀通络。

加减：若肾阳虚甚，形寒肢冷、大便溏薄明显者，可加肉桂、补骨脂以助温补脾肾；水肿明显者，加葶苈子以泻肺利水；瘀血重者，加桃仁、红花破血，甚者可加土鳖虫以加强通络之力。

（四）湿热壅盛，络脉阻滞

证候：身体困重，胸腹痞闷，烦热口渴而不欲饮，口苦，小便赤涩，纳呆，胸闷，呕恶，舌质红，苔黄或黄厚腻，脉弦数。

证候分析：湿热互结，蕴蒸三焦，络脉阻滞，故身体困重，胸腹痞闷；湿热上蒸，浊水内停，故烦热口渴而不欲饮；湿热下注，则小便赤涩；湿热熏蒸肝胆，故口苦；湿阻肠胃，故纳呆、胸闷、呕恶。

治法：清热利湿，泄浊通络。

方药：甘露消毒丹(《温热经纬》)加减。

茵陈 30g　滑石 30g（包煎）　黄芩 15g　薏苡仁 50g　川牛膝 15g　土茯苓 30g　地龙 15g　水蛭 15g

方解：方中用茵陈、滑石清热利湿；黄芩苦寒燥湿，加强清热之力；薏苡仁、土茯苓淡渗利水，川牛膝活血利水；地龙、水蛭搜剔透络，共奏清热利湿通络之效。

加减：脾胃虚者，加苍术、白术，以增强健脾之力；湿盛者，加白蔻仁、藿香、佩兰以化浊醒脾；湿毒盛者，加公英、地丁，增强清热解毒功效；大便干结者，加大黄、麻子仁泄浊化瘀，使邪有出路；络脉瘀阻重者，加土鳖虫、红花、桃仁以加强活血化瘀通络之力。

（五）痰浊阻络

证候：胸闷，气短心慌，痞满不舒，四肢沉重，懒言少动，或脘腹胀满，纳呆呕恶，或便溏，舌体胖大，苔白腻或白滑，脉沉弱或沉缓。

证候分析：痰浊积于体内，阳气不振，故胸闷，气短心慌，痞满不舒；四肢络脉阻滞，故身重，懒言少动；痰阻中焦，故脘腹胀满，纳呆呕恶；痰湿困脾，脾气不升故便溏；舌体胖大，苔白腻或白滑，脉沉弱或沉缓为痰浊内阻之征。

治法：宽胸豁痰，散结通络。

方药：瓜苓通络汤（自拟）。

瓜蒌30g 茯苓30g 陈皮30g 薤白15g 半夏15g 苍术15g 厚朴15g 桂枝10g 地龙15g

方解：方中瓜蒌化痰宽胸；半夏辛温性燥，燥湿化痰，降逆和胃；陈皮理气燥湿；苍术、厚朴燥湿健脾；茯苓健脾渗湿；桂枝、薤白辛温通阳；地龙搜风通络。

加减：痰浊化热者，加黄芩、竹茹清热化痰；便秘者，加大黄以通腑泻热；脾虚者，加党参、白术以健脾益气；感受风寒者，加荆芥、防风、羌活、独活疏风解表；感受风热者，加银花、连翘、浮萍疏散风热。

（六）水瘀阻络

证候：面目虚浮，四肢水肿，小便不利，迁延日久则肌肤甲错，或现红丝赤缕或瘀点瘀斑，舌质紫黯，苔薄黄或薄腻，脉弦细涩。

证候分析：病久瘀血阻络，故见红丝赤缕；日久肌肤失荣，故肌肤甲错；瘀血阻滞络脉，水液运行不畅，溢于脉外，留于体内，则面目虚浮，四肢水肿；水液不归正化则小便不利。

治法：理气活血，利水通络。

方药：理气活血通络汤（自拟）。

当归15g 红花15g 赤芍12g 川芎18g 桃仁15g 柴胡18g 降香10g 枳壳20g 丹参30g 茯苓30g 三棱6g 乌梢蛇15g

方解：方中当归、赤芍、川芎、丹参养血活血，柴胡、枳壳理气通络，茯苓淡渗利水，红花、桃仁、三棱化瘀通络，降香辛香通络，乌梢蛇搜风通络。

加减：心胸疼痛较剧，可酌加乳香、没药、延胡索等以增强止痛效果；气虚者，加西洋参、生黄芪以益气通络；阴虚者，加生地黄、沙参滋阴润络。

（七）络息成积

证候：少尿甚则无尿，面目、肢体浮肿，伴腰膝酸软，形寒肢冷，大便糖薄等，舌质暗，脉沉细涩。

证候分析：痰湿浊瘀阻滞络脉，凝聚成形，络息成积，肾失蒸腾气化之职，故少尿甚则无尿；水液输布代谢障碍，停于体内，故面目、肢体水肿；肾络阳虚，故腰膝酸软，形寒肢冷，大便溏薄；阳虚温运失职，血滞为瘀，故舌质暗，脉沉细涩。

治法：益肾通络，散结化积。

方药：益肾化积汤（自拟）。

黄芪 30g　白术 12g　茯苓 12g　鹿角霜 30g　穿山甲 9g　女贞子 30g　莪术 12g　黄精 15g　蜈蚣 2 条　土鳖虫 9g　龙葵 12g　白茅根 30g　大黄 6g　土茯苓 30g

方解：方中黄芪、白术益气，鹿角霜温阳，黄精、女贞子养阴，龙葵、白茅根、茯苓、土茯苓利水解毒，穿山甲、蜈蚣搜风透络，土鳖虫化瘀通络，莪术通络消积、大黄祛瘀生新。

加减：小便难出者，加知母、黄柏、肉桂；下腹胀痛重者，加沉香、乌药、延胡索；痰浊甚者，可加胆星、全瓜蒌、皂角刺。

第五节　预后与调护

糖尿病肾病为慢性进行性疾病，临床症状出现较晚，出现蛋白尿时，一般认为病程为 10 年，发展到Ⅲ期后，其肾功能将进行性下降，若不加控制，5~10 年内将出现肾功能衰竭，肾脏病理呈弥漫性，较结节性易进展到肾功能衰竭。糖尿病肾病调护包括饮食调理、劳逸适度、避免情绪过度激动和波动、保持心情畅达等。

第十四章　肝硬化

肝硬化（cirrhosis of liver）是一种以肝组织弥漫性纤维化，假小叶和再生结节形成为特征的慢性肝病。早期可无明显症状，晚期则以肝功能损害及门静脉高压为主要表现，并常出现消化道出血、肝性昏迷、继发感染等严重并发症。

本病属中医“鼓胀”“单腹胀”等病范畴，因其腹部胀大如鼓而命名。如《灵枢·水胀》说：“鼓胀何如？岐伯曰：腹胀身皆大，大与肤胀等也，色苍黄，腹筋起，此其候也。”明代张景岳《景岳全书·肿胀》说：“单腹胀者，名为鼓胀，以外坚满而中空无物，其象如鼓，故名鼓胀。又或以血气结聚，不可解散，其毒如蛊，也名蛊胀，且肢体无恙，胀惟在腹，故又名为单腹胀。”其描述均与西医学肝硬化症状相似。中医认为本病多因酒食不节，情志所伤，感染血吸虫，劳欲过度及黄疸积聚失治，使肝、脾、肾功能失调，气、血、水瘀积腹内而成。近年又提出“肝络凝瘀”等病机，为从络病论治本病提供了理论依据。

第一节　西医病因病理

引起肝硬化的原因很多，我国绝大多数肝硬化患者是由乙型和丙型肝炎病毒引起；长期大量饮酒也可使肝细胞发生脂肪变性、坏死和再生，最终导致肝纤维化和肝硬化；其他如血吸虫病、胆汁淤积等，都可能导致肝硬化发生。

肝硬化的病理分类分为小结节性、大结节性、混合性、不完全分隔性（或多小叶性）四种。早、中期阶段，肝体积正常或略增大，重量增加，质地正常或稍硬；后期肝体积缩小，重量减轻，硬度增加，表面呈细小而均匀或粗细不规则的小结节（小结节性肝硬化）或大小不等的大结节（大结节性肝硬化），肝被膜增厚。切面所见，肝脏正常结构消失，被无数圆形的岛屿状结节代替，结节周围有灰白色的结缔组织间隔呈轮状包绕。

第二节　中医病因病机

肝硬化的病机关键是肝、脾、肾三脏功能失常。首先肝气不疏，肝络气滞，进而由气及血，以致肝之脉络瘀阻，这是形成本病的主要病机；其次，脾不运化，水湿停聚，气血生化不足；第三，肾之功能失司，蒸腾气化无力，导致水液停蓄，是肝硬化的又一重要因素。随着病情的发展，可见肾之阴阳亏虚，肝之阴液不足之证。肝络郁滞、肝络瘀阻、水湿内停是本病发展过程中的重要病理因素，故清代喻嘉言在《医门法律·胀病论》中说：“胀病也，不外水裹、气结、血瘀。”痰瘀阻滞肝络，导致络息成积的病理变化，是发生肝硬化的关键病理环节。《难经·五十五难》记载了五脏阴络留而成积的病变类型，指出了络病引起的脏腑组织继发性病理改变，其中肝积肥气即包括西医学肝纤维化所致肝硬化在内。

结合临床实际，肝硬化的病因病机可以概括为五个方面：

一、肝络郁滞

肝为藏血之脏，性喜条达，若情志不舒，所愿不遂，肝失疏泄，气机不利，则肝络郁滞。肝气横逆犯胃，克伐中土，运化失职，水湿停留，瘀血内停，日久不化，便生本病。故清代林珮琴《类证治裁·肝气肝火肝风》指出：“肝木性升散，不受遏郁，郁则经气逆，为嗳，为胀，为呕吐，为暴怒胁痛，为胸满不食……皆肝气横逆也。”

二、肝络瘀阻

若情志失调，肝气郁结日久，或湿热蕴结中焦，熏蒸肝胆，壅塞肝络气机，血流不畅，瘀血停积，瘀阻肝络，故见胁肋刺痛，痛有定处，病在阴分，故入夜更甚。络瘀于内，津液外渗，溢于胸腹则为胸水腹水，溢于肌肤则为水肿。

若在血吸虫疫区接触疫水，遭受血吸虫感染，治疗不及时，伤及肝脾，肝气郁滞，脉络不畅；脾不运化，湿邪留滞，以致脉络瘀阻，升降失司，清浊相干，瘀血与痰浊凝聚，阻塞脉络，渐而成为本病。正像隋代巢元方《诸病源候论》所说：“此由水毒气结聚于内，令腹渐大，动摇有声，常欲饮水，皮肤粗黑，如似肿状，名水蛊也。”

三、热毒滞络

外感湿热疫毒，蕴结中焦，湿热交蒸于肝胆，热毒阻滞肝络，胆汁排泄不循常道，浸淫皮肤，下流膀胱，使身目小便俱黄，正如东汉张仲景《金匮要略·黄疸病脉证治》所说：“四肢苦烦，脾色必黄，瘀热以行。”指出湿热阻滞，血络郁滞，热毒结于肝络的病理变化。若湿热挟时邪疫毒伤人，病势暴急，热毒滞络，可迫血妄行而见衄血、便血、肌肤瘀斑等症。

四、肝络失荣

肝为藏血之脏，血液贮藏于肝内，血液通过肝络渗灌濡养，柔软肝体，制约肝用，防其太过。若脾肾亏虚，生化乏源，或久病耗伤肝血，肝无所藏，肝络失于渗灌，则见胁肋隐痛，劳累加重，腰膝酸软，两目干涩，形体消瘦，唇紫口燥。

若由情志不遂，气郁化火伤阴，或温热病耗伤肝阴可致肝阴虚，肝络失荣则见头晕眼花，两目干涩，视力减退，胁肋隐痛，面部烘热或颧红，五心烦热，潮热盗汗。

五、络息成积

因长期情志失调，肝气不舒，肝络瘀阻；或饮食伤脾，水谷精微不布，湿浊聚而成痰，痰阻气机，血行不畅，痰瘀互结，脉络壅塞；或黄疸日久治不及时，久羁不去，湿热伤脾，中气亏耗，斡旋失职，水湿停滞，进一步影响肝之条达，遂使气血不畅，肝络瘀阻，络息成积，均可导致肝脏结聚成形。

此外，在疾病的发展过程中，若影响及其他络脉亦可出现不同病理转归。若脾虚失于统摄之权，脉络不能裹血，血不归经而外溢，或湿热，或瘀热，或阴虚火旺，灼伤脉络，血液外溢，则可见各种出血症状；或水湿之积郁而化热，湿浊上扰，脑之气络功能失常，又可见卒生神昏、痉厥诸症。

第三节　西医临床诊断与治疗

一、临床表现

肝炎性肝硬化患者有一般性的全身症状，也有许多特征性的肝病表现，除可有一般慢性肝炎的临床表现外，其最主要的临床特征是肝功能异常及门脉高压。部分隐匿型肝硬化患者无任何临床表现。

二、实验室和其他检查

（一）血常规

代偿期多正常，失代偿期多有程度不同的贫血；脾功能亢进时，白细胞和血小板计数减少；继发细菌感染时，白细胞总数及中性粒细胞均可升高。

（二）肝功能检查

1. 血清酶学检查　均有不同程度增高。

2. 血清胆红素代谢　可提示黄疸的性质，肝细胞性黄疸时，血中直接胆红素和间接胆红素均增高，以间接胆红素增高为主。

3. 血清蛋白测定　肝硬化时白蛋白合成减少，血中白蛋白/球蛋白比值降低甚至倒置，比值越低，说明肝脏代偿能力越差。

（三）其他检查

1. 蛋白电泳　γ-球蛋白比例增加，提示慢性肝病。肝炎后肝硬化失代偿时，γ-球蛋白增高最为显著。

2. 凝血酶原时间测定　当肝功能严重受损时，凝血酶原时间测定是一项较为敏感的指标，肝硬化晚期时凝血酶原时间延长。

3. 免疫球蛋白测定　肝炎后肝硬化以 IgG 及 IgA 增高多见，多以 IgG 增高为主。原发性胆汁性肝硬化时 IgM 增高，酒精性肝硬化时 IgA 增高常见。

4. 血清总胆固醇及胆固醇酯测定　肝硬化时两者均降低。

5. 肝纤维化指标 肝硬化时脯氨酸羟化酶、透明质酸、亚型前胶原肽、单胺氧化酶等都有不同程度增高。

三、诊断要点

主要依据为：①有病毒性肝炎、长期饮酒等病史；②有肝功能减退和门脉高压的临床表现；③肝脏质地坚硬有结节感；④肝功能试验常有阳性发现；⑤肝活组织检查见假小叶形成。

四、治疗

本病西医无特效治疗，关键在于早期诊断，针对病因加强一般治疗，使病情缓解及延长代偿期；对失代偿期患者主要是对症治疗，改善肝功能，防治并发症。

（一） 一般治疗

失代偿期患者应卧床休息为主，饮食以高热量、高蛋白、富含维生素而易消化食物为宜。

（二） 腹水的治疗

1. 限制钠、水的摄入 给无盐或低盐饮食，每日摄入钠盐500～800mg，进水量应限制在每日1000mL左右。

2. 利尿剂 通常使用小剂量保钾利尿剂与排钾利尿剂联用。

3. 放腹水加输注白蛋白 本方法对难治性腹水有较好疗效，一般每日或每周3次放腹水，每次在4000～6000mL，同时静脉输注白蛋白40g。

4. 提高血浆胶体渗透压 定期少量、多次静脉输注鲜血或白蛋白，可改善机体一般情况，恢复肝功能，提高血浆渗透压，促进腹水消失。

（三） 并发症治疗

1. 上消化道出血 除采取紧急抢救措施外，可定期通过内镜对曲张静脉注射硬化剂或采用静脉套扎术。

2. 自发性腹膜炎 应积极支持治疗和应用抗菌药物，强调早期、足量、联合应用。

3. 肝性脑病 包括消除诱因，对症治疗，减少肠内毒物的生成和吸收，纠正氨基酸代谢紊乱等措施。

4. 肝肾综合征 目前无有效治疗，在积极改善肝功能前提下，可采取下列措施：①迅速控制感染、大出血；②严格控制入液量，纠正水、电解质和酸碱平衡失调；③应用扩容剂以改善肾血流量，在此基础上应用利尿剂；④应用多巴胺、依前列醇等血管活性药物以改善肾血流量，增加肾小球滤过率；⑤重在预防，避免强烈利尿、大量放腹水及应用损害肾功能药物等。

（四）肝脏移植

对于晚期肝硬化患者，一定程度上可提高患者的存活率。

第四节　中医辨证论治

一、辨证要点

（一）辨证之虚实

本病常常虚实夹杂，在具体的发展阶段又有所侧重。一般初起多肝气犯胃或肝脾失调，以实证为主；继则肝脾两伤，正虚邪实，但仍以实证较为明显；进一步发展则肝脾肾三脏俱损，水湿停蓄而气血亏虚，或阴阳虚损，而成虚实夹杂之证。

（二）辨在气在血

疾病之初多属气病，络气不畅，常见腹胀胁满症状；疾病久羁，气病及血，气滞血瘀，肝络瘀阻，可见胁下痞块、蜘蛛痣、舌质黯紫或瘀斑诸症。

（三）辨邪之性质

肝硬化邪实之中有气滞、血瘀、水湿之分。一定阶段以气滞为主，有时则以血瘀为要，疾病晚期则常三者同时为病。

二、治则治法

本病之根本乃肝之络脉为病，多属虚实夹杂，故必须在明辨虚实的基础上，确立攻补先后缓急之法，总以通络为要。通络之中又有补虚通络、行气通络、活血通络、利水通络等法，但要以补虚不碍邪，攻邪不伤正为原则。不可一味苦寒清热解毒之品以败伤胃气，克伐中土。

本病治疗初期多疏肝和胃，健脾化湿，行气通络；中期多化瘀通络，健脾利水，必要时暂用峻剂逐水；晚期则必须攻补兼施。

三、辨证治疗

（一）肝络郁滞证

证候：脘腹胀满，胁肋胀痛，急躁易怒，纳差体倦，呕恶不适，舌淡红，苔薄白或薄黄，脉弦。

证候分析：肝气失于疏泄，克伐中土，斡旋失职，故脘腹胀满，急躁易怒；肝络郁滞，络气不和，故胁肋胀痛；脾虚运化失职则体倦，胃不受纳则纳差，胃气不降则呕恶不适；舌脉皆为肝气不畅，肝络气滞之象。

治法：疏肝健脾，理气通络。

方药：逍遥散(《太平惠民和剂局方》)加减。

柴胡 12g　白芍 15g　当归 12g　丹参 30g　郁金 12g　茯苓 18g　白术 12g　土鳖虫 9g　川楝子 15g　紫菀 10g　桔梗 9g　炙甘草 6g

方解：方中以柴胡疏肝理气，白芍柔肝和络，当归、丹参养血活血；郁金活血行气，助柴胡以行气，益当归、丹参以祛瘀；茯苓、白术健脾渗湿，夺土郁而御木侮；土鳖虫活血逐瘀，川楝子辛香行气，通利肝络；紫菀、桔梗行气宣肺，畅通三焦；炙甘草益气健脾，且可调和诸药。共奏疏肝健脾，理气通络之效。

加减：肝郁化热者加丹皮、黄芩，胁痛明显者加延胡索、香附，纳差明显者加焦三仙、砂仁、白蔻，恶心呕吐者加半夏、陈皮、代赭石，体倦甚者加黄芪、党参。

（二）肝络瘀阻证

证候：胁肋刺痛，痛有定处，入夜更甚，面色黧黑或晦黯，头面胸腹红点赤缕，舌质紫黯，脉沉涩。

证候分析：肝络瘀阻，气血不畅，故见胁肋刺痛，痛处不移；邪在阴分，故疼痛入夜更甚；络脉瘀阻，现于皮部，则见头面胸腹红点赤缕；络瘀血滞，不能上荣于面，则见面色黧黑或晦黯；舌脉皆为络脉瘀阻，血行不畅之象。

治法：祛瘀通络。

方药：复元活血汤(《医学发明》)加减。

柴胡 12g　郁金 12g　旋覆花 12g（包煎）　桃仁 10g　红花 9g　当归 12g　穿山甲 9g　大黄 6g　土鳖虫 9g　虎杖 15g

方解：柴胡、郁金疏肝理气，气行血畅则肝络自通；旋覆花行气通络，为络病郁滞之圣药；桃仁、红花、当归活血祛瘀；穿山甲、土鳖虫破血通络；大黄活血，与虎杖相伍又可通利肠腑，有利血脉之畅通。共奏祛瘀通络之效。

加减：胁痛甚者加川楝子、延胡索；阴虚舌红，牙龈出血者加女贞子、旱莲草、茜草；伴有腹胀纳呆，四肢乏力，舌淡苔白者加党参、茯苓、白术。

（三）湿热蕴结，热毒滞络证

证候：身目发黄，胁肋胀痛，脘闷纳呆，恶心呕吐，倦怠乏力，便结溺赤，或腹大坚满，拒按，脘腹绷急，舌红，苔黄腻，脉弦滑或滑数。

证候分析：湿热蕴结，泛滥肌肤，故身目发黄；肝络被湿热壅遏，络气不畅，故胁肋胀痛；湿热困阻中焦，胃气不降，故脘闷纳呆、恶心呕吐；脾虚精微不能化生，身体失于濡养，故倦怠乏力；湿热结于下焦，则便结溺赤；若水湿停留于腹部，又可见腹大坚满拒按，脘腹绷急；湿热结于体内，故见苔黄脉滑数之象。

治法：清热利湿通络。

方药：茵陈蒿汤(《伤寒论》)合茵陈五苓散(《金匮要略》)加减。

茵陈 30g 大黄 15g 栀子 12g 猪苓 12g 泽泻 9g 茯苓 30g 白术 12g 赤芍 30g 桃仁 10g 板蓝根 30g 野菊花 12g

方解：方中茵陈、大黄、栀子清热利湿退黄；板蓝根、野菊花清热解毒；猪苓、茯苓、泽泻淡渗利湿；白术健脾祛湿；大黄、桃仁、赤芍活血通络，逐瘀软坚。诸药相伍，共寓清热利湿通络之效。

加减：热象明显者加黄柏、白花蛇舌草；腹水明显者改用中满分消丸(《兰室秘藏》)；黄疸较重者加金钱草、郁金、银花、连翘等；若有湿热蒙闭心窍，神昏谵语者，证属危候，可用安宫牛黄丸(《温病条辨》)、至宝丹(《太平惠民和剂局方》)以清热开窍。

（四） 络息成积证

证候：腹大坚满，按之不陷而硬，腹壁青筋显露，面色黧黑或晦黯，头面胸腹红点赤缕，胁下可触及积块，或大便色黑，舌下青筋怒张，舌质黯红或有瘀斑，舌苔薄黄腻，脉细涩。

证候分析：络气郁滞，日久及血；肝脏为患，久羁伤脾。脾络瘀滞，故见腹大坚满，按之不陷而硬；瘀血阻于肝、脾之阳络，现于皮部，则见腹壁青筋暴露，头面胸腹红点赤缕；肝络瘀滞，血虚不能上润于面，故见面色黧黑晦黯；络息成积，则见胁下痞块；舌、脉皆为络瘀血阻之象。

治法：祛瘀通络，活血利水。

方药：鼓胀分消汤（自拟)。

柴胡 12g 郁金 12g 黄芪 15g 当归 12g 茯苓 12g 白术 12g 莪术 12g 土鳖虫 9g 大腹皮 15g 马鞭草 15g 车前子 12g（包煎） 茵陈 12g 鸡内金 9g

方解：该方以柴胡、郁金行气疏肝，俾气行则血行；当归、土鳖虫、莪术逐瘀通络，使肝脾络脉之血无凝聚之处；茯苓、白术、鸡内金健脾渗湿，大腹皮、马鞭草、车前子利水消肿，使湿邪无定居之所；茵陈、郁金利胆退黄；黄芪一可利水，又可防利水活血伤正之弊。全方共奏祛瘀通络，活血利水之效。

加减：本方常用于肝硬化失代偿期，胀满甚者加槟榔、沉香、降香；出血倾向明显者加女贞子、旱莲草、三七、白茅根；腹水量多腹胀明显，体质虚象不著者加芫花；若属肝脏恶性肿瘤加半枝莲、白花蛇舌草、白英；脾大明显者加服鳖甲煎丸(《金匮要略》)。

（五） 肝肾阴虚，肝络失荣证

证候：胁肋隐痛，劳累加重，腰膝酸软，两目干涩，手足心热，形体消瘦，面色黧黑，唇紫口燥，或腹大坚满，小便短赤，舌红绛少津，脉弦细数。

证候分析：本证为虚实夹杂之证。既有肝肾之虚，络脉失荣，又有络中血瘀，但总以虚证为先。肝络失润，故胁肋隐痛；劳则伤正，故劳累加重；肝肾阴虚不能濡养筋骨关节、肢体窍道，则有腰膝酸软、形体消瘦、两目干涩、唇紫口燥；阴虚则内热，故见手足心热；肝血不足，血不养面，加之络脉瘀滞，则见面色黧黑；小便短赤者，虚热下趋之象；腹大坚满者，肝气乘脾之候；阴津不润则舌红少津，脉络失柔故弦细而数。

治法：滋养肝肾，润络化瘀。

方药：一贯煎(《柳州医话》)加减。

生地黄 12g 沙参 15g 当归 12g 麦冬 12g 枸杞子 12g 鳖甲 15g 生牡蛎（先煎）30g 柴胡 15g 青皮 12g 枳壳 12g 川楝子 12g 赤芍 30g

方解：本方以生地黄、沙参、麦冬、枸杞子滋肝肾之阴，濡润肝络；当归、赤芍养肝血又可化血中之瘀；柴胡、青皮、枳壳疏肝理气，可助通络之效；牡蛎软坚散结，鳖甲搜剔络脉，又寓逐瘀软坚之功；川楝子芳香辛窜，行气通络；诸药配伍，共成滋养肝肾，润络化瘀之方。

加减：午后潮热者加地骨皮、银柴胡以退热；小便短赤加白茅根、通草；若齿、鼻衄者加茜草炭、仙鹤草；若气微血脱，汗出肢厥，脉细欲绝者，急用独参汤以扶元救脱。

（六） 脾肾阳虚，络虚失运证

证候：腹部胀满，入暮较甚，胁肋闷胀，脘闷纳呆，神疲畏寒，肢冷浮肿，面色萎黄或㿠白，小便短少，大便稀溏，舌淡体胖有齿痕，苔白，脉沉细或弦大重按无力。

证候分析：肝病日久，由肝及脾伤肾，阴损及阳，脾肾阳虚，络脉失煦，络中气运无力，故有腹部胀满，入暮阳衰故而胀满更甚；肝络失于温养，络脉不利，故胁肋闷胀；胃气失却温运，故见脘闷纳呆；阳气不能温养肌体，故有神疲畏寒，面色萎黄或㿠白；脾肾阳虚，不能化水，流于四肢，则见肢冷浮肿；气化失司则尿少，精微下趋则便溏；舌脉也皆脾肾阳虚之表现。

治法：温补脾肾，化气利水。

方药：附子理中汤(《太平惠民和剂局方》)合五苓散(《伤寒论》)加减。

制附子 10g（先煎） 党参 15g 白术 12g 干姜 9g 茯苓 30g 泽泻 12g 桂枝 9g

方解：本证因脾肾阳虚为主要矛盾，故以附子温阳以消阴翳；络脉气虚，故用党参补中气以助运行；干姜温中阳，白术健脾气；茯苓、泽泻利水渗湿；桂枝芳香辛温，又可通行络脉，以助络气运行。诸药配伍，共奏温补脾肾，化气利水之功。

加减：腹水明显者加大腹皮、车前子；下肢浮肿、小便短少者，可加服加味肾气丸(《济生方》)，以滋肾助阳，加强利水之效。

第五节 预后与调护

肝硬化的预后，与引起肝硬化相关疾病的早期诊断和治疗有关。针对引起肝硬化的原因，应采取积极的调护措施，如避免饮酒过度，避免情志所伤和劳欲过度，积极预防乙型及丙型肝炎，早期发现，积极治疗，积极预防，消灭血吸虫病，避免与疫水接触等。

第十五章 重症肌无力

重症肌无力（myasthenia gravis，MG）是重点累及神经肌肉接头（NMJ）处突触后膜上乙酰胆碱受体（acetylcholine receptor，AchR）的，主要由乙酰胆碱受体抗体（AchRab）介导、细胞免疫依赖、补体参与的自身免疫性疾病（AID）。本病可发生于任何年龄，最小数个月，最大70~80岁。女性多于男性，年发病率为8/10万，终生患病率达10/10万。

重症肌无力属中医“痿证”范畴，有关痿证的记载，首见于《内经》，《素问·痿论》为讨论痿证的专篇，论述了痿证的病因病机、证候分类及治疗大法，指出痿证的主要原因是内热伤津，宗筋失润，发为痿证。关于痿证的治疗，《内经》提出“治痿独取阳明”的治疗原则，为后世治痿提供了重要依据。金元时期医家张子和强调火热对于本病的重要性，提出“痿病无寒”的论点；李东垣对于湿热致痿论述尤详，朱丹溪则提出湿热、湿痰、气虚、血虚、瘀血五个证候，并提出“泻南方，补北方”的治疗原则。明代张景岳提出“元气败伤”之说，《景岳全书·杂证谟·痿证》指出：“元气败伤，则精虚不能灌溉，血虚不能营养者，亦不少矣。若概从火论，则恐真阳亏败，及土衰水涸者，有不能堪，故当酌寒热之浅深，审虚实之缓急，以施治疗，庶得治痿之全。”清代医家则论述了火热、湿热、湿痰、气血亏虚、瘀血、情志失调等在致病中的重要作用，提出滋阴清火、清肺润燥、补益脾胃、调补肝肾、活血化瘀等方药，使本病的病因病机及治疗取得较大进展。

在近代医家有关痿证治疗经验的基础上，现代中医药工作者从辨病与辨证的角度，对其病因病机及治疗进行了深入研究，提出了对重症肌无力治疗的不同认识，多集中在脾胃虚寒、肝肾亏虚、脾肾亏虚、气血不足。吴以岭教授结合本病临床表现和发病特点，应用奇经理论和络病学说论治重症肌无力，提出“奇经亏虚、真元颓废”是重症肌无力发病之本，“络气虚滞”是其进一步发展加重的关键；创立了“奇经论治、五脏分证、三焦分治”的辨证论治体系，制定“温理奇阳、扶元振颓，通畅络气”的治疗大法，研制出的强肌力系列制剂，经过多年的临床运用，取得良好的临床疗效。

第一节 西医病因病理

重症肌无力是人类疾病中发病原因研究得最清楚、最具代表性的自身免疫性疾病，胸腺是激活和维持重症肌无力自身免疫反应的重要因素，某些遗传及环境因素也与重症肌无力的发病机制密切相关。

重症肌无力患者神经肌肉接头突触后膜上乙酰胆碱受体减少是神经肌肉接头超微结构发生变化的病理基础。光镜下观察可见，肌纤维排列整齐，细胞核大小基本一致。采用肋间肌活检，并应用辣根过氧化酶标记的α-银环蛇毒素作免疫组化染色，在电镜下可发现重症肌无力患者神经肌肉接头处有巨大吞噬细胞浸润，活检肌肉组织肌原纤维均匀、清晰，终板的突触前神经末梢中囊泡数目和直径均无改变，但神经肌肉接头与肌纤维间隙不规则，突触前、后膜间隙增宽，突触后膜形态破坏，褶皱变平，内有膜样碎片，触脚显著减少致使后膜的结构简单化，突触后膜长度、突触后膜与前膜长度之比明显减小，突触后膜的平均面积和乙酰胆碱受体数量减少，此时神经末端的面积小，可能与囊泡减少，某些囊泡空泡化有关。而且可以在突触后膜上发现局部有 IgG 及 $C_{2\sim9}$的沉积。神经终末端突触内囊泡偶有空泡化，线粒体保存完好。

第二节　中医病因病机

重症肌无力以活动后肌力下降为临床主要特征，属中医痿证范畴。关于痿证的发病机制，《内经》已提及与奇经病变有关，《素问·痿论》说："治痿者独取阳明何也……阳明者，五脏六腑之海，主润宗筋，宗筋主束骨而利机关也。冲脉者，经脉之海也，主渗灌溪谷，与阳明合于宗筋，阴阳总宗筋之会……皆属于带脉而络于督脉，故阳明虚则宗筋纵，带脉不引，故足痿不用也。"指出痿证与奇经之冲、督、带脉有关。清代林珮琴《类证治裁》有治痿"温行流畅奇络"之说，《清代名医医话精华·徐玉台》也说："筋痿、骨痿皆属奇经络病。"皆谈到本病与奇经及络脉病变有关，惜语焉不详，未能深究其理，以致在两千年中医学术发展史上，奇经及络病在痿证发病中的作用机制未受到足够重视。运用奇经理论与络病学说探讨重症肌无力的发病机制，当以"奇经亏虚，真元颓废"为本，"络气虚滞"为其发展加重的关键。

一、"奇经亏虚，真元颓废"是发病之本

奇经八脉在经络中占有极其重要的位置，它对十二经脉、经别、络脉起广泛的联系作用，并有主导地调节全身气血的盛衰。奇经八脉从十二经脉分出，在其循行分布过程中，与其他各经互相交会，沟通了各经络之间的关系。例如阳维联络了各阳经交会于督脉的风府、哑门，阴维联络各阴经交会于任脉的天突、廉泉，手足三阳经交会于督脉的大椎；足三阴经交会于任脉的关元、中极。督脉、任脉、冲脉之间互相沟通，冲脉还与足少阴、足阳明经相联系，称为十二经脉之海；带脉横绕腰腹，联系着纵行于躯干的各条经脉。这些说明奇经八脉对十二经脉和有关脏腑起着各种不同的联系作用。奇经八脉纵横交错于十二经脉之间，当十二经脉和脏腑气血旺盛时，奇经则加以储蓄；当十二经脉生理功能需要时，则奇经又能渗灌和供应，起到调节和溢蓄正经脉气的作用。

综上所述，若奇经亏虚，八脉失养，致人体十二经脉五脏六腑皆失气血阴阳之温煦润养，可致痿废之变，尤其奇经统领的真阳和真元之气在本病的发病中起着尤为重要的作用。《素问·阴阳应象大论》说"阳化气，阴成形"，人身生生之气，皆由阳气化生

而来。奇经之阳气包括元阳，也称奇阳，具有调节诸阳之气的功能。《素问·生气通天论》说："阳气者，若天与日，失其所则折寿而不彰，是故阳因而上，卫外者也。"明确指出阳气在人体的重要性。《素问·生气通天论》又说"阳气者，精则养神，柔则养筋"，阳气充足，四肢百骸皆得其温煦，神气旺盛，行动矫健有力。八脉之中，督主奇阳，为阳脉之海，总督一身之阳，督脉别下太阳为足太阳充养背阳，为护外之屏障。故吴鞠通说："督脉总督诸阳，为卫气之根本。"

真气又名元气，真气之说首见于《内经》，《灵枢·刺节真邪》说"真气者，所受于天，与谷气并而充身也"，指出真气禀受于先天父母之精气，并受后天水谷之气滋养，通过经络循行于周身，发挥其生理功能，故又有"真气者，经气也"之称(《素问·离合真邪论》)；元气之说始载于《难经》，《难经·十四难》说"脉有根本，人有元气，故不死"，强调了真元之气是人体生命的根本动力。督脉下属于肾，通于命门，肾为元气之根，肾精所化之气即为肾气，又称元气（原气），元气发源于肾（命门），以三焦为通路，通过经络布散于五脏六腑，故《难经》曰："三焦者，原气之别使也。主通行元气，经历五脏六腑。"元气具有激发生命动力，促进生长发育，维持脏腑功能，并具有抗御外邪、祛除疾病的作用，人体正气的御邪防病作用，可通过元气的抗御外邪侵袭和祛除体内病邪的作用得以体现。如《素问·上古天真论》曰："虚邪贼风，避之有时，恬淡虚无，真气从之，精神内守，病安从来。"若先天禀赋不足，抗御病邪的能力减退，则易致邪气侵袭为病，如《灵枢·根结》曰："真气稽留，邪气居之也。"

"奇经亏虚，真元颓废"，真阳虚衰无以温养脏腑筋脉，真元之气败伤，不能循行经络历行周身激发生命活力。《素问·阴阳应象大论》曰："阳主动，阴主静。"奇阳虚衰，真元颓废则阳主动、主振奋向上之功能减退，全身活动部位则会出现无力运转活动失调的一派沉寂之象，如眼睑下垂、肢体痿软无力。奇阳温煦功能减退，则出现畏寒肢冷，自汗。奇经亏虚，元气败损，清阳不升，浊阴不降，气机乖乱，阴阳不相顺接，出现声低气怯、构音不清，甚则呼吸困难，危象丛生等。本病患者临床常见舌淡苔白，脉沉迟或沉细，亦为奇阳虚衰，真元颓废征象。

二、"络气虚滞"是主要病理环节

根据络病学说的"三维立体网络系统"，络脉是从经脉支横别出的分支部分，络脉从经脉分出后，又逐层细分，呈网状遍布全身，按一定的时速和常度，把经脉运行的气血津液输布、弥散、渗灌到脏腑周身，发挥着"行气血而营阴阳"的作用。络脉分为经络之络和脉络之络，经络之络运行经气，脉络之络运行血液，发挥着"气主煦之，血主濡之"的生理功能。络脉作为经络系统中直接与脏腑组织相连的部分，是实现气血在脏腑组织渗灌的基本结构，也是脏腑组织、四肢百骸发挥正常生理功能的保障。《素问·离合真邪论》曰："真气者，经气也。"所言真气即元气，真气流行于络脉之中即为络气。如奇经亏虚，真元颓败，气阳不足，络气亏虚，动力乏源，虚则留滞，经气传导功能障碍，脏腑筋脉失其温养则出现肢体痿软无力等症。

人体内真元乃人之根本，真元之气乃正气之根本，《内经》指出"正气存内，邪不可干"，"邪之所凑，其气必虚"。重症肌无力患者真元颓废，络气虚滞势必造成正气不足，邪气趁虚而入而致病。中医的正气包含人体正常的免疫机理（包括免疫功能在内的一切抗病能力，免疫系统及其所表达的功能），而邪气包含了异常的免疫机理（一切可导致人体功能紊乱、内环境失衡的因素），从免疫学角度考察，病原微生物和外来抗原物质及由于免疫功能失调而产生的自身抗体、免疫复合物、细胞因子等均归属于"邪气"的范畴，前者为外邪，后者为内邪。

由于"奇阳亏虚，真元颓废"为其发病之本，"络气虚滞"为其主要病理环节，所以重症肌无力实属邪盛正衰，本虚标实之证。奇阳亏虚，真元颓败，络气虚乏为本，因虚致邪，络脉阻滞，经气输布运行障碍，升降出入传导失职为标。正虚就会导致人体正常的免疫功能低下；邪盛则为机体在外邪或内邪的侵扰下发生异常的免疫反应。该病发生与发展的变化过程，即为邪正消长的变化过程，邪盛正衰，机能失调，阴阳失衡而致疾病的发生或者恶化。

总之，人体内真元之气维持生命活动、协调脏腑功能、防御卫外作用显然与西医学的免疫功能有关。重症肌无力中奇阳亏虚，真元颓废，免疫功能低下；络脉中经气运行因虚而发生阻滞，形成病理产物作为内邪反过来阻滞络气畅行。气为血之帅，血为气之母，血液生成不足，又缺少络气率行，虚能留滞，虚能滞邪，邪又能滞气，且络愈虚，邪愈滞，所谓"至虚之处，便是留邪之地"，以致虚实夹杂，正虚邪恋。络中气机郁滞，血行不畅，或津凝痰结，阻碍络道，均可影响络中气血的运行及津液的输布，从而产生一系列络脉阻滞，病势胶着的病理变化。重症肌无力系自身免疫性疾病，最终导致乙酰胆碱受体减少及抗体增多，使神经-肌肉接头处突触传递异常是其主要的发病机制之一，这与络气虚滞所致经气传导功能障碍是相吻合的。

第三节　西医临床诊断与治疗

一、临床表现

本病主要表现为骨骼肌的无力和易疲劳性，休息后减轻，活动后加重，晨轻暮重。最常受累的肌群为眼外肌，表现为眼睑下垂、复视、眼球活动障碍。面部表情肌受累出现表情障碍、苦笑面容、闭眼示齿均无力。咀嚼肌及咽喉肌无力时，表现咀嚼和吞咽困难、进食呛咳、言语含糊不清、声音嘶哑或带鼻音。四肢尤其近端肌群受累明显，表现上肢不能持久上抬，梳头困难，走一段路后上楼梯或继续走路有困难。颈肌无力者，头部向前倾，经常用手扶托。呼吸肌受累，早期表现用力活动后气短，严重时静坐也觉气短、紫绀，甚至出现呼吸麻痹。偶有影响心肌，可引起突然死亡。

二、实验室和其他检查

（一）血液检查

血中乙酰胆碱受体抗体阳性，但也有少数病人检查为阴性。白细胞介素-2（IL-2）

水平明显增高，并可作为疾病活动性的标志，尤以$Ⅱ_B$、Ⅲ、Ⅳ型为著；T细胞增殖与疾病程度成正比，活动期病人血清中补体含量减少，且与临床肌无力的严重度相一致。

（二）免疫病理学检查

神经-肌肉接头处活检可见突触后膜皱襞减少，终板栅变细、水肿和萎缩。

（三）肌电图检查

1. 重复电刺激实验 对四肢肌肉的支配神经运用先低频后高频电刺激，均使动作电位幅度很快地降低10%以上则表现为阳性。

2. 纤维肌电图 重症肌无力的病人颤抖增宽，严重时出现阻滞，是当前诊断重症肌无力最为敏感的电生理手段，检测的阳性率，全身型为77%~100%，眼肌型为20%~67%，不仅可作为重症肌无力的诊断，也有助于疗效判断。

3. 最小终板电位 可见终板电位降低。

（四）胸腺的影像学检查

5%~18%有胸腺肿瘤，70%~80%有胸腺增生，应常规做胸部正、侧位照片或加侧位断层以提高检出率。纵隔CT阳性率可达90%以上，胸腺瘤多见于年龄较大的患者，但也有15%左右可见于年轻人。

三、诊断要点

重症肌无力诊断的关键是：①肌肉力弱的易疲劳性，同时有晨轻暮重、休息后减轻、活动后加重的特点，但没有神经系统其他阳性体征；②抗胆碱酯酶药物的良好反应；③电生理学检查发现神经-肌肉接头的传递障碍，具体表现为低频重复刺激出现递减，高频重复刺激不出现递增的现象或单纤维肌电图出现歧脱现象；④血清中测得高于正常值的乙酰胆碱受体抗体；⑤肌肉病理检查发现突触后膜皱襞变平，乙酰胆碱受体数目减少。

四、治疗

（一）提高神经-肌肉接头处传导的安全性

主要是应用胆碱酯酶抑制剂，其次是避免用乙酰胆碱产生和/或释放的抑制剂，首选抗生素为青霉素、氯霉素和头孢菌素。

（二）免疫治疗

包括胸腺摘除、胸腺放射治疗和抗胸腺淋巴细胞血清等，肾上腺皮质类固醇、细胞毒药物、抗淋巴细胞血清的超胸腺免疫抑制疗法，血浆交换和大剂量γ-球蛋白输入。

（三） 危象的处理

要根据不同的危象进行救治，并保持呼吸道通畅，积极控制肺部感染，必要时应及时气管切开，正压辅助呼吸。

第四节 中医辨证论治

一、辨证要点

（一） 辨发病之本

重症肌无力虽临床表现复杂多样，但总以肢体肌肉弛缓无力为主要特征，由于“阳主动、阴主静”，故其发病之本以奇经所统领之阳气和真元虚衰为主，临证应把握该病之本，正确分析症状主次轻重，随证遣药，方能奏效迅速。

（二） 辨脏腑病机

以“奇经亏虚，真元颓废”为发病之本，并不否定脏腑在该病发病中的重要作用，而是把二者有机结合进行分析。如奇经亏虚，真元颓废，肝血亏虚，肾精暗耗，则常见眼睑下垂、复视斜视；奇经亏虚，真元颓废，宗气下陷，则声低气怯、构音不清；奇经亏虚，元气败损，脾运困顿，胃失和降，则见呛咳、吞咽困难等。从重症肌无力临床症状入手，把奇经功能失调与脏腑功能失常综合分析，使治疗更具针对性。

二、治则治法

本病多迁延日久，奇经亏虚，真元颓废是发病之本，络脉虚滞是重要的病理环节，治疗本病当以“温理奇阳、扶元振颓、通畅络气”为治法，遵循叶天士“大凡络虚，通补最宜”之旨，重视补益元阳和元气，兼以通补络脉，“以通补入络”之品，使补而不滞，元阳充沛，络气通畅，四肢百骸得以温润和濡养，颓废之状自然可除。

三、辨证治疗

（一） 奇经亏虚，真元颓废

证候：眼睑下垂，眼球转动不利，或伴有斜视、复视，四肢无力，畏寒肢冷，苔薄白，脉沉迟。

证候分析：奇经亏虚，真阳不足，元气颓败，主动主卫外功能减弱，故四肢无力，眼睑下垂，眼球转动不利，或斜视、复视；可见四肢无力，畏寒肢冷，苔薄白，脉沉迟等气阳虚乏之象。

治法：温理奇阳，扶元振颓。

方药：右归丸(《景岳全书》)加减。

熟地黄 15g 枸杞子 15g 山药 15g 山萸肉 10g 杜仲 10g 鹿茸 6g 补骨脂 10g 黄芪 30g 人参 20g（另煎） 当归 10g 肉桂 10g 菟丝子 10g 干姜 10g 甘草 6g

方解：鹿茸甘、咸、温，入奇经督脉，温奇阳、扶元阳，李时珍《本草纲目》言其“纯阳多寿之物，能通督脉”；人参、黄芪、肉桂益气温阳；熟地黄、山萸肉、枸杞子、山药滋阴益肾；补骨脂、干姜温补脾肾；菟丝子、杜仲补肝肾、强腰膝；当归养血和血；甘草调和诸药。诸药合用，共奏温理奇阳，扶元振颓之功。

加减：畏寒肢冷重者加仙茅、淫羊藿，眼球转动受限明显者加川芎、全蝎。

（二） 奇经亏虚，脾肾阳虚

证候：眼睑下垂，肢软乏力，疲劳加重，步履艰难，抬头困难，形寒肢冷，腰膝酸软，面色㿠白，小便清长，大便稀溏，完谷不化，舌质淡胖有齿痕，苔薄白，脉沉细软弱。

证候分析：得病日久，脾肾阳虚，全身肌肉失去濡养而无力，胞睑为脾所主，故见眼睑无力而下垂；脾主肌肉，则四肢无力行走困难，抬头无力；阳虚失于温煦，故见形寒肢冷，腰膝酸软，面色㿠白，大便稀溏，完谷不化；阳气衰微，无以温化水湿，膀胱气化失司，则小便失常；舌质淡胖有齿痕，苔薄白，脉沉细软弱乃脾肾阳虚之征象。

治则：补脾益肾，温阳助运。

方药：右归丸(《景岳全书》)合四君子汤(《太平惠民和剂局方》)加减。

熟地黄 15g 枸杞子 15g 山药 15g 山萸肉 10g 杜仲 10g 鹿角胶 10g 补骨脂 10g 黄芪 30g 党参 20g 白术 10g 陈皮 10g 当归 10g 肉桂 10g 干姜 10g 甘草 6g

方解：右归丸补益肾阳而助经气之振奋，四君子补脾益气使经气充足经络自通，另加附子、当归、肉桂、干姜散寒兼以通络，甘草调和诸药。

加减：吞咽困难严重者，加旋覆花、山豆根、射干。

（三） 奇经亏虚，肝肾两亏

证候：单侧或双侧眼睑下垂，复视或斜视，眼球活动受限，视物模糊，头晕目眩，耳鸣健忘，失眠多梦，四肢肌肉极易疲劳，甚则软弱无力，或五心烦热，颧红盗汗，舌红少苔，脉沉或细数。

证候分析：肝开窍于目，瞳孔依靠肾脏的濡养，肝肾亏损，故见眼睑下垂、复视或斜视、眼球活动受限、视物不清；肾阴亏虚，水不涵木，肝阳上亢，故见头晕目眩、耳鸣健忘；虚热内扰，故失眠多梦；肝在体合筋，肾主骨生髓，肝肾亏损，则四肢容易疲劳，重则软弱无力；阴虚生内热，热蒸于里，故见五心烦热；火炎于上，则颧红；内迫营阴，则出现盗汗；舌红少苔，脉沉或细数乃肝肾不足，络脉空虚的征象。

治则：补益肝肾，滋阴养经。

方药：六味地黄丸组方(《小儿药证直诀》)加减。

熟地黄 15g 生地黄 15g 山药 15g 茯苓 15g 麦冬 10g 菟丝子 10g 白芍 10g

当归 10g　山萸肉 10g　枸杞 10g　泽泻 6g　丹皮 6g

方解：六味地黄丸三补三泻滋阴填精，加白芍、麦冬、枸杞、生地黄滋阴清热，菟丝子温补肾阳，当归养血通络。

加减：五心烦热者，加胡黄连、丹参、地骨皮；盗汗明显者，加浮小麦、麻黄根、牡蛎。

（四） 奇经亏虚，脾胃不足

证候：上胞下垂，睁眼困难，倦怠乏力，四肢痿软无力，面色无华，唇甲色淡，心悸不宁，面色淡白或萎黄，形体瘦弱，少气懒言，神疲乏力，自汗，声低气短，纳呆便溏，舌质淡苔薄白，脉细弱或沉细。

证候分析：脾胃虚弱，气血乏源，眼睑及四肢失于濡养而无力，睁眼困难，形体消瘦，面色无华淡白或萎黄；心中气血不足而心悸不宁、少气懒言；气失固摄则见自汗；脾气不升，浊阴不降，升降失常故见神疲乏力、便溏纳呆；气血不足，故见全身无力；舌质淡苔薄白，脉细弱或沉细为脾胃亏损，络脉空虚之象。

治则：益气健脾，补中养经。

方药：补中益气汤(《脾胃论》)加味。

黄芪 30g　苏条参 5g　白术 15g　茯苓 15g　陈皮 6g　当归 9g　炙升麻 12g　炙甘草 5g　灵芝 25g　炙黄精 30g　柴胡 15g

方解：本方以参芪术草补肺脾之气，助一身之气；升麻、柴胡升清以降浊；陈皮理气；当归养血活血通络；灵芝、黄精滋补脾阴，茯苓补脾益气；姜枣调和营卫。

加减：脾虚便溏者，加焦三仙、鸡内金、扁豆、薏苡仁；吞咽困难无力者，加山豆根、射干、玄参、补骨脂。

（五） 奇经亏虚，大气下陷

证候：常见于重症肌无力危象，胞睑下垂难睁，音哑难出，呼吸困难，痰涎壅盛，喘憋胸闷，大汗出，面色青灰或紫黯，舌光无苔或苔浮于舌，脉浮滑而大。

证候分析：奇经亏虚，元阳虚衰，真气颓败，胸中大气虚而下陷，故见胞睑下垂、音哑难出、呼吸困难；肺失宣肃，水津不布，聚为痰涎，而出现痰涎壅滞、喘憋胸闷、大汗出；宗气虚陷，不能助心行血上荣于面，故面色青灰或紫黯；舌光无苔或苔浮于舌，脉浮滑而大乃肾气衰微、经络不荣之征象。

治则：温肾纳气。

方药：参附汤(《世医得效方》)加减。

人参 15g（另煎）　附子 6g（先煎）　蛤蚧 10g　五味子 10g　鲜竹沥 6g　黄芪 18g　桔梗 6g　升麻 6g

方解：方中人参、附子益气温阳，培元固本；蛤蚧、五味子敛肺定喘；黄芪、桔梗、升麻益气举陷；鲜竹沥清化痰涎。

加减：本病多属危重症，宜中西医结合治疗，可静脉滴注生脉饮、黄芪注射液、参附汁。若痰涎较多者加鱼腥草、橘红，吞咽困难者加乌梅、木瓜。

由于“奇经亏虚，真元颓废，络气虚滞”为重症肌无力的中医病理机制，故上述证型均可应用以“温理奇阳，扶元振颓，通畅络气”为治法的强肌力片作为基础治疗。

第五节 预后与调护

本病属世界性疑难病症，缺乏特效的治疗方法与药物，西医学治疗可使症状得到一定程度改善。中医药治疗重症肌无力，对病情轻者，单用中药可控制病情，改善患者机体状况和症状。中西医结合治疗，可取长补短，提高疗效。本病的调护措施包括精神调摄、生活调理、饮食调理、体育锻炼等。

第十六章 运动神经元病

运动神经元病（motor neuron disease，MND）是一组病因尚未明确的慢性进行性神经系统变性疾病，病变范围包括脊髓前角细胞、脑干运动神经元、皮质锥体细胞及锥体束。临床表现为下运动神经元损害引起的肌群萎缩、无力和上运动神经元（锥体束）损害的体征。感觉系统不受损害。由于病损部位和临床表现不同，可分为肌萎缩侧索硬化（ALS）、进行性脊肌萎缩症（PSMA）、进行性延髓麻痹（PBP）、原发性侧索硬化（PLS）等疾病。

运动神经元病归属中医“痿证”范畴，历代医家对痿证的论述，多集中于肝肾肺胃诸脏腑，并提出“治痿独取阳明”及滋阴降火、清肺润燥、补益脾胃、清化湿热、调补肝肾、活血化瘀等治疗方法。这些理论和经验虽对于治疗痿证具有一定指导价值，但临床疗效不明显。

吴以岭教授结合运动神经元病的特点及临床表现，提出奇经理论与络病学说指导本病论治，认为“奇经亏虚，八脉失养，络气虚滞”为运动神经元病所致痿证的主要病机变化，以“扶元起痿，养荣生肌”为治法研制出的肌萎灵系列制剂，在临床中取得较好的疗效，说明中医络病学说在现代难治性疾病治疗方面有着重要的临床价值。

第一节 西医病因病理

运动神经元病是一系列以上、下运动神经元改变为突出表现的疾病，其中 ALS 多为散发，少数为遗传型；SMA 则多为遗传型。关于本病的病因和发病机制，有多种假说，主要有遗传机制、氧化应激、兴奋性毒性、神经营养障碍、自身免疫机制、病毒感染及环境因素等。目前认为，运动神经元的死亡是凋亡和坏死两种形式的连续，而凋亡是主要的形式。兴奋性毒性、自身免疫、自由基损伤被视为是 ALS 病理机制中的要素，而细胞内钙紊乱在 ALS 不同病理变化的相互作用中发挥重要作用。各种假说均有一定的证据支持，当前较为集中的认识是在遗传背景基础上的氧化损害和兴奋性毒性作用共同损害了运动神经元，主要是影响了线粒体和细胞骨架的结构和功能。

运动神经元病突出病理表现是皮质延髓束与皮质脊髓束的变性，脊髓前角细胞的消失，以及脑干运动神经核的损害。皮质运动区的锥体细胞常呈现部分或完全消失。锥体束的变性最早出现在脊髓比较低的部分，病程长的在高位脊髓与脑干内也可见锥体束的变性，更长者甚至在内囊或中央白质内也可见变性。位于下段脑干内的运动神经核变性，表现出神经细胞的消失与胶质增生。在某些病例中还可见传导束发生变化。

第二节 中医病因病机

由于运动神经元病慢性隐匿起病，目前病因及发病机制尚不明确。对本病中医病因病机的研究，多认为以虚为主，或虚实夹杂。正如明代张景岳《景岳全书·痿证》论述："痿证之义……元气败伤则精虚不能灌溉，血虚不能营养者亦不少矣。"运动神经元病病位在脑与脊髓，其解剖结构与中医奇经，尤其是督脉循行极为相符。吴以岭教授在挖掘和借鉴传统中医治疗痿证的理论和用药经验基础上，提出了痿证"奇经论治，五脏分证，三焦分治"的辨证论治体系，认为奇经亏损，八脉失养，络气虚滞是本病病机，存在于运动神经元病的全过程，贯穿疾病病机变化始终。较单纯从脏腑角度探讨，更能揭示病机实质，对指导运动神经元病的临床辨证论治更具有实用价值。

一、病在脑和脊髓，属奇经络病

中医学早在内经时代，就指出了脑与脊髓在人体发育和形成神经网络系统中的重要作用。《灵枢·经脉》云："人始生，先成精，精成而脑髓生，骨为干，脉为营，筋为刚，肉为墙，皮肤坚而毛发长，谷入于胃，脉道以通，血气乃行。"这一描述不但指出了人从受精卵到形成神经、骨骼、血管、筋脉、肌肉、皮肤等的过程，而且强调了先天之精聚集成脑与脊髓，形成了人体高级神经中枢的物质基础，并对这一整体中的肌肉、筋脉等起统率作用。《灵枢·海论》更进一步指出脑和髓的关系："脑为髓之海，其输上在于其盖，下在风府。"脑髓生理功能正常时，则运动自如，"髓海有余，则轻劲多力，自过其度"，而脑髓发生病变，尤其是脑髓空虚时，可直接引起活动的减少，"髓海不足，则脑转耳鸣，胫酸眩冒，目无所见，懈怠安卧"。在《素问·痿论》反复论述髓之病变与骨痿的密切关系，"腰脊不举，骨枯而髓减，发为骨痿"；"骨枯而髓虚，故足不任身，发为骨痿"。清代医家王清任在《医林改错·脑髓说》中指出："灵机记性在脑者，因饮食生气血，长肌肉，精汁之清者，化而为髓，由脊骨上行入脑，名曰脑髓。"这一论述明确了脑髓由饮食精微所补养，与肌肉生成有密切关系。清代冯兆张《锦囊秘录》云："脑为元神之府，主持五神，以调节脏腑阴阳，四肢百骸之用。"这些论述都指出了脑髓和肌肉运动功能密切相关。首先明确运动神经元病病在脑髓，不仅符合西医学对本病中枢神经系统变性基本病理的认识，而且对于从奇经与络病论探讨运动神经元病的中医病理机制非常重要。

奇经即督脉、任脉、冲脉、带脉、阴跻脉、阳跻脉、阴维脉、阳维脉，合称"奇经八脉"，有统帅、联络和调节十二经脉的作用。奇经及络脉在运动神经元病的发病中起着重要作用。早在《内经》中已经初步论述了奇经和络脉与痿证的关系，《素问·痿论》言："阳明者，五脏六腑之海，主润宗筋，宗筋主束骨而利机关也。冲脉者，经脉之海也，主渗灌溪谷，与阳明合于宗筋，阴阳总宗筋之会……皆属于带脉而络于督脉，故阳明虚则宗筋纵，带脉不引，故足痿不用也。"指出痿证发生与奇经之冲、督、带脉有关，也肯定了奇经通过络脉互相联系，八脉损伤则络脉受累，惜后世医家多重"治痿独取阳明”之言，而对痿证与奇经乃至络脉关系未给予充分重视。至《清代名医医话精华·徐玉台》有“筋痿、骨痿，皆属奇经络病”之论，然语焉不详。清代林珮琴所著《类证治裁》中集各家论痿之说，论述了肾虚致痿和奇经八脉虚致痿，指出了痿证应温通奇络的论述，但未能深究其理。古代医家虽有论述，但尚未明确强调提出奇经络脉在运动神经元病中的地位，以致在很长历史时期内，奇经络脉对本病发病的影响及其在治疗中的作用未能得到足够重视，也未对其进行系统研究。

奇经络脉循行及生理功能与脑髓关系密切。头为诸阳之会，脑为元神之府，髓贯脊中，充填于脑，“脑为髓之海”，脑髓是脑发挥作用的物质基础。奇经八脉的循行路线大多直接入属、络属于脑或贯脊中，使其与脑、脊髓功能有密切关系。

奇经之督脉，为阳脉之海，具有总督主导其他经络的作用，与脑髓关系最为密切。《灵枢·本输》载：“颈中央之脉，督脉也。”《灵枢·经脉》载：“督脉者……与太阳起于目内眦，上额交巅，入络脑，还出别下项。”《难经·二十八难》云：“督脉者，起于下极之俞，并于脊里（脊髓），上至风府，入属于脑。”这些论述初步阐明了督脉在循行上与脑髓的密切关系。明代李时珍《奇经八脉考·督脉》明确指出：“督脉为阳脉之海，其脉起于肾下胞中，至于少腹，乃下行于腰横骨围之中央……由会阳贯脊……在骶骨端与少阴会，并脊里上行。”指出督脉主行支直接与脊髓相合，其分支更是联络脑髓，“上额与足厥阴同会于巅，入络于脑”，“又别自脑下项，循肩胛……内挟脊，抵腰中”。中医督脉的循行决定了其和脑髓的密切关系，且与现代解剖学中脑和脊髓的部位和功能相当吻合。

其他奇经之脉也通过各种方式与脑髓相联系。跻本一脉，分行于阴阳，“在项中两筋间，入脑乃阴跻、阳跻，阴阳相交，阳入阴出，交于目锐眦”（《灵枢·寒热病》），阳跻脉有一支“从睛明上行入发际，下耳后，入风池而终”（《奇经八脉考·阳跻脉》）。阴跻脉别出足少阴肾经，上连脑海，阴精循经而上，益脑填髓；阳跻脉别出足太阳膀胱经，上出于脑，主持阳气。因此跻连脑髓，主脑髓头目四肢之疾病为主。《灵枢·经脉》指出“任脉……上颐面入目”，“一支由胞中贯脊”，阳维脉“与督脉会，同入脑中”，阴维脉则“上至项而终”。这些论述均明确了奇经与脑髓的密切联系。

络脉具有特殊的立体网络结构，加强正经与脑髓的直接联系，如《灵枢·邪气脏腑病形》曰“十二经脉，三百六十五络，其血气皆上于面而走空窍，”唐代孙思邈《备急千金要方》更明确指出“三百六十五络，皆上归于头”。同时，络脉也是奇经脑髓与肌肉筋脉、四肢百骸联系的重要通路。《素问·缪刺论》云：“今邪客于皮毛，入舍于孙络，留而不去，闭塞不通，不得入于经，流溢于大络，而生奇病也。夫邪客大络者，左注右，右注左，上下左右，与经相干，而布于四末。”这一记载，论述了经络，尤其是络脉与中枢神经系统的关系，大络病变的左右交叉与脑之病变特点相似。宋代邵康节《观物外篇》明确指出：“其脊中生髓，上至于脑，下至尾骶，其两旁附肋骨，每节两向，皆有细络，一道内连腹中，与心肺缘及五脏通。”提出大脑与脊髓神经中枢发出分支形成支配全身的神经网络，调节控制脏腑功能，这与中医运行经气的络脉通道相吻合。

脑髓是通过奇经、络脉与四肢百骸、皮肤肌肉相联系。奇经与络脉的循行和生理功能共同为十二正经的补充，密切脏腑的关系，发挥脑髓之功能。若脑髓失充，奇经亏损，络脉虚滞，则气血不能正常渗灌，十二经脉的气血受到影响而出现逆乱无序的状态。气主煦之，血主濡之，气血运行失常，则全身的肌肉筋骨失于濡润和滋养而出现痿软无力。气虚则不能温分肉、充肌肤、肥腠理、司开合；血虚则血海无所受，上下内外之经络空虚，肌肉筋骨不得濡养，渐成痿病。

总之，在生理上，奇经与络脉均为十二正经的有益补充，共同起联系经脉，盈溢气血等作用，与脑髓关系密切，而二者在病理上又互相影响，奇络同病。结合现代对本病病机特点的认识，根据奇经和络病理论，认为运动神经元病病在脑和脊髓，属奇经络病。

二、奇经亏损，八脉失养是中医病机根本

运动神经元病主要病理为多种原因导致神经元变性死亡，表现为神经元的突起变短或消失，其支配的靶器官不但丧失生理功能，而且因失去神经的营养而肌肉萎缩。从中医理论分析，运动神经元病的病机根本为奇经亏损，八脉失养，故出现相应的临床表现。

从督脉的循行和功能来看，督脉的病变与运动神经元病关系最为密切。督脉贯穿于脊，上通于脑，为阳脉之海，具有总督主导其他经络的作用。督脉虚损，奇阳虚乏，不仅统率、督促全身阳气的作用减弱，其循行部位受累尤甚，脊髓与脑皆失温养而发病。此与西医学认为的运动神经元病主要选择性损害大脑皮质、脊髓前角和脑干运动神经元的病理极为吻合。《灵枢·经脉》提出“督脉之别，名曰长强，挟膂上项，散头上，下当肩胛左右”，故督脉病变，“实则脊强，虚则头重高摇之”，可见督脉亏虚是本病患者临床常见肢体萎缩无力，垂颈摇头，抬肩无力，腰脊不举，畏寒肢冷等症的主要原因。《素问·阴阳应象大论》曰：“阳主动，阴主静。”奇经之督脉亏损，则阳气虚衰，真元颓废则阳主动、主振奋向上之功能减退，全身活动部位则会出现无力运转活动，表现为肢体无力、行走困难、表情淡漠、少气懒言、倦怠等。气属阳，可护卫肌表，保持体温，抵御寒冷，奇阳虚损，温煦功能减退，则出现恶寒怕冷之症；气的固摄作用减退，液失固摄，则易出现自汗，盗汗的现象。“阳化气、阴成形”，阳虚日久，阴气无从化生。一身元阳、元气不足，鼓动无力，经气化生乏源，势必造成络脉气虚，因虚而滞，气血营养的布散受到影响。络脉虚滞，无力充养肌肉皮肤，故出现全身肌肉消瘦的现象。《素问·生气通天论》云：“阳气者，精则养神，柔则养筋。”阳气虚衰，筋脉失于温煦濡养，寒邪易袭，筋脉不舒，故可见腰脊冷痛，肌张力增高，腱反射活跃，遇寒加重，得温则舒。从舌象、脉象而言，临床常见舌淡苔白，脉沉迟或沉细，亦为阳气亏损，络气虚滞之征象。

冲脉、任脉与督脉“一源而三歧”，三脉之间互相沟通，而且冲脉与足少阴、足阳明经相联系，“为经脉之海”，任脉与足三阴、阴维、冲脉相互连接，为阴脉之海，与运动神经元病关系也很密切。尤其是冲任脉的循行和生理功能特点，决定了其病变与运

动神经元病出现延髓麻痹和呼吸功能不全直接相关。明代李时珍《奇经八脉考·冲脉》载："冲任皆起于胞中，上循背里，为经络之海。其浮而外者，循腹右上行，会于咽喉，别而络口唇。血气盛则充肤热肉。"冲任为病，脉气不和，常影响脾胃和肺气升降机能，而出现升降失调的系列症状，如构音不清，饮食呛咳，吞咽困难，咀嚼无力，呼吸不利等。"任冲并伤，脉不荣其口唇"（《奇经八脉考·冲脉》），临床可见运动神经元病口轮匝肌、咀嚼肌无力等症状。

从冲脉循行来看，冲脉起于胞中，根系于肾下，由里出外，"并少阴之经侠脐上行，至胸中而散"（《素问·骨空论》）。气居胸中，足少阴肾主纳气，冲脉平和，呼吸平稳。而一旦寒客于冲脉，脉气不通，气逆于上，受阻关元，则常见呼吸功能不全，如《难经》所云："冲脉为病，逆气里急。"冲脉为病患者表现为呼吸无力，出多纳少，张口抬肩，喘动应手。《奇经八脉考·冲脉》载："夫冲脉者，五脏六腑之海也。其上者，出于颃颡，渗诸阳，灌诸阴；其下者，注于少阴之大络，起于肾下，出于气街……其别者，并于少阴，渗三阴，斜入踝伏行，出属跗属，下循跗上，入大指之间，渗诸络而温足胫肌肉。"冲脉病变，不但可出现咽喉不利，构音困难，而且可见下肢肌肉萎缩，足背屈无力等。

阴阳跻脉和阴阳维脉主要是维持人体运动功能的协调一致，若跻维不和则出现相应的病变。《难经》指出："阴跻为病，阳缓而阴急；阳跻为病，阴缓而阳急。"阴阳跻脉病变分别在其循行所过部位反映出肢体内外侧的肌肉拘挛及功能受限。这与运动神经元病患者中枢神经系统对肢体伸肌、屈肌的抑制与易化作用不协调出现临床表现一致。唐代杨玄操《难经集注》在解释阳跻脉时明确指出："跻，捷疾也。言此脉是人行走之机要，动力之所由，故曰跻脉也。"李时珍曰："阳跻起于跟中，循外踝上行于身之左右；阴跻起于跟中，循内踝上行于身之左右，所以使机关跻捷也。"他认为跻脉主运动之跻捷是在阴阳二跻脉互相协调、阴阳交通的基础上，并强调二脉的生理病理"不离乎阴阳营卫虚实之理"。张洁古认为："阳跻在肌肉之上，阳脉所行，通贯六府，主持诸表，故名为阳跻之络。阴跻在肌肉之下，阴脉所行，通贯五脏，主持诸里，故名为阴跻之络。阴跻为病，阴急则阴厥胫直，五络不通。"跻脉与络脉、肌肉关系密切，其表现出的肢冷胫直与运动神经元病肢端发凉、肌肉痛性痉挛和下肢肌张力增高极为相似。阳维为阳脉之维系，阴维为阴脉之维系。《难经·二十九难》云："阴阳不能自相维，则怅然失态，溶溶不能自收持。"指出了阴阳二维不用的主要表现为阴阳不和，失去维系，行动失态，步态不稳。

带脉起于季胁，绕身一周，功能约束任、冲、督三脉。故带脉虽未直接与脑髓相连，但在生理上，与督任冲三脉联系密切，在病理上亦与三脉互相影响。失血过多或生化乏源，冲任虚损，气血不足，带脉失养，肢体不能自收持，下肢痿软，腰脊不举；督脉虚亏，阳气不足，带脉失于温养而失去约束收引作用，亦可导致下肢痿软不用从而出现痿证。故《素问·痿论》明确指出："阳明为之长，皆属于带脉而络于督脉，故阳明虚，则宗筋纵，带脉不引，故足痿不用也。"

如上所述，奇经亏损，八脉失养，是运动神经元病临床表现的主要原因，是本病的中医病机根本。

当然，提出从奇经论治运动神经元病，并不否定五脏在本病中的作用。把奇经病变与五脏病变有机结合起来进行综合分析，更能反映本病的中医病机变化，更有利于指导治疗。早在《内经》就有五脏致痿之说，《素问·痿论》指出："肺热叶焦，发为痿躄；心气热则生脉痿，枢折挈，胫纵而不任地；肝气热则筋膜干，筋急而挛，发为筋痿；脾气热则肌肉不仁，发为肉痿；肾气热则腰脊不举，骨枯而髓减，发为骨痿。"

奇经与五脏六腑关系非常密切。奇阳主一身之阳，奇阳虚损，五脏之阳亦受累及，脾阳、肾阳、心阳、肝阳都无一例外，气属阳，则心气、肺气、肾气、脾胃之气不能幸免，周身气血津液、肌肉筋骨均可累及。心主血脉，肺主呼吸，心肺同居上焦，宗气积于胸中，贯心脉以行呼吸，心肺气虚，则少气懒言，声音嘶哑，甚则可见呼吸困难之危象。脾胃共居中焦，气机升降之枢纽，脾主升清，胃主降浊，气机乖乱，清阳陷于下，浊气积于上，则上有饮食呛咳，吞咽困难，下有四肢困顿，甚则卧床不起。肝主筋，肝阴不足，筋脉失养，常可见筋脉不舒甚至挛急，出现肌张力增高，腱反射活跃诸症。肾元亏虚，真元颓败，"骨痿不能起于床"，常伴形寒肢冷。肝肾与奇经八脉关系密切，故有"八脉隶于肝肾"之说。吴鞠通也认为奇经为病，亦可影响脏腑，所以立足于治疗奇经为主，辅以脏腑的调节方式，强调"兼而有之，当兼而治之"。

三、络气虚滞，肌腠失荣是重要的病理环节

经络为气血运行的通道，运行气血也是经络的主要功能。络脉从狭义角度又可分为经络之络（气络）和脉络之络（血络），经络之络运动经气，脉络之络运行血液。气属阳，主温煦，流动而无形，血属阴，主濡润，本静而易见。年老体衰、久病劳伤等因素导致奇经亏损，一身元阳、元气不足，鼓动无力，经气化生乏源，势必造成络脉空虚，因虚而滞，气血营养的布散受到影响，肌肉筋骨失去气血的温煦和濡润而日见萎缩无力。

络气中包括运行于经络之络中的气和运行于脉络之络中与血伴行的气。从气的功能分析，这一"经气环流系统"与西医学神经内分泌免疫功能颇为吻合。尤其神经系统的分布及神经元的形态结构，如同经络系统中的络脉，从中央到四周，逐级细分，面性弥散，末端连通。而其神经调节功能，以及对神经递质和营养因子的传递，则与络气的双向流动、功能调节特点相吻合。

一旦多种原因导致奇经亏损，经气不足，络气则虚，因虚而滞，就会出现神经内分泌免疫功能的异常。运动神经元病是中枢神经系统变性疾病，其发病与神经兴奋性毒性、氧化应激、自身免疫机制、神经营养因子缺乏、细胞骨架异常和轴索运输障碍等有关。谷氨酸是中枢神经系统，尤其是运动神经元最主要的兴奋性神经递质，但神经突触前膜对兴奋性氨基酸过度释放或摄取异常，导致运动神经元突触间隙谷氨酸增高，则产生兴奋性毒性。体外体内试验均发现，谷氨酸的兴奋毒性可能参与了 ALS 的病变过程。由于氧化应激而产生的自由基增多，导致各种细胞毒性，也可损害运动神经元。这些物质的异常增多或蓄积损伤了运动神经元的正常功能，就出现奇经脑髓络气虚滞的病理

改变。

神经微丝（NF）是神经元重要的细胞骨架成分之一，是细胞中最多见的结构蛋白，纵向平行排列于轴索中。研究发现，ALS 和 SMA 早期病理改变的一个特征是轴索近端肿胀、异常磷酸化的 NF 蓄积。有报道 70%的 ALS 病人运动轴索中 NF 数量增加，轴索快速运输异常。NF 蓄积是轴索运输障碍的直接原因，不仅使线粒体、溶酶体、神经营养因子等成分运输受限，还导致轴索近端空泡样扩张。遗传和环境因素共同作用导致神经微丝异常蓄积和轴索运动异常，妨碍轴索快的和慢的顺向和逆向运输，妨碍轴索完整性所必需的胞器成分的供给，也干扰了神经营养因子等成分对胞体的重要作用。用干涉显微镜观察发现，ALS 病人正中神经分支中轴索内颗粒快速顺向运输异常。实验发现，多种运动神经元病动物模型中存在不同形式的 NF 异常和轴索运输障碍。运动神经元功能异常，同时神经突起中神经微丝的异常积蓄，导致了轴索运输的障碍，这与运动神经元病因元气亏损，八脉失养，从而导致络气虚滞的病理机制极为相似。

由于多种原因导致神经营养因子的生成和运输障碍，出现神经元变性坏死、靶器官肌肉的萎缩、功能丧失。运动神经元病这些病理上的微观现象，与中医络病学说病机理论中络气虚滞之说极为吻合。运动神经元病，尤其是肌萎缩侧索硬化和原发性侧索硬化，常表现肌张力增高，腱反射活跃或亢进，有些可出现踝阵挛、髌阵挛，常由疲劳、寒冷、情绪刺激等诱发或加重，此与中医络脉绌急之表现相符。

神经营养因子可促进神经元的存活、维持正常功能及其分化，并能使神经轴突生长。神经营养因子可由靶组织衍生，经过逆行转运机制，通过轴突运输到胞体发挥神经营养作用。另外有些神经元还可通过自分泌和旁分泌机制产生神经营养因子。由于多种原因导致营养因子的生成和运输障碍，都会出现络虚不荣的表现，出现神经元变性坏死、突起回缩、靶器官肌肉的萎缩、功能丧失。

络气包括运行于经络之中的气，同时包括运行于脉络之络中与血伴行的气。脉络之络的虚滞亦可导致肌腠失于濡养而萎缩。《素问·八正神明论》指出："月始生，则血气始精，卫气始行；月廓满，则血气实，肌肉坚；月廓空，则肌肉减，经络虚，卫气去，形独居。"可见痿证的肌肉萎缩与经络气血亏虚有关。正如明代张景岳《景岳全书·痿证》论述："痿证之义……元气败伤则精虚不能灌溉，血虚不能营养者亦不少矣。"多种原因导致络脉气血衰少，或络脉阻滞，血气不能上注于脑髓，则脑髓失其正常功能。正如近代张锡纯《医学衷中参西录》云"血之注于脑者过少，无以养其脑髓神经，其脑髓神经亦恒至失其所司"，明确了络脉之气血虚滞不能荣养脑髓神经，则其所支配的肌肉失其所司而丧失运动功能，肌肉失于濡养而渐萎缩，遂成痿证。有资料研究显示，运动神经元病患者存在有微循环障碍，而且障碍程度与病情呈正相关。从临床表现来看，患者常有皮肤黯黑，肌肤甲错，爪甲枯脆，肢体浮肿，舌质紫黯等络脉瘀阻表现。

多种原因导致奇经络脉正常功能不能发挥，发生脉络之络运动血液和经络之络运行经气功能发生障碍，出现奇经亏损，八脉失养，络气虚滞，从而使肢体百骸萎缩失用，出现运动神经元病的各种临床表现。加上患者起居无常，卫气亏虚又不能很好地避寒保暖，外邪乘虚而入侵犯机体，加重病情的发展。临床可见，偶遇风寒，病人病情会加重。所谓“至虚之处，便是留邪之处”，外邪入侵，内邪滋生，最终导致经络阻滞、经气失畅、络虚失运。患病日久，病情缠绵难愈，反复无常，正如清代张聿青曰：“邪既入络，易入难出。”

综上所述，奇经亏损、八脉失养是运动神经元病中医病机的根本，贯穿于本病之始终，而络脉虚滞，肌膝失养是奇经虚损的病理结果，同时又是运动神经元病缠绵难愈和进一步发展的症结所在，两者互相影响，共同形成了运动神经元病的中医病理机制。我们从奇经理论和络病学说入手论治运动神经元病，既符合中医理论关于本病的论述又未完全拘泥，继承中有创新，同时又和西医学研究成果紧密地联系在一起，为运动神经元病的治疗开辟了一条新的思路。

第三节　西医临床诊断与治疗

一、临床表现

（一）症状与体征

运动神经元病的临床表现主要为皮质、脊髓运动神经元变性的结果，根据发病部位不同，各种类型有相应的临床症状和体征。

1. 肌萎缩侧索硬化症　首发症状常为手指活动不灵活，精细操作不准确，握力减退。继而手部小肌肉萎缩，骨间肌、蚓状肌及大小鱼际肌萎缩，逐步向心发展至前臂、上臂、肩胛带肌群，双上肢抬举无力，二肩低垂。肌萎缩区出现肌肉跳动，有些发作频繁。双上肢或同时或相隔数月先后出现以上症状。下肢症状可同时或相距一段时间出现，表现为无力、僵直、动作不协调，行走困难，下楼费力，但多无肌肉萎缩。神经系统检查可见双上肢肌肉萎缩，肌力减退，远端重于近端，萎缩侧肌肉可见肌束震颤，肌张力不高，甚至减退，但可见肱二头肌、肱三头肌腱、桡骨膜反射活跃，霍夫曼征阳性，下肢肌力减退可不明显，但肌张力多显著提高，行走呈痉挛步态，膝腱、跟腱反射亢进，可见髌、踝阵挛，巴宾斯基征阳性。感觉系统检查无异常。病程发展至躯干、颈部，最后累及面肌及延髓支配肌肉，表现为延髓麻痹症状，如构音不清、吞咽困难、饮水呛咳、舌肌萎缩等症。疾病晚期，胸锁乳突肌萎缩，患者无力转颈或抬头。呼吸肌、膈肌受累可见呼吸困难、胸闷、咳嗽无力，一旦发生感染，呼吸功能失代偿则需气管插管或切开，呼吸机维持。最后患者多死于肺部感染、呼吸功能衰竭。

2. 进行性脊肌萎缩症　运动神经元变性局限于脊髓前角细胞，表现为下运动神经元损害的症状和体征。首发症状为一侧或双侧手肌无力，大小鱼际肌、骨间肌及蚓状肌萎缩，严重者出现爪形手。再发展至前臂上臂和肩胛带肌萎缩。萎缩肌肉可见肌束震颤，肌张力、腱反射均减弱或消失，感觉正常，锥体束征阴性。

3. 进行性延髓麻痹　首发症状和突出表现为延髓肌肉受累，多数延髓麻痹大多出现于肌萎缩侧索硬化症的晚期，临床特征为构音不清，声音嘶哑，鼻音重，饮水返呛，吞咽困难，流涎等。检查可见软腭运动及咽喉肌无力，咽反射消失，舌肌明显萎缩，舌肌束颤似蚯蚓蠕动。有时可有咀嚼肌和面肌瘫痪及萎缩，下部面肌受累可致面部表情淡漠、呆板。双侧皮质延髓束病变时，出现强哭、强笑、下颌反射与掌颏反射亢进，构成典型的假性延髓麻痹。

4. 原发性侧索硬化 常先累及下肢，出现痉挛性轻截瘫，然后扩展到上肢，极少数病人累及皮质延髓束，出现假性延髓麻痹和痉挛性四肢轻瘫。检查可见肌张力增高，腱反射亢进，巴宾斯基征阳性，下颌反射亢进，强哭强笑，肌萎缩不明显，无肌束震颤。晚期可有小便失禁。

（二）常见并发症

运动神经元病的并发症以肺部感染最为多见，进食引起窒息，患者多因此而死亡。另外，可见四肢远端浮肿、肢体瘫痪，长期卧床者可出现褥疮、泌尿系统感染等。

二、实验室和其他检查

（一）肌电图

肌电图可见肌肉失神经性变化，病变处肌肉在静息状态时可出现束颤电位，随意收缩时运动单位数目减少，纤颤和束颤电位，肌肉受神经再支配引起一个运动单位支配的肌纤维数目增多，可见运动单位波幅增高、时限延长、相位增多等表现，前角细胞损害时有巨大运动单位电位。运动神经和感觉神经传导速度一般正常。

（二）脑脊液检查

腰穿脑脊液压力正常或偏低，30%病人脑脊液中可发现抗神经节苷脂抗体阳性。有研究通过高效液相检测发现肌萎缩侧索硬化（ALS）病人脑脊液中兴奋性氨基酸如谷氨酸、门冬氨酸含量增加。

（三）神经影像学检查

CT 和 MRI 检查可见 ALS 病人的大脑和脊髓实质中有一些神经系统退化变化的解剖学改变。另外，CT 和 MRI 可鉴别神经系统的其他病变，如脊髓空洞症、肿瘤等。

（四）血液检查

血常规检查正常，部分病人血清肌酸磷酸激酶轻度增高而其同工酶不高，免疫功能检查，包括细胞免疫和体液免疫均可能出现异常。血微量元素可见血铜含量显著增高，血锌、血镁含量也均增高，血钙有所下降。

（五）肌肉活检

肌肉呈现失神经支配性肌萎缩的典型病理表现，有助于诊断，但无特征性。在亚急性和慢性病例中可见肌肉内有神经纤维的萌芽，可能为神经再生的证据。

三、诊断要点

（一）运动神经元病诊断要点

1. 隐袭起病，缓慢进展的上、下运动神经元性瘫痪。
2. 肌肉萎缩和肌束震颤，又有腱反射亢进和病理反射，多无根性疼痛和感觉障碍。
3. 可能伴有舌肌萎缩、吞咽困难、构音障碍等后组颅神经损害表现。
4. 肌电图检查在下运动神经元病损区，呈现神经元性肌萎缩的表现。

（二）肌萎缩侧索硬化症诊断标准（中华医学会神经病学分会制订的诊断标准草案）

1. 有下列神经症状和体征 ①下运动神经元病损特征（包括目前临床表现正常、肌电图异常）；②上运动神经元病损特征；③病情逐步发展。

2. 根据上述 3 个特征，可做以下 3 个程度的诊断 ①肯定 ALS：全身 4 个区域（脑、颈、胸、腰骶神经支配区）的肌群中，3 个区域有上、下运动神经元病损的症状和体征；②拟诊 ALS：在 2 个区域有上、下运动神经元病损的症状和体征；③可能 ALS：在 1 个区域有上、下运动神经元病损的体征，或在 2~3 个区域有上运动神经元病损的体征。

3. 下列依据支持 ALS 诊断 ①1 处或多处肌束震颤；②肌电图提示神经源性损害；③运动和感觉神经传导速度正常，但远端运动传导潜伏期可延长，波幅低；④无传导阻滞。

4. ALS 不应有下列症状和体征 ①感觉障碍体征；②明显括约肌功能障碍；③视觉和眼肌运动障碍；④自主神经功能障碍；⑤锥体外系疾病的症状和体征；⑥Alzheimer 病的症状和体征；⑦可由其他疾病解释的类 ALS 综合征症状和体征。

5. ALS 需与下列重要疾病鉴别 ①颈椎病；②脊髓空洞症；③下列运动神经元综合征：多灶性运动神经病、进行性脊肌萎缩症、运动轴索性周围神经病、副瘤性运动神经元病、青年良性远端手肌萎缩症（平山病）、脊髓灰质炎后遗症及其他。

6. 下列检查有助于诊断 ①肌电图检查，包括运动和感觉神经传导速度和阻滞测定、胸锁乳突肌检查；②脊髓和脑干 MRI 检查；③肌活检。

四、治疗

由于本病病因及发病机制尚未完全明确，尚无特效治疗。

（一）谷氨酸拮抗剂

力如太（riluzole）主要药理作用为通过抑制突触前谷氨酸的释放，阻断兴奋性氨基酸受体，以及抑制神经末梢和神经元细胞体上的电压依赖性钠通道，从而对抗兴奋性氨基酸毒性。力如太并不能治愈 ALS，而且有些患者会产生很大的副反应。

（二） 神经营养因子(NTFs)

胰岛素样生长因子（IGF）、脑源性神经营养因子（BDNF）、睫状神经营养因子（CNTF）等神经营养因子家族在动物和体外试验取得一定疗效，但在人体试验中未能取得明显疗效，可能与给药途径和其代谢快等有关。

（三） 免疫治疗

到目前为止，试用过的免疫调节治疗，如转移因子、干扰素、环磷酰胺、硫唑嘌呤、甲氨蝶呤、皮质激素等，以及血浆置换、全淋巴照射均未发现特别疗效。

（四） 基因治疗和神经干细胞治疗

随着分子生物学的发展，用转基因和神经干细胞植入中枢神经系统可以成为 ALS 治疗的一个方向。

（五） 支持治疗

应用维生素、能量合剂等支持，必要时鼻饲以保证患者足够的营养。加强物理治疗和支架应用，防止肢体挛缩畸形。积极预防感染和治疗肺部感染，出现呼吸困难或窒息时可行气管切开，呼吸机辅助呼吸。

第四节 中医辨证论治

一、辨证要点

（一） 辨病情轻重

轻者仅以一侧肢体萎缩无力为主，肌跳少或无，全身症状不明显，一般没有延髓麻痹症状。重者多全身症状重，消耗明显，甚至恶病质样表现，呼吸气短，肌跳明显，延髓麻痹症状突出。

（二） 辨常证与变证

常证肌肉萎缩无力，病情发展平缓，肌跳增加不明显，无生命危险。变证多见于呼吸衰竭，常因进食呛咳窒息，感染后痰涎增多阻塞气道，引起呼吸功能衰竭，呼吸气短、喘息不能平卧、口唇紫绀、大汗淋漓、神情紧张等，严重者可迅速转变，出现脱证或闭证而死亡。

二、治则治法

根据从奇经和络病论治运动神经元病的新理论，治疗本病当以“扶元起痿，养荣生肌，益气通络”为治法，应贯穿治疗始终。运动神经元病多迁延日久，治疗用药时应宗叶天士“奇经为病，通因一法，为古圣贤之定例”“大凡络虚，通补最宜”。补益奇经的药物，当重补元阳和元气，用温和之品，可重用血肉有情之物。络气虚滞的药物治疗“当以通补入络”，使补中有通。治疗奇经络病必须言补则寓之以通，拟通则假之以补，方合阴阳开阖之理，正如李时珍所云：“用补药必兼泻邪，邪去则补药得力，一辟一阖，此乃率妙。”

三、辨证治疗

运动神经元病属中医痿证范畴，临床上以虚证多见，奇经亏损，八脉失养，络气虚滞贯穿疾病始终。临床应结合运动神经元病这一病机特点，灵活辨证施治。

（一）奇经亏损，脾肾两虚

证候：肢体痿软无力，肌肉萎缩，举头无力或颈垂，畏寒肢冷，精神疲惫，饮食不香，涎唾淋漓，腰膝酸软，小便清长，阳痿早泄或月经失调，舌淡胖，凹凸不平，苔薄白，脉沉细。

证候分析：本病多发于中老年，或因久病体弱后，脾肾两虚，脾虚不能运化水谷精微以荣养肌肉，故见肢体痿软无力，肌肉萎缩，精神疲惫；脾虚不能摄唾，肾虚不能固缩，故见涎唾淋漓，小便清长；奇经督脉为一身阳脉之统帅，亏损则见举头无力或颈垂，畏寒肢冷，男子则阳痿早泄，女子则月经失调；舌淡苔薄，脉沉细无力，皆为奇经亏损，脾肾两虚之象。

治法：健脾益肾，扶元起痿。

方药：右归丸(《景岳全书》)合加味金刚丸(《赵锡武医疗经验》)加减。

人参 6g（另煎）　制附子（先煎）6g　肉桂 6g　熟地黄 18g　山药 6g　杜仲 6g　山萸肉 3g　白术 9g　菟丝子 12g　鹿角霜 10g　巴戟天 12g　淫羊藿 6g　乌梢蛇 6g

方解：方中人参、白术大补元气，健脾益气；肉桂、附子温肾散寒，扶助元气；熟地黄、山药、山萸肉滋阴补肾，益精填髓，有阴中求阳之妙；杜仲、菟丝子、巴戟天、淫羊藿温补肾阳，使元阳得以归元。更用鹿角霜、乌梢蛇血肉有情之品，不但能温肾中之阳，大补元气，而且有走行通络之功，使补而不滞。诸药合用，共奏阴阳双补，刚柔相济，健脾益肾，扶元起痿之功效。

或应用肌萎灵胶囊（肌萎灵系列制剂均为河北医科大学附属以岭医院生产），口服，每次 6~8 粒，每日 3 次，儿童酌减。肌萎灵注射液，24~40mL，加入 5%葡萄糖液或 0.9%生理盐水 250mL 中静滴。每日 1 次，28 天为一疗程。功能扶元起痿，养荣生肌，适用于奇经亏损，八脉失养证，症见肢体痿软无力、肌肉萎缩、颈项腰脊无力。

加减：腰膝酸软、竖颈困难或垂头者加桂枝、肉苁蓉，兼有湿热者加石斛、薏苡仁，肌肉萎缩明显者加紫河车、龟板、鳖甲，瘀滞明显者加全蝎、僵蚕、蜈蚣。

（二）肺肾两虚，大气下陷

证候：四肢及肋间肌肉萎缩，呼吸气短，不足以息，或呼吸微弱，咳嗽无力，咳嗽少痰或痰黏不易咳出，构音不清，声音嘶哑，舌肌萎缩瘦小，苔薄白，脉细弱。常见于运动神经元病延髓麻痹出现呼吸衰竭。

证候分析：久病之后，肺肾两虚，宗气下陷，肺虚不能主气司呼吸，肾亏不能摄纳真气，故见呼吸气短，不足以息，或呼吸微弱；肺肾气虚，升降失职，故见咳嗽无力或有痰不易咳出；肺气不足，无气以行息道，津液不能上承，故见构音不清，声音嘶哑；舌瘦苔白，脉细弱均为肺肾两虚、大气下陷之象。

治法：补肺益肾，升补宗气。

方药：保元汤(《兰室秘藏》)合升陷汤(《医学衷中参西录》)加减。

人参6g（另煎） 黄芪18g 五味子6g 山萸肉3g 生地黄12g 麦冬9g 知母10g 升麻6g 柴胡9g 白术12g 茯苓6g 山药6g 川贝母9g 桔梗6g 蛤蚧粉2g（冲服） 紫河车2g（冲服）

方解：方中重用人参、黄芪大补肺气，扶助元气，二药与白术、茯苓、山药合用，健脾益气助运，有补土生金之妙；麦冬、知母补肺滋阴，生地黄、山萸肉、五味子益肾养阴，山萸肉与五味子合用还可摄纳肾气，以收摄浮散之气；升麻、柴胡合用，升阳举陷，桔梗引药上升，有舟楫之用；川贝母清肺化痰以祛邪扶正；蛤蚧粉、紫河车为血肉有情之品，大补肺肾之气，以扶助元气，使宗气源泉不竭。诸药合用，共奏补肺益肾、升补宗气之功。

或应用肌萎灵1号散，每次5g，每日2~3次。功能温理奇阳，升补宗气，适用于奇阳亏虚，肺气失调，宗气虚衰证，症见呼吸气短、构音不利，甚则胸闷憋气、呼吸困难、咳痰不出、不能言语，甚至呼吸衰竭而死亡，此为本病延髓麻痹的呼吸衰竭症状。

加减：大气下陷，呼吸气促，不足以续，或呼吸困难，有似于喘，加大生黄芪、人参用量等；倘若肺气虚衰，百脉不能来朝，又出现瘀阻经络之证，见有四肢痿废或麻木不仁、唇紫舌青、脉涩不利者，治宜益气活血，行瘀通络，加桃仁、红花、赤芍、穿山甲、川芎、三七粉。

（三）脾胃虚弱，冲气上逆

证候：肢体痿软无力，肌肉萎缩，少气懒言，语音低弱，咀嚼无力，吞咽不利，饮水呛咳，口张流涎，食少便溏，腹胀，舌体嫩淡，或凹凸不平，苔薄白或白腻，脉细。常见于运动神经元病延髓麻痹。

证候分析：患者先天脾胃虚弱，或因饮食不节、劳倦久伤，而致脾胃虚弱，运化失司，清气不升，浊气不降；脾为气血生化之源，气虚不能运化散布水谷精微于四肢，故见肢体痿软无力，肌肉萎缩；脾气虚弱，母病及子，肺气不宣，可见少气懒言，语音低弱；胃失和降，冲气上逆，故见吞咽不利，饮水呛咳；脾气虚，运化失司，故见咀嚼无力，食少便溏；腑气不降，可见腹胀；舌淡苔白，脉细均为脾胃虚弱之象。

治法：健脾和胃，平冲降逆。

方药：四君子汤(《太平惠民和剂局方》)合旋覆代赭汤(《伤寒论》)加减。

人参6g（另煎） 黄芪15g 白术9g 茯苓6g 陈皮6g 薏苡仁12g 旋覆花9g

（包煎） 代赭石 12g（先煎） 大腹皮 9g 厚朴 6g 苏子 6g

方解：方中人参、黄芪大补肺脾之气，以健脾胃运化受纳之功；白术、茯苓健脾益气，除湿助运；陈皮、厚朴、大腹皮理脾气，降腑气，除胀满；薏苡仁祛湿助运，兼养胃气；旋覆花苦辛性温，"诸花皆升，旋覆独降"，下气化痰，降逆止呛，代赫石甘寒质重，降逆下气，二者相配合，共同起平冲降逆之功；苏子降气止咳，又能化痰，与旋覆花同用以达止呛咳作用；诸药合用，攻补兼施，脾胃同治，共同达到健脾和胃，平冲降逆之功。

或应用肌萎灵 2 号散，每次 5g，每日 2~3 次。功能温补奇经、宣肺和胃，适用于奇经亏虚，肺失清肃，胃失和降证，症见饮食呛咳、吞咽不利，甚则咀嚼无力、吞咽困难，后期则全无吞咽动作，致患者衰竭而死亡，此为本病延髓麻痹的吞咽困难症状。

加减：方中黄芪用量可大至 60~90g，脾虚兼挟湿热可加怀山药、石斛；兼肾虚可加杜仲，川断；肌肉震颤可加白芍、钩藤、龙骨、牡蛎。

（四）肝肾阴虚，精亏髓减

证候：肢体肌肉萎缩，形体消瘦，大肉陷下，筋骨拘挛，肌肉瞤动，握固无力，动作益衰，甚至步履全废，遗精或月经失调，情绪不稳，夜眠梦多，大便干结，舌红少苔，舌体痿软，薄瘦，脉沉细。

证候分析：本病多发于中老年人，或因久病耗伤，肝肾两亏，精血不足，四肢筋骨肌肉失养，故见肢体肌肉萎缩，大肉陷下，形体消瘦，握固无力，甚至步履全废；肝阴虚不能濡养，虚风内动，故见筋骨拘挛，肌肉瞤动；肝肾两亏，精血不旺，故见男子遗精，女子月经失调；肝血不足，疏泄失职，肾精亏虚，脑神不用，魂魄不藏，故见情绪不稳，夜眠梦多；舌红瘦少苔，脉沉细皆为肝肾阴虚，精亏髓减之象。

治法：滋补肝肾，益精填髓，濡养筋脉。

方药：左归丸(《景岳全书》)合虎潜丸(《丹溪心法》)加减。

熟地黄 15g 山药 9g 山萸肉 6g 菟丝子 12g 当归 6g 白芍 9g 黄精 15g 桑椹 10g 鸡血藤 12g 牛膝 6g 龟甲 15g 紫河车 2g（冲服） 锁阳 10g

方解：方中重用熟地黄滋肾益精，以填真阴；山萸肉养肝滋阴，益精填髓；山药补脾益阴，滋肾固精，黄精、桑椹与三药合用，加重滋补肝肾，益精填髓之功；菟丝子、牛膝益肝肾，强腰膝，健筋骨；当归、白芍合用补血滋阴，养阴舒筋；当归与鸡血藤合用又可活血通络，濡养筋脉；龟甲、紫河车为血肉有情，峻补精髓，锁阳壮肾阳，有阳中求阴之义；诸药合用，共奏滋阴补肾，养肝舒筋，填精益髓，濡养筋脉之效。

或用肌萎灵 3 号散，每次 5g，每日 2~3 次。功能滋补肝肾，濡养筋脉，适用于奇经亏损，肝肾两亏证，症见肌体僵硬、肌束震颤、肌张力增高，病理反射阳性，或见髌阵挛、踝阵挛，行走困难，痉挛步态，或有肌肉抽掣，甚则不能行走。或肌萎灵 6 号散，每次 5g，每日 2~3 次。功能滋补奇经，清热养阴，适用于奇经亏损，阴虚内热证，症见口干舌燥，干咳无痰，烦渴汗出，手足心热，溲赤便秘，皮肤干燥，舌红少苔，脉细数等症。

加减：肌肉跳动明显者加重白芍用量，再加柴胡、桑椹子；大便秘结可加枳实、瓜蒌仁、胡麻仁；咳痰无力可加桔梗、升麻、柴胡。

（五）湿热瘀阻，筋脉不舒

证候：四肢痿软，身体困重，口干口苦，胸痞脘闷，手足烦热，步履艰难，肢体僵硬，肌张力增高，腱反射活跃，小便黄赤或涩痛，舌红，苔黄腻，脉滑数。

证候分析：素体脾胃虚弱，湿邪内生，郁久化热，或摄生不慎，感受湿热浸淫，脾虚湿困，故见四肢痿软，身体困重；脾虚不能健运，无力布散津液上承，故见口干口苦；湿热困阻，气机不畅，故见胸痞脘闷；"湿热不攘，大筋软短，小筋弛长，软短为拘，弛长为痿"，故可见步履艰难，肢体僵硬，肌张力增高，腱反射活跃；湿热困阻，手足烦热，小便黄赤或涩痛；舌红、苔黄腻，脉滑数均为湿热瘀阻之象。

治法：清热祛湿，活血通络。

方药：四妙散(《成方便读》)合三仁汤(《温病条辨》)加减。

苍术 12g　白术 9g　黄柏 15g　川牛膝 6g　藿香 10g　菖蒲 9g　白蔻仁 6g　薏苡仁 12g　滑石 10g（包煎）　黄芩 6g　忍冬藤 15g

方解：方中合用苍术、白术，一燥湿一健脾，共达湿去脾健，脾旺湿除之功效；藿香、白蔻仁芳香化湿，宣畅气机，以达湿热交结，先祛其湿；黄柏、黄芩寒以胜热，苦以燥湿，合用以祛上下二焦湿热；薏苡仁、滑石甘淡性寒，利湿清热，疏导下焦，给邪以出路，使湿热从小便而出；菖蒲活血，川牛膝不仅可壮腰膝、健筋骨，还有活血之功；忍冬藤清热活血，藤以通络；诸药合用，共奏湿去热清，活血通络之功。

或用肌萎灵 4 号散，每次 5g，每日 2~3 次。功能调理奇经，清化湿热，适用于奇经功能失调，湿热浸淫证，症见肌萎无力、抽掣僵硬，或痿软无力，手足热而汗出，口苦溲黄，舌红苔黄腻，脉滑数。

加减：热甚者可去苍术，加麦冬、玄参、知母；肢体麻木，关节运动不利，可加姜黄、赤芍、桃仁、红花以活血通络，根据痰瘀相关，可加祛痰通络药如白芥子等；痰热瘀结者酌加清热化痰、祛瘀通络药，如胆星、竹茹、川贝、丹皮、郁金、丹参、地龙、全蝎、地鳖虫等。

（六）气血亏虚，肌腠失荣

证候：全身消瘦，面色苍白或萎黄，肌力下降，肢体痿软，肌张力减低，腱反射减弱或消失，身体困重，纳少脘闷，伸舌无力或伸舌不出，舌质淡，苔白，脉细弱。

证候分析：久病大病之后，气血耗伤，肌腠失于荣养，可见全身消瘦，面色失华；气血亏虚，肢体筋脉失濡，故肌力下降，肢体痿软，肌张力减低，腱反射减弱或消失；脾为气血生化之源，气血不足，脾气必虚，湿邪困阻，故见纳少脘闷，身体困重；舌质淡苔白脉细弱均为气血亏虚之象。

治法：益气起痿，养荣生肌。

方药：八珍汤(《正体类要》)或十全大补汤(《太平惠民和剂局方》)加减。

人参 6g（另煎）　黄芪 18g　白术 10g　茯苓 6g　熟地黄 12g　山萸肉 6g　当归 12g　白芍 15g　川芎 9g　丹参 12g　阿胶 12g（烊化）　枸杞子 6g

方解：方中人参与熟地黄相配，前者大补元气，后者味厚养血，合用气血双补；白术、茯苓健脾渗湿，协助人参益气补脾；黄芪助人参大补肺脾之气；当归、白芍养血和营，助熟地黄补益阴血；川芎活血行气，使补而不滞；一味丹参，功同四物，补血活血；阿胶、枸杞子滋阴养血。诸药合用，共奏气血双补，荣养肌腠之效。

或用肌萎灵 5 号散，每次 5g，每日 2~3 次。功能温补脾肾、养荣生肌，适用于奇阳亏虚，脾肾虚损证，症见肌肉萎缩无力、肌力下降、上肢不能抬举、下肢不能站立，甚则肌力全无、痿软瘫痪于床、久卧不起、畏寒肢冷。

加减：失眠梦多，头晕目眩，加龙眼肉、酸枣仁、合欢皮；肌跳明显，情绪不稳，易怒，加龙骨、牡蛎、合欢皮、琥珀粉等。

第五节　预后与调护

运动神经元病多隐匿起病，呈进行性加重，其中最常见的肌萎缩侧索硬化症的生存期一般为半年到 15 年不等，平均为 3 年左右。5 年的存活率为 20%~40%，10 年存活率为8%~13%。常因延髓麻痹，吞咽困难，或合并肺部感染致呼吸功能衰竭而死亡。患者应注意从生活、饮食和精神调理，劳逸结合，起居有时，适当锻炼身体，增强体质，严格预防感冒及胃肠炎等各种感染，合理调配饮食结构，避免产生悲观失望情绪，乐观积极，配合治疗，延缓病情发展，提高生存质量。

第十七章　类风湿关节炎

类风湿关节炎（rheumatoid arthritis，RA）是一种以对称性、多关节、小关节病变为主的慢性、全身性、进行性、自身免疫性疾病，主要表现为关节肿痛，晚期可强直和畸形，功能严重受损。除关节外，心、肺、肾、眼部、神经系统等其他器官或组织也可受累，故又称类风湿病。

本病属于中医“痹证”“历节病”“顽痹”“尪痹”范畴，《内经》首设专篇论述痹证，《素问·痹论》说：“风寒湿三气杂至，合而为痹。”汉代张仲景《金匮要略·中风历节病脉证并治》说“病历节不可屈伸疼痛”，“诸肢节疼痛，身体魁羸，脚肿如脱”，记载的历节和尪痹则属痹证重证。元代朱丹溪《丹溪心法》说“肥人肢节痛，多是风湿与痰饮流注经络而痛，瘦人肢节痛，是血虚”，已注意到患者的体质问题，并提出了痰阻络脉，血虚失润致病的观点。清代叶天士《临证指南医案》说：“风寒湿三气合而为痹，然经年累月，外邪留着，气血皆伤，化为败瘀凝痰，混处经络，盖有诸矣。”可见本病总属正虚邪袭，络脉痹阻，筋骨、关节、血脉、肌肉受累之疾，这些为应用络病学说治疗本病提供了临床思路和借鉴。

第一节　西医病因病理

本病病因及发病机制尚未阐明，可能与下述因素诱发自身的免疫反应有关：①感染。近年来的研究发现，RA 病人对某些微生物的高免疫反应现象，提示和本病的发病有关。主要的致病原如 EB 病毒、逆转录病毒、结核杆菌、支原体等。②遗传。RA 的发病有一定的家族聚集倾向和孪生子共同患病现象，提示遗传因素在 RA 的发病中起一定作用。③雌激素。绝经前的妇女 RA 发病率显著高于同龄男性，妊娠、使用避孕药可减少 RA 的严重程度，或可防止发病，提示雌激素在本病发病中的作用。④其他因素。劳累、受寒受潮、营养不良、外伤、精神刺激可诱发本病。

本病的基本病理改变为滑膜炎，以后滑膜增生，肉芽组织形成，滑膜细胞增生形成肉芽血管翳，最终结果导致关节腔破坏，相对面融合，发生纤维强直、错位，甚或骨化。RA 关节外的临床表现，多数是局灶性血管炎或血管周围炎的结果。类风湿血管炎不少见，也是本病基础病变之一。

第二节　中医病因病机

本病乃风寒湿热之邪相干之病，元代朱丹溪指出痹乃“风湿与痰饮流注经络”，清代叶天士则认为是“败瘀凝痰，混处经络”所致，可见本病发生发展与络脉具有密切关系。细究其因，有以下方面：

一、体虚感邪

素体虚弱，气血不足，肝肾亏虚，腠理不密，或产后病后机体防御能力下降，故外邪易于入侵。既病之后，又无力驱邪外出，以致外邪留连不去，久羁于筋骨血脉，络脉痹阻不畅而为本病。故体虚是本病的内在因素，正如清代张璐《张氏医通》所谓：“多有风寒湿气乘虚袭于经络，气血凝滞所致。”

二、外邪入侵

风寒湿热外袭，是本病的重要外在因素。体虚固然易于招致外邪入侵，但体质尚好，却不注意将摄，或工作潮湿，风餐露宿，或水中作业，冒雨涉水，或居处潮湿，睡卧当风，或气候骤变，冷热交替，或劳后汗出当风，或汗后冷水淋浴等，此时卫外相对不足，外邪乘机袭人，日久生变，湿遏络脉，则导致疾病的发生。

三、痰凝血瘀

疾病日久，影响气血运行，以致血滞成瘀，津凝为痰，痰瘀互结，阻闭络脉，深入骨骱，或复有外邪不解，内外和邪，羁留胶结于络脉之处，使疾病缠绵难愈。

四、络息成积

本病晚期，痰瘀胶结，阻滞络脉，积于关节骨骱，或关节周围，则见关节畸形、肿胀、挛缩、活动不利，甚则涉及内脏，引起脏器扩大或纤维化，出现络息成积的病理改变，若影响及心，可见心悸怔忡，呼吸气短；影响及肺，可见胸闷憋气，干咳少痰，气急乏力。

概言之，本病的发生多以素体本虚，气血不足，肝肾亏虚为内因，风寒湿热为外因，以致痰凝血瘀，痹阻络脉，流注筋骨、关节、肌肉、血脉而成。

第三节　西医临床诊断与治疗

一、临床表现

（一）关节表现

1. 晨僵　是关节的第一个症状，常在关节疼痛前出现。关节僵硬早晨明显，午后减轻。

2. 关节肿痛　多呈对称性，常侵及掌指关节、腕关节、肩关节、趾间关节、踝关节及膝关节，关节红、肿、热、痛、活动障碍。

（二）关节外表现

本病的关节病变可以致残，但不会致死，而关节外表现常是本病致死的原因。

1. 类风湿结节 多见于前臂常受压的伸侧面，如尺侧及鹰嘴处，在皮下可摸到软性无定形活动小结或固定于骨膜的橡皮样小结。

2. 类风湿性血管炎 表现为远端血管炎、皮肤溃疡、周围神经病变、心包炎、内脏动脉炎（如心、肺、肠道、脾、胰、肾、淋巴结及睾丸等）、肢端骨溶解症。

3. 类风湿性心脏病 心脏受累，心肌、瓣膜环或主动脉根部类风湿性肉芽肿形成，或者心肌、心内膜及瓣环淋巴细胞浸润或纤维化等。

4. 类风湿性肺病 慢性纤维性肺炎较常见，可见发热、呼吸困难、咳嗽及胸痛。X线检查从肺门向两侧肺野有扇形网状浸润，也可导致弥漫性肺间质纤维化和结节性肺病等。

5. 肾脏损害 可发生类风湿性间质性肾炎，或因长期用药而导致肾脏损害。

二、实验室和其他检查

（一）血象

有正细胞正色素性贫血，淋巴细胞及血小板增多为活动期表现。

（二）高黏滞综合征

高丙种球蛋白血症可增加血浆黏度，以巨球蛋白（如IgG）最明显。

（三）类风湿因子

类风湿因子多阳性，但类风湿因子阴性并不意味着不存在本病，因为它可被其他血清蛋白所掩蔽，或由于在血清中被有高度亲和力的抗体所结合，而不易检出。

（四）血沉和C反应蛋白

血沉和C反应蛋白均为RA非特异性指标，但可作为判断其活动程度和病情缓解的指标。在活动期，血沉增快，C反应蛋白升高，经治疗缓解后下降。

（五）X线检查

关节X线片可见到关节面模糊，有侵蚀性损害。在疾病早期近关节处骨质疏松，软组织肿胀，骨质有侵蚀现象；晚期关节软骨坏死可使关节间隙变狭窄及纤维化。

三、诊断要点

1987年美国风湿病学会所修订的诊断标准：①晨僵至少1小时（≥6周）；②3组或3组以上关节肿（≥6周）；③腕、掌指关节或近端指间关节肿（≥6周）；④对称性关节肿（≥6周）；⑤类风湿皮下结节；⑥手 X 片改变（至少有骨质疏松及关节腔狭窄）；⑦类风湿因子阳性（滴度>1∶32）。

以上 7 项中有 4 项阳性即可确诊。

四、治疗

（一） 非甾体抗炎药(NSAIDs)

NSAIDs 是最早用于治疗风湿性疾病的药物，现在仍然作为主要药物在使用，如萘普生、布洛芬、双氯芬酸钠等。

（二） 慢性用药

此类药物包括改变病情抗风湿药和免疫抑制剂，主要有抗疟药（羟氯喹、氯喹）、青霉胺、柳氮磺胺吡啶、金制剂（如金诺芬）、雷公藤、甲氨蝶呤、环磷酰胺、环孢素、莱氟米特等。目前认为，一旦确诊 RA 即应马上使用，或者联合应用。

（三） 糖皮质激素

糖皮质激素对 RA 有明显的缓解作用，医生可根据病人的具体情况及病情活动性决定用量。

（四） 免疫增强剂

常用免疫增强剂有左旋咪唑（levamisole）、胸腺素（thymosin）、转移因子（transfer factor）等。

（五） 生物制剂

生物制剂治疗 RA 是近年内才新兴发展起来的，尚处于探索阶段。主要有Ⅱ型胶原、抗细胞因子单克隆抗体如抗肿瘤坏死因子-α（抗 TNF-α）、抗 IL-1 单克隆抗体、抗 IL-6 单克隆抗体、T 淋巴细胞治疗、抗细胞黏附蛋白单克隆抗体、细胞因子等。

（六） 其他疗法

药物疗效不佳时可考虑用滑膜切除，晚期关节畸形、强直、功能严重障碍时可施行关节成形术或人工关节置换术，重症 RA 有严重血管炎等，或药物疗效欠佳，可以血浆置换术。基因疗法目前尚处于动物实验阶段，临床疗效如何有待进一步观察。自身干细胞移植治疗包括 RA 在内的免疫性疾病正处于试用阶段，从对 RA 患者的生活质量和预期寿命来说，该方法是否有积极的意义尚待证实。

第四节　中医辨证论治

一、辨证要点

（一）分病因之主次

主要从风、寒、湿、热等方面辨别治疗，区别风寒湿热孰轻孰重，抑或是互相兼夹为患。掌握上述病邪特点，临床才能分清主次，治疗方可突出重点。

（二）辨邪正之虚实

一般而言，病之初期以邪实为主，反复发作多为虚实互见，正虚邪实之证，病邪久羁，则成正虚邪恋之候，以正虚为主。临床必须明确邪正之虚实，或补虚为主，或祛邪为先，或扶正以祛邪，或祛邪以扶正，或扶正祛邪兼顾。

（三）识痰瘀之特征

一般而言，凡本病日久，必有痰瘀。临床见证，关节肿痛多为痰瘀互结病变。若湿未成痰，多为漫肿，按之柔软，疼痛一般不剧烈；痰瘀互结，则按之较硬，肢体麻木，疼痛剧烈。另外，瘀血之脉细涩，舌有瘀斑瘀点；痰浊舌白厚腻，脉濡滑。

二、治则治法

类风湿关节炎为风寒湿热之邪痹阻络脉，流注关节所致，故通络宣痹为本病的共同治则。新病以祛风、散寒、除湿、清热为主，久病以补益肝肾，益气养血为先，同时兼以化痰、逐瘀。总以气血流通，营卫复常，络脉通利为目的。

三、辨证治疗

（一）寒湿互结，络脉痹阻

证候：关节和肌肉冷痛重着，痛处较固定，晨僵明显，关节疼痛剧烈，甚或关节屈伸不能，遇冷疼剧，得热稍减，舌淡胖，苔白或腻，脉弦或沉紧。

证候分析：寒湿流注关节肌肉，络脉痹阻，气血运行不畅，不通则痛，故见关节肌肉疼痛重着，僵硬而屈伸不利。寒湿为阴邪，同气相求，故遇冷痛剧，得热稍减。舌淡苔白或腻，湿邪留滞之象；脉弦沉紧，寒邪为患之征。

治法：温经散寒，通络止痛。

方药：乌头汤(《金匮要略》)加减。

乌头 12g（先煎）　麻黄 10g　黄芪 15g　白芍 30g　炙甘草 9g　蜂蜜 30g（烊化）　全蝎 2g　蜈蚣 2 条

方解：方用乌头搜风散寒，温经止痛；麻黄发汗宣卫，散寒行痹；黄芪益卫气而固肌表；芍药理血滞而通络痹；全蝎、蜈蚣搜剔通络而止痛；甘草与芍药相伍缓急止痛，且又可调和诸药；煎药时加蜂蜜既可养血润筋，缓急止痛，又可制乌头燥热之毒。诸药相伍，共奏温经散寒，通络止痛之效。

加减：关节肿大、湿盛者加五积散(《太平惠民和剂局方》)；有瘀滞者，酌加乳香、没药、桃仁、红花、穿山甲以活血通络；若有发热、恶寒表证者，可合用防风汤或防己黄芪汤。

（二） 湿热蕴结，络脉痹阻

证候：关节红肿热痛，得凉稍舒，关节活动受限，晨僵，口渴或渴不喜饮，尿黄，大便不爽，患者多兼有发热，舌红、苔黄腻，脉滑数。

证候分析：湿热侵袭关节，络脉痹阻不畅，故见关节红肿热痛，得凉热邪稍减故感觉稍舒；湿为阴邪，重浊黏滞，留滞关节故有活动受限，晨僵；影响肠道气机升降，则大便不爽；湿热外袭，故多见有发热；热邪伤津故口渴，湿邪黏滞故不喜饮；尿黄、舌脉皆湿热留滞之象。

治法：清热除湿，宣痹通络。

方药：宣痹汤(《温病条辨》)加减。

防己 12g　蚕砂 10g　薏苡仁 30g　赤小豆 15g　连翘 12g　栀子 12g　滑石 15g（包煎）半夏 9g　杏仁 9g

方解：方中防己清热利湿，通络止痛；蚕砂、薏苡仁、赤小豆祛湿通络；连翘、栀子、滑石增清热利湿之力；半夏化痰，杏仁宣肺，增利湿通络之效。全方共奏清热化湿，宣痹通络之功。

加减：发热甚者可合用白虎加桂枝汤(《金匮要略》)；热甚加生石膏、生地黄以清泄热邪；湿盛者加土茯苓、木瓜、木通以通利水湿，兼以清热；痛甚者加全蝎、地龙、露蜂房、白芍以搜剔通络，缓急止痛；屈伸不利加木瓜、伸筋草以舒经和络。

（三） 痰瘀互结，络脉痹阻

证候：关节肿痛变形，活动受限，痛处不移，肢体顽麻，关节附近肌肤紫黯，或有肌肉萎缩，面色黧黑，或有皮下结节，舌质黯红或瘀斑瘀点，苔薄白，脉弦涩。

证候分析：痰邪与瘀血互结于关节之处，络脉痹阻，气血瘀滞，故有关节重痛变形，活动受限，痛处不移，肌肤紫黯；肢体失却气血濡养，故见肢体顽麻，甚则肌肉萎缩；血不养面则面色黧黑，痰凝瘀血结于皮下，则有皮下结节；舌质黯红或瘀斑瘀点，脉弦涩皆瘀血阻滞之表现。

治法：活血祛瘀，化痰通络。

方药：身痛逐瘀汤(《医林改错》)合小活络丹(《太平惠民和剂局方》)加减。

桃仁 12g　红花 9g　当归 9g　五灵脂 12g　地龙 12g　川芎 12g　没药 9g　香附 9g　羌活 12g　秦艽 12g　牛膝 30g　甘草 5g

方解：方中以桃仁、红花、五灵脂、当归活血化瘀；地龙搜剔通络；川芎、没药、香附理气活血止痛；羌活、秦艽祛风湿；牛膝强壮筋骨；甘草调和诸药；小活络丹温散风寒，化痰通络祛瘀。诸药相伍，使痰化瘀祛，络脉通畅，痹病自然可愈。

加减：痛剧加乳香、延胡索、土鳖虫以增加活血通络止痛之力；肿胀明显因伴淋巴回流受阻者，加莪术、水蛭、泽兰、蜈蚣以搜剔通络，活血利水；面色黧黑者可合用大黄䗪虫丸(《金匮要略》)。

（四） 气血亏虚，络脉失荣

证候：形体消瘦，关节变形，骨节酸痛，时轻时重，以屈伸时为甚，面色少华，心悸短气，体倦乏力，自汗，食少便溏，舌淡、苔薄白，脉细微或濡弱。

证候分析：本证多见于痹病之缓解或稳定期，病之既久，耗伤气血，肌体关节失于滋濡，络脉失于荣养，痰瘀结于关节周围，故见形体消瘦，体倦乏力，关节变形，骨节酸痛，时轻时重；动则耗伤气血，故关节屈伸时为甚；气血不能荣养，故面色少华；不能滋养心脏则心跳气短，气虚表卫不固则自汗；中焦不健则食少，脾气不运，精微下趋则便溏；舌淡、苔白、脉细微或濡弱，乃气血亏虚之反映。

治法：补气养血，通络宣痹。

方药：黄芪桂枝五物汤(《金匮要略》)合十全大补汤(《太平惠民和剂局方》)加减。

黄芪 30g　桂枝 9g　白芍 12g　人参 9g（另煎）　川芎 12g　生地黄 12g　茯苓 15g　白术 12g　当归 12g　炙甘草 5g　生姜 9g　大枣 12g

方解：方中以人参、黄芪补气，桂枝通络，生地黄、白芍敛阴，川芎、当归养血活血，白术、茯苓、生姜、大枣健脾和中，甘草调和诸药。诸药相伍，俾气血充足，肌体得充，络脉得荣，经络通畅，正气存内，邪气自除。共奏补气养血，通络宣痹之效。

加减：偏寒者加制附子以温阳散寒；偏热者加秦艽，桂枝改桑枝以减温热之弊而增加清热通络之力；湿重便溏去地黄，加薏苡仁、苍术以健脾利湿；若见舌红少苔、口眼干燥等阴虚失润之征，加黄精、石斛以润燥荣络，去茯苓，减黄芪量；瘀滞重者加全蝎、蜈蚣、土鳖虫以搜剔通络，活血祛瘀。

（五） 肝肾同病，阴阳两虚

证候：关节变形，形体消瘦，肌肉萎缩，骨节疼烦，僵硬及活动受限，筋脉拘急，伴面色淡白少华，腰膝酸软无力，形寒肢冷，心悸，气短，或潮热盗汗，持续低热，舌红苔白，脉沉细或细数。

证候分析：本证多见于痹病的后期，肝肾阴阳两虚，肢体失于濡养，故见形体消瘦，肌肉萎缩，骨节疼烦，面色少华；腰为肾府，膝为筋会，肝肾亏虚不能滋养，故有腰膝酸软无力之症；阳气失于温煦则形寒肢冷，心脏失于充养则心悸、气短；若阴虚为主，阴虚生热，则见潮热盗汗，持续低热；病久络脉阻滞，痰凝血瘀结于关节，故见关节变形，僵硬及活动受限；舌脉皆阴阳两虚之候。

治法：滋补肝肾，通络止痛。

方药：独活寄生汤(《备急千金要方》)加减。

独活12g　桑寄生15g　川牛膝30g　杜仲15g　熟地黄12g　细辛9g　桂枝6g　川芎12g　当归12g　白芍9g　党参12g　茯苓15g　秦艽12g　防风9g　炙甘草5g

方解：方中独活、桑寄生祛风通络止痛；川牛膝、杜仲、熟地黄补肝肾、强筋骨；细辛、桂枝温经散寒，通络止痛；川芎、当归、白芍养血活血；党参、茯苓、甘草健脾益气；秦艽、防风祛风除湿。全方共奏滋补肝肾，通络止痛之功。

加减：偏阴虚者，见耳鸣、失眠、盗汗烦热、颧红，加左归丸(《景岳全书》)治之；偏阳虚者，见畏寒肢冷，手足不温，关节冷痛，加右归丸(《景岳全书》)治之。

（六）痰瘀胶结，络息成积

证候：病程日久，反复发作，骨节僵硬变形肿大，关节附近呈黑色，疼痛剧烈，痛处不移，不可屈伸，或见心悸怔忡，呼吸气短，或见胸闷憋气，干咳少痰，气急乏力，舌质紫黯或瘀斑瘀点，脉细涩。

证候分析：疾病日久，痰瘀胶结，停留于关节骨骱，痼结根深，络脉闭结不通，涉及内脏，息而成积，故见骨节僵硬变形肿大，疼痛剧烈；痰瘀留滞，故有痛处不移；气血不能周流，故有疼痛麻木；影响及心，可见心悸怔忡，呼吸气短；影响及肺，可见胸闷憋气，干咳少痰，气急乏力；关节附近色黑，舌、脉皆为络脉瘀阻之象。

治法：活血散结，祛痰通络，兼以补肾养肝扶正。

方药：活络效灵丹(《医学衷中参西录》)合益肾蠲痹丸（朱良春方）加减。

丹参30g　当归12g　制乳香9g　制没药9g　熟地黄12g　淫羊藿15g　鸡血藤15g　胆南星12g　全蝎9g　蜈蚣2条　露蜂房10g　土鳖虫12g　蜣螂9g　僵蚕9g

方解：方中以丹参、当归、鸡血藤养血活血；熟地黄、淫羊藿补益肝肾，辅助正气；乳香、没药活血止痛；胆南星祛痰通络；全蝎、蜈蚣、露蜂房、土鳖虫、蜣螂、僵蚕等虫类药活血化瘀，消积通络，搜邪外出。共奏活血散结，祛痰通络之效。

加减：若心络络息成积，可加人参、黄芪、桂枝、葶苈子、泽泻；若肺络络息成积，可加半夏、杏仁、麦冬、五味子。

第五节　预后与调护

本病病情变化较多，约10%的患者能自然缓解，症状自行消退；10%的患者病程呈进行性；大多数病人的病情波动、不稳定，时起时伏，反复发作，经及时治疗，其临床症状也能逐渐减轻，关节功能得到改善。类风湿关节炎患者首先要注意防寒、防潮，关节部位不可用电扇或空调直接吹拂；要房事有节，劳逸结合；有关节畸形或僵硬者要注意关节的锻炼。可视情况积极参加各种体育运动，以增强体质，提高机体对外邪的抗御能力。

第十八章 硬皮病

硬皮病（scleroderma）是一种以皮肤及各系统胶原纤维化为特征的结缔组织疾病，临床包括局限性硬皮病和系统性硬皮病两大类型。本病任何年龄均可发病，局限性硬皮病以儿童及中年发病较多，系统性硬皮病以20~50岁好发，男女发病之比为1∶3，育龄妇女为发病高峰人群。

硬皮病归为中医痹证，尤其是皮痹范畴。痹证辨证治疗涉及络病的古代文献亦有记载。《素问·皮部论》曰："邪客于皮腠理开，开则邪入客于络脉，络脉满则注入经脉，经脉满则入舍腑脏也。"此处经脉、络脉之"满"，实则不通之意，乃系邪客阻络之病机。明代李中梓《医宗必读》载"脉痹即热痹也，复感外邪，客搏经络，留而不行，故病痹，肌肉热极，唇口反裂，皮肤变色"，此段描述符合硬皮病湿热阻络的表现。明代林珮琴《类证治裁》更进一步说"诸痹，风寒湿三气杂合，而犯经络之阴也"，指出痹证日久可深入脏腑之阴络。清代汪文绮在《杂症会心录》中曰"况痹者闭也，乃络脉涩而少宣通之机，气血凝而少流动之势。治法非投壮水益阴，则宜补气升阳"，这对于明确硬皮病病因病机及治则治法有重要的指导意义。可见，有关痹证论治涉及络病是一个逐渐完善丰富的过程，而近来从络病论治硬皮病成为研究热点，也成为取得疗效突破的切入点。

第一节 西医病因病理

硬皮病病因未明，其发病可能涉及感染、性激素、遗传、环境、药物等多方面因素。

本病患者的血清中可测出多种自身抗体，如抗核抗体、抗线粒体抗体、scl-70抗体、抗着丝点抗体等，患者血中可查见免疫复合物，这些提示本病与体液免疫有关，免疫异常是近年来最为重视的发病机理之一。血管的损伤发生于纤维化之前，开始为内皮细胞损伤，继而内膜增厚，管腔狭窄，甚至闭塞。皮肤部位毛细血管周围不仅成纤维细胞数量增多，而且有活跃的胶原合成。患者显示有广泛的结缔组织病变及代谢异常。另外，部分患者有家族史。

总之，硬皮病的发生是多种因素相互作用的结果，究竟以何种为主，相互间存在的关系均有待进一步研究。目前多数认为本病可能是在一定的遗传背景基础上再加持久的慢性感染而导致的一种自身免疫性疾病。

第二节　中医病因病机

硬皮病的病因主要是正气内虚，外邪侵袭。先天不足，脾肾阳虚，或内有沉寒痼冷，或卫外不固，外感风寒湿邪，邪阻阳络，络气郁滞，而导致营卫不和，气血不通，进则外邪沿经内侵脏腑之络，脏腑功能失调，阳气虚衰。在疾病发生发展过程中，又可产生痰凝水聚、气滞血瘀等病机变化。

局限性硬皮病病变仅限于皮肤，而系统性硬皮病病变比较广泛，主要包括皮肤病变和内脏病变两大部分。皮肤和内脏正是络脉循行部位，系统性硬皮病病变初起，伤及阳络，而随着疾病的发展，由阳络（皮肤）而及经脉，再由经脉传变至阴络（内脏）。阴络近经布于里，阳络浮浅散于外，络脉就像网络一样遍布全身，外络肌表，内联脏腑，无处不至。系统性硬皮病不仅起病于络，其发展又有由表入里，沿经传变的特征。宋代陈无择《三因极一病证方论》中说："三气袭人经络，入于筋脉、皮肉、肌肤，久而不已，则入五脏。"而又有部分系统性硬皮病患者长时间观察并无内脏受累或内脏病变轻微，皮肤病变亦逐渐好转，皮肤代谢改善，功能恢复，盖因脏实而不受邪，或由于治疗及时得当，邪犯阳络即逐邪外出，正如清代吴谦《医宗金鉴》云："其人脏实而不受邪，复还于外，则易治多生。假如久病皮痹，复感于邪，当内传肺而为肺痹。若无胸满而喘咳之证，则是脏实不受邪，余脏仿此。"

硬皮病的皮肤病变分肿胀期、硬化期、萎缩期，而且三期逐渐演变。肿胀期病机为外感寒湿之邪，阻于肌肤之络（孙络），致络气郁滞、络脉瘀阻，而"血不利则为水"，此即"由血及水"的道理。络脉具有使布散于肌腠中的津液还于脉中的作用，当外邪犯络，络脉瘀阻时，津液不能入于络中而渗于络外，于是出现皮肤水肿，皱纹消失等症。络脉瘀阻，气血失和，久则络中津血不足，络虚不荣，肌肤失养而致皮肤硬化萎缩。

总之，硬皮病的病位在于络脉，络脉病变的形成包括初病入络和久病入络两个方面。初病入络的病因为外感六淫，主要为风、寒、湿邪。外感六淫，邪客肌表，入舍阳络，留而不去，传入经脉，正邪相争，气血失和，迁延不愈，从而形成气滞、血瘀、痰凝等病理变化，而这些病理变化正是形成"久病入络"及硬皮病病及脏腑阴络的病理基础。同时外邪久稽，耗伤正气，或先天禀赋不足，形成络虚不荣证候，而六淫外邪、情志等因素又可导致络脉绌急的病机状态。各种病理机制之间往往又相互影响，互为因果，同时存在。应用络病理论探讨硬皮病的病因病机，可概括为以下几个方面：

（一）脾肾阳虚，寒凝血瘀

风寒外袭，或先天禀赋不足，脾肾阳虚，或劳伤过度，气虚阳衰，寒从内生，寒则收引。寒则凝滞，血流不通，收引则经脉气血不畅，故可导致络气郁滞、血瘀阻络、络脉绌急。络脉受阻，则四末发凉，皮肤遇冷变白变紫，皮硬不仁，甚则肌肉及皮肤失养，而肌瘦皮硬而薄，毛发脱落，色素沉着。

（二）风寒阻络

禀赋不足，卫气不固，风寒外袭，伤于肺卫，阻于脉络，营卫不和，脉络不通，则身痛、肢肿、皮硬、咳嗽、咯痰等。

（三）痰浊阻络

寒邪伤肺，肺卫受损，肺气不宣，津液难输，聚而为痰；或脾肾阳虚，水不化津而痰浊内蕴。若此痰浊阻于皮肤脉络，筋脉皮肤失养，则可发生本病。

（四）气滞血瘀

郁怒日久，情志不舒，可导致气滞血瘀，血瘀阻络使气血不能养肤润皮熏毛，故皮肤失荣而变硬变薄，而皮变硬则张口困难，气郁不能运血达于四末则肢冷、身痛，甚则筋脉挛急。

（五）湿热阻络

外感湿热，或寒湿痹阻，脾阳不振，运化失司，湿郁化热，阻于肌肤关节，致脉络不通，经气不畅，肌肤关节红肿疼痛，火热燔炎，病情进展，皮肤病变扩大，多见于硬皮病肿胀期。

本病初起病邪在表，但邪留日久，阻碍气机，血流不畅，渐使肺、脾、肾受累，开始以阳虚寒凝为主，进则阳损及阴，可成劳损。

第三节　西医临床诊断与治疗

一、临床表现

（一）局限性硬皮病

1. 斑状损害　皮损初期为圆形、长圆形或不规则形、淡红或紫红色水肿性发硬片状损坏，数周或数月后渐扩大，损坏可单个或多个，数年后硬度减轻，渐出现白色或淡褐色萎缩性疤痕，以躯干较多见。

2. 带状损害　皮损常沿肢体或肋间呈带状分布，多见于儿童。

3. 点滴状损害　皮损多发生于颈、胸、肩、背等处，损坏为绿豆至黄豆大集簇性或线状排列的发硬小斑点，此型比较少见。

（二）系统性硬皮病

肢端型和弥漫型的主要不同点在于肢端型开始于手、足、面部等处，受累范围相对局限，进展速度较缓，预后较好。

1. 皮肤 可分为水肿、硬化和萎缩三期。

（1）水肿期：皮肤紧张变厚，皱纹消失，肤色苍白或淡黄，皮温偏低，呈非凹陷性水肿。肢端型水肿常先从手、足、面部开始，向上肢、颈、肩等处蔓延。

（2）硬化期：皮肤变硬，表面有蜡样光泽，不能用手指捏起。根据皮肤受累部位不同，可产生手指伸屈受限、面部表情固定、张口及闭眼困难、胸部紧束感等症状。

（3）萎缩期：皮肤萎缩变薄如羊皮纸样，甚至皮下组织及肌肉亦发生萎缩及硬化，紧贴于骨骼，形成木版样硬化。

2. 肌肉 受累并不少见，症状包括肌肉无力、肌萎缩、弥漫性疼痛。

3. 骨和关节 可有关节红肿疼痛、活动受限、关节强直以致挛缩畸形，手的改变最为常见。

4. 内脏

（1）消化系统：食管受累最为常见，表现为吞咽困难，多伴有呕吐、胸骨后或上腹部饱胀或灼痛感。

（2）心血管系统：心肌炎、心包炎或心内膜炎均可发生。

（3）呼吸系统：肺部受累时可发生广泛性肺间质纤维化，肺活量减少，临床表现为咳嗽和进行性呼吸困难。

（4）泌尿系统：肾脏受累约占75%，可发生硬化性肾小球炎，严重时可造成急性肾功能衰竭。

（5）神经系统：少数病例有多发神经炎、三叉神经痛、面神经麻痹等。

5. 其他 尚可有雷诺现象（多发生于肢端），在手指或其他关节周围或肢体伸侧的软组织内可有钙质沉积，部分病例在本病活动期有间歇性不规则发热、乏力和体重减轻等全身症状。

二、实验室和其他检查

（一）实验室检查

1. 一般检查 血沉可加快，全血比黏度、全血还原黏度、血浆比黏度增高，血浆内皮素增高，血常规可见轻中度贫血，肾脏损害者可出现蛋白尿或管型尿，消化道吸收障碍时，粪便脂肪染色为阳性。

2. 免疫学检查 本病特异性实验室检查主要是自身抗体，系统性硬皮病血清中，可以出现多种自身抗体，如类风湿因子抗体、抗核抗体及其亚型等。自身抗体中仅抗scl-70抗体和抗着丝点抗体对系统性硬皮病有很强的特异性。

（二）其他检查

1. 毛细血管镜检查 系统性硬皮病患者甲皱微循环检查见视野多数模糊，有水肿，血管袢数目明显减少，而异常管袢数增多，血管支明显扩张和弯曲，袢顶增宽，血流速度迟缓，系统性硬皮病的甲皱微循环的变化较准确地反映出内脏受累的严重程度。

2. 皮肤感觉时值测定 不论局限性还是系统性硬皮病，其皮肤感觉时值测定均较正常明显延长，可达5~12倍。

3. X线检查

（1）胸部拍片检查：25%~82%的患者，肺部X线显示不同程度的肺间质病变，表现为肺弥漫性线条状、网状结节状阴影，以两中下肺为著，晚期呈蜂窝状肺，还可表现为肺动脉高压、肺动脉扩张和右心扩大。有时出现胸膜增厚，少量渗出。

（2）消化道钡餐透视检查：食管、胃肠道蠕动减弱或消失，下段狭窄，近段增宽，小肠蠕动减少，近侧小肠扩张，结肠袋呈球形改变。

（3）骨骼拍片检查：早期手指骨显示骨质稀疏，尤以指（趾）端和临近指（趾）关节为著。随着疾病的发展，指（趾）骨末端变得尖细，有不规则骨质缺损，关节间隙变窄，软组织显示有大小不等的钙质沉着斑点。

4. 肺功能测定 残气量增加，气体弥散功能下降，晚期可发现限制性肺功能障碍。

5. 心电图检查 心电图可发现房室传导阻滞等各种心律失常，其中房室传导阻滞主要见于硬皮病原发性心肌病变。

6. 病理检查 早期损坏，胶原纤维束肿胀和均一化，胶原纤维间和血管周围有以淋巴细胞为主的浸润；晚期损坏，真皮明显增厚，胶原纤维束肥厚、硬化，血管壁增厚，管腔变窄，甚至闭塞。皮脂腺萎缩，汗腺减少。内脏损坏主要为间质及血管壁胶原纤维增生及硬化。

三、诊断要点

1. 局限性硬皮病 局限性硬皮病根据局限性典型的皮肤硬化症状及皮肤活检即可做出诊断。

2. 系统性硬皮病 系统性硬皮病的诊断多采用美国风湿病学会（1988年）推荐的标准。

（1）主要标准：近端硬皮病，手指和掌指关节以上皮肤对称性增厚、绷紧和硬化。这类变化可累及整个肢体、面部、颈及躯干（胸和腹部）。

（2）次要标准：①手指硬皮病，上述皮肤改变仅限于手指；②手指有凹陷性瘢痕或指垫消失，缺血所致的指尖凹陷或指垫组织消失；③双侧肺基底纤维化，标准显示双侧呈线形网状或线形结节状阴影，以肺底部最明显，可呈弥漫性斑点或“蜂窝肺”外观。这些改变并非其他原发性肺部疾病所致。

凡具有1项主要或2项以上次要标准者，可诊断为系统性硬皮病。

此外，系统性硬皮病出现雷诺现象，多发性关节炎或关节痛，食道蠕动障碍，伸侧皮肤组织病理检查示胶原纤维肿胀和纤维化，血清中有抗scl-70抗体，抗着丝点抗体、抗核仁抗体阳性等皆有助于诊断。

四、治疗

本病目前尚无特效疗法，部分病例治疗后可停止发展或缓解。两型在治疗上无大的差别。

（一） 一般治疗

一般治疗为去除感染灶，加强营养，注意保暖和避免剧烈精神刺激。

（二） 血管活性剂

血管活性剂主要用以扩张血管，降低血黏稠度，改善微循环。低分子右旋糖酐、丹参注射液、硝苯地平、胍乙啶、甲基多巴等药可选择应用。

（三） 免疫调节剂

1. 糖皮质激素 对系统性硬皮病早期的炎症、水肿、关节等症状有一定疗效。

2. 免疫抑制剂 常用的有苯丁酸氮芥、环磷酰胺、硫唑嘌呤等，报道对皮肤、关节和肾脏病变有效，与糖皮质激素合并应用，常可提高疗效和减少激素的用量，也有人对其疗效持怀疑态度。

（四） 结缔组织形成抑制剂

1. 青霉胺（D-penicillamine） 对皮肤增厚、硬化和营养性改变有一定疗效，对微循环和肺功能的改善亦有作用，能减少器官受累的发生率和提高存活率。

2. 秋水仙碱（colchicine） 对改善雷诺现象、皮肤硬化及食道改变均有一定效果。

3. 积雪苷（asiaticoside） 能抑制成纤维细胞的增殖，改善皮肤肿胀硬化、关节疼痛以及溃疡等症状。

4. 依地酸钙钠（calcium disodium edetate） 具有减轻皮下钙质沉积和抑制胶原合成的作用。

（五） 其他治疗及进展

血浆置换、基因重组人γ-干扰素治疗、体外光化学治疗（ECP）等方法，个别取得令人鼓舞的效果，但均有待循证医学的检验。

第四节 中医辨证治疗

一、辨证要点

（一） 皮肤病变三期辨证

硬皮病典型的皮肤病变分水肿期、硬化期和萎缩期，水肿期以邪实为主，外邪犯络，络脉瘀阻，津液不能渗于脉中而渗于脉外，故见皮肤肿胀，此时为皮肤变性阶段，是硬皮病治疗的最为关键时期，往往决定疾病的发展和预后；硬化期虚实夹杂，治以活血通络、软坚散结为主；萎缩期以正虚为主，治以益气血、通经络、养荣生肌。

（二）辨寒热虚实

疾病初期以邪实壅络为主，中后期往往以正亏络虚多见，或寒热虚实间杂。本病以虚寒证多见，而湿热瘀阻证型多见于水肿期，或湿热外侵，或寒湿入里化热，或脾肾阳虚，水湿不化，郁而化热。

（三）脏腑辨证

系统性硬皮病可以累及肺、食管、胃、肠道、心、肾等多个脏器，外邪不解，沿经内传，病及肺络，可见咳嗽和进行性呼吸困难；病及食道表现为吞咽困难，或伴有呕吐、胸骨后或上腹部饱胀或灼痛感；胃肠道受累可有食欲不振、腹痛、腹胀、腹泻与便秘交替等；病及心络，可见心慌、气短、胸闷、脉结代等症；病及肾络，可见浮肿、尿浊、眩晕等症状。根据累及脏腑不同而五脏分治，总以理气和血通络、维护脏腑功能为治疗思路。

二、治则治法

因本病的病位在络脉，故调节络脉功能为主要治则之一，其中包括虫蚁通络、祛湿逐痰通络、辛温通络、温阳通络、解痉通络、滋阴息风柔络等治法。在通络的基础上结合皮肤三期辨证和脏腑辨证治疗，扶正祛邪，以恢复皮肤和脏腑的正常功能。

三、辨证治疗

本病以寒凝、血瘀、痰阻、脉络阻滞为标，以肺、脾、肾之阳虚、气虚为本，临床上以本虚标实证候为主要表现。

（一）寒邪阻络，肺卫不宣

证候：四肢逆冷，手足遇寒变白变紫，颜面或皮肤肿胀但无热感，而渐渐变硬，或有咳嗽身痛，或发热恶寒，或胸闷气短，舌苔白薄，脉浮无力或涩。

证候分析：寒邪外侵，阻滞皮肤肌腠之络，致卫阳被遏，营卫失调，络脉绌急，甚则络脉瘀塞，而见四肢逆冷，手足遇寒变白变紫；寒郁肌肤，气血闭阻，故颜面皮肤肿胀，渐渐变硬；寒邪外袭，首先犯肺，肺卫不宣，出现咳嗽身痛，或发热恶寒，或胸闷气短等症；舌苔白薄，脉浮无力或涩为寒犯肺卫之征。

治法：补气宣肺，通脉散寒。

方药：黄芪桂枝五物汤（《金匮要略》）合麻黄附子细辛汤（《伤寒论》）加减。

黄芪 25g　白芍 25g　桂枝 15g　炙麻黄 6g　炮附子 9g（先煎）　细辛 5g　王不留行 15g　穿山甲 15g　生姜 15g　大枣 10 枚

方解：方中黄芪、炮附子补气温经，以助卫阳；麻黄、桂枝、白芍、生姜、大枣调和营卫，宣肺散寒；细辛、王不留行、穿山甲散寒通络。全方共奏补气宣肺，温经散寒，调和营卫，通络达邪之功。

加减：皮肤水肿时，加白芥子、土茯苓、浙贝母；皮肤变硬时加皂角刺、土鳖虫、僵蚕、刺猬皮。

硬皮病初期往往伴有雷诺现象，所以用黄芪桂枝五物汤合麻黄附子细辛汤，温通脉络，改善血流，以防止皮肤变硬变薄。如果病程较长，宜加丹参、赤芍、鸡血藤等养血活血之品。

（二）寒凝腠理，脾肾阳虚

证候：四肢逆冷，手足遇寒变白变紫，颜面或肢端皮肤变硬、变薄，伴有身倦乏力、头晕腰酸等症，舌淡苔白，脉沉细或沉迟。

证候分析：素体脾肾阳虚，卫外不固，寒凝腠理，气血痹阻，肌腠失养，故见四肢逆冷，手足遇寒变白变紫，颜面或肢端皮肤变硬、变薄等症状。身倦乏力、头晕腰酸、畏寒肢冷以及舌淡苔白，脉沉细或沉迟等均为脾肾阳虚之征。

治法：温肾散寒，健脾化浊，活血通络。

方药：阳和汤(《外科全生集》)加味。

熟地黄 25g　白芥子 15g　鹿角胶 15g（烊化）　肉桂 15g　炮姜炭 15g　炙麻黄 10g　甘草 10g　穿山甲 15g　王不留行 15g　皂角刺 15g　云苓 30g　白术 15g

方解：阳和汤为温阳散寒通络之代表方剂，方中熟地黄、鹿角胶温补营血、填精补髓；寒凝痰滞，非温通经络不足以解散寒凝，故以炮姜炭、肉桂温中有通；麻黄开腠理以达表；白芥子祛痰通络；穿山甲、王不留行、皂角刺活血软坚通络；云苓、白术、甘草健脾化湿。全方包含了辛味通络、化痰通络、温阳通络、虫类通络等络病治法，共奏温肾散寒、健脾化浊、活血通络之功。

加减：皮肤变硬者除重用穿山甲、王不留行、皂角刺外，尚可加水蛭、土鳖虫；皮肤肌肉萎缩者加黄芪、桂枝、刺猬皮、水蛭。

本方多用于硬皮病的中晚期，即皮肤硬化、萎缩期，能标本兼治，若能灵活加减，知常达变，其效可佳。

（三）痰浊血瘀阻络

证候：身痛皮硬，肌肤顽厚，麻木不仁，头晕头重，肢酸而沉，面部表情固定，吞咽不利，或胸闷咳嗽，或肌肤甲错，指甲凹陷，指端溃疡，舌黯苔腻，脉沉涩或沉滑。

证候分析：痰湿困脾，上蒙清窍，故见头晕、头重，肢酸而沉；痰湿痹阻肌肤阳络，气血瘀滞，肌肤失养，故见身痛皮硬、肌肤顽厚、麻木不仁、指端溃疡；面部皮肤硬化，可见面部表情固定；痰浊血瘀阻络，胸阳失展，故胸闷而咳，病久及脾胃，脾失健运，胃失和降，食管亦失却宽展蠕动之职，故见吞咽不利症状；肌肤甲错为瘀血阻络之征，舌黯苔腻，脉沉涩或沉滑为痰浊血瘀阻络之象。

治法：祛痰活血通络。

方药：导痰汤(《济生方》)加减。

制半夏 15g　陈皮 15g　茯苓 15g　甘草 15g　胆南星 15g　枳实 15g　防风 15g　白术 15g　姜汁 15mL　竹沥 15g　鸡血藤 25g　穿山甲 15g　王不留行 15g　皂角刺 10g

方解：半夏、陈皮、茯苓、白术、甘草燥湿健脾化痰，合用胆南星、枳实、防风、姜汁、竹沥理气化痰通络，鸡血藤、穿山甲、王不留行、皂角刺等活血化瘀、通络软坚。

加减：痰浊盛者加白芥子、水蛭、僵蚕，气虚者加黄芪、党参、桂枝，血瘀甚者加桃仁、红花、三棱、莪术。

本病中晚期多属正虚邪实，气虚血瘀痰阻。除用上方治疗外，本着病久入络，非虫蛇之类不能达于病所之理，加蜈蚣、土鳖虫、白花蛇、乌梢蛇、水蛭之类。如果正虚甚者，需加鹿角胶、龟板胶、鳖甲、刺猬皮等。

（四） 气血两虚，脉络失荣

证候：身痛肌瘦，皮硬变薄，面部表情丧失，肌肤甲错，毛发脱落，唇薄鼻尖，气短心悸，咳嗽乏力，食少腹胀，神疲肢酸，舌瘦苔少，脉沉细或沉涩。

证候分析：疾病后期，外邪久稽，入络伤正，气血不足，肌肤失养，脉络失荣，故见肌瘦、皮硬变薄、面部表情丧失、毛发脱落、唇薄鼻尖等症；络脉瘀阻，不通则痛故见肌肤甲错、身痛症；气血两虚，心脉失养，故为气短心悸；肺脾亏虚，肺失宣降，脾失健运，故咳嗽乏力，食少腹胀，神疲肢酸；舌瘦苔少，脉沉细或沉涩为气血两虚之征。

治法：补气养血通络。

方药：十全大补汤(《太平惠民和剂局方》)加减。

人参 15g（另煎）　茯苓 15g　白术 15g　炙甘草 15g　熟地黄 20g　川芎 15g　当归 15g　白芍 20g　黄芪 25g　肉桂 15g　穿山甲 15g　王不留行 15g　土鳖虫 15g

方解：人参、茯苓、白术、炙甘草、熟地黄、川芎、当归、白芍、黄芪、肉桂补气养血，穿山甲、王不留行、土鳖虫活血通络，诸药合用，补中有通，寓通于补，更好地维护络脉的生理功能，符合“大凡络虚，通补最宜”的络虚通补治法。十全大补汤调理气血，亦有调节免疫功能之用，中医认为正复邪自除，如气血旺盛，则经络得充，筋肉得养，皮毛得荣，其临床症状可慢慢缓解，再加通络软坚之药，可以标本双调。

加减：伴气短心悸者加太子参、麦冬、五味子；伴见咳嗽加杏仁、桑叶、地龙；食少腹胀，神疲肢倦加焦三仙、苍术、木香、山药。

（五） 湿热阻络

证候：皮肤肥厚紧张，呈实质性浮肿，皮纹消失，呈淡黄色或黄褐色，或伴有发热，关节疼痛红肿，甚或指端发生湿性或干性坏死，舌质红，苔黄腻，脉滑数。

证候分析：湿热瘀阻脉络，脉络不通，阻于肌肤关节，则见肌肤关节肿胀、疼痛；热瘀日久，导致络脉损伤和络脉瘀塞，易生红肿以至坏死；舌质红，苔黄腻，脉滑数为湿热之象。

治法：清热解毒，化瘀通络。

方药：四妙勇安汤(《神医秘传》)加减。

金银花 20g 玄参 15g 蒲公英 15g 当归 15g 薏苡仁 15g 川牛膝 15g 赤芍 15g 皂角刺 20g 海桐皮 30g 防己 10g 全蝎 2g

方解：方中金银花、玄参、蒲公英清热解毒；薏苡仁、海桐皮、防己健脾化湿；当归、牛膝、赤芍、皂角刺、全蝎活血软坚、通络止痛。诸药合用，共奏清热解毒，化瘀通络功效。

加减：热毒盛者加土茯苓、白花蛇舌草、紫草，浮肿甚加车前子，溃疡疼痛明显者加延胡索、乳香、没药等。

本型多见于肿胀期，病情进展，皮肤病变面积扩大，此期是硬皮病治疗的关键时期，若治疗得当，往往可以阻止病情发展，减轻皮肤损伤程度，取得较好预后。在清热解毒，化瘀通络的基础上，可适当加入健脾化湿、清热利湿之品，如云苓、山药、竹叶、木通、滑石、海桐皮等药。

第五节 预后与调护

本病若皮肤顽厚局限，且内脏功能正常，经及时治疗可获临床痊愈，若药所不及，累及脏腑，预后较差。局限性硬皮病预后较好，而系统性硬皮病预后较差。男性较女性的临床过程进展快，预后差。患者日常生活中应避免精神紧张、过度劳累、寒冷刺激，注意保暖和保持乐观的活态度，定期随查，配合医生积极治疗。

第十九章 再生障碍性贫血

再生障碍性贫血（aplastic anemia，AA）简称再障，是由多种原因引起的骨髓造血干细胞缺陷，造血微环境损伤及免疫机制改变，导致骨髓造血功能衰竭，出现以全血细胞减少为主要表现的疾病。各年龄组均可发病，以青壮年多见，男性多于女性。

再障归属于中医学“虚劳”“髓劳”“血证”“血虚”范畴，急性发病者又属“热劳”“急劳”范畴。清代林珮琴《类证治裁》记载“凡虚损起于脾胃，劳瘵多起于肾经”，指出虚损病多由精气内夺引起，并与脾肾有关。

从络病论治本病，虽无明确记载，但对本病出血症状，则明确为络脉损伤所致，正如《灵枢·百病始生》说：“卒然多食饮则肠满，起居不节，用力过度则络脉伤，阳络伤则血外溢，血外溢则衄血，阴络伤则血内溢，血内溢则后血。”东汉张仲景《金匮要略·血痹虚劳病脉证并治》所载“五劳极虚羸瘦，腹满不能饮食……内有干血，肌肤甲错，两目黯黑”，亦是瘀血阻滞络脉，导致营血不能濡润而成，其创制缓中补虚的大黄䗪虫丸，首创虫类化瘀通络药治疗虚劳，为通络治疗本病最早渊源。近年又提出补肾活血通络治疗本病，显著提高了临床疗效。

第一节 西医病因病理

再障的病因分先天性和后天性两种，先天性再障占2.5%，后天性再障分为原发性和继发性再障，致病原因主要包括：①药物因素：常见引发此病的药物有氯霉素、解热镇痛剂及含此类药物的制剂等。②电离辐射：X线、γ线或中子均能影响更新的细胞组织，破坏DNA和蛋白质。③生物因素：病毒及细菌感染可引起全血细胞减少及再障。④其他：长期严重贫血、恶性肿瘤、慢性肾功能衰竭、肝硬化等均可引起再障。

关于再障的发病机制，目前尚没有较全面地阐明。大量的临床及实验研究表明，再障是一组异质性疾病。可能的发病机制包括：①造血干细胞内在增殖缺陷。原发性造血干细胞损伤是本病发病的主要机制，在被某些药物、化学物质、辐射线、病毒等激发时，可导致严重的骨髓衰竭。②异常免疫反应损伤造血干细胞。再障贫血经免疫抑制治疗后，造血功能得到部分恢复，有50%~60%的病例病情改善，但均遗留不同程度的血液学异常和骨髓增殖能力低下，认为这是免疫损伤的直接证据，说明再障与免疫异常反应有关。③造血微环境损伤。造血微环境的构成有神经、血管和基质，其功能是向造血组织输送营养物质，排出代谢产物，以利于造血干细胞的更新，如无适当的微环境，造血干细胞就无法生存，最后死亡，骨髓脂肪化。④造血干细胞的凋亡。由于某些原因激活 Fasl/Fas 系统，触发了凋亡程序，发生迅速和严重的造血干细胞的死亡，而致造血功能衰竭，这是当前很活跃的一个研究领域，并认为异常免疫反应加剧了凋亡的产生。⑤遗传素质。再障除先天者外，获得性再障并非遗传疾患，但 HLA-DR_2 型抗原连锁倾向，儿童再障 HLA-DPW_3 型抗体显著增高，患者家族中造血祖细胞增殖能力降低，再障患者对氯霉素的易感性受遗传控制等，说明部分再障患者存在脆弱骨髓造血的遗传倾向。

第二节 中医病因病机

再生障碍性贫血属中医内伤虚损证，脾肾亏损为发病之本。肾为先天之本，主骨生髓而藏精化血；脾为后天之本，气血生化之源，脾肾之间功能协调对于生精化血起着重要作用。若先天禀赋不足，或后天诸因内伤，往往可致脾肾亏虚。再障大多病程较长，反复发作，表现为全身衰弱状态，症见头晕目眩、神疲乏力、腰酸肢软、脉细无力等，属正气亏虚、内脏虚损，尤与脾肾亏损相关。若脾虚气血生化无源，可致气血不足而出现头晕乏力、面色不华等贫血表现；脾虚统血无权，血溢脉外而出血，或气虚阴火内生，燔灼血脉，也可引起出血；又因脾虚邪毒乘虚内侵，正邪相争表现为发热，甚则高热神昏。肾虚精气不足，无以生髓化血，可致骨髓进行性造血功能低下或造血功能紊乱。而脾肾虚损，又以肾虚为病机关键。人之气血阴阳皆根于肾，清代沈金鳌《杂病源流犀烛》说："五脏所藏，无非精气，其所以致损者有四，曰气虚、曰血虚、曰阳虚、曰阴虚，阳气阴血，精又为血本，不离气血，不外水火……而阳虚、阴虚则又皆属肾。阳虚者，肾之真阳虚也……阴虚者，肾中真阴虚也。"髓为肾所主，精血所化生，再障虽多表现为气血不足的证候，而其本质则是骨髓造血机能障碍，肾虚则是其病机关键。

再障除全身虚损表现外，出血亦是继发的临床症状，这又与火伤血络的病机有关。再障患者气血衰少，正气亏虚，不能卫外，最易感受外邪，外感风热邪毒，灼伤肺络则咳血、衄血或温毒入营，迫血妄行而见肌衄；饮食辛辣或不洁，助湿生热，损伤胃络则便血、呕血。此多为实火。肾精亏损，虚热内生，灼伤下焦，血渗膀胱则尿血；脾虚气弱，阴火内生，灼伤血络，则见衄血。此皆为虚火。可见再障之出血无不与火伤血络，络破血溢的病机有关。

再障临床上常有瘀血内停的表现，如面色晦黯、肌肤甲错、皮下瘀斑、衄血不止、舌上瘀点、脉沉细涩等，并有甲皱微循环异常、造血微环境周围毛细血管排列不整齐及畸形等微循环障碍表现，提示有瘀血阻络的病机存在。究其产生原因则与脾肾亏损有关，脾虚统摄无权，血溢络外而为瘀，或气虚鼓动无力，血虚脉络空虚，血行不畅而为瘀血阻络；肾虚精血不足，不仅影响骨髓造血，而且还因血虚阴耗，虚热内生，扰血妄行，使血溢络外而成瘀血。正如清代唐容川《血证论》所说："既是离经之血，虽清血鲜血，亦是瘀血。"瘀血阻络是再障发病过程中的病理产物，同时又作为致病因素而使病程缠绵难愈。瘀血已成，留于体内，或影响气血化生，或引起血不循经，或阻滞经络，变生诸证。东汉张仲景《金匮要略·血痹虚劳病脉证并治》治虚劳用缓中补虚的大黄䗪虫丸，选用虫类化瘀通络药，即是针对瘀血阻络的病机而设。

可见，再障为慢性虚损性疾病，属虚劳范畴，脾肾亏损为发病之本，其中又以肾虚为病机关键，火伤血络和瘀血阻络为脾肾亏损基础上继发的病机变化，皆属于络脉病变，在再障病变过程中起着重要作用，是导致出血和病程缠绵难愈的关键因素。

第三节 西医临床诊断与治疗

一、临床表现

（一）急性再障

急性者多见于继发性再障，儿童较成人多见，起病急、发展快。贫血常于短期内迅速发生，伴出血和感染。出血广泛而严重，感染常反复发作，且较严重，易导致败血症。病情险恶，常在数日内或数周内进入衰竭状态，病程较短，一般少于 6 个月，如不经有效治疗，多在 1 年内死亡。

（二）慢性再障

慢性者起病缓慢，病程也相对缓慢而平稳。多以贫血发病，出血轻，合并感染者较少。不少病例经治疗可获得缓解或治愈，少数可出现急性变化而呈急性型。病程长，多在 4 年以上，有时可达数十年之久。

（三）其他

1. 先天性再障 多数患儿于 10 岁前发病，智力低下，发育不良，面色萎黄，精神萎靡，食欲不振，活动后气短、心悸，皮肤有棕色色素沉着，伴有骨骼畸形，本病被认为是常染色体隐性遗传。

2. 纯红细胞再障 这是由于先天或后天原因而致骨髓红系细胞减少的一种贫血。

3. 肝炎后再障 多数患者发生在肝炎后 2~6 个月，一般肝炎症状比较轻，多数已处于恢复期，但此种再障较严重，治疗困难，死亡率高。

二、实验室和其他检查

（一）一般检查

血常规检查可见全血细胞减少，急性型远较慢性型为重。贫血呈正细胞、正色素型；白细胞与中性粒细胞均减少，淋巴细胞比例相对增高，中性粒细胞碱性磷酸酶活性增高；血小板显著减少；网织红细胞急性型小于1%，慢性型可大于1%。

（二）骨髓穿刺检查

重型、急性型者多部位骨髓穿刺检查显示增生不良，粒细胞、红细胞减少，淋巴细胞及其他非造血细胞增多，巨核细胞未见或极少，脂肪细胞增多。慢性型者，胸骨和脊突多增生活跃，髂骨多增生减低。

（三） 骨髓活检检查

当骨髓穿刺不能确诊时，可做骨髓活检。特点是红骨髓显著减少，被脂肪组织所代替，并可见非造血细胞分布在间质中。

（四） 其他检查

血清铁明显增高，血清未饱和铁结合力降低，放射性铁在血浆中消失时间延长，红细胞铁利用率降低；红细胞内胆碱酯酶活力正常，而阵发性睡眠性血红蛋白尿者则显著降低；约有 2/3 的患者抗碱血红蛋白（HbF）轻度至中度增高；细胞遗传学分析，多数患者骨髓细胞无染色体异常。

三、诊断要点

（一） 急性再生障碍性贫血（亦称重型再生障碍性贫血Ⅰ型）

1. 临床 发病急，贫血呈进行性加剧，常伴严重感染，内脏出血。

2. 血象 除血红蛋白下降较快外，须具备以下 3 项中的 2 项：①网织红细胞<1%，绝对值$<15\times10^9/L$；②白细胞明显减少，中性粒细胞绝对值$<0.5\times10^9/L$；③血小板$<20\times10^9/L$。

3. 骨髓象 ①多部位增生减低，三系造血细胞明显减少，非造血细胞增多，如增生活跃需有淋巴细胞增多；②骨髓小粒非造血细胞及脂肪细胞增多。

（二） 慢性再生障碍性贫血

1. 临床 发病慢，贫血、感染、出血较轻。

2. 血象 血红蛋白下降速度较慢，网织红细胞、白细胞、中性粒细胞及血小板值常较急性再障为高。

3. 骨髓象 ①三系或两系减少，至少一个部位增生不良，如增生良好，红系中常有晚幼红（炭核）比例增多，巨核细胞明显减少；②骨髓小粒中脂肪细胞及非造血细胞增加。

4. 其他 病程中如病情恶化，临床血象及骨髓象与急性再生障碍性贫血相同，称重型再生障碍性贫血Ⅱ型。

四、治疗

（一） 去除病因

停止使用影响造血系统的药物；除必须检查外，避免与射线接触；有病毒性肝炎者，积极治疗肝炎；因妊娠引起再障，可根据情况，考虑终止妊娠。

（二） 雄性激素

常用药物有丙酸睾酮、羟甲雄酮、庚酸睾酮、复方长效睾酮注射液等。

（三） 免疫抑制剂

常用药物有抗淋巴细胞球蛋白（ALG）、抗胸腺细胞球蛋白（ATG）、环孢素 A（CsA）、甲基强的松龙、丙种球蛋白、环磷酰胺等。

（四） 血管扩张剂

常用血管扩张剂有 654-2、阿托品等。

（五） 脊髓神经兴奋剂

常用药物有硝酸士的宁、一叶萩碱等。

（六） 免疫调节剂

常用药物有左旋咪唑、胸腺素、转移因子等。

（七） 促进造血功能生长因子

常用药物有重组粒-巨噬细胞集落刺激因子（rhGM-CSF）、重组人体粒细胞集落刺激因子（rhG-CSF）、促红细胞生成素（Epo）、白介素-3（IL-3）等。

（八） 其他药物

如碳酸锂、丹那唑、铜蛋白、氯化钴等。

（九） 脾切除

适应证：①髂骨骨髓增生活跃，红系较多，血中网织红细胞百分数较高者（一般高于 3%）；②出血严重，各种内科止血方法无效，且危及生命者；③髂骨或多部位骨髓增生不良，经各种内科方法治疗无效，病情迁延不愈者。

（十） 胎肝输注或移植

适应证为急性再障、肝炎后再障、慢性再障，尤其慢性再障长期治疗无效者。

（十一） 输脐带血

输脐带血可作为造血干细胞的来源代替骨髓移植，也可部分替代输血，改善临床症状。

（十二） 骨髓移植（BMT）

适应证：①重症再障（老年人除外），粒细胞在 $0.5\times10^9/L$ 以下，血小板在 $20\times10^9/L$ 以下，骨髓内淋巴细胞在 75%以上；②最好在确诊后 3 个月以内进行；③年龄在 20 岁以下；④移植前输血次数少者，最好未输过血；⑤HLA 配型相同。

（十三） 对症治疗

1. 输血 适应证：①血红蛋白过低，通常低于 50g/L 时；②血红蛋白虽不太低，但由于下降太快，患者不能适应者；③有心功能代偿不全的症状者；④有严重出血倾向者；⑤有严重感染者。

2. 出血的治疗 酚磺乙胺、氨甲苯酸、维生素 K、维生素 C。非胃肠道出血，还可加地塞米松或氢化可的松于 5%葡萄糖溶液中滴注。

3. 发热的治疗 再障患者易患感冒，但不宜用含有影响造血系统的解热药及其制剂。遇有感染情况，可根据感染部位及性质及早使用适宜的抗生素。

第四节 中医辨证论治

一、辨证要点

（一） 辨急性再障和慢性再障

急性再障多发病急骤，病程短，病情凶险，贫血进行性加重，多伴有高热不退，出血广泛而严重，可见鼻衄、齿衄、便血、尿血、皮肤黏膜出血、子宫出血甚至颅内出血。本型以邪实犯络为主要矛盾，多为热毒炽盛，邪热灼伤脉络。

慢性再障，发病缓慢，病程日久，缠绵难愈，以贫血为主，伴有脏腑气血阴阳亏损的症状，出血轻，多见于皮肤黏膜出血，很少内脏出血，可有低热。此型以脏腑亏损，络虚络滞为主要矛盾，多见于脾肾虚损，气血阴阳失调。

（二） 气血阴阳及脏腑辨证

本病累及多个脏腑，但主要影响脾肾功能，常有脾虚和肾虚的证候，肾虚者，有腰酸腿软、夜尿频、性功能减退；脾虚者，有纳少便溏、浮肿、四肢乏力。脾肾虚多伴有气血阴阳不足的证候，气虚多表现为气短乏力、自汗，劳则加重，脉细无力；而面色苍白或萎黄、唇甲色淡、爪甲不荣、舌质淡、脉弱为血虚之象；阴虚表现为低热、手脚心热、盗汗、出血明显、口干舌燥、大便干结、脉细数、舌质红；阳虚表现为怕冷、手脚凉、舌体胖。

二、治则治法

本病属虚劳病范畴，治疗应遵循“虚则补之”的原则。肾为先天之本，脾为后天之本，补肾健脾尤为关键，补脾益肾，使气血充足，络道充盈。贫血、出血、发热是再障的三大主要症状，在治疗过程中要分清标本缓急，“急则治其标”。慢性再障，病程较长，久病瘀血阻滞脉络，主要表现为贫血及出血，亦是本病缠绵难愈的一个重要病理因素，故在辨证论治的基础上加用活血通络的药物，常在临床上取得令人满意的疗效。

三、辨证治疗

（一）气虚血亏，热毒伤络

证候：发病急骤，高热出血，鼻衄齿衄，便血尿血，皮下出血，或阴道出血，咽痛糜烂，小溲短赤，舌质淡或绛，苔黄，脉细数或虚大无力。

证候分析：本型多见于急性再障。因感受毒邪或六淫之邪，邪入营络，正气与之交争，而表现为高热；邪热灼伤脉络而迫血妄行，损伤上部脉络则鼻衄、齿衄；损伤下部血络则尿血、便血；热伤皮肤络脉，血液溢于皮肤之间则皮下出血；热毒炽盛，则咽痛糜烂，小便短赤；舌质淡或绛为出血较多，血虚不荣，苔黄为热盛之象。

治法：清热解毒，凉血止血。

方药：犀角地黄汤(《千金要方》)合清营汤(《温病条辨》)加减。

水牛角30g（先煎） 生地黄20g 丹皮15g 赤芍15g 玄参15g 丹参15g 麦冬15g 黄连8g 金银花20g 连翘10g

方解：方中水牛角清热解毒透络，生地黄、麦冬、丹皮、玄参、丹参、赤芍清营凉血养阴，黄连、金银花、连翘清热解毒。

加减：高热可加石膏，也可加紫雪丹(《太平惠民和剂局方》)同服；外感发热，根据证候选用黄芩、山栀子、鱼腥草、大青叶、银花、野菊花、蒲公英、板蓝根等；出血可加藕节、侧柏叶、大蓟、小蓟、白茅根、蒲黄炭、仙鹤草；鼻衄可加羚羊角、生地黄及局部处理。

（二）脾虚络空，气血不充

证候：神疲乏力，心悸气短，活动后加重，头晕，健忘，面色苍白，唇淡，甲床苍白，食少，腹胀，便溏，舌淡苔白，脉弱。

证候分析：本型多属于再障之轻型、早期或恢复期病例。脾为后天之本，气血生化之源，脾虚则气血生化不足。气虚则见神疲乏力、气短，活动后加重；血虚则脉络不充，血不上荣则面色苍白、头晕、唇淡；心络失养则心悸，甲床失养则苍白；脾虚失于健运则食少、腹胀、便溏；舌苔脉象均为脾虚脉络气血不足之象。

治法：健脾益气，养血荣络。

方药：八珍汤(《正体类要》)加减。

党参15g 白术15g 茯苓10g 炙甘草10g 当归10g 熟地黄20g 白芍15g 炙黄芪20g 阿胶10g（烊化） 紫河车10g

方解：党参、黄芪、白术、茯苓补脾益气；当归、白芍养血和营；熟地黄补益阴血；阿胶滋阴养血荣络；紫河车滋填络道。

加减：有出血者，加紫草、卷柏；食少腹胀加山药、扁豆、木香。

（三）肾络失荣，精亏髓少

证候：头晕耳鸣，精神萎靡，腰膝酸软无力，或伴形寒肢冷，四肢不温，阳痿滑精，妇女经多，大便溏泻，舌淡体胖，边有齿痕或瘀点，舌苔薄白，脉沉细或弱；或伴口咽干燥，手足心热，午后微热，遗精便秘，常有出血，轻者齿、鼻、肌衄，重者尿血便血，舌淡少苔、尖红少津，脉细数或弦数。

证候分析：此型多见于慢性再障。髓为肾所主，精血所化生，肾络失荣则精气不足，无以生髓化血，表现为头晕耳鸣，精神萎靡等肾精亏虚之症；腰为肾之府，肾之络脉失养则腰膝酸软无力；肾络阳虚则形寒肢冷，四肢不温，阳痿滑精，妇女经多，大便溏泻，舌淡体胖，边有齿痕或瘀点，舌苔薄白，脉沉细或弱；肾络阴虚则口咽干燥，手足心热，或午后微热，遗精便秘，常有出血，轻者齿、鼻、肌衄，重者尿血便血，舌淡少苔、尖红少津，脉细数或弦数。

治法：滋补肾络，益精生髓。

方药：益肾生髓汤（自拟）。

熟地黄 12g　何首乌 12g　山萸肉 12g　枸杞子 12g　菟丝子 12g　巴戟天 12g　补骨脂 12g　淫羊藿 12g　炙黄芪 20g　当归 12g

方解：熟地黄、何首乌、山萸肉、枸杞子滋阴填精，菟丝子、巴戟天、补骨脂、淫羊藿温补肾阳，炙黄芪、当归益气养血荣络。

加减：贫血重者，加阿胶、紫河车、鹿角胶；出血明显，加茜草、紫草、仙鹤草；脾虚腹泻，加党参、白术、茯苓；气虚重加党参、黄芪；阳虚重，四肢凉，怕冷明显，加附片；阴虚重加龟板、鳖甲、丹皮；舌有瘀点、瘀斑，加用川芎、丹参、水蛭等活血通络药物；低热加鳖甲、青蒿；便秘加枳实、火麻仁，重者加大黄。

（四）脾肾亏虚，脉络瘀阻

证候：面色淡白或萎黄，唇淡或黯，头晕，气短乏力，面色黧黑，肌肤甲错，身痛不适，紫癜，舌淡或有瘀点瘀斑，脉细涩。

证候分析：此型多见于慢性再障。脾虚可使脉络中气血不足，气虚则统摄无权，血溢络外而为瘀；或气虚鼓动无力，血虚脉络空虚，血行不畅而为瘀血阻络；瘀血阻络则新血不能复生，气血益虚，更加重脉络阻滞；肾虚精血不足，不仅影响骨髓造血，而且还因血虚阴耗，虚热内生，扰血妄行，使血溢络外而成瘀血；面色淡白或萎黄、唇淡、头晕、气短乏力均为脾肾两亏，气血不足之表现；而唇黯、面色黧黑、肌肤甲错、身痛不适、紫癜、舌有瘀点瘀斑、脉细涩为瘀血内结，脉络瘀阻之象。

治法：健脾补肾，活血通络。

方药：桃红四物汤(《医垒元戎》)加味。

桃仁 9g　红花 10g　当归 10g　川芎 6g　熟地黄 15g　白芍药 20g　黄芪 30g　丹参

15g　鸡血藤 15g　三七 3g（冲服）

方解：黄芪、当归益气养血，地黄、芍药滋阴养血，桃仁、红花、川芎活血通络，丹参、鸡血藤活血通络，三七活血化瘀。

加减：脾肾亏虚加党参、菟丝子、骨碎补、枸杞子、茯苓、甘草；血虚重加阿胶、紫河车；瘀甚而体质尚可，可选土鳖虫、虻虫，活血通络而不伤正，或合服大黄䗪虫丸(《金匮要略》)。

第五节　预后与调护

再障的预后因分型、骨髓衰竭程度、患者年龄及治疗早晚不同。重型再障近年来已有多种治疗方法，总的效果不够满意，1/3~1/2 患者于数月至 1 年内死亡，死亡原因为脑出血和严重感染。慢性再障治疗后约有 80%的患者病情缓解，但仍有不少患者病情迁延不愈，少数患者能完全恢复。正确的调护有益于再障患者病情的恢复和稳定，保持心情舒畅，树立战胜疾病的信心，积极配合治疗，饮食宜营养丰富，注意休息，不可过劳，预防感冒，注意饮食卫生，预防感染等。

第二十章 感染性疾病

感染性疾病（infectious disease）是指由病原生物引起的一大类疾病。某种病原体侵犯了人体的特定部位，并能在人体某个部位生长繁殖，即称为感染。感染性疾病又有急性、慢性的区别，其中凡具有传染性，并能在人群中引起流行的即称为传染病（communicable disease or contagious disease）。感染性疾病可导致人体有关组织器官的损害，特别是急性者往往有不同程度的体温升高。同时，在感染性疾病过程中，多种因素导致的血管损害，特别是微血管损害和微循环障碍，以及多种神经系统的病变，与中医学所说的络脉病变有许多相似之处，而这些病变产生后与疾病的发生发展有重要的关系。

感染性疾病基本属于中医学外感病的范畴，外感病中的发热性疾病又称为“外感热病”，其中包括了“伤寒”“温病”等不同性质的疾病，而其中的传染病多称为“疫病”“瘟疫”“疫疠”等。外感热病的极期和后期尤易出现多种络脉病变，如血热络伤、络脉瘀阻、热毒滞络等，而这些络脉病变往往是病情较严重或较复杂的表现。因此，研究感染性疾病中络脉病变的发生机理及其证治，对提高感染性疾病的治疗效果有重要的意义。

第一节 西医病因病理

感染性疾病的致病因素是具有生命的病原体，即包括了病原微生物如病毒、衣原体、立克次体、支原体、细菌、螺旋体、真菌及寄生虫等，种类繁多，引起的相应疾病也非常多。正因为病原体的存在，导致感染性疾病具有程度不等的传染性、游行性、地方性和季节性。

病原体可以通过呼吸道、消化道、泌尿生殖道、结合膜、皮肤等侵入人体，克服了人体的非特异性防御体系后，一般可以与宿主细胞产生特异性的结合，定殖在适宜其繁殖的场所。先是经过时间不等的潜伏期，病原体在体内得以播散，进入前驱期，人体对病原体发生应激反应，出现恶寒、发热、头痛、乏力等症状。其中发热是感染性疾病的主要症状之一，一般不是病原体及其产物直接引起，而是通过巨噬细胞及中性粒细胞所产生的介质（内生性致热原）引起。多数经过一两日后，即进入症状明显期，又称发病期，出现该病所特有的症状。此时，病原体可合成或分泌损害宿主细胞及组织，或引起细胞及器官功能紊乱的毒素。这些毒素会引起人体血管、凝血系统、纤溶系统及细胞成分的损害，并可产生对人体有害的中间产物，进一步对人体的凝血机制、心血管系统、神经系统等产生重大影响，从而引起微循环障碍、血管内皮细胞损伤、神经系统病变等与“络病”密切相关的病理变化。此时，除了可表现为脏器功能紊乱和中毒性病理变化，如高热、头痛、中毒性心肌炎外，还可出现皮肤广泛性瘀斑，或多部位、多脏器、多腔道的出血，或出现感染性休克，或出现神志失常、抽搐等神经系统的症状，严重者可导致死亡。以上的病理变化与中医所说的脉络病变较为相似。如能度过这一时期，全身症状会逐渐好转，进入恢复期，体内的各种功能紊乱和病理损害逐步恢复。如病情较重，病理损害难以完全恢复，则会留下肢体运动障碍、思维和智力障碍、失明、失聪等各种各样的后遗症。此时，也有类似“络病”中痰瘀阻络等较为复杂的病变。

西医学研究表明，在各种致病微生物侵犯人体后，会对人身的微循环和微小血管产生重要的影响。在早期由于病原微生物及其毒素刺激了交感神经-肾上腺髓质系统，分泌大量的儿茶酚胺；并由内毒素导致血管紧张素、血栓素 A_2、白三烯、内皮素等缩血管物质过量释放，引起微血管痉挛、动-静脉短路开放，导致毛细血管缺血，造成组织灌注不足，细胞缺血缺氧。这时就有了明显的络脉损伤，如进一步发展，必然导致大量酸性代谢产物在局部的积聚，同时由于肥大细胞在缺氧的刺激下释放大量的组胺，内毒素又可激活缓激肽及激肽释放酶，在这些因素的作用下，微血管及毛细血管前括约肌舒张，微血管扩张。这时血流停滞，血液黏稠，血管内的液体大量外渗，血容量下降，引起血压下降。如血管内皮细胞在细菌及毒素和缺氧等因素的作用下损伤，不仅使血管壁失去正常的光滑性，使血小板和纤维蛋白易于积聚而形成微血栓，而且能活化凝血系统，释放组织凝血活酶、磷脂质因子等，加之微循环障碍和酸中毒造成血液的高凝状态，从而发生弥漫性血管内凝血（DIC）。而 DIC 形成后，体内血小板大量消耗，处于低凝状态，可引起大出血。同时导致血液回流减少，心排血量下降，而重要脏器就会发生缺血性功能衰竭和坏死，加重感染性休克。另外，有些病原体或输液过量、吸入高浓度的氧等原因可导致毛细血管内皮和肺泡上皮细胞损害，增加了肺泡毛细血管的通透性，富含蛋白质的液体渗出到肺间质，进而到肺泡，引起非心源性肺水肿。这样就造成肺顺应性降低，肺脏气体交换发生障碍，并可形成右到左的肺内分流的无效肺灌注。同时还会释放许多炎症介质，进一步损伤了肺泡毛细血管，因而发生进行性的呼吸困难。

以上这些病理认识与中医学对外感热病极期和后期的络脉病变机理有许多不谋而合之处。实验证明，感染病原微生物或注射毒素后，动物的微小血管可有明显的损害，病理和微循环检查可发现血流减缓，微小血管内红细胞瘀滞或有微血栓形成、微血管纡曲等一系列的有关络脉病变。

第二节　中医病因病机

感染性疾病中的络脉病变虽然在疾病的过程中都能发生，但主要出现在病变的极期和后期，是感染性疾病病理环节中的一个组成部分，往往标志着病情较重或病变较为深入。而感染性疾病多数是包括在中医的外感热病中，所以以下主要讨论外感热病中络脉病变发生的原因及其病机。

一、外感热病的病因

外感热病的病因是属性各异的外邪，其中包括了可引起伤寒的寒邪、可引起温病的温邪、可引起各种疫病的疫疠病邪等。中医传统理论把“风、寒、暑、湿、燥、火”称为六淫，并作为外感病的病因，自然外感热病的病因也主要以六淫立论。但由于辨六淫已成为中医“辨证求因”和“审因论治”中的一个环节，所以六淫实质上已不是代表外界的气候因素，而成为对外在致病因素侵犯人体后所表现证候类型的一种归类方法，即按中医对风、寒、暑、湿、燥、火固有特性的认识，把各种致病因素所引的证候分为风寒、风热、湿热、燥热、火热、热毒等不同的类型，这既是一种病因的认识，也是一种病机的分类方法，所以又可把六淫病因学说看作为六淫辨证理论。可见，作为外感热病病因的外邪，主要还是指各种病原微生物，但与自然界的气候、地理、环境等因素也有密切的关系。因这些因素不仅可以直接引起人体机能的失常，还对病原微生物的生长、繁殖和致病有重要的影响。

二、外感热病的发病机理

对外邪侵入人体后发生的病理变化，在《内经》中即提出了外邪先犯肌表阳络，进一步伤及经脉，再深入到脏腑阴络。《伤寒论》所创六经辨证，即吸取经脉理论，把外邪入侵人体后的热性病病理分为太阳病、少阳病、阳明病、太阴病、少阴病、厥阴病等。清代温病学家叶天士创建了外感温热病的卫气营血辨证理论，其后又有吴鞠通创三焦辨证理论，从而形成继张仲景《伤寒论》之后的重大学术发展。虽然叶天士卫气营血辨证理论提出了温热病热毒内陷心包络等病理类型，而吴鞠通三焦辨证中的“下焦证”提出肝肾阴虚动风的病理类型，都从不同角度补充了六经辨证之不足，但仍未能概括热性病极期和后期的许多病理变化，如“非典”后期出现的肺纤维化等，这就需要从热毒对脏腑络脉的影响来探讨热性病后期脏腑功能衰竭的辨证与治疗。

叶天士首先指出了“温邪上受，首先犯肺”的与伤寒完全不同的外邪侵入途径。伤寒先犯肌肤阳络，温邪则直袭肺络，并以络脉为传变途径。如《临证指南医案·温热》所言“吸入温邪，鼻通肺络，逆传心包络中”，不仅指出温邪可通过呼吸道侵入肺络，而且明确了温邪易于逆传心包络的特殊规律。外邪侵犯人体，多从表入里。邪初在表，如为风寒之邪，即属《伤寒论》中的太阳病，即麻黄汤证或桂枝汤证之类。如属温热之邪，即属卫分证，治疗当用银翘散、桑菊饮之类。如湿热之邪，也多属卫分证，用藿朴夏苓汤之类。不论病邪的性质有何不同，在表之邪必然影响到体表的阳络。叶天士《临证指南医案》中提出“外来之邪着于经络，内受之邪着于腑络”，即强调了外邪初犯人体时与经络的关系。但在外感热病的早期，病邪的影响侧重于经而不是络，而到了病之中后期，络病的病理逐渐突出，正如叶天士《临证指南医案》中所说：“其初在经在气，其久入络入血。”

与内科杂病一样，叶天士提出的“久病入络”的理论也完全适用于外感热病，即外感热病到了病之极期和后期，络脉的病理更为显著。如热毒熏蒸心包络则见神昏谵语；盛于肝络则痉厥动风；热毒煎熬，血凝络瘀，则有广泛的脉络内瘀血，甚则血不循经，脉络损伤而见便血、吐血等出血症状。若瘀热留络，病邪郁阻于络，血液不能正常荣养脏腑，导致脏腑功能的严重障碍，如肺络痹阻则气急喘促，肝络痹阻则肢体抽搐，肾络痹阻则小便不通等。此外又有痰火阻络而见痰盛气乱，肢麻不仁，舌歪语謇。若脉络受损，络伤难以修复，不但加重出血，致出血更难制止。而以上几种后果又可以相互作用，兼并出现。如出血可加重脏腑功能衰竭，也可导致阳气外脱；瘀血的存在也可使出血难止，同时也可加重脏腑功能的障碍等；邪热、痰瘀都可以伤络，甚则可以引起全身性广泛出血，或造成全身血行瘀滞，或气血不能输布，或引起阴阳离决。其主要病机如下图所示（图 20-1）。

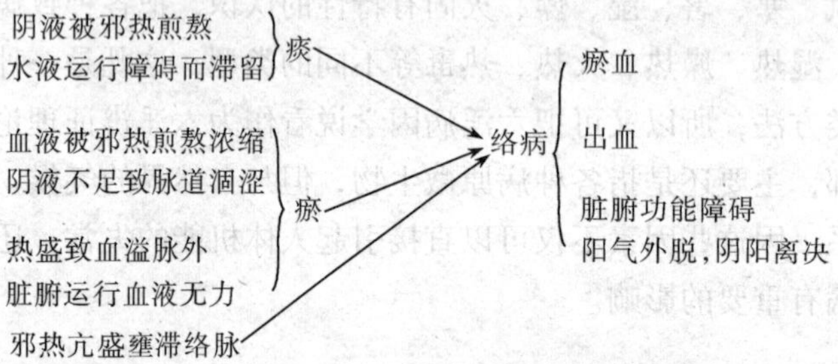

图 20-1　外感热病络病病机

内伤杂病与外感热病尽管有很大不同，但就叶天士提出的“久病及肾”和“久病入络”这两个重要理论来说，二者又是非常相似的，这也说明叶天士的这两个理论可以认为是对人体疾病发展普遍规律的高度总结。

第三节　西医临床诊断与治疗

一、临床表现

发热是感染性疾病的主要临床表现之一。不同疾病的发热情况和热型可有不同。同时，病变的有关组织、器官会出现相应的炎症，从而导致有关功能活动的失常。如病变在肺者，会出现咳嗽、气急，甚至呼吸窘迫等症状；病变在胃肠道者，会出现呕吐、恶心、腹痛、腹泻等症状；病变在中枢神经系统者，会出现颅内压升高，导致头痛、喷射性呕吐、神经病理反射阳性，甚至谵妄、抽搐等症状。部分感染性疾病会出现皮疹，其中又有斑疹、斑丘疹、玫瑰疹、红斑疹、瘀点、瘀斑、疱疹等不同。感染重者，还可出现休克、急性肾功能衰竭、急性呼吸窘迫综合征或其他全身中毒症状。

二、实验室和其他检查

（一）常规化验

感染性疾病的西医诊断应重视三大常规化验。如血象的变化往往反映了感染病的特征，对血细胞，特别是白细胞及其分类的检查是非常必要的；此外大便的颜色、性状、黏液、气味及其显微镜观察等，小便的色泽、肉眼血尿、乳糜尿或尿中膜状物及其常规化验等诊断也具有重要参考价值。

（二） 病原体的检查

感染性疾病的确诊一般最后要依赖病原体的确定。如在外周血中可以找到疟原虫、螺旋体等，在骨髓血片中可查到黑热病小体，在小便沉渣中可找到巨细胞病毒，在咽部白膜、皮肤瘀点、体液细胞或脓液涂片中染色可找到许多有关的病原菌。同时，也可采取标本后进行培养再分离鉴定有关的病原体。近年来还对病毒感染采取基因工程的方法进行扩增与重组，有助于提高诊断水平。另外，在病原体的诊断方面，还广泛运用免疫血清诊断的方法，如间接免疫荧光技术可查有关的抗体，直接免疫荧光技术用于查某些抗原等。而放射免疫测定技术及分子生物学技术的发展使得对感染性疾病的诊断跨进了更高的水平。

对于感染性疾病中出现的类似脉络的病变，其临床表现参照下述的诊断要点。

三、诊断要点

在感染性疾病中出现类似中医所说的脉络病变较为复杂，其中具有代表性的是微循环障碍及其引起的感染性休克、微小血管内皮细胞损害造成的 DIC、急性呼吸窘迫综合征等。以下就这三种病变列举其主要的诊断要点。

（一） 感染性休克

1. 原发性感染性疾病的表现 一般发生于中毒性菌痢、暴发型脑膜炎、大叶性肺炎、流行性出血热、败血症、化脓性胆囊炎及胆管炎、腹膜炎、感染性流产等疾病中，因而都有相关疾病的临床表现。

2. 休克表现 临床表现有面色苍白、口唇趾指青紫、四肢厥冷、皮肤呈花斑样、神志淡漠、嗜睡或烦躁不安、呼吸急促、脉细速、小便减少等。同时有血压的显著下降，收缩压降至 80mmHg 以下，脉压小于或等于 20mmHg，晚期还可发生重要脏器衰竭或 DIC。

（二） 弥散性血管内凝血（DIC）

1. 临床表现 在感染性疾病中出现顽固性低血压和广泛出血，包括皮肤、黏膜、内脏、腔道等。

2. 实验室检查 血象检查有血小板进行性减少，同时有其他的消耗性凝血障碍（凝血酶原时间和白陶土凝血活酶时间延长、纤维蛋白原减少）及纤溶亢进（凝血酶时间延长、纤维蛋白降解产物增高、鱼精蛋白副凝试验在纤溶早期为阳性而在晚期则为阴性）等。

（三） 急性呼吸窘迫综合征（ARDS）

1. 有造成 ARDS 的诱因存在 在感染性疾病中排除心源性肺水肿、慢性肺疾病，迅速出现呼吸频数（每分钟大于28次）、窘迫、心率加快、唇指发绀、烦躁不安，并呈进行性加重，缺氧情况在吸氧后难以缓解。

2. 心肺检查 早期无明显体征，有时可听到湿啰音或哮鸣音，后期则呈肺实变体征，呼吸音降低或有水泡音。胸片早期可无变化，或呈轻度肺间质改变，中后期则呈两肺小片或大片阴影。

3. 血气分析 异常。

四、治疗

（一）病因治疗

感染性疾病的西医治疗主要是针对病因进行抗感染治疗，即尽可能及早使用有效的抗病原体药物。对细菌基本上已有相应的特效抗生素，而对病毒性疾病也有干扰素等一些抗病毒的药物。此外，还有一些是用生物制剂如特异性抗血清、免疫球蛋白的被动免疫治疗。同时配合必要的免疫调整剂，如糖皮质激素、转移因子、免疫核糖核酸、胸腺素等。

（二）一般治疗

除了保证适当的休息、舒适的环境和适合的饮食外，要保持水电解质的平衡，保证呼吸道的通畅，维持皮肤和黏膜的清洁等。

（三）对症处理

对高热、神昏、抽搐、呕吐、腹泻等症状，采取相应的药物或物理治疗方法，如出现心衰、肾衰、呼吸困难、休克、出血等急危症状，应及时采取有效措施进行救治。

（四）并发症的治疗

1. 感染性休克

（1）积极抗感染：如对病原菌感染者应静脉注射足量的有效抗生素，如有原发性或迁徙性病灶者，应及时清除。同时还要注意提高机体的抵抗力，必要时可少量、多次输新鲜血及血浆。

（2）抗休克：包括扩容、纠正酸中毒、使用血管活性药物、应用肾上腺皮质激素等。同时也要注意防治 DIC、维护重要脏器的功能等。

2. DIC

（1）积极抗感染：同上。

（2）积极纠正休克。

（3）改善微循环和纠正酸中毒。

（4）使用肝素及其他抗凝药物。

（5）补充凝血因子及血小板。

3. ARDS

（1）消除引起 ARDS 的原因，控制感染和休克。

（2）改善通气和纠正缺氧，必要时可用机械通气。

（3）保护肺组织，包括控制输液，适当使用皮质激素。

（4）改善肺微循环和补充肺表面活性物质。

第四节　中医辨证论治

一、辨证要点

在外感热病中，络病主要表现在疾病的极期和后期，在临床上都有一些相应的症状，这是中医诊断络病的主要依据。同时，随着现代检验手段的发展，也有许多现代检验方法可以作为诊断的参考。在外感热病络病的辨证中，应掌握以下几个要点：

（一）辨络病的部位

由于外感热病的种类繁多，其络病的部位也各异。在脏腑功能发生障碍时，络病的部位主要局限在有关脏腑。如肺热亢盛时，以肺络的病变为主；在热闭心包时，以心包络的病变为主；但当邪热发展到血分证时，既可以引起下焦或胸膈等局部的瘀热互结，也有可能导致全身的络脉发生病变，从而出现广泛性的瘀热。

（二）辨病邪的性质

在外感热病中导致络脉出现病变的病邪虽以邪热为主，但也可以与气滞、瘀血、痰浊、湿邪、积滞、食结等多种原因有关。特别是无形邪热与有形的瘀、痰、湿、结、食等病邪相合后，会给治疗造成更大的困难，此时如单纯投用清除邪热之法已不能奏效，所以必须辨明与邪热兼夹的病邪。

（三）辨常见症状

外感热病的络脉病变主要症状有斑疹、出血、疼痛、气急、神昏、肢体活动障碍等。

斑疹是许多外感热病在皮肤上的症状表现。其中疹为点状颗粒，突出于皮肤之上，按之色暂退，属充血性皮疹，为肺热外窜波及血络而致，病在太阴气分。以分布均匀、颗粒分明、色泽鲜明、松活如洒皮面、疹出后全身病痛大减为佳，而以过分稠密，或融合成片、色紫黑或甫出即隐、疹现后全身症状加重为逆。斑属出血性皮疹，压之色不退，其形可小如针尖，也可大块成片，略高出皮面之上，抚之不碍手。其为邪热深入营血，血热络伤，血渗皮下肌间而致，病在阳明血分。以红色鲜明荣活、分布不过于稠密，斑发之后全身热势明显下降，病痛随之减轻为佳；而以斑色紫黑、色泽晦黯、斑出过密、斑虽现而全身症状不减，甚至加重者为逆。

出血为络脉破损之后果，随其所伤脏腑不同而各有不同，如伤及肺络则咳血，伤及肠络则便血，伤及胃络则吐血或大便紫黑，伤及胞络则可见阴道大出血，伤及清窍之络则可见鼻衄、齿衄、耳衄等。出血直接反映了络脉损伤的情况，出血量的多少也与络伤的程度密切相关。当然，出血也并不是都与络脉有关，在温热病中，由于邪热的影响，直接导致较大血管破损而引起出血的情况也是有的。

疼痛多是局部络脉阻塞不通的后果，其与病邪在表、困遏肌表或邪热亢盛、灼伤津液而引起的疼痛不同，前者多为相关脏腑的部位疼痛，如肝病者可有胁痛，或胀满或如针刺，肺病者可见胸部疼痛，肾病者可有明显的腰痛等。

气急是肺络瘀阻的常见症。传统认识都强调肺热亢盛后，可引起肺气郁闭，从而发生气短喘急。然而，肺气郁闭的根本原因仍是肺络瘀阻。在早期，肺络的瘀阻以气壅与痰阻为主，临床表现为咳嗽、气喘、痰涎壅盛；在病之后期，则以痰瘀郁阻肺络为主，临床表现为短气、动则气喘等。

神志异常与“心主神明”失常有关，传统认为主要是心包络的功能失常。结合现代认识，也可以认为是脑之气络功能失常所致，临床表现为反应迟钝、昏愦不语，或神识错乱、狂乱胡言。外感热病中出现神志异常既可发生于热势亢盛之极期，也可发生在病之后期，热势已退而神志异常，或久久不能恢复而形成后遗症。

肢体活动的障碍多发生于外感热病的后期，属痰瘀滞络所致，表现为肢体僵直，活动不利，甚或瘫痪。另外，某些器官的功能障碍，如听力下降、失明、失语等，也是有关器官络脉被痰瘀阻塞所致。

在外感热病过程中，除了以上络脉病变特异性症状外，还有一些络脉病变的共有表现，如舌质多瘀黯或青紫，舌下青筋努张，脉多涩，口唇也可发青紫色。结合西医学的检查，可以发现微循环障碍等有关表现。

二、治则治法

（一）治则

外感热病络病的治疗原则也与通常络病治则一样，以“通”为原则，但由于外感热病有其自身的特点，所以在具体立法、处方、用药等方面有一些不同。总的来说，外感热病中对络病的治疗有“清通”“辛通”“香透”“疏通”和“通补”等方法。

（二）常用治法

1. 虫蚁通络法 此法始于张仲景，叶天士亦认为对于久病久痛，如头痛、风湿痹痛、癥瘕、积聚等证，虫蚁之类“蠕动之物可以松透病根”，利用其走窜善行之特点，搜剔血络，温通血脉，培补生气，常会收到事半功倍的效果。临床上外感热病也常用到虫蚁通络之品，如治疗外感热病极期邪热壅盛于肝络而致热盛动风抽搐者，可用全蝎、地龙、蜈蚣等虫类药以通络息风。

2. 凉血养阴通络法 对于热盛动血而见身体灼热、躁扰不安，甚或昏狂谵妄，斑疹密布，色深红甚或紫黑，或吐衄便血，舌质深绛，脉数之证，治以凉血养阴通络法。

3. 清络宣窍法 对于温热病邪热亢盛，热入心包络，神识不清，肌腠或有隐约斑点，舌色红绛，舌苔或灰黄而燥，治以清心通络宣窍。

4. 清气解毒通络法 大头瘟热势益增，口渴引饮，烦躁不安，头面肿大，咽喉疼痛加剧，舌赤苔黄脉数，为热毒内壅肺胃，搏结头面络脉所致，治以清气解毒通络。

5. 清热宣肺通络法 风温邪热壅肺而见身热，汗出，烦渴，咳喘，或咳痰黄稠，或带血，或痰呈铁锈色，胸闷胸痛，舌红苔黄，脉数，当治以清热宣肺通络。

6. 清营泄热通络法 热灼营分而见身热夜甚，心烦躁扰，甚或时有谵语，斑疹隐隐，咽燥口干而反不甚渴，舌质红绛，苔薄少，脉细数，治以清营泄热通络。

7. 润肺清肠安络法 治疗秋燥肺燥肠热，络伤咳血而见初病喉痒干咳，继则咳甚而痰黏带血，胸胁牵痛，腹部灼热，大便泄泻，苔薄黄干燥，舌红，脉数，此为肺中燥热移肠所致的肺与大肠同病证候。燥邪化火，灼伤血络，所以痰黏带血，胸胁牵痛，属于肺经气分邪热伤络，治以润肺清肠安络。

8. 豁痰开窍通络法 湿温湿热酿痰，蒙蔽心包而见身热不退，朝轻暮重，神志昏蒙，似清似昧，或时清时昧，时或谵语，舌苔黄腻，脉濡滑而数，治以豁痰开窍通络。

9. 清暑保络法 暑伤肺络而见灼热烦渴，咳嗽气粗或喘促，咳血或痰中带血丝，烦躁，舌质红，苔黄而干，脉象细数。其中暑热损伤肺络，血从上溢故见咳血或痰中带血丝，甚则可见口鼻鲜血外涌，治以凉络安血，清暑保络。

三、辨证治疗

（一）邪热壅闭肺络

证候：身热，汗出，烦渴，咳喘，或咳痰黄稠，或带血，或痰呈铁锈色，胸闷胸痛，舌红苔黄，脉数。

证候分析：此为邪热壅阻肺经气分，进而灼伤肺络所致。邪热入里，热邪炽盛则身热；里热蒸迫津液外出则汗出；热盛津伤则烦渴引饮；邪热壅肺，肺气失于宣降则胸闷；舌红苔黄，脉数为里热征象。

治法：清热宣肺。

方药：麻杏石甘汤(《伤寒论》)。

麻黄 5g 杏仁 10g 生石膏 30g 炙甘草 5g

方解：麻黄辛温，宣肺平喘，石膏辛寒，清泄肺热，麻黄得石膏寒凉之制，则其功专于宣肺平喘，而不在解表发汗；石膏得麻黄，则其功长于清泄肺热。二药的用量，通常石膏多于麻黄 5~10 倍，并可根据肺气郁滞及邪热之轻重程度，调节石膏与麻黄的药量比例。方中配合杏仁降肺气，以助麻黄止咳平喘；甘草生津止咳，调和诸药。

加减：如热毒炽盛者，可酌加银花、连翘、虎杖、平地木、黄芩、鱼腥草、知母、金荞麦等以助清肺解毒化痰之力；如胸膈疼痛较甚者，可加桃仁、郁金、瓜蒌、丝瓜络等以活络止痛；痰多而喘急显著者可加葶苈子、苏子等以降气平喘；痰中带血或咯血者加茜草炭、白茅根、侧柏炭、仙鹤草、焦栀子等以凉血止血；如肺热亢盛而化火化毒者，或肺痈将成之时，咳吐腥臭脓痰者用苇茎汤(《备急千金要方》)。

（二） 肺热波及血络发疹

证候：身热，咳嗽，胸闷肌肤发疹，疹点红润，苔薄白，舌质红，脉数。

证候分析：本证为肺经气分热邪外窜肌肤，波及血络所致。邪热内郁则身热；肺气不宣，肺气壅滞则见咳嗽、胸闷；肺热波及营分窜入血络，则可外发皮疹，疹点一般红润，多粒小而稀疏，多见于胸部。

治法：宣肺泄热，凉营透疹。

方药：银翘散(《温病条辨》)加减。

连翘 12g　银花 10g　苦桔梗 8g　薄荷（后下）5g　竹叶 10g　生甘草 3g　荆芥穗 9g　牛蒡子 10g　细生地黄 12g　大青叶 12g　丹皮 9g　玄参 10g

方解：本方为银翘散加减而成，但因本证邪不在表，故去温散透表之豆豉，以防助长热势；又因肺热波及营分，营热较甚，窜入血络而发疹，所以加入生地黄、丹皮、大青叶、玄参以凉营泄热解毒。诸药合用，共奏宣肺泄热，凉营透疹之效。

加减：若无表邪见证，还可去荆芥；皮疹较多者，则可加入蝉蜕、浮萍等以助透疹外出。

（三） 湿热酿痰蒙蔽心包络

证候：身热不退，朝轻暮重，神志昏蒙，似清似昧，或时清时昧，时或谵语，舌苔黄腻，脉濡滑而数。

证候分析：本证为湿热酿痰，蒙蔽心包络所致。气分湿热郁而不解，心包络为湿热痰浊所蒙，心神受其蔽扰，故表现为神志昏蒙，似清似昧，或时清时昧等；气分湿热郁蒸，故身热不退，朝轻暮重；舌苔黄腻，脉濡滑而数为湿热蕴结，热邪偏盛的征象。

治法：清热化湿，豁痰开窍。

方药：菖蒲郁金汤(《温病全书》)。

石菖蒲 6g　广郁金 10g　炒山栀 10g　青连翘 10g　细木通 4g　鲜竹叶 10g　粉丹皮 6g　淡竹沥 15g　灯心 3g　紫金片（即玉枢丹）6g

方解：方中以菖蒲、郁金、竹沥、紫金片等化湿豁痰、开闭醒神；用山栀、丹皮、连翘、竹叶清泄湿中之蕴热；木通、灯心导湿热下行，适用于气分湿热郁蒸，酿痰蒙蔽心包之证。

加减：治疗本证时，应根据痰湿、痰热的偏重，配合其他芳香开窍方药。如痰热较重，邪热炽盛者，可加服至宝丹(《太平惠民和剂局方》)，以清心化痰开窍；对湿热酿痰蒙蔽心包而湿浊偏盛者可配合使用温开之苏合香丸(《太平惠民和剂局方》)，如湿热酿痰蒙蔽心包而热邪较明显者，则可配合凉开之至宝丹。现代临床上对湿热酿痰蒙蔽心包而神志昏蒙较甚者可酌用菖蒲注射液、醒脑静注射液等。

（四） 邪热内陷心包络

证候：神昏谵语，或昏愦不语，身体灼热，四肢厥冷，舌蹇，舌色红绛鲜泽，脉细数。

证候分析：本证也属热毒滞于脑络，多因气分、营血分邪热传入心包络所致，也可见于病变初期，肺卫之邪不顺传气分，而是直接传入心包而成，常来势凶险，病情较重。邪热内陷，阻闭包络，扰乱神明，则见神昏或昏愦不语；心包热盛，因营阴耗损，心之苗窍不利则舌蹇而舌色红绛鲜泽；营阴耗损则脉象细数；邪热内闭，阻滞气机，阳气不达四肢，故见四肢厥冷。

治法：清心凉营，泄热开窍。

方药：清宫汤(《温病条辨》)。

玄参心 10g 莲子心 4g 竹叶卷心 10g 连翘心 10g 水牛角 30g（先煎） 连心麦冬 10g

方解：水牛角代原方犀角清心凉营，玄参心、莲子心、连心麦冬可清心滋液，竹叶卷心、连翘心清心泄热，诸药合用，共奏清心泄热、凉营滋阴之功。

清宫汤配合安宫牛黄丸(《太平惠民和剂局方》)或至宝丹或紫雪丹(《太平惠民和剂局方》)，以清心凉营，透络开窍。安宫牛黄丸、至宝丹、紫雪丹三方皆有清热解毒、透络开窍、苏醒神志之功，属凉开之剂，是传统治疗温病神昏之要药，俗称为“三宝”。三方药物组成不同，其功效也各有差异：安宫牛黄丸药性最凉，长于清热兼能解毒，主要用于高热昏迷之症；紫雪丹药性偏凉，长于止痉息风、泻热通便，多用于高热惊厥之症；至宝丹则长于芳香辟秽，多用于窍闭谵语之症。

加减：本证病情危重，常在上方基础上送服安宫牛黄丸、紫雪或至宝丹，亦可中西医结合治疗，静滴清开灵注射液或醒脑静注射液。若见痰热闭阻心包，神昏肢厥，舌苔浊腻者，可去莲心、麦冬，加入芳香透泄，宣化湿浊之银花、赤豆皮，以清心豁痰、芳香开窍；如兼见喉中痰壅者，酌用鲜竹沥、天竺黄、猴枣散等；如兼见便秘，腹部按之硬痛，舌绛，苔黄燥，脉数沉实者，为热入心包兼阳明腑实，治以清心开窍，攻下腑实，用《温病条辨》牛黄承气汤；如燥结津伤甚者，可加入芒硝、玄参等以软坚生津；如见身热夜甚，神昏谵语，口干而漱水不欲咽，斑疹逐渐增多扩大，斑色紫黑，色深绛或紫黯，属热闭心包，邪热入血与血相结而为瘀，热瘀交结，瘀滞心包络之证，方用《通俗伤寒论》犀地清络饮，活血凉营化瘀，滋阴通络。如兼见牙关紧闭、四肢抽搐，甚至角弓反张者，为热盛于肝络而动风，配合羚角钩藤汤(《通俗伤寒论》)凉肝息风。

（五） 热灼营分，走窜血络

证候：身热夜甚，心烦躁扰，甚或时有谵语，斑疹隐隐，咽燥口干而反不甚渴，舌质红绛苔薄少，脉细数。

证候分析：本证多见于营阴素虚而感受温热之邪，或病变过程中因营热炽盛而营阴明显灼伤的患者，既可见于病发之初温热病邪直犯营分，亦可见于气分邪热不解进一步邪入营分。主要病机为营热较甚，营阴受损，心神被扰。热入营分，营热炽盛则身热夜甚，舌绛；热灼营阴，营阴受损，则咽干不甚渴，脉细数；热邪入营，心神被扰，则心烦躁扰，甚或时有谵语；热毒入营，走窜血络，可见斑疹隐隐。

治法：清营泄热，滋养营阴。

方药：清营汤(《温病条辨》)。

水牛角 30g（先煎） 生地黄 15g 玄参 15g 竹叶心 10g 麦冬 10g 丹参 12g 黄连 5g 银花 12g 连翘心 12g

方解：方中水牛角易原方中犀角以清心凉营泄热，伍以黄连清心解毒；生地黄、玄参、麦冬清热滋阴；银花、连翘心、竹叶心性凉质轻，轻清透热，宣通气机，与清营药配合，可使营热外达，透出气分而解，此即叶天士“入营犹可透热转气”之法；丹参活血，清除脉络瘀热。清营汤在《温病条辨》中有用黄连和不用黄连之别：如营阴耗伤不甚而有心烦者，可用黄连以配合水牛角清心解毒，唯黄连苦燥，用量宜小；如营阴耗伤较甚，舌绛而干，则慎用黄连，以免苦燥伤阴。

加减：如伴恶寒、无汗、身痛者，属表里同病，可加豆豉、薄荷、牛蒡子等以宣透表邪；若黄苔尽退，舌转深绛，斑疹透发，为热毒由营渐转入血，当去银、翘、竹叶等气药，加用凉血解毒之品；若见神昏谵语，舌蹇肢厥，为热入心营之证，可加用安宫牛黄丸(《温病条辨》)或紫雪丹(《太平惠民和剂局方》)，也可用清开灵注射液或醒脑静注射液。

（六） 气营(血)两燔

证候：壮热，目赤，头痛，口渴饮冷，心烦躁扰，甚或谵语，斑疹隐隐，甚或大渴引饮，头痛如劈，骨节烦疼，烦躁不安，甚或昏狂谵妄，或发斑吐衄，舌绛，苔黄燥，脉滑数、弦数或洪大有力。

证候分析：本证为气分邪热未解，又入于营血分，营血邪热亢盛，热邪燔灼于气营(血)。邪热炽盛，燔灼气分，则壮热，口渴引饮或大渴引饮；火热炎上，则目赤，头痛；热灼营阴，心神被扰，故心烦躁扰，甚或谵语；热伤血络，溢于肌肤，则斑疹隐隐；若气分不解，涉及血分，致热毒充斥气血两经，则属气血两燔；血分热炽，扰乱心神而烦躁不安，甚或昏狂谵妄；耗血动血致发斑吐衄；热毒充斥故头痛如劈，骨节烦疼；舌绛是热在营分之征，苔黄燥提示气分热邪未解；脉数或洪为热盛之象。

治法：气营（血）两清。

方药：加减玉女煎(《温病条辨》)。

生石膏 30g（先煎） 知母 10g 玄参 10g 生地黄 15g 麦冬 10g

方解：上方为玉女煎去牛膝、熟地黄加细生地黄、玄参，是清代吴鞠通《温病条辨》方。方中石膏、知母清气分邪热；玄参、生地黄、麦冬清营滋阴，寓白虎汤加增液汤之意。吴鞠通指出：“气血两燔，不可专治一边……去牛膝者，牛膝趋下，不合太阴证之用，改熟地黄为细生地黄者，亦取其轻而不重，凉而不温之义，且细生地黄能发血中之表也。加玄参者取其壮水制火，预防咽痛失血等证也。”

加减玉女煎泻火解毒力较弱，主要用于气营两燔证，而热毒尚不过盛者；若热毒炽盛而斑疹显露者可用化斑汤(《温病条辨》)；若气血两燔，热毒亢盛之证情较重者用清瘟败毒饮(《疫疹一得》)。对本证的治疗，应尤其注重清气，气热得清，营（血）之热可顺势外透而解，方药使用上多重用石膏，如余师愚所说："重用石膏则甚者先平，而诸经之火自无不安矣。"

加减：在用加减玉女煎时，如热毒较炽盛者，可加黄连、黄芩、板蓝根、大青叶等清热解毒之品；在用化斑汤治发斑疹时，可加丹皮、大青叶、赤芍等凉血散血、化斑解毒。清瘟败毒饮药味多而用量大，热毒不甚者，不宜轻投。如吐衄重者，可去桔梗加白茅根、小蓟；斑疹紫黑者，可重用生地黄、赤芍，加紫草、丹参、红花、归尾；大便秘结，腹胀满者，加大黄、芒硝；若见神昏谵语，舌蹇肢厥，可加用安宫牛黄丸或紫雪丹、至宝丹，也可用现代制剂如清开灵注射液、醒脑静注射液等以清热解毒、清心开窍；热盛痉厥者，加僵蚕、蝉蜕、地龙、全蝎等以平息肝风；阴液亏损严重，应加强滋阴治疗，及时补充水分，必要时给予静脉补液。本证如见斑疹隐隐，为营热扰及血络，可及早注意散血，如加用三七粉，或静脉点滴丹参注射液。

（七） 热盛动血，热瘀阻络

证候：身体灼热，躁扰不安，甚或昏狂谵妄，斑疹密布，色深红甚或紫黑，或吐衄便血，舌质深绛，脉数。

证候分析：本证为热毒炽盛于血分，迫血妄行，热瘀交结之候，属典型的血分证。热灼营血故身体灼热，邪热内扰心神则躁扰不安，甚或昏狂谵妄；热伤血络，迫血外溢肌肤，故斑疹密布，热毒烁血致瘀，瘀热互结，则斑色紫黑，如伤及阳络，血上溢则吐血、衄血，伤及阴络血下溢则便血、尿血；舌质深绛，脉数为热毒已入血分之象。

治法：凉血散血，清热解毒。

方药：犀角地黄汤(《温病条辨》)。

水牛角 30g（先煎） 生地黄 15g 芍药 12g 丹皮 8g

方解：对于温病血分证的治疗，叶天士曰："入血……直须凉血散血。"方中用水牛角代原方中的犀角以清心凉血，解血分热毒；生地黄凉血养阴，与水牛角相配凉血止血，滋阴养血；芍药配丹皮清热凉血，活血散瘀。四药配合，共达清热解毒，凉血散血之功。叶天士之所以强调"散血"，一方面是针对存在于血分证中的热瘀病机，另一方面也为了避免凉血之品过于寒凝而有碍血行，导致留瘀之弊。

加减：若吐血可加侧柏叶、白茅根、三七；衄血加白茅根、黄芩、焦栀子；便血加槐米、地榆炭；尿血加小蓟、琥珀、白茅根；若见昏狂，斑色紫，为热毒较甚，可加水蛭、大黄、神犀丹(《温热经纬》)以活血祛瘀解毒，并可配合丹参注射液、双黄连粉针等静脉点滴；如同时伴见壮热、烦渴、苔黄、脉洪者，为气分邪热亦盛，属气血两燔之证，加石膏、知母、黄连、黄芩、栀子、白茅根等以清热解毒，凉血止血；若热盛伤阴，出血不止，舌紫绛而干者，加紫草、玄参、三七、西洋参以清热凉血，益阴止血，并及时补充水分，必要时给予静脉补液。

（八） 热伤肺络

证候：灼热烦渴，咳嗽气粗或喘促，咯血或痰中带血丝，烦躁，舌质红，苔黄而干，脉细数。

证候分析：本证为邪热犯肺，损伤肺络所致，多见于风温肺热亢盛和暑温暑热炽盛于肺而损伤血络者。邪热内盛，消灼津液，则灼热烦渴；邪热迫肺，肺气失于宣降则咳嗽气粗或喘促；邪热损伤肺络，血从上溢故见咯血或痰中带血丝，甚则可见口鼻鲜血外涌；暑热上扰心神则烦躁；舌质红，苔黄而干，脉细数均为邪热内盛而阴液受伤之象。本证如发生于暑温之中又名“暑瘵”，往往会导致肺部大出血，病情危重。如发生于风温之中，出血量一般较少，可呈铁锈色，病情相对较轻。

治法：凉络安血，清肺保络。

方药：犀角地黄汤(《温病条辨》)合黄连解毒汤(《外台秘要》)。

水牛角 30g（先煎） 生地黄 15g 芍药 12g 丹皮 8g 黄连 6g 黄柏 10g 黄芩 10g 栀子 10g

方解：犀角地黄汤能凉血安络，黄连解毒汤中均为苦寒泻火之品，能清暑解毒保肺。

加减：若肺热尚轻，亦可用银翘散(《温病条辨》)去豆豉、芥穗、薄荷，合犀角地黄汤清肺宁络止血；若兼气分热盛而烦渴甚者，属气血两燔之证，加石膏、知母等以清气泄热，热毒甚者可投清瘟败毒饮以大清气血热毒；若出血较多者，加参三七、茅根、侧柏叶炭、藕节炭、白及等清热泻火、凉血止血；若出现气随血脱之证，须急投独参汤(《伤寒大全》)、参附汤(《世医得效方》)等益气固脱之剂，或急予生脉注射液或参附注射液益气敛阴，固脱救逆。

（九） 热瘀闭络正气外脱

证候：身热面赤，皮肤、黏膜斑疹透发，心烦躁扰，四肢厥冷，汗出不止，舌色黯绛，脉虚数。

证候分析：此为暑邪内郁血分，热瘀互结，气阴两脱。暑邪深入血分，煎熬血液为瘀，热瘀搏结，损伤血络，迫血妄行则身热面赤、出血发斑；瘀热上扰心神，则心烦躁扰；瘀热内阻，络脉闭阻，气血津液循环不畅，脏腑失养而致气阴两脱，故四肢厥冷，汗出不止；进一步发展，可出现身热骤然下降，冷汗淋漓，舌色转淡，脉微细欲绝等阳气外脱之象。

治则：凉血化瘀，益气养阴固脱。

方药：犀角地黄汤(《温病条辨》)合生脉散加味(《医学启源》)。

水牛角（先煎）30g 生地黄 15g 芍药 12g 丹皮 8g 人参 10g 麦冬心 10g 五味子 8g

方解：犀角地黄汤为治疗血分证的代表方，有凉血散瘀解毒之功。生脉散中用人参补益气阴，麦冬与五味子酸甘化阴，守阴留阳，气阴内守则汗不外泄，气不外脱。全方有益气敛阴固脱之功，与犀角地黄汤配合，适用于热瘀气脱之证。

加减：本证病情危重，应及时抢救。对热瘀互结，气阴两脱者，可考虑用生脉注射液静脉滴注；若属心肾之阳大衰，瘀血内阻，阳气外脱，症见四肢厥冷，冷汗不止，气息微弱，神疲倦卧，面色青灰，唇青，舌淡黯，脉微者，治宜益气回阳固脱，兼以化瘀通络，用四逆加人参汤(《伤寒论》)，在清热益气、回阳固脱的同时配合丹参、桃仁等活血通络之品，取效更捷。如证情严重，可用参附注射液静脉注射，若病情渐趋稳定，续用参附注射液静脉滴注。本证病情极为严重，必要时可采取中西医结合方法进行抢救。

（十） 邪伏阴络

证候：夜热早凉，热退无汗，能食形瘦，舌红少苔，脉沉细略数。

证候分析：本证多见于温热病后期，属正气已虚，余邪留伏阴分。卫气日行于阳，夜行于阴，行于阴则与阴分之邪相搏，故夜热；行于阳，不与阴分之邪相争，故早凉；留伏之余邪未能随卫气外出，故热随退而身无汗，余邪久留，营阴耗损，肌肤失于充养，故能食形瘦；邪留于体内，阴精亏耗，故舌红少苔，脉沉细略数。

治法：滋阴清热，搜邪透络。

方药：青蒿鳖甲汤(《温病条辨》)。

青蒿 10g　鳖甲 15g（先煎）　细生地黄 12g　知母 10g　丹皮 8g

方解：对本证的治疗，如纯用养阴恐滋腻恋邪，单用清热又惧苦燥伤阴，只宜养阴透热并举。上方中鳖甲咸寒滋阴，入络搜邪，青蒿芳香，透络清热，两药相配，导邪从阴分而出。本方之用，妙在青蒿与鳖甲的配伍，吴鞠通指出："本方有先入后出之妙，青蒿不能直入阴分，有鳖甲领之入也；鳖甲不能独出阳分，有青蒿领之出也。"二药相合，搜剔阴分邪热，使之透达于外。生地黄滋阴养液，丹皮凉血，并散血中余热，知母清热生津润燥，并清气分之邪热，合而用之可使阴分邪热得以透解。

加减：青蒿鳖甲汤具有较好的透解阴分邪热的作用，除了治疗温病后期邪留阴分之证外，对于各种感染性疾病后期长期低热不退或其他多种不明原因的长期发热及某些功能性发热，均有较好的退热作用。若兼肺阴虚者，可加沙参、麦冬、川贝母等滋养肺阴，还可用生脉注射液静脉点滴；若兼胃阴虚者，可加玉竹、石斛、山药等滋养胃阴，还可佐以食疗，如进食雪梨汁、荸荠汁、石斛茶等；若虚热明显而呈五心烦热者，可加地骨皮、白薇、胡黄连等清退虚热。

（十一） 余热未尽，痰瘀滞络

证候：低热不退，心悸烦躁，手足颤动，神情呆钝，默默不语，甚则痴呆、失语、失明、耳聋，或见手足拘挛，肢体强直，瘫痪等。

证候分析：本证见于温热病后期，尤其多见于病程中有动风闭窍之候，并持续时间较久者。由于病势迁延，余热挟痰，挟瘀留滞络脉，因而导致气钝血滞，机窍闭阻；余热未尽，阴虚内热故低热不退；肾阴亏损，心肾不交，虚风内动，则心悸、烦躁、手足颤动；痰热阻滞包络，清窍失灵，则见神情呆钝，甚则痴呆，默默不语；痰瘀留滞经络，筋脉失利，则见手足拘挛，肢体强直，瘫痪；痰瘀留滞日久不去，气血日耗，以上诸症可能难以恢复，从而留下后遗症。

治法：清透余热，化痰祛瘀搜络。

方药：三甲散(《湿热病篇》)加减。

土鳖虫 8g 醋炒鳖甲 15g 土炒穿山甲 6g 生僵蚕 10g 柴胡 9g 桃仁泥 10g

方解：本证为热、痰、瘀阻滞经络，灵机失运而致，故用薛生白仿吴又可三甲散而制定的加减方，涤除余热、破滞通瘀、化痰通络以灵动心机。方中柴胡配鳖甲以透散营分邪热，桃仁配土鳖虫破瘀活血，僵蚕配山甲入络而搜邪。全方共奏络通脉和，清热化瘀之效。

加减：如余热未清而低热难退者，可酌加青蒿、地骨皮、白薇等；如痰浊蒙闭清窍而致意识不清、神呆、失语、失聪、舌苔腻浊而无热者，可酌用苏合香丸(《太平惠民和剂局方》)以豁痰开窍；如心肝火旺而伴见狂躁、面赤、舌红苔黄者，可酌加龙胆草、栀子、生地黄、朱砂等；如见痰瘀阻络而肢体拘急强直或手足震颤，不时抽动者，除可加全蝎、蜈蚣搜风止痉外，还可配合白附子、陈胆星、乌梢蛇、桃仁、红花、白芥子等化痰祛瘀通络，或用华佗再造丸等以加强活血通络之效，同时还应注意选用生地黄、当归、赤白芍等养血活血之品，既有行血息风之效，又有养血护正之功。如肝肾阴亏而致虚风内动者，可用大定风珠(《温病条辨》)滋补肝肾、潜镇虚风。

第五节　预后与调护

外感热病的预后取决于人体正气的存亡，特别是阴液的耗伤程度，故有“存得一分津液，便有一分生机”之说。同时，络脉病变的程度也与其预后密切相关。在外感热病的初期，虽然也有络脉病变，但多属外邪在不同程度上影响了络脉的功能，络脉本身的实质损害尚不严重，此时预后较好。如络脉损害严重，一方面人体的脏腑必然会有明显的病变，往往导致脏腑功能的衰竭，甚至引起正气外脱；另一方面，人体阴液的化生、输布障碍，必然导致肺胃津液甚至肝肾真阴的亏虚，也可引起正气的外脱。所以络脉病变的情况与外感热病的预后有密切的关系。

对外感热病患者的护理，首先应注意休息，发热时一般应卧床休息。注意保持室内的空气流通，尽量使室内保持适宜的温、湿度，但也不可当风而卧。汗多者及时更换内衣和被褥床单。患者发高热时，适当地多饮开水，应以流汁饮食为主，在恢复期亦应少进肥厚油腻和其他不易消化的饮食。病情严重时，要密切注意病情的变化，定时观察血压，及时发现病情转危的前兆，及早做出妥善处理。体温较高者，可采取物理降温的方法，不宜覆盖过多的衣被。对邪热犯及心包络而昏迷的病人尤应细心护理，特别要及时清除呼吸道的分泌物，防止痰涎阻塞而引起窒息。对邪热已损伤血络而有出血倾向的患者，要定时检查血液、大便、小便常规，及时发现早期出血现象，以便及时采取相应措施，以免突然发生大出血而措手不及。

附篇　络脉与络病的现代研究

第一节　经络实质的现代研究

经络理论是古代医家在长期医疗实践的基础上，借助于中国古代哲学中的阴阳五行学说，通过“取类比象”的方法形成的，借以阐述人体脏腑组织之间生理病理的复杂联系，以及人体与环境之间的相互关系，基于经络理论的治法有效性已被临床广泛证实。新中国成立后，医学、生理学、生物物理学等多学科工作者从不同角度进行了广泛研究，提出了关于经络本质的种种假说。应当说，60 多年的研究成果是辉煌的，但关于经络本质研究的思路和方法问题也日益凸显，成为近年来经络研究的焦点和热点。如何充分吸收经络研究中的经验与教训，借以在络脉与络病学说研究中开拓思路，更好地借助现代科学知识和实验技术提高临床疗效无疑具有重要的理论和实践意义。

一、经络研究的现状与问题

自西医学传入中国后，阐明经络的本质和生物学基础成了许多有识之士长期探索追求的目标，特别是近 20 年来，许多生理学家、解剖学家、生物物理学家应用现代科学技术，在探索经络本质方面做了大量工作，并提出了许多理论假说。根据阎丽萍等综述近几年经络实质研究中提出的经络理论假说有以下几种：

（一）神经说

由于经络广泛分布，“内属于脏腑，外络于肢节”，多年来许多研究者均把经络与神经系统相关联。有学者将经络系统理论与西医学之人体神经系统相比较，发现两者在人体的重要地位、与脊髓的关系，以及全身分布的网络性、躯肢两侧的对称性、支配的节段性等诸多方面极其相似。因而认为中国古代医家所发现的经络系统即指西医学之神经系统。由于解剖学上未找到支持，加之神经冲动传导速度（无髓鞘神经传导为 20m/s，而有髓鞘神经传导速度为前者的 50 倍）远高于“循经感传”速度，再如“循经感传”能跨越神经节段等，使神经说的解释一度陷入困境。于是，又有学者提出了自主神经反射接力的设想，认为自主神经系统是神经末梢的组织带，穴位则有着更为丰富的神经末梢，当穴位受到刺激时，所激发的交感神经末梢产生各种感觉，即循经感传，感传速度远较神经传导速度慢，是因每一个反射弧所跨越的距离很短，从而使每个交感神经反射弧的相继激活表现在体表上，兴奋点的移动就慢得多。

（二）血管、神经说

有学者根据《内经》等典籍的描述，提出经络实质的核心是“气血之道路”的见解，其中血行之道路指血管，气行之道路指血管壁上分布的循环调节系统，即肾上腺素能和胆碱能神经末梢，这恰与“气为血之帅”，“血为气之母”相吻合。人体中血管、神经的分布与经络的分布同样具有网络性；针刺效应的产生，经络各种功能的完成，均是在神经的作用下实现的，从而证实了经络与血管、神经是密不可分的。另有学者从结构形态、位置及功能等方面总结了《内经》对经络的论述，认为《内经》所称“经脉”的脉系指血管，经为神经，循经感传为大脑皮层的功能表现。也有学者认为“中医的经脉学说是古人对循环系统和神经系统混淆不清的朴素认识”。

（三）生物物理观

经络的物理观源于20世纪50年代起对腧穴和经络导电性质的研究，借助于现代物理学技术，沿经络走向，从光学、热学（红外）、电学（阻抗）、磁学、声学及同位素示踪等方面探测经络和穴位的物理表征。这些研究结果都不同程度证实了经络系统的存在。近年来又有许多学者从不同角度提出了一些新的设想，有的认为经络是由蛋白质链构成的通过体液和神经递质联系的复合系统，有的认为经络乃是环绕神经、血管、淋巴管、肌纤维和筋膜、内脏等无限大空间而形成的容积导体电磁场系统，是能量的场所，而穴位本身就是能形成较强电磁场，携带能量较大，与内脏相互传递信息的部位。经络感传的实质就是机体细胞膜受到刺激处于兴奋状态而产生的动作电位，在其容积导体中建立起电磁场，形成电磁波，并使场内的电荷作定向迁移，即“气行”现象。

（四）生物化学观

随着近几年分子生物学、生物化学研究的突飞猛进，许多相关学科的学者把经络实质的探讨也引进了这一领域。有学者从细胞分子生物学的角度提出了经络的线粒体三磷说，认为经络是含线粒体三磷腺苷较多细胞组成的线路，腧穴是线粒体较多细胞组成的点，当人体经穴受到针刺等刺激后，细胞内的线粒体三磷腺苷被激发，产生大量ATP能量，向细胞间隙冲击，使电流量增高，产生电位差、低电阻，这些能量激发其他细胞的能量，引起连锁反应，特别是经线上含线粒体较多的细胞，产生经络的感传现象（得气）。有学者提出联胞通讯经络实质假说，认为表皮、真皮、骨骼、肌肉和神经组织细胞通过低阻贯通式的小分子通道形成联胞，而这种小分子扩散通道在机体表层和内部脏器的线形集中分布或功能强化便形成了经脉和络脉。此假说使第三平衡说和缝隙连接说等多种假说得到统一，较合理地解释了经络现象。

近年对经络实质还提出不少其他设想，如经络的“信息系统”假说、经络的间隙维说、经络的“超解剖”功能性结构假说、经络的纵行说、横行说、层次说，以及经络的集合论、经络的整体网络结构论和经络的混沌论等，为探讨经络实质开拓了研究思路。但迄今为止还没有哪一种假说能够详尽地阐述经络现象的本质问题，几十年来，经络研究遵循还原分析方法进行，认为经络作为一种表象，必定有其结构基础，在此指导下，运用逐级解剖的分析方法，借助显微镜、电子显微镜等先进仪器设备和技术方法，试图寻找到经络的解剖结构，但20世纪50年代开始的解剖学和组织形态学研究至今未能在经络循行线上发现独立于神经、血管、淋巴管、体液、肌肉、结缔组织、上皮组织之外的特异性组织结构，从而使经络研究陷入进退两难的境地。

二、经络研究的思路与方法

中医理论的产生，应当依据当时的历史条件以辩证唯物主义观点进行分析。从经络学说的发展过程可以看出，成书于春秋战国至秦汉之际的中医学奠基之作《内经》中已建立了较为完整的经络学说，之后历代均未超出《内经》经络学说之藩篱。战国至秦汉时期是中国历史上诸子百家学术争鸣、科技水平领先于世界的时期，当时的冶金、农业、天文、数学等都有了相当的发展，从而也促进了医学理论的形成与发展。古人在当时的背景下，面对临床实践的需要，首先通过临床观察，以望、闻、问、切四诊为手段，在对针灸等刺激的感应和传导、体表病理现象及当时解剖生理知识综合认识的基础上，凭直观领悟思维方法，将感性认识上升到理性认识，正是在古代科技知识背景下诞生的中医学（包括经络学），其理论深深打上了传统的印记，阴阳学说成为其理论基础，将人体的生理、病理现象纳入阴阳理论中，体现在经络学说中，表现为阴经阳经、表经里经及经络的循环无端等。经络学说的产生背景决定经络不仅仅是一个解剖概念，而是古人从整体上对临床实践长期观察总结、推演的结果。

由此可见，中医经络的实质是现代解剖、生理学的统一，在其发生发展过程中除受到中医整体观思想的影响，还受到中医系统论思想的影响。经络作为存在于人体中一个功能系统，具有整体性、联系性、有序性、自主性和功能性等特性。系统论认为系统质是存在于系统整体水平上的属性、功能、行为，只有在活态的情况下才能表现出来。系统质不等于要素质的累加和，二者存在着本质的区别，属于不同结构层次水平上的差异，不能用要素质直接说明系统质，后者具有不可还原性。因此，经络实质的研究不能用还原论的分析方法，单纯从古代经络体表循行线或生理功能的某个侧面去探讨，这恰恰是几十年经络研究形成的众多假说都不能独立对经络系统的循行分布、功能等做出完善解释的原因所在。有研究证明，经络上的穴位与神经、血管、淋巴、肥大细胞感受器等的配布有密切联系，但却不是几者功能的累加和，而是诸因素在整体系统水平上表现出来的功能、行为、属性的统一体，经络可能是已知的神经、血管、体液等，以及或许还有目前尚未可知的诸因素共同构成的复合功能系统。

因此，现代经络研究同所有中医基础理论研究一样，必须以中医观点为指导，以临床实践和经验事实为基础，注重整体性、功能性及整体与局部相结合的原则，通过对经络发生、形成、起源和发展的考证，以及经络理论的记载、评述和应用方面的校、释、评、注的挖掘整理，着眼于对临床有指导作用和古人认识有分歧的部分，寻找突破口，同时注意结合现代科学技术手段，多学科相互交叉与融合。随着现代科学技术的发展，对生命体的研究已深入到组织、细胞、细胞亚微或超亚微结构水平，有些已进入分子水平。借助突飞猛进的现代科学技术，有助于深刻揭示中医经络的本质，加深对经络的认识，相信随着现代科学技术的进一步发展，特别是生物技术快速发展，人类对遗传基因密码的破译，后基因组时代对生命现象及病变治疗规律的更深刻认识，使中医宏观的经络理论在微观世界逐步清晰起来，从而不断加深对经络实质的认识。但即便如此，也不能全部阐明经络的实质，因为中医理论形成的一个很重要因素是医疗实践和古代哲学的结合，经络概念虽源于原始的解剖学而非全部为解剖概念，因此对经络实质的研究应避免陷入形而上学的机械唯物主义的思维方法，一味追求用还原分析的方法去寻找很可能实际上并不存在的某些经络实质，从而避免使经络实质研究再次走入进退维谷的窘境。因此，对中医经络学说的研究应当从中医学术发展的历史轨迹中深刻理解其形成及发展规律，保持中医理论整体辩证思维的学术特色，并充分借鉴吸收现代科学对经络实质研究的最新进展，从而构筑既具有丰富的中医经络学术素养，又与现代科学最新进展相结合的全新的经络理论体系。

络脉作为经络系统的有机组成部分，对经络实质的研究会不断加深对络脉学说的认识，有助于寻找和西医学的结合点，从而不断加深对广泛存在于内伤疑难杂病和外感重症当中的络病病机变化及辨证治疗规律的认识，但络病学说研究同样要吸收在经络实质研究中积累的经验和教训，充分注意中医学术理论的发展特色，虽然张仲景、叶天士等对中医络病学说及治疗做出巨大贡献的古代医学家，在当时的历史条件下不可能像今天这样可以充分利用现代科学技术的进展对络脉实质进行深入的研究，但同样在络病的辨证与治疗用药上做出了巨大发展。张仲景创造性地奠定络病学说的临床证治基础，叶天士则把络病学说发展成中医重要的病机理论，并创造性地运用络病学说创立温病卫气营血辨证论治体系。处在科技进步日新月异的今天，可以充分吸收现代科学对经络实质研究的新发现，同时应充分吸收两千多年中医络病学说不断发展的历史经验，使现代高新科学技术和传统中医络病学说特色完整结合，创新发展中医络脉理论，寻求传统中医络病学说和西医学的结合点，多学科相互交叉融合，深入研究广泛存在于内伤疑难杂病和外感重症中的络病这一病机状态，从而创建能够深刻阐述络病病机及辨证治疗规律的新的病机理论，形成络病发病学、病机学、辨证学、治疗学，创立完整的络病证治体系，进而建立指导内伤疑难杂病和外感重症研究与治疗的新的临床学科——络病学。

第二节 络脉的现代生物学基础

络脉是从经脉支横别出，逐层细分，纵横交错，遍布全身，广泛分布于脏腑组织间的网络结构，是维持生命活动和保持人体内环境稳定的网络系统。络脉又分为经络之络（气络）和脉络之络（血络），经络之络运行经气，脉络之络运行血液，共同发挥着“气主煦之，血主濡之”的正常生理功能。结合现代科学，经络之络（气络）与神经-内分泌-免疫（neuro-endocrine-immunity，NEI）网络，脉络之络与中小血管、微血管特别是微循环具有高度相关性。

一、经络之络（气络）与NEI网络相关性

“经气”通过气络面性弥散到脏腑肌肤、四肢百骸，激发生命活力，维持人体物质代谢与能量代谢，发挥温煦充养、防御卫护、信息传导、调节控制作用，实现脏腑间信息传递与功能协调，维持机体内外环境的稳态。NEI网络是当代医学和分子生物学研究的前沿问题，其概念由Besedovsky于1977年提出，神经、内分泌、免疫系统各司其职又相互协调，三个系统进行信息沟通的生物学语言是各种神经递质、神经肽、细胞因子、激素等，其细胞表面都有接收这些分子语言的受体，同时也能分泌这些信息分子，从而使三大功能系统形成人体稳态机制的多维立体网络结构，对生命科学时代更深刻地揭示生命现象和疾病规律具有重要意义。文献与研究资料表明，气络与NEI网络具有高度相关性。

（一）气与神经内分泌免疫功能相关性

气是古代哲学概念，《内经》首次提出“经气”的概念，“气”作为中医学特有概念的出现，对中医学术理论体系的建立具有划时代意义。随着古代中医学的发展，仅有脉、血、组织器官这些容易见到的有形物质构筑的早期较为原始的中医学理论受到挑战，还有潜在的生命物质及其功能需要认识，需要更新的理论进一步深入阐述人体生命现象和疾病规律，因此“气”的概念应运而生。对气本质的认识应从古人对气之功能的原始论述中去探讨，似与西医学的神经、内分泌、免疫功能具有高度相关性。中医学按生成、循行分布及功能特点，把气划分为真气、宗气、营气、卫气四类。

1. 真气 真气为人体生命的根本动力，由先天父母之精气化生而来，《灵枢·经脉》曰：“人始生，先成精，精成而脑髓生，骨为干，脉为营，筋为刚，肉为墙，皮肤坚而毛发长……”这是古代医家对人生命形成过程的最原始论述，与西医学由胚胎干细胞发育逐渐形成脑、髓及组织器官直至皮肤毛发的完整生命过程非常类似。中医认为精聚为髓，髓聚为脑，故有“脑为髓之海”之说，而“精化气”，化生的气则为真气，可见脑髓是真气的物质基础，故王冰注《素问·刺禁论》说“脑为髓之海，真气之所聚”，《素问·刺法论》也指出“气生于脑”，显然大脑高级中枢神经之思维、运动、语言、情感等属于真气的功能表现。

同时，古人也认识到真气的功能包括了外周神经在内，如宋代邵康节《观物外篇》明确指出“其脊中生髓，上至于脑，下至尾骶，其两旁附肋骨，每节两向，皆有细络，一道内连腹中，与心肺缘及五脏通”，所言“细络”显然是指从椎间孔发出的脊神经。清代刘思敬《彻剩八编内镜·头面脏腑形色观》云：“从膂髓出筋十三偶，各有细络旁分，无肤不及。其以皮肤接处，稍变似肤，始缘以引气入肤，充满周身，无弗达矣。”这些记载与现代神经解剖学及组织学的描述极其一致，所述“出筋十三偶”似是观察到有至少十三对脊神经从脊髓分出，然后逐级分支，到达身体各部分，所谓“细络旁分，无肤不及”。

当然，《内经》之真气并非只指神经而言，还应包括人体的生命节律和遗传信息，真气的盛衰不仅决定着先天禀赋的强弱，也在人体生长壮老已的过程中起着调控作用。真气的形成，以肾中所藏精气为主。如《素问·上古天真论》说："丈夫八岁，肾气实，发长齿更。二八，肾气盛，天癸至，精气溢泻，阴阳和，故能有子。三八，肾气平均，筋骨劲强，故真牙生而长极。四八，筋骨隆盛，肌肉满壮。五八，肾气衰，发堕齿槁。六八，阳气衰竭于上，面焦，发鬓斑白。七八，肝气衰，筋不能动，天癸竭，精少，肾藏衰，形体皆极。八八，则齿发去。"这些关于肾中真气对生命节律的调控作用对研究生命的遗传信息、遗传特性及遗传性疾病具有重要的指导意义。

此外，真气还与免疫功能相关，《素问·上古天真论》云"恬淡虚无，真气从之，精神内守，病安从来"，宋代窦材《扁鹊心书》云"夫人之真元，乃一身之主宰，真气壮则人强，真气虚则人病，真气脱则人死"，表明真气盛衰体现了源于父母的先天性免疫抗病能力。

2. 卫气 从古代文献分析，中医之卫气主要包括了免疫功能，也与体温调节、毛孔的开合与汗腺的分泌相关。明代孙一奎在《医旨绪余·宗气营气卫气》中谈到"卫气者，为言护卫周身……不使外邪侵犯也"，显然是指卫气具有免疫抗病、抵御外来病原侵袭的作用。由于卫气循行广泛，故中医又有卫出三焦之不同。

卫出上焦：《灵枢·决气》云"上焦开发，宣五谷味，熏肤，充身，泽毛，若雾露之溉"，形象地描述了卫气弥散在皮部阳络，熏蒸于肌肤的功能状态。"卫出上焦"突出了肺布散水谷之气的功能盛衰与抗御外邪侵袭的功能有关。同时肺主气，司呼吸，通过鼻直接与外界相通，"卫出上焦"说也强调了大气环境对人体免疫功能及致病的影响。

卫出中焦：因卫气来源于脾胃水谷之气而言，此即《素问·痹论》所言"卫者，水谷之悍气也"，"卫出中焦"说指出了饮食营养状况对机体免疫功能及致病的影响。

卫出下焦：《灵枢·营卫生会》曰"卫出于下焦"，间接强调了真气盛衰亦即先天遗传因素对机体免疫功能及致病的影响。

《灵枢·本脏》云："卫气者，所以温分肉，充皮肤，肥腠理，司开合者也。"卫气的"温分肉，充皮肤"的生理功能与中枢神经系统和自主神经系统对体温的调节作用相似。"司开合"一般指毛孔的开闭和汗腺的分泌，汗腺分泌由交感神经支配，与丘脑下部及大脑皮质有关。

3. 宗气 宗气由肺吸入的自然界清气与脾胃运化的水谷精气相结合，聚于胸中而成。《灵枢·邪客》云"宗气积于胸中，出于喉咙，以贯心脉而行呼吸"，概括了宗气助肺司呼吸及贯心脉行血气的两大功能：宗气聚于胸中，上走息道，循喉咙，推动肺的呼吸功能；肺吐故纳新，吸入的清气（氧气）作为宗气的组成部分，贯注于心脉随血液布散到周身，可见宗气的功能涵盖了西医学之心肺功能在内。

4. 营气 营气和上述各种气不同，具有气的功能却伴随血液在脉道中运行，成为血液中具有独特作用的组成部分，如《灵枢·邪客》云："营气者，泌其津液，注之于脉，化以为血，以荣四末，内注五脏六腑。"同时营气"和调于五脏，洒陈于六腑"

(《素问·痹论》)，起到和调脏腑功能之气的作用，从其循行和功能来看，似乎与运行于血液中的神经内分泌免疫调节物质相似。

综上可见，中医之气的功能涵盖了神经、内分泌、免疫调节功能，出于对人体不同调节系统的认识，中医将气分为以上四类。但以整体观念为特征的中医思维又认为各种气在更深层次上紧密相连，互根互用，正如清代何梦瑶在《医碥·气》中所言："气一耳，以其行于脉外，则曰卫气；行于脉中，则曰营气；聚于胸中，则曰宗气。名虽有三，气本无二。"伴随着分子生物学研究的进展，西医学也逐渐认识到神经、内分泌、免疫三大系统在调节人体机能过程中亦不是孤立存在的，而是通过一系列通用的生物学语言发挥着信息的交互传递作用，其分子结构基础是存在神经、内分泌、免疫系统的共有共享的一些化学信息分子和受体，这与中医关于气的整体思维不谋而合。中医之气在遍布全身、网状分布的"气络"中运行弥散，发挥着协调人体脏腑和内外环境的作用，而NEI网络则阐明了在分子水平上三大系统的信息沟通和协调控制，探讨气络-NEI网络的共性特征及内在相关性对于在微观领域更深入地阐明络脉与络病理论具有重要价值。

（二）气络与NEI网络的共性特征

1. 维持生命活动的多维立体网络系统　中医络病学说的"三维立体网络系统"从时间、空间和功能的统一性，对络脉系统进行高度概括：络脉是从经脉逐层细分广泛分布于脏腑组织间的网络系统，虽庞大繁杂，却具有明显的细化分层和空间分布规律，按一定的时速与常度，把经脉运行的气血津液输布、弥散、渗灌到脏腑周身，发挥着"行血气而营阴阳，濡筋骨，利关节"的生理功能，是维持生命活动和保持人体内环境稳定的网络系统。

近年越来越多的研究证实，神经系统通过其广泛的外周神经突触及其分泌的神经递质和众多的内分泌激素，甚至还有神经细胞分泌的细胞因子，来共同调控着免疫系统的功能；而免疫系统通过免疫细胞产生的多种细胞因子和激素样物质反馈作用于神经内分泌系统，各系统的细胞表面都有相关受体接收对方传来的各种信息，这种多维多向的信息沟通与联系使NEI网络作为一种多维立体网络调控结构实现对人体功能的整合调节，显然与气络同属多维立体网络系统。

2. 整体系统的生命观　整体系统的生命观是中医学的显著特征，以"天人相应"和以五脏为中心的系统概念形成构筑中医学术理论体系的主要内容。而以五脏为中心的整体观的形成又离不开经络系统，一身之气借助于气络布散于脏腑成为脏腑之气，成为所在脏腑功能的组成部分；脏腑之气又以经络之络为通道，发挥着协同和制约作用，中医学的整体观通过经络系统"内属于脏腑，外络于肢节"的作用实现，因而络脉概念为建立整体系统生命观奠定了基础。

长久以来，人们无可奈何地发现，对生命现象的分割研究越是深入，积累的信息越多，越是难有"百科全书"式的科学天才来完成将其综合的使命。NEI网络的提出从分子水平上整合了机体最重要的三大功能系统的相互调节关系，从而为以微观分子的活动来认识机体整体功能提供了一个有启发意义的模式。NEI 网络的提出，说明西医学在注重微观局部研究的同时，也逐步走向对机体整体调控的探讨。该网络不仅揭示三大功能系统各自内部分别存在着极其严密和精细的调节机制，同时将三者有机结合起来，使其功能活动在时间和空间上严密协调，相互制约，整合三大功能系统成为协调统一的调控网络，并且阐明了三大系统相互联系的生物学基础，为从分子水平上认识生命运动的整体性提供了有意义的新的研究模式。可见，NEI 网络的提出与发展打破了传统西医学还原论的束缚，与传统中医学提倡的整体系统生命观可谓不谋而合，殊途同归。

3. 生命运动的稳态机制 稳态机制是中医关于人类适应各种内外环境剧烈变化，防止疾病发生的重要理论，气络在维持人体生命运动的稳态机制中起着重要作用，人体通过气机升降出入运动的动态平衡来维持正常的生命活动，所谓"阴平阳秘，精神乃治"。如果气机的平衡失调或气络的敷布与调节发生障碍，则代表着人体的稳态机制受到破坏和疾病的产生，因此动态平衡的稳态机制成为中医关于生命和疾病认识的理论基础。

NEI 网络深化了对稳态机制的再认识，揭示了传统的"反应性稳态"（reaction homeostasis）与"免疫稳态"（immunological homeostasis）之间既相对独立而又密不可分的相关性，神经、内分泌和免疫系统各司其职，又相互调节，三者共同形成在细胞、分子水平上相互制约、相互依存的动态平衡的稳态调控网络，维持人体内外环境的协调与稳定。在这个调控网络中任何一个环节的严重失调，都会明显影响其他系统的功能，导致相关疾病的产生，而且引起机体生理波动的所有内外因素所导致的内环境的变化，都可以通过 NEI 网络调节来校正，从而实现了对稳态机制的真正再认识。

4. 生命运动的功能状态研究 中医学注重生命运动的功能状态研究，正如元代朱丹溪在《格致余论·相火论》所说"天主生物，故恒于动；人有此生，亦恒于动"，认为生命活动是气的不停的运动变化过程。《素问·六微旨大论》云"非出入则无以生长壮老已，非升降则无以生长化收藏"，指出升、降、出、入是气的基本运动形式，气之运动功能状态时刻激发和推动着体内的各种生理活动，贯穿于人体生长壮老已的生命全过程。而气的运动功能状态的终止则意味着生命终结，故《素问·六微旨大论》又有"出入废则神机化灭，升降息则气立孤危"之论。

中医关于气之运动功能状态研究的论述对生命科学时代更深刻地揭示生命和疾病本质具有重要的指导作用，实际上近年西医学也逐步认识到功能状态研究的重要价值。NEI 网络认为神经、内分泌、免疫系统是通过一套复杂的通用信息分子的不断分泌、输布、接收来实现的，在动态中完成对生命机体的整体调控。它们之间的这种网络关系的揭示，不是通过静态的组织解剖的研究来完成的，而且这种网络关系也并没有固定静止的解剖结构做基础。这种对生命运动的功能状态研究与中医学恒动观的认识是相一致的。

5. 符合生物-心理-社会医学模式的转变 中医学强调人体内部是一个统一的整体，构成人体的脏腑通过经络系统相沟通，形成"生克乘侮"的关系，注重生理上的相互协调和发病中的相互影响。同时重视社会心理因素和外部环境对人体致病的影响，其所创立的“形神合一”“天人相应”等思想与西医学生物-心理-社会医学模式相吻合。

NEI网络概念不但在生物医学范围内深化了对疾病发生机制的认识，而且扩展到社会医学的领域。众所周知，应激与内科疾病的发生密切相关，如紧张、忧虑及情绪激动等不但会引起神经、内分泌系统的紊乱，而且可以导致免疫功能的全面降低，使传染病和癌症的发病率都明显升高，因而NEI网络概念为生物医学模式向生物-心理-社会医学模式的转化提供了理论依据。

（三）“气络-NEI网络”概念的提出及其指导意义

综上所述，气络与NEI网络在多维立体网络系统、生命运动的稳态机制、整体系统的生命观、生命运动的功能状态研究、符合生物-心理-社会医学模式的转变等共性特征方面高度相似，揭示气络与NEI网络具有高度相关性和内在一致性。神经递质、神经肽、激素、细胞因子等信息分子及其受体不仅是NEI网络通用的生物学语言，同时也应是气络在分子水平上的生物学基础。由此提出“气络-NEI网络”的概念，这不仅有利于运用中、西医两种医学从宏观整体角度认识人体及把握疾病的发生发展和演变规律，同时为从微观分子水平研究生命机体的整体功能和发病机制提供了一个新的模式。

现代NEI网络的研究不仅是基础医学研究的前沿，在临床医学领域也有重大的发展。分子生物学研究进展使我们能够更深入地了解各种激素、细胞因子等及其受体的基因表达和调控机制，从而更深刻地认识神经、内分泌、免疫系统之间的相互联系及其在发病和治疗中的重要价值。其首先被引入类风湿关节炎、系统性红斑狼疮等自身免疫性疾病的病因研究中，并取得了可喜的成果。NEI网络促进了生物医学模式向生物-心理-社会医学模式的转变，有助于揭示精神神经因素导致多种疾病的发病机制，并为衰老机制和老年疾病开辟了一个新的研究领域。尽管NEI网络的研究已经取得了很大的进展，但仅是刚刚揭开了序幕，其理论和临床的重要科学价值将会随着时间的推移而日益彰显。

“气络-NEI网络”是一个开放的概念，它的提出有助于我们将中医宏观的整体辩证思维与现代微观研究有机地融合在一起，实现对人类生命现象和疾病发生发展规律更系统、更深刻、更全面的认识，从而提高现代多种疑难性疾病的诊疗水平。据清代名医喻嘉言《医门法律·络脉论》记载，络脉网络末端的孙络已达160多亿，显然属于当时科技条件所不能认识的微观范畴，“气络-NEI网络”概念的提出使分子生物学技术及其发现不断充实丰富络脉及络病学说，使其在微观领域逐渐清晰起来，从而成为生命科学时代研究络脉及络病学说的切入点。

综上可见，气的概念被引申到中医学理论中来，对于解释复杂的生命现象具有重要意义。古人应用中国古代哲学思想构建中医学术理论体系，把“气”这一高度概括并有丰富科学内涵的哲学概念移植到中医学，与有形的“血”共同成为中医学术的两大核心内容。在当时历史环境和科学条件下建立的“气”这一中医黑箱理论，用于概括除血脉等有形脏腑组织之外的潜在的生命物质及其功能，不仅使中医学术理论体系一开始就建立在科学基础之上，而且在对生命本质认识越来越深入的今天仍有其现实价值。

实际上，尽管现代科技近年取得非常快速的进展，21 世纪进入生命科学时代，但仍有潜在的类似“气”之功能的物质及其作用机制需要揭示，相信随着生命科学研究的深入进展，从基因-蛋白质水平上对生命本质认识的不断深入，以及生命活动中各种调控网络如代谢网络、蛋白质网络功能的逐步阐明，气络的功能及其物质基础也将越来越清晰，这对促进中医气络理论在现代科技条件下的创新发展具有重要意义，也将促进络病学学科按照中医学术自身发展规律并充分吸取现代科学素养加快发展。

二、“脉络-血管系统”相关性

经络的主要功能为运行气血，气与血由于属性不同，在体内运行于不同通道。《内经》创建的经络学说中，“经”“脉”概念渐行分离，形成以运行经气为主的“经气环流系统”和以运行血液为主的“心脉血液循环系统”，由心、脉、血构成的“心脉血液循环系统”成为经络系统的重要组成部分。

（一）中医“心脉血液循环系统”

古人依靠解剖学知识并结合长期医疗实践，确立了心脉血的概念。殷商时期五个象形心字、春秋时期的心字，均可作为古人在解剖中认识心脏的实证。在《内经》中也指出心脏形质有大小坚脆之分，位置有高下偏正之别，显然属解剖所见。血液是流动于血脉之中富有营养的红色液体，是提供营养并维持人体生命活动的基本物质，血液以脉为通道，输布到全身各脏腑组织，发挥着营养濡润作用，故《难经·二十二难》说“血主濡之”，这与现代对血液的认识基本相同。“脉”字出现最早的医学文献是长沙马王堆汉墓出土的帛书，此时脉代表的含义主要是循经感传的走行路线。《内经》中“经”“脉”概念渐行分离，“经”成为经气运行的通道，而“脉”则向血液运行管道的概念转移。《素问·脉要精微论》说“夫脉者，血之府也”，指出脉是容纳血液的器官，与现代解剖学血管的概念已基本相同。可见上述中医学心、脉、血与西医学心脏、血管和血液基本吻合，在此基础上构建的营运血液的“心脉血液循环系统”也初步具备了西医学血液循环系统的雏形。

（二）“脉络-血管系统”同一性

中医学把遍布全身的脉看作一个组织器官——奇恒之腑，其形态学特点中空有腔与腑相似，生理学特点“藏精气而不泻”，保持血液量和质的相对恒定，运动状态为伴随着心脏搏动而发生舒缩运动，功能特点为运行血液至周身，所谓“脉者血之府”，清代医家王清任明确提出“血管”概念。脉络作为从脉分支而出遍布全身的网络系统，有大络、系络、缠络、孙络等层次的不同，从经脉分出 15 别络，别络又分为 180 系络，系络分为 180 缠络，缠络分为 3.4 万孙络，以数学方法计算，仅孙络就约 160 多亿根。西医学认为，从大血管依次分出中、小血管及微血管，人体全身约有 400 亿根毛细血管，中医所言虽非准确解剖计数，但在百亿级的层次已经是非常接近的论述，可见脉络作为“脉”这一组织器官的中下层组织结构与现代医学之中小血管及微循环基本相同。

如遍布全身的网络系统把经络线性结构改变为面性网片状结构，这种结构才能使在经脉中线性运行的气血在网络系统中呈面性弥散状态，成为津血交换和营养代谢的场所。中医文献中尚未明确描述网状结构的面积多大，但比较西医学之微循环，百亿根脉络的展开面积将是非常大的数字。西医学认为毛细血管的平均半径为3μm，平均长度为750μm，每根毛细血管的表面积约为14 000μm^2。由于微静脉的起始段也有物质交换功能，估计每根毛细血管的有效交换面积为22 000μm^2，全身约400亿根毛细血管，总的有效交换面积可达1 000m^2，说明传统中医学和西医学对末端脉络和微循环的认识是非常一致的。此外，中医认识到脉有动静脉之分，最末端的孙络之间有缠绊构成循环的通路，血气除了十二经脉“首尾相贯，如环无端”的线性运行外，还在遍布全身的网络系统的末端发生着广泛的血与津液的交换与流通，这与西医学动脉系统和静脉系统在微循环发生连接，动脉血与静脉血通过微循环中的迂回通路、直捷通路或动、静脉短路流通基本相同。

此外，脉络之络具有双向流动的流注特点，一方面“经满气溢，入孙络受血，皮肤充实”（《素问·四时刺逆从论》）；另一方面，亦可“孙脉先满溢，乃注于络脉，皆盈，乃注于经脉”（《灵枢·痈疽》）。同时，津血在输布过程中，脉络之络中的血液可从孙络渗出络外，与络外津液相合，濡润脏腑组织，而脏腑组织间的津液亦可由孙络渗入，成为血液的组成部分，同时带走机体代谢废物。这与西医学对血液和组织液之间通过毛细血管进行的物质交换过程也具有相似性。组织细胞之间的空隙为组织间隙，其中充满组织液。血液与细胞之间的物质交换需要通过组织液这个中间环节进行，毛细血管壁很薄，主要由单层内皮细胞构成，外面只有一层基膜包围，其总厚度约为0.5μm。内皮细胞之间相互连接处还有细微的裂隙，宽6~7μm，称为细胞间隙。血管壁的通透性很大，能使血液和组织液之间的物质交换得以在此处进行。微循环的这种作用类似中医络脉双向流通的津血互换及营养代谢过程。

中医学脉络末端发生的津血互换作用尚包括西医学淋巴液的生成和回流，淋巴液来源于组织液，组织液进入毛细淋巴管并汇聚至集合淋巴管，最后经右淋巴管和胸导管流入静脉，成为血液的组成部分。从中医学角度分析，淋巴液属于特殊的津液，也包含部分营气分泌的津液在内，其参与津血互换过程与血液通过脉络与组织间的津液直接互换的过程不同，而是通过汇集组织液的络脉（或称为津络），将组织液即津液单向汇聚回收至血脉成为血液的组成部分，同时把脉络中渗出的津液中的营养物质重新回收到血脉，因而把津血通过脉络末端的直接互换变为通过津络这一特殊通路进行的循环式津血互换，在调节血液与组织间津液量的平衡方面起到重要调节作用，但从总体而言仍属津血互换的范围。此外，营气从中焦脾胃水谷精微化生进入血脉的过程似与淋巴液密切相关。营与“荣”通，有营养之义，系水谷精微中具有丰富营养的部分，故《素问·痹论》说：“荣者，水谷之精气也。”饮食营养主要包括蛋白质、糖、脂肪三大营养物质，蛋白质主要分解为氨基酸，糖类分解为单糖（主要是葡萄糖）吸收入血液，而饮食中80%~90%的脂肪类营养物质是通过毛细淋巴管吸收并运送到血液。《灵枢·邪客》说“营气者，泌其津液，注之于脉，化以为血”，可见营气既包括了蛋白质及糖类，也包括脂肪类营养物质，而后者显然包括从消化道进入血液的淋巴液。可见淋巴液循环应包括在广义的中医津血互换的范畴内，既包括组织间津液的回收及饮食水谷精微化生津液进入血液的过程，也包括水谷精微化生营气，泌其津液，成为血液组成部分的过程。

因此，尽管在这一过程中有津络这一特殊的通道，但并不应将其单列出来而成为和气络与脉络并列的独立系统。营气进入血液成为血液组成部分，血液渗于脉外则为津液，津液回流入脉络则成为血液的组成部分，故中医常营血并称，又有津血同源之说。营气、血液、津液系具有同源、并存、互换关系的一类物质，从中医经络系统“行血气”两大功能的角度分析，淋巴液回流中的“津络”这一特殊通路应隶属于“心脉血液循环系统”。此外在淋巴液回流过程中通过淋巴结，淋巴结的淋巴窦中含有巨噬细胞，能将淋巴液中红细胞、细菌或其他微粒清除掉，淋巴结还能产生具有免疫功能的淋巴细胞，参与机体的免疫机制，属于卫气防御护卫的功能范围，所以中医亦有“营卫俱出中焦”之说。

络脉还可根据机体生理需求的不同调节血量的分配。冲脉为十二经脉之海，又为“血海”，海为百川汇聚之处，血海即言冲脉对血液的蓄积调节作用，对遍布全身的网状络脉系统中输布渗灌的血液进行调节，根据脏腑功能状态对血液的不同需求，有序地调节着血量的分配，故《诸病源候论》说：“冲任之脉，为经脉之海，血气之行，外循经络，内荣脏腑。”西医学认为微循环的潜在容量大，当迂回通路开放时，血液灌流量增多，关闭时血流量锐减。在安静时，一个微循环功能单位中大约只有20%的真毛细血管处于开放状态，这时毛细血管所容纳的血量约为全身血量的10%，如果全部开放，其血容量极大。微循环的开放与关闭受总闸门和分闸门控制。在安静状态下，组织的代谢水平较低。局部代谢产物积聚较慢，分闸门处于收缩状态，真毛细血管网关闭；但毛细血管网关闭一段时间后，局部组织中的代谢产物积聚增多，使该处的分闸门血管舒张而导致真毛细血管网开放；局部代谢产物被血流清除后，分闸门血管又收缩，使真毛细血管网重新关闭，如此周而复始。当组织活动水平增高时，代谢加快，造成代谢产物的积聚，使毛细血管网大量开放，微循环的灌流量大大增加，毛细血管与组织、细胞间进行交换面积增大，交换的距离缩短，以适应组织代谢的需要。在冲脉血海的调控下，络脉系统根据脏腑功能状态调节血液输布状况及血液供应量的多少，与微循环血液调节作用是相似的。

可见，营运血液的“心脉血液循环系统”发挥着为机体提供营养物质的功能，脉络基本相当于西医学从大血管依次分出的中小血管，特别是构成微循环的各级微细动静脉，脉络之络运行血液与微循环具有高度的相关性。虽然中医脉与西医学血管，脉络与中小血管、微血管特别是微循环概念具有同一性，但由于络脉与络病学说中包含着中医气的概念，因此脉与脉络又不完全等同于血管及其细小分支，具有比西医学单纯解剖学概念更广泛的内涵。

综上可见，气络和脉络共同构成整个络脉系统，气络运行经气，脉络运行血液，结合现代科学，气络与NEI网络具有高度相关性，脉络解剖结构则相当于中小血管、微血管特别是微循环。气为血之帅，血为气之母，气血相关的络病理论特色有助于从更广泛的视角探讨血管病变发展演变的规律，成为从中西两种医学角度研究血管病变的结合点。

第三节 络病的现代病理学基础

络病学说把气输布环流的通道称为“经气环流系统”，血液运行的通道称为“心脉血液循环系统”，前者根据气的温煦充养、防御卫护、信息传导、调节控制作用涵盖了西医学神经内分泌免疫调节功能，后者基本相当于西医学之血液循环系统。经气环流系统末端的网络分支为经络之络（气络），经络之络运行经气，经气功能失常则与神经内分泌免疫功能失调密切相关；心脉血液循环系统末端的网络分支为脉络之络，脉络之络与中小血管、微血管特别是微循环具有同一性，其病理学基础之一则为血管病变及微循环障碍。

一、气络病变与神经内分泌免疫功能失调

（一）生物-心理-社会医学模式

医学起源于生产和生活实践，医学模式是在医学实践的基础上产生的，虽然人类从事医疗活动的历史可以往后追溯很长时间，但医学模式作为一个特定概念正式提出却是在“生物医学模式”的概念出现之后。从15世纪下半叶开始，以“文艺复兴运动”为代表的思想解放运动促使近代自然科学进入新的发展时期。在其推动下，医学采取了近代自然科学的研究方法和实验手段，走上了实验医学的道路，出现了医学史上所谓的近代实验医学时期。在近代医学时期，生物医学模式始终占绝对统治地位，成为近代医学时期最重要特征之一。立足于生物科学基础之上的生物医学模式，首先把人作为生物学的人去研究其健康和疾病问题，认为每种疾病都必须并且可以在器官、细胞或生物大分子上找到可以测量的形态和（或）化学改变，据此可以确定出生物和（或）理化的特定原因，并找到相应的治疗手段。生物医学模式在医学发展中发挥了巨大作用，但也存在缺陷，即在它的框架内没有给患者的社会、心理行为留下余地，事实上，生物医学模式不仅在精神病和心因性、功能性疾病方面遇到严重障碍，即使原因明确、病理变化清楚的躯体器质性疾病也不能畅通无阻。这一缺陷随着社会的发展，科学技术的进步和认识思维水平的提高愈加突出。

由于应用现代自然科学理论和技术成就，医学领域从20世纪40年代末期开始逐步进入现代医学阶段。一方面医学的发展从个体、系统、器官、组织、细胞进入亚细胞、分子水平，对各种生命活动进行精细的分析研究，并用分子水平的研究成果解释整体的功能和生命的本质；另一方面，又发展了社会医学等学科，探索各种自然因素和社会对人体的影响。随着医学科学的进步，人类的“人口谱”“疾病谱”“死亡谱”都出现了很大变化，威胁人类健康的主要疾病已不再是急性传染病等，取而代之的是与心理性、社会性因素有关的疾病。目前死亡率居前三位的心血管病、恶性肿瘤、脑血管病都含有

心理紧张、吸烟、环境污染等心理、社会因素，至于公害、交通事故、自杀、吸毒、酗酒、饮食过量及各种心因性疾病的广泛发生，更明显地与心理、社会因素有关。

生物-心理-社会医学模式即是在这一背景下由生物医学模式产生。医学并不是一门纯粹的自然科学，而是一门综合性的应用科学，医学的研究对象一方面是作为自然物质的人，另一方面，人又是在社会中生活，其健康与疾病必然受到社会环境的严重影响，有些疾病甚至完全或主要由社会因素引起。生物医学是把西方科学的还原方法应用于医学的产物，这种模式认为疾病完全可以用偏离正常测量的生物学变量来说明。生物-心理-社会医学模式把人看作包括自然环境在内的生态系统的一个组成部分，从生物学、社会学、心理学三个不同层次综合考察人类的健康与疾病，是对单纯从生物角度看待疾病，将疾病与其载体患者割裂而忽视人的心理因素和社会因素的生物医学模式的进一步补充完善。

建立在整体观念和辨证论治基础上中医学理论体系强调人体内部是一个统一的整体，重视人体与外部环境之间相互影响、相互协调的关系。正如《素问·宝命全形论》所说“人以天地之气生，四时之法成”，指出人体既要依靠“天地之气化”而生存，又要顺应四时变化的法度才能自由健康地成长。在强调自然环境因素影响人体的同时，中医学也重视社会心理因素对人体的作用。早在中医学奠基之作《内经》即指出情志可伤及五脏，如《素问·阴阳应象大论》说“怒伤肝”“喜伤心”“思伤脾”“忧伤肺”“恐伤肾”。迨至宋代陈无择明确把七情作为病因，《三因极一病证方论》说：“凡治病，先须识因，不知其因，病源无目，其因有：曰内，曰外，曰不内外。内则七情，外则六淫，不内不外，乃背经常。”由此可见，中医学不但重视物质性致病因素（六淫疠气、饮食、瘀血、痰饮等），而且重视意识性致病因素（七情），其所创立的“形神合一”“人与天地相参”等思想与西医学生物-心理-社会医学模式相吻合。

中医学整体观以五脏为中心，配以六腑，通过经络系统“内属于脏腑，外络于肢节”的作用实现。以五脏为中心的整体观的形成又离不开经络系统，特别是从经络系统支横别出、网状细分、遍布全身、直接与内在脏腑与外在肢节发生联系的络脉系统的沟通与联络作用，一身之气借助于经气环流系统布散于脏腑，成为所在脏腑功能的组成部分；脏腑之气又以分布在该区域的气络为通道，在脏腑间双向流动，发挥着相辅相成的协同作用和相反相成的制约作用，整体上维持着机体的温煦充养、防御卫护、信息传导和调节控制作用。现代医学研究也逐步呈现出微观与宏观、分析与综合、局部与整体、机体内环境与外环境相结合的趋势。特别是分子生物学的成就，揭示了机体的高层次与低层次、宏观与微观的辩证联系。构成机体的系统可分为主要执行机体的营养、代谢及生殖等基本生理功能，包括呼吸、泌尿、循环系统和分布广泛的神经、免疫及内分泌构成的枢纽性系统。这三大系统除各自的结构和功能外，更为显著的特点是它们在多个层次上相互联系，互为作用，构成机体内多维立体调控网络，调节机体的基本生理功能（营养、代谢及生殖等），参与机体防御，调控机体的生长发育，从整体水平上维持机体的正常生理功能和健康。从这一点讲，中医经气在体内输布环流发挥温煦充养、防御卫护、信息传导、调节控制的生理功能与西医学神经内分泌免疫调节功能相类似，而气的输布环流障碍的病理基础则与神经、内分泌、免疫功能失常具有内在一致性。

（二）气络病变与神经功能失常

气络运行经气，经气的信息传导与调节控制作用与神经系统的调控作用相类似。中医学对脑、脊髓及神经构成的网络调节系统已有记载，《灵枢·经脉》曰“人始生，先成精，精成而脑髓生，骨为干，脉为营，筋为刚，肉为墙，皮肤坚而毛发长……”，指出在生命初始的胚胎阶段，由真元之气聚集为脑髓，形成人体高级神经中枢的物质基础。由大脑和脊髓神经中枢发出的神经主干逐级细化产生的神经网络，协调控制着脏腑功能。宋代邵康节《观物外篇》言“其脊中生髓，上至于脑，下至尾骶，其两旁附肋骨，每节两向，皆有细络，一道内连腹中，与心肺缘及五脏通”，显然是指脊神经及其支配脏腑的神经网络，其中包括自主神经，与中医运行“经气”的络脉通道相吻合。

西医学认为神经系统是人体内占主导地位的调节系统，体内各器官和系统尽管功能各异，但都在神经系统的直接或间接调控下，统一协调地完成整体功能活动，并对体内外各种环境变化做出迅速而完善的适应性改变。神经系统以反射方式调节机体的生理活动，反射活动的形态基础是反射弧，包括感受器-感觉神经-反射中枢-运动神经-效应器，反射弧中任何一个环节发生障碍，反射即减弱以至消失。起源于内、外感受器的神经冲动，经周围神经传至脑干或脊髓除引起局部反射外，也通过中枢内一定的通路（感觉传导通路）上传至大脑皮质和脑的其他部位。大脑皮质和脑的其他部位发出的神经冲动也通过中枢内一定的通路（运动传导通路）下传至脑干或脊髓的传出神经进而支配效应器的活动，感觉传导通路包括深感觉（位置觉、运动觉、震动觉）和浅感觉（痛觉、温度觉和触觉）传导通路及视觉传导通路，运动传导通路包括锥体束系和锥体外系，大脑皮质通过其实现对躯体运动的调节。神经各部损伤可以引起躯体运动、感觉等功能障碍，如高颈髓横贯性损伤可出现损伤平面以下全部运动、感觉丧失；脑干损伤常引起患侧脑神经瘫痪和对侧肢体的中枢性瘫痪；一侧内囊损伤可引起对侧上下肢肌、面下部表情肌和舌肌瘫痪，即偏瘫。可见，神经功能失常可引起机体感觉与运动功能障碍，这与气络病变导致的信息传导与调节控制功能失常是一致的，结合神经功能改变有助于理解气络病变发生的病理学基础。

（三）气络病变与内分泌功能失调

生命机体适应外环境变化、保持内环境稳定除依靠神经系统调节控制外，还需借助内分泌系统的联系与协调功能，气络的信息传导和调节控制功能涵盖了内分泌功能，从内分泌功能失调角度探讨气络病变的病理学基础亦是理解气络病变的重要内容。

内分泌系统的主要作用是通过各自分泌的激素来调节机体的新陈代谢，维持内环境的稳定，以及控制机体的生长、发育、成熟及衰老。激素量与质异常引起的内分泌调节功能失常则会导致体内相应部位或全身功能紊乱，气络运行经气的信息传导与调节控制功能涵盖了上述内分泌激素的作用，气络病变的病理基础之一为内分泌激素量与质的异常引起的调节功能紊乱。糖尿病即是最常见的内分泌疾病之一，主要特点是血液中含糖量过高及尿中有糖。血糖的含量由其来源和主要去路两方面的动态平衡决定，这种动态平衡是由胰岛素、肾上腺素、胰高血糖素和生长素等相互作用、相互抑制而实现的。糖尿病显著的特征是机体出现不同程度的胰岛素抵抗，引起调节体内血糖代谢的内分泌激素平衡紊乱所致。

从中医角度分析，糖尿病属中医消渴范畴，古人论消渴有上中下三消，实皆与脾有关，根本病理变化在于脾的转输功能失常引起水谷津液输布和利用上的不平衡及代谢紊乱状态。脾失转输与脾络气虚、脾络阴虚、湿邪困脾、脾经伏热、气血郁滞有关，脾络气虚更为临床所常见。有学者统计了 333 例糖尿病患者，有乏力症状者 304 例，占 91.3%；另有学者观察了 104 例患者，其中乏力者 81 例，占 77.9%，而乏力正是气虚最典型的表现。正因气虚贯穿消渴病始终，所以补气法是治疗消渴病应用最广泛的一种治法。东汉张仲景最早应用大补元气的人参治疗消渴，《金匮要略·消渴小便利淋病脉证并治》说："渴欲饮水，口干舌燥者，白虎加人参汤主之。"清代名医张锡纯创制的治疗消渴病专方滋膵饮与玉液汤中均重用黄芪、山药，补气健脾。实际上，中医传统认识中的脾包括了现代解剖学中的脾和胰在内，中医脾的运化功能与西医学胰的分泌功能有着密切关系，其中也包括糖代谢在内。胰腺分泌胰岛素的相对不足或绝对不足，是引起消渴病（糖尿病）的基本病理生理改变，脾络气虚与糖尿病胰岛素抵抗导致的内分泌激素调节功能失调内在相关性值得深入研究。

（四）气络病变与免疫功能失调

经气的防御卫护功能与西医学免疫功能相类似，《素问遗篇·刺法论》指出"正气存内，邪不可干"，《素问·生气通天论》说"阴平阳秘，精神乃治"，指出正气防御卫护功能正常则邪气不易侵犯，阴阳气血平衡则保持生命内环境稳定，而气络病变防御卫护功能失常则与免疫功能失调的病理表现基本一致。

机体的免疫功能是在淋巴细胞、单核细胞和其他有关细胞及其产物相互作用下完成的，主要包括：防御病原微生物的感染即免疫防御作用；消除损伤或衰老的细胞，以维护机体的生理平衡即免疫稳定作用；防止或消除新陈代谢过程中的突变细胞即免疫监视作用。这三部分功能失常会引起不同的免疫性疾病，如免疫防御功能失常，不能抵御病原微生物的侵袭，可引起免疫缺陷病；免疫稳定功能失常，不能消除损伤或衰老细胞，导致自身免疫性疾病；免疫监视功能失常，突变细胞异常增生可导致肿瘤，与气络病变防御卫护功能下降导致的病理变化相类似。

气络病变经气防御卫护能力下降可见于免疫缺陷病，分为原发性和继发性两大类。原发性免疫缺陷病分抗体（B 细胞）免疫缺陷病、细胞（T 细胞）免疫缺陷病、联合免疫缺陷病、吞噬细胞功能缺陷病和补体缺陷病；继发性免疫缺陷病主要发生在其他疾病基础上，或因某些理化因素所致，常见的病因有各种类型的感染、恶性肿瘤、消耗性疾病、长期使用免疫抑制剂和某些抗生素所致的免疫功能障碍。若先天真元之气不足，阴阳失调，机体自稳功能紊乱，加之外受风寒湿邪侵袭，导致风、火、湿、热、痰、瘀等病理产物阻滞络脉而发为自身免疫性疾病，如系统性红斑狼疮、类风湿关节炎、重症肌无力，多为原发性。气络功能，异常人体内环境自稳态被打破，痰瘀阻络日久络息成积，即产生于脏腑及全身各部位的积块，包括多脏器病变如肝纤维化、脾肿大、肾硬化等，也包括良性与恶性肿瘤。

重症肌无力（myasthenia gravis，MG）是一种常见自身免疫性疾病，其特征是多种自身抗体引起神经肌肉处突触传递功能异常，属中医痿证范畴。近年从奇经理论结合络病学说论治该病取得较大进展，指出“奇经亏虚，真元颓废”是重症肌无力发生的根本原因，元阳元气不足，鼓动无力，络气虚而留滞是重症肌无力进一步发展加重的关键。结合西医学，络气虚滞与乙酰胆碱受体减少、抗体增加所致神经递质传递障碍具有内在相关性。以温理奇阳、扶元振颓为治疗大法组成的强肌力处方，经实验研究证实具有双向调节免疫功能的独特作用，反证了气络病变防御卫护功能失常与免疫调节功能失常的内在一致性。

综上可见，中医经气之温煦充养、防御卫护、信息传导、调节控制作用与神经、内分泌、免疫功能均有密切联系，气络病变与上述三个系统调节功能失常也具有内在一致性，而运行络脉中的经气是一个统一的整体，虽有来源和功能的不同，但必须协调一致才能维持正常的生命活动，这又与神经内分泌免疫对机体的整合调节机制非常类似，气络病变也与引起广泛重视和研究的神经内分泌免疫网络调节功能失常具有密切相关性。神经内分泌免疫网络是整体性地维护机体稳态的重要物质体系，人类由于衰老、应激等因素造成神经内分泌免疫功能的紊乱，破坏了机体整体性的稳态，而引发一系列疾病。神经内分泌调节紊乱，常促使某些自身免疫病的发生或加重；患有自身免疫病的患者体内往往存在神经内分泌激素水平的异常，这是由于神经内分泌与免疫系统之间的双向调节失衡造成的。这与中医把气络看作一个整体网络，探讨气络病变时重视经气的整体调节功能异常的观点是一致的。

（五）气络病变与基因调控异常

基因是控制生物遗传性状的基本单位，基因组则是指一个生命体遗传信息的总和，包括人类在内的绝大多数生命体的遗传信息载体就是脱氧核糖核酸（DNA）双螺旋分子。自发现DNA双螺旋结构至人类基因草图完成后，基因调控在人体生老病死中的作用逐步得到认识，这对在分子水平上更清晰认识运行于络脉中的真元之气在人体生命中的作用具有重要意义。随着结构基因组学向染色体完成序列图的目标顺利进展，生命科学研究进入了以揭示基因组功能及调控机制为目标的功能基因组时代即后基因组时代。功能基因组研究包括：基因组的多样性；基因组在转录和翻译水平表达及调控机制；通过对进化不同阶段的生物体基因组序列的比较，发现基因组结构组成和功能调节的规律，并利用各种模式生物体的基因剔除和转基因技术来揭示基因的功能等，其中基因转录表达谱和蛋白质组学研究尤为热点。人类基因组计划通过“定位克隆”和“定位候选基因”策略发现了许多重要的致病基因，阐明了很多单基因病症的分子发病机制，找到了致病基因及突变基因，目前研究的重点已转向破译更具挑战性的多基因复杂疾病病症的分子发病机制。从生物大分子互相作用和网络调控的结构模式来研究和分析疾病基因的作用，是疾病基因组学研究的又一特点。

综上可见，气络病变不仅涵盖了神经、内分泌、免疫功能失调，也反映了三者之间的协调失常，近年随着生物医学的发展揭示了基因调控失常对疾病发生发展的影响，这对从分子水平上更深刻地认识气络病变的病理学基础具有重要启迪意义，值得进一步深入研究。

二、"脉络-血管系统病"与血管病变及微循环障碍

"脉络-血管系统"作为络脉系统的有机组成部分，其发病也体现了络病发生发展演变规律。络气郁滞（或虚滞）引起的络脉自稳状态功能异常与血管内皮功能障碍具有内在一致性，均为"脉络-血管系统病"的始动因素并贯穿病变全过程，成为运用络病学说研究血管病变的切入点，由此演变的络脉瘀阻与动脉粥样硬化、络脉绌急与血管痉挛、络脉瘀塞与血管堵塞或闭塞，成为"脉络-血管系统病"发生发展共同的关键病理环节。

（一）"脉络-血管系统病"的高危因素

脉为容纳血液的器官，病理状态下，血液也是"脉络-血管系统病"的重要参与因素，此外高血压、高血糖、吸烟及环境因素等对其进展也具有重要影响。

1. 血液因素

（1）血液流变性：血液由血细胞悬浮于血浆之中构成，由于其自身组分上的复杂性，构成了血液流变性质的特殊性。在血管系统的不同区段，血液流变性质不同，主动脉及较大的动脉腔中细胞的流变性并不明显。在较细小的阻力血管中，随血管管径变细，其血液黏度反而降低。在交换区段的毛细血管中，细胞的流变性对微循环有重要影响，在这一区段，红细胞必须变形才能通过，细胞与血管壁的相互作用明显影响血流，血液的流变性直接影响组织的灌注量。血液流变性质对微循环灌注的影响更有重要的病理生理意义。微血管中正常的血液灌注，必须要有足够的灌注压力及正常的血液流变性质，在切应力的作用下，红细胞通过变形才能顺利通过微血管；同时，红细胞在血管中轴向集中，血浆层对血流起到润滑作用，这些都可降低阻力，保证微循环的正常灌注。各种因素造成血液黏度增高、血流缓慢、输氧量下降、毛细血管瘀滞，均可引起组织缺氧以致坏死，同时也会促使血小板黏附于管壁，致血管狭窄、血栓形成，这是心脑血管疾病发生的重要病理过程。据研究资料表明，凡血红蛋白值高、红细胞比积高的人群，冠心病发病率高出正常组的两倍以上，其中纤维蛋白原显著高者，易发展为心肌梗死。心肌缺血患者的血液流变性多呈异常，包括红细胞比积增高，红细胞聚集性增强，全血黏度增加等。

（2）血小板功能：血小板激活与"脉络-血管系统病"的发生发展密切相关，血小板激活促进冠状动脉粥样硬化，诱发和加重心肌梗死的现象已被广泛重视。动脉粥样硬化的形成，是不正常的血小板功能与血管壁相互作用的结果。在各种高危因子的作用下，动脉壁内皮首先受损，内皮下组织裸露，导致血小板活性增强，并促使血小板在受

损内皮的黏附、聚集。激活的血小板释放出平滑肌生长因子（PDGF），促进血管壁的平滑肌细胞生长、肥大和迁移，这是动脉粥样硬化的早期特征。近年来发现，在动脉粥样硬化病变的各个环节均可检测出 PDGF，一旦动脉粥样硬化开始形成，血小板的过度激活，将加速动脉粥样硬化的过程。大量的研究表明，在不稳定型心绞痛、变异性心绞痛和心肌梗死等"脉络-血管系统病"中可以发现血小板功能不正常：在心肌梗死的急性期，血循环的血小板聚集性增加，血小板释放产物如 β 血栓球蛋白和血小板因子 4 的水平升高可在绝大多数缺血性心脏病活动期显示出来。在冠状动脉痉挛的心绞痛患者中，冠状动脉内血小板聚集和释放活性的血管收缩物质是主要的急性缺血和可逆性冠状动脉狭窄原因。运动诱发血小板激活，提示劳力型心绞痛发生的可能机制。

（3）凝血与抗凝系统：血液中存在着凝血系统和抗凝系统。在生理状态下，血液中的凝血因子不断被激活，从而形成凝血酶，产生微量纤维蛋白沉着于血管内膜上，但这些微量的纤维蛋白又不断地被激活的纤维蛋白溶解系统所溶解，同时被激活的凝血因子也不断地被吞噬细胞系统所吞噬。凝血系统和抗凝系统动态平衡保证了血液的流体状态。血液中的 t-PA 是纤溶系统的主要启动因子，但其活性受 PAI-1 的特异性调控，二者的生成与释放紊乱则会导致纤溶系统活性降低而促进血栓形成；反过来，体内一旦出现血栓形成，其中纤维蛋白又促进 t-PA 激活纤溶酶原，从而加强纤溶系统。例如，脑梗死患者在发病早期，其血液中的纤溶系统活性降低，说明该系统功能减退是脑血栓形成的发生和发展因素；而在发病几天后，该系统的活性增强，说明脑血栓中纤维蛋白反过来促使纤溶系统活性增高，而起到自身有限的自我溶栓作用。血液 PAI-1 的含量和活性加强，易导致脑血栓形成。高血脂和纤溶系统可以协同地增加动脉粥样硬化性血栓形成的危险性。血中 PAI-1 与血清甘油三酯、胆固醇、VLDL 呈密切正相关，而与 HDL 呈负相关，缺血性脑血管病纤溶异常主要表现在t-PA 浓度下降和 PAI-1 浓度升高，其原因即在于 VLDL 浓度升高，LDL 受体相关蛋白（LRP）表达异常，使 PAI-1 分泌增加，降解减少所致。

2. 高血糖　血糖增高也是"脉络-血管系统病变"的高危因素，不仅可引起糖尿病，也是导致缺血性心脏病及脑血管病的重要危险因素，还可引起糖尿病周围神经病变、糖尿病视网膜病变和糖尿病肾病等微血管病变。

正常血糖浓度的维持，赖于胰岛素和升糖激素之间的平衡，糖尿病时胰岛素分泌减少或作用缺陷，升糖激素相对升高而使血糖偏高。胰岛素抵抗和胰岛素分泌缺陷在影响机体糖代谢的同时，又影响着机体的其他组织、系统，导致相应疾病的发生。2 型糖尿病患者均有不同程度的大血管、微血管和周围神经病变，发生率明显高于血糖正常者，高血压、脑血管病、高脂血症、肾病及视网膜疾病等血管病变是 2 型糖尿病常见并发症。高血糖是糖尿病慢性血管并发症的重要影响因素，一项老年 2 型糖尿病患者血管病变相关危险因素分析显示：糖尿病患者合并血管病病变的危险依次为餐后 2 小时血糖、空腹血糖、LDL-C、甘油三酯、糖化血红蛋白、载脂蛋白 B。另一项研究在调整其他因素影响后，结果显示餐后 2 小时血糖是其并发症发生的独立危险因子。

3. 高血压　高血压是一个长期逐渐发展的慢性疾病，是引起"脉络-血管系统病"

的重要原因。大量纵向随访资料证实高血压最终将导致心、脑、肾和血管病变，发生脑血管病、左心室肥厚、充血性心力衰竭、慢性肾功能衰竭等严重威胁生命与健康的并发症。

“脉络-血管系统”是高血压受累的主要靶器官，大多数心脑血管并发症是血管病变的直接或间接后果。高血压除与大动脉顺应性改变有关外，还与小动脉病理改变有密切关系。高血压发生时的显著病理表现为总外周阻力升高，约80%位于直径<300μm的小动脉，阻力升高是由于小动脉结构重建和收缩反应性增强。影响小动脉结构重建的一个重要因素是管腔压力，另一个刺激血管壁增厚的重要因素是各种生长因子，如血管紧张素Ⅱ、去甲肾上腺素、血小板生长因子等。小动脉结构性重建既是血压升高和各种生长因子作用的结果，又对高血压的发生、发展起推进作用。小动脉内径的微小变化可引起阻力较大变化，小动脉的结构性重建虽然避免了过度的血流组织灌注，保护微循环免遭处于较高压力，但外周血管阻力明显持续升高，成为血压长期升高的维持机制之一，此外小动脉和心脏的结构改变常常是平行的，左心室肥厚与总外周血管阻力密切相关。

4. 吸烟、环境及其他 吸烟作为“脉络-血管系统病变”的高危因素，与其发生发展的病理演变过程密切相关。许多研究已证实，吸烟可诱发血管内皮功能紊乱的发生，血管内皮功能紊乱不但是导致动脉粥样硬化的早期改变，也是脑卒中、原发性高血压、心力衰竭等血管性疾病的标志。长期吸烟者冠状动脉对乙酰胆碱及血流介导的扩张不正常，即使无吸烟习惯健康者临时吸烟也可引起内皮依赖性舒张功能障碍，短时间（通常几小时）可恢复正常。吸烟除引起内皮依赖性舒张功能障碍，内皮功能受损还可引起内皮素（ET）分泌增加。吸烟也是血管粥样硬化的重要危险因素，持续吸烟者血管粥样硬化恶化危险显著高于从未吸烟者，停止吸烟的危险介于两者之间，吸烟对血管粥样硬化的影响较高血压和糖尿病等其他影响因素更为明显，国外已有研究证实吸烟是冠状动脉粥样硬化的独立危险因素。此外，吸烟与多种“脉络-血管系统病”的进展与预后均密切相关。持续吸烟者比停止吸烟者周围血管病恶化的危险性显著增加，吸烟者闭塞性周围血管病并发症的发生率和截肢比例显著高于未吸烟者。吸烟也能增加患脑血管病的危险。

随着环境生态与人类健康长寿关系研究的不断深入，人们逐渐揭示出环境因素对生物体健康影响的奥秘。心血管疾病发病率和死亡率的分布有明显的地区性差异，其原因主要是由于各地区地球化学环境因素的不同所致。这些地球化学因素主要包括岩性、土壤类型和水的硬度，其综合作用的结果之一是造成水的化学类型及微量元素种类和含量带有明显的地区性或地带性差异，因此出现心血管疾病的地域性差异。空气中的二氧化硫是主要污染物之一，也是心血管系统疾病的重要影响因素，空气中二氧化硫可增加心血管疾病死亡率，尤其是老年心血管病患者。

（二）络气郁滞（或虚滞）与血管内皮功能障碍

络气郁滞（或虚滞）引起的络脉自适应、自调节、自稳态功能失常，为“脉络-血管系统病”始动因素并影响病变全过程，与血管内皮功能障碍密切相关。血管内皮是人体内重要的调节器官，在维持人体心血管内环境稳定，以及在大多数心脑血管病的病理机制中起重要作用。

内皮细胞通过其天然屏障作用，为血流提供光滑的表面，维持血液的正常流动，同时又能分泌几十种化学物质作用于血管，调节血管舒张状态；防止血小板黏附及血栓形成；防止中性粒细胞及其他炎症细胞黏附于血管壁；调节血管平滑肌细胞的增殖及迁移。内皮细胞可因缺血、缺氧、血流的机械损伤等因素而受损，导致NO合成释放减少，ET合成和释放增多，引起血管舒缩异常，张力增加，使血小板黏附、聚集，导致血栓形成；受损的内皮细胞还能释放细胞间黏附分子，使白细胞附壁，促进炎症反应，引起平滑肌细胞的异常增殖及迁移，成为动脉粥样硬化的病理基础。研究表明，致动脉粥样硬化的危险因素均可导致动脉内皮功能障碍，高血压、高血脂、糖尿病、吸烟均已证实对冠脉内皮功能具有损害作用。

在急性冠脉事件中，粥样硬化冠脉内皮一方面NO产生减少，局部ET、血管紧张素Ⅱ及其他血管物质增加，使冠脉严重收缩，另一方面，NO的抗血小板作用消失，而内皮正常合成及分泌的PAI等活性因子失调，使血小板聚集，血栓形成，从而促进心梗发生。脑络络气郁滞（或虚滞）也是脑络病变（脑血管病）的始动因素，血管壁的结构破坏是脑血管发病的基础，血管壁的破坏始动于内皮细胞结构和功能的丧失。内皮细胞能合成t-PA和PAI。研究发现t-PA和PAI活性或含量的变化与脑血栓形成有密切关系。缺血性卒中的形成不仅与t-PA活性降低有关，还与PAI分泌过多有关。vWF亦是反映血管内皮损伤的一个重要指标，研究表明vWF的升高可能作为脑血管病的发病基础，参与了脑血管病的发病过程。vWF在发病之前升高为脑血管病的危险因素；发病之后，由于急性期反应又使vWF进一步升高。同时发现，脑梗死和脑出血患者血中vWF水平无明显区别，在急性期和恢复期都是如此，说明vWF的最大意义在于反映了血管内皮的损伤。TIA患者血中vWF值高于正常人，但低于脑出血和脑梗死患者，这一事实也提示血中vWF升高的水平可能与血管内皮受损的程度相关。

络气不仅包括运行与脉络中与血液伴行的气，还包括气络中运行的气，络气郁滞（或虚滞）对“脉络-血管系统病变”的影响除上述血管内皮功能障碍外，还应包括更广泛的神经内分泌免疫调节功能失常。

（三）络脉瘀阻与动脉粥样硬化

络脉瘀阻是在络气郁滞（或虚滞）基础上进一步发展而来，由于络脉郁滞（或虚滞）引起络脉功能失常，气血津液输布环流障碍，津凝为痰，血滞于瘀，痰瘀阻滞络脉，与西医学血管内皮功能障碍之后产生的动脉粥样硬化的病理变化基本一致。

动脉粥样硬化发生部位不同可引起不同的“脉络-血管系统病”。冠状动脉粥样硬化是引起缺血性心脏病的主要原因，其发生部位以前降支为最常见，其次为右主干、左主干或左前旋支、后降支。早期斑块分散，随着疾病的进展，相邻斑块可互相融合，管腔呈不同程度的狭窄。根据斑块引起管腔狭窄程度可将其分为4级：Ⅰ级，管腔狭窄在25%以下；Ⅱ级，狭窄在26%~50%；Ⅲ级，狭窄在51%~75%；Ⅳ级，管腔狭窄在75%

以上。冠状动脉粥样硬化所致心肌急性暂时性缺血、缺氧可造成以胸痛为特点的临床综合征，表现为阵发性心前区疼痛或紧迫感，疼痛常放射到左肩和左臂。

脑动脉粥样硬化病变引起脑血管病以 Willis 环和大脑中动脉最显著，内膜呈不规则增厚，管壁变硬，血管伸长、弯曲，管腔狭窄甚至闭塞。由于脑动脉管腔狭窄，脑组织长期供血不足而发生萎缩、智力减退和脑软化。脑动脉粥样硬化常继发血栓形成，引起急性脑动脉阻塞，脑组织急性缺血而发生梗死（脑软化），严重者可引起患者失语、偏瘫或死亡。

四肢动脉粥样硬化发生于下肢动脉比较常见且较严重，由于四肢动脉吻合支较丰富，较小的动脉管腔逐渐狭窄以至闭塞时，一般不发生严重后果，血液可以通过代偿扩张的侧支供给。当较大动脉管腔明显狭窄时，可因肢体缺血而在行走时出现跛行症状，长期慢性贫血可引起肢体萎缩。当肢体动脉管腔严重狭窄，继发血栓形成而又无有效的侧支循环时，肢体可因血流中断而发生缺血性坏死（梗死），甚至发展为坏疽。

络脉瘀阻与动脉粥样硬化的病理改变类似，结合动脉粥样硬化最新研究进展，从氧化应激、炎症机制与免疫反应角度有助于阐明络脉瘀阻的现代病理学基础。动脉粥样硬化由于发生部位不同导致不同疾病，而中医学将遍布全身的“脉络-血管系统”作为统一的组织结构，阐明络脉瘀阻的病理实质又有助于把握不同疾病状态下动脉粥样硬化发生发展的共性规律，为指导络脉瘀阻与动脉粥样硬化病变的治疗提供理论依据。

（四）络脉绌急与血管痉挛

络脉绌急为各种因素引起的络脉拘急、收引、痉挛状态，络脉绌急可在络脉瘀阻的基础上发生，也可单独为患，络脉绌急常加重络脉瘀阻。在“脉络-血管系统病”中的病理表现主要为血管平滑肌痉挛，发生于心脏冠脉系统的为冠脉痉挛，发生于脑部血管的为脑血管痉挛，发生于周围血管的为周围血管痉挛。

1. 心络绌急与冠状动脉痉挛 冠状动脉痉挛是公认的发生心肌缺血的重要机制，它是产生变异性心绞痛及冠状动脉造影正常或接近正常的其他类型心绞痛的主要原因，因此这类心绞痛又称血管痉挛性心绞痛。同时临床和实验研究结果证明，冠状动脉痉挛不仅可以引发心绞痛，而且可触发心肌梗死，从而说明冠状动脉痉挛是心肌梗死的发展和冠状动脉粥样硬化患者心脏猝死的一个始动因子。短暂、不完全性冠状动脉痉挛可以使冠状动脉狭窄，心肌灌注血流减少，出现缺血、缺氧，诱发心绞痛。严重、持久的冠状动脉痉挛可以引起冠状动脉血流阻断，发生心肌梗死。在心肌梗死急性期（胸痛 12 小时内），冠状动脉造影可以直接证实冠状动脉痉挛，同时冠状动脉内给硝酸甘油，完全闭塞的冠状动脉可以开放，提示冠状动脉痉挛在心肌梗死早期的病理生理中起重要作用。

2. 脑络绌急与脑血管痉挛 脑血管痉挛是造成脑缺血和脑梗死原因之一，可分急性血管痉挛期和慢性血管痉挛期。脑血管痉挛患者几乎均有局部脑血流减少，但当脑血流减低到临界值时，才出现脑代谢的异常，引起脑缺血症状。病理检查生前有脑血管痉挛的脑血管供应区，常可发现梗死或缺血性变化。高血压患者平时血压虽常有波动，但一般均不引起脑局部定位症状。有时由于某种诱因可使血压明显升高，诱发脑血管痉挛，患者可突然感到偏身麻木或一侧单肢麻木，手足活动不利，构音障碍。神经系统检查可见到中枢性轻偏瘫征及对侧上下肢肌力减退，肌张力稍增强，深反射活跃。有些患者尚可合并有病灶对侧偏身感觉障碍，或失语，病灶对侧同位性偏盲等。一般多较轻微，持续时间均很短暂，多在数分钟、数十分钟内迅速恢复，并在短时间内可反复多次发作。血管痉挛如一再连续发作，或用降压药过多过重、血压下降过快时，可导致脑血栓形成，若血压在原来病变的基础上更趋上升，甚可导致脑出血。

3. 肢体络脉绌急与周围血管痉挛　血管痉挛也常发于周围血管，雷诺现象和雷诺病即是一种因间歇性肢端细小动脉痉挛引起的周围血管疾病，常由寒冷和情绪紧张诱发，以阵发性肢端皮肤苍白、发绀和发红为特征。引起该病发作的机制尚未完全阐明，可能与支配肢端动脉的交感神经障碍有关，也可能是血管本身的缺陷。本病起病缓慢，好发于手指，典型发作时指（趾）呈现三个时期的改变。苍白是早期表现，由于肢端细小动脉痉挛，组织血流灌注减少所致，局部温度降低，感觉神经受影响时引起刺痛和麻木感，运动神经受影响时，引起运动障碍或有多汗现象。继之为紫绀，系小动脉痉挛后乳头下静脉丛和毛细血管被动扩张，血液瘀滞、血流缓慢，缺氧，还原血红蛋白含量增加引起的局部组织窒息状态。最后出现潮红，是小动脉痉挛解除后细动脉、毛细血管和细静脉反射性扩张，血流迅速流入，局部循环改善的结果。上述病理现象属于肢体络脉绌急范畴，因此各种搜风解痉药，特别是虫类搜风解痉药在解除肢体绌急显示出良好疗效。

（五）络脉瘀塞与血管堵塞或闭塞

络脉瘀塞是在络脉瘀阻或绌急基础上引起的络脉完全性闭塞，导致气血阻绝不通的病变。血管堵塞或闭塞可引起心肌梗死即真心痛发作、缺血性脑血管病及闭塞性动脉硬化等病变，虽然近年随着介入或溶栓治疗的快速发展使闭塞的大血管迅速开通，但由于缺血再灌注损伤等因素使缺血区恢复血流后微血管结构及功能完整性破坏，瘀塞不通，属络脉瘀塞范畴，应用络病学说探讨缺血区微血管保护作用具有重要的理论和临床意义。

1. 心络瘀塞与急性心肌梗死　急性心肌梗死是由于冠状动脉供血不足所引起的心肌坏死的临床综合征，具有持续而剧烈的心前区疼痛、心脏的血流动力学改变、心律失常、心肌坏死物质吸收反应、特征性心电图改变及演变、血清酶学升高等临床特点。急性心肌梗死早期最显而易见的病理解剖学现象为冠状动脉的完全闭塞，所以既往大多数研究及治疗策略集中于心外膜下的闭塞冠脉，并且已有多种成熟应用于临床的闭塞冠脉重建措施。急性心肌梗死属于真心痛范畴，中医认为是由于“心之正经”病变所致，随着介入治疗的发展，急性心梗短时间内血运重建已经实现。然而近年研究发现，冠脉一旦闭塞，其相关微小动脉和毛细血管即发生相应严重损害，以致重建后的冠脉远端缺血区微循环血流仍可能受阻，称之为“无复流”（no-reflow）现象。急性心肌梗死急诊PCI（包括球囊扩张或支架植入）后，20%～30%的患者并发无复流现象，不能实现心肌再灌注，并且可使急性心肌梗死住院期间病死率增加5倍以上，因而无复流现象成为近年临床广泛关注的热点。无复流是一个复杂的病理过程，它起始于缺血期，恶化于再灌注期，并由心肌微循环灌注障碍为病理核心，导致梗死区延展，左心室重构及心功能降低等不良预后。目前，心肌微循环的保护已经和心外膜下运输血管的开通一样，成为临床医师关注的焦点，问题的关键是要寻找一种安全有效应对无复流现象的措施。

急性心梗血运重建后梗死区心肌无复流关键在于缺血再灌注微血管损伤，仍然存在心络瘀塞的病理变化，也是心络瘀塞治疗研究的重点。络病学说代表方通心络在急性心肌梗死再灌注晚期治疗中显示出独特疗效，可以明显保护微血管完整性，减少心肌无复流面积，显示出中西医结合在急性心梗再灌注治疗时代的重要临床价值。

2. 脑络瘀塞与急性脑梗死 急性脑梗死占全部脑卒中的70%左右，对其研究也日益受到重视，缺血后存在的炎性反应导致微血管闭塞，出现微循环障碍是导致局部脑缺血或再灌注时无复流、迟发性脑缺血后低灌注、再灌注损伤的主要因素。内皮细胞功能障碍、白细胞、血小板活化及微小纤维蛋白血栓是引起微循环障碍的主要原因，而急性脑梗死缺血后存在的炎性反应导致微血管闭塞进而引起微循环障碍，是导致脑缺血再灌注损伤无复流等发生的主要病理因素，其中医病理机制仍属络脉瘀塞范畴。结合上述病理变化有助于阐明脑缺血再灌注损伤时络脉瘀塞的病理机制，也是通络治疗脑络病变的理论基础。络病学说代表方通心络于急性期治疗可通过保护微血管完整性，增加缺血区脑血流保护脑组织，慢性期可促进缺血区毛细血管新生，在缺血性脑血管病急性期治疗和恢复期康复中显示出独特优势。

3. 络脉瘀塞与闭塞性动脉硬化症 闭塞性动脉硬化症是动脉粥样硬化病变累及周围动脉并引起慢性闭塞的一种疾病，多见于髂总动脉、股浅动脉和腘动脉，属肢体络脉瘀塞范畴。由于动脉粥样斑块及其内部出血或斑块破裂，造成继发性血栓形成而逐渐产生管腔狭窄或闭塞，导致患肢缺血等临床表现。闭塞性动脉硬化症常累及肢体动脉发生高位狭窄和闭塞，动脉粥样硬化病变广泛，可引起严重肢体缺血和肢体坏疽。由于闭塞性动脉硬化症是一个经过缓慢而隐匿的过程，病变早期血管狭窄程度较轻，肢体多无明显缺血表现，随着病变发展，血管腔狭窄逐渐加重，受累动脉血流明显减少，肢体远端组织慢性缺血。长期慢性肢体缺血，严重组织营养不良或病变进展时，可以发生肢体坏疽或溃疡。如果同时伴有动脉痉挛，则肢体缺血更加严重，肢体近端动脉粥样斑块坏死或溃疡使粥样微栓子脱落而发生肢体远端小动脉栓塞，可发生单侧肢体蓝指（趾）症或白指（趾）症，甚至发生手指、足趾溃疡或坏疽。

综上所述，由于络脉所处部位不同，络脉瘀塞可引起心肌梗死、脑梗死及闭塞性动脉硬化等不同疾病。同时中医学又将遍布全身的络脉系统作为一个统一的组织器官，其发病具有共性规律，因此通络治疗对上述疾病均表现出显著临床疗效，这也说明络病学说在介入或溶栓治疗心肌梗死、脑梗死及闭塞性动脉硬化等疾病中具有重要的应用价值。

（六）脉络病变与微循环障碍

脉络为从脉分支而出遍布全身的网络系统，有大络、系络、缠络、孙络等层次的不同，从经脉分出15别络，别络又分为180系络，系络分为180缠络，缠络分为3.4万孙络，以数学方法计算，仅孙络就160多亿根。西医学认为，从大血管依次分出中、小血管、微血管，人体全身约有400亿根毛细血管，二者在百亿级的层次已经是非常接近的论述，可见脉络作为“脉”这一组织器官的中下层组织结构与西医学之中小血管及微循环基本相同，脉络病变与微循环障碍的病理变化基本吻合。微血管疾病是指微血管受损引起的形态改变和功能紊乱，以及血流流态异常，致使微循环发生障碍，由此引起相应组织和器官缺血缺氧。在很多情况下，微循环障碍可出现低流状态，此为某些危重症状和脏器功能衰竭的共同特征。微循环障碍引起组织缺血、缺氧及代谢产物堆积，造成各种临床症状和表现。由于脉络与中小血管包括微血管特别是微循环的同一性，络脉病变与微循环障碍的一致性，为通络药物改善各种疾病当中存在的微循环障碍提供了理论基础，而这一领域恰恰是西医学薄弱之处，发挥中医络病学说的特色，深入研究脉络病变与微循环障碍的相关性，进而寻找有效的治疗药物，有可能取得这一领域的突破性进展。

（七）热毒滞络与感染性疾病的微循环障碍

外受温热火毒疫疠之邪阻滞脉络所产生的病理变化与感染性疾病中的微循环障碍相类似。由病毒、衣原体、支原体、立克次体、细菌、真菌、螺旋体、原虫、蠕虫等所引起的疾病均可称为感染性疾病，感染性疾病的发生发展过程均有免疫机制参与，并且在不同程度上导致微循环障碍。病理性微循环障碍主要是指发生在微循环水平上的血管和血流的形态与功能紊乱，广义地说，它还包括由此引起的一系列缺血、缺氧性细胞病变。在很多情况下，微循环障碍时出现低灌流状态，因此有人认为低灌流状态就是某些危重病症和脏器功能衰竭时的共同病理特征，当微循环障碍发展到严重阶段时，会产生感染性休克。

感染是感染性疾病微循环障碍的起始病因，感染引发全身炎症反应时，机体处于一个高代谢、高应激状态，各种神经、内分泌、免疫物质的释放，参与或加重了感染性疾病微循环障碍的形成。感染性微循环障碍的发病机理十分复杂，微循环障碍导致组织缺血的原因在于血管和血流两个方面，涉及血液流变学改变、细胞因子释放、微血管病变等多种因素，病理生理机制十分复杂，并且随病原体和宿主免疫功能及不同病理阶段而有所不同，进一步的研究还在进行之中。

清代名医叶天士在张仲景六经辨证基础上创造性地运用络病学说建立了外感温热病卫气营血辨证论治，其血分证之血凝与出血的临床表现与西医学之感染性疾病的微循环障碍相类似，提出的“凉血散血”之治代表了清热解毒与化瘀通络的治疗大法，对认识现代感染性疾病重症的病理变化及指导治疗具有重要意义。

三、气络病变对脉络病变的影响

气血由于属性不同而运行于不同的通道中，经络之络运行经气，经气的温煦充养、防御卫护、信息传导与调节控制作用与西医学神经内分泌免疫功能类似，脉络之络运行血液则基本相当于血液循环，由于气血可分不可离，气为血之帅，气络病变可引起脉络舒缩功能及血液运行障碍，这对从更广泛角度认识神经内分泌免疫调节功能对“脉络-血管系统病”的影响具有重要意义。

络气郁滞（或虚滞）引起络脉功能失常是“脉络-血管系统病”的始动因素并影响病变全过程，由此而演变成络脉瘀阻、络脉绌急、络脉瘀塞等“脉络-血管系统病”的各种病机类型，从而在临床上反映出心脑血管病及糖尿病微血管病变各种证候表现。值得注意的是，络气病变是贯穿于“脉络-血管系统病”始终的重要影响因素，络气郁滞（或虚滞）包括了神经内分泌免疫功能失调对血管病变的影响，也包括了血管内皮功能障碍，并影响血管病变的各个病理环节。

血管内皮功能障碍不仅在血管病变发生中具有重要作用，而且贯穿疾病的始终，对动脉粥样硬化、血管痉挛及疾病的预后均具有重要影响。内皮功能障碍的特征是血管扩张物质，特别是一氧化氮（NO）合成减少，从而引起促炎性介质和黏附分子表达增加，导致动脉粥样硬化斑块的形成和脆性增加；血管内皮依赖的舒张作用减弱，血管舒张和收缩的失平衡从而引起血管痉挛；血管内皮抗凝环境发生改变，抗凝作用减弱，促凝物质生成增加，导致高凝状态。内皮功能障碍时，内皮素分泌增加，进一步加剧血管对这些物质的反应。另外，内皮功能障碍伴有血管氧化应激反应增加，这也导致一系列的炎性反应。这些变化促使病变发生和发展，并进一步导致心血管病事件的发生。同时内皮功能障碍可直接反映心血管病的不良预后。在不同阶段的冠心病患者，冠脉对内皮依赖的舒张反应显著降低，心血管不良事件的发生率与内皮功能损害的程度显著相关，多因素分析（包括传统的危险因素和冠脉造影的表现）发现冠脉内皮功能障碍是心血管病事件的独立预测因素。

第四节　充分借助现代实验技术手段促进建立络病证治体系

宏观领域的高度综合与微观领域的深入细分，以及两者之间的完美结合是现代科学技术发展的总趋势，中医学在其形成与发展过程中充分吸收中国古代辩证思维的哲学思想，因而整体观念、辩证思维为其突出的特色，但由于中医学没有像西医学那样经过工业革命带来的实验科学阶段，致使在微观领域研究不足成为制约中医学术发展的薄弱环节。如果不能借助现代科学的实验语言，不能借鉴现代科学包括西医学日新月异的实验手段，使中医学辨证论治在微观领域逐步清晰起来，将使中医学缺乏学科可持续发展的内在动力。随着现代科技包括医学实验方法的发展，各种先进仪器及实验手段的应用对物质及其结构的认识越来越丰富，越来越细微，这些先进的仪器检查可作为医师感官认识的扩展，成为传统中医通过望闻问切四诊收集病情资料的重要延伸。如由于血管检查技术的应用，可以借用超声技术在生命机体上直接观察血管的结构与舒缩功能状况，借用造影技术可以清晰地了解血管有无狭窄及狭窄的程度，借用核素成像技术可以观察冠脉系统对心肌的供血状况，借用内皮功能标志物检测了解血管内皮功能，借助微循环观察可以了解微血管的功能状况，这就使两千年以前《内经》中记载的与现代血管解剖形态相同的脉管（血管）及脉络（中小血管及微循环）的形态与功能病变得到更清晰的解释，同时基于中医气血相关理论特色结合西医学神经内分泌免疫功能对血管病变的影响进行深入探讨，从而对中医“初为在经在气，久则血伤入络”的病机观点，以及络气郁滞、络脉瘀阻、绌急、不荣、损伤等基本病理变化做出科学的阐述，也有助于借助现代实验方法提高络病辨证水平。将西医学的辨病指标转化为具有中医特色的辨证指标的微观辨证使对疾病的发生发展有了更为全面深刻的认识，随着对疾病本质认识的加深，有助于升华中医辨证论治的理论，特别是络病以络脉为依托，容易通过现代实验方法在微观领域更清晰地认识，从而为多学科、多途径相互交叉与融合揭示络病的病机实质，创立新的络病证治体系奠定基础。尽管这需要较长的时间才能完成，但毕竟开始了才能成功。因此络病辨证把理化检查作为主要内容加以研究，便是对这种思考的实践（图附-1）。

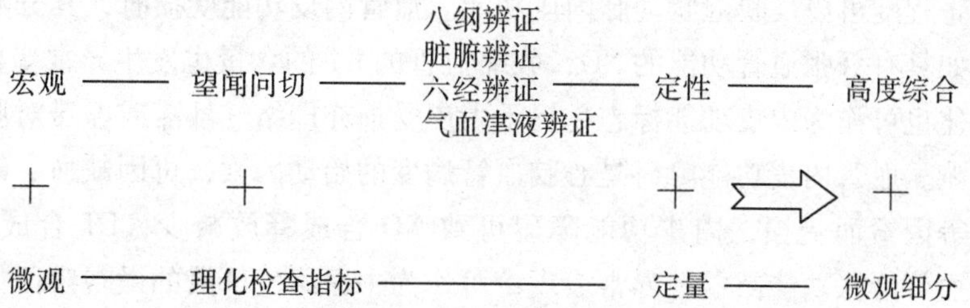

图附-1　宏观辨证与微观辨证的有机结合示意图

依据络病学说的“三维立体网络系统”，络脉分为以运行经气为主的气络和运行血液为主的脉络，前者涵盖了神经内分泌免疫调节功能，后者则与中小血管、微血管包括微循环具有同一性，因此络病理化检查也主要围绕这两大部分开展。

气络病变涵盖了西医学神经、内分泌、免疫调节功能失常，亦包括基因-蛋白水平上的分子调控机制异常。由于理化检查技术的迅速发展，与神经、内分泌、免疫相关的功能及形态检查手段不断丰富，这为探讨气络病变微观表现提供了重要参考。电活动是神经系统发挥功能的主要形式，脑电图、脑电地形图等检查方法可以较为准确地反映神经系统特别是脑部电活动，肌电图则通过记录神经、肌肉生物电活动判断神经-肌肉接头、周围神经、脊髓前角及中枢神经某些部位的功能状态。气络瘀阻经气运行障碍，肢体活动无力或见肌肉萎缩，肌电图可见运动单位电位时限和电压改变、多相电位、同步性运动单位电位等；气络瘀塞时经气阻绝不通，可见运动单位电位缺失、病理性电静息等。借助影像诊断技术可以直观地对神经组织形态学病变做出判断，也有助于理解气络形态改变，如CT和MR可显示脑萎缩时脑实质结构，SPECT显像可以根据局部脑组织血流量变化反映脑组织（气络）形态学改变。内分泌系统主要通过各种激素发挥调节控制和信息传导作用，激素的质与量发生异常改变将引起体内相应部位或全身出现功能紊乱，对相关激素、代谢产物、细胞因子、基因表达等的检测对于气络病变与内分泌调节功能失常的相关性具有重要意义。同样气络中运行经气、卫护防御作用涵盖了西医学免疫功能，机体的免疫功能是在淋巴细胞、单核细胞和其他相关细胞及其产物相互作用下完成的，免疫功能异常则会出现免疫活性细胞、免疫活性蛋白和淋巴因子的功能异常，也可反映气络病变经气防御卫护功能的改变。

基于“脉络-血管系统”同一性，许多血管功能与结构病变的理化检查方法都可以加深对脉络病变的认识，同时在气血相关络病理论整体观念指导下深入探讨“脉络-血管系统病”发病及病理演变规律。络气郁滞至络脉瘀阻，再至络脉瘀塞是一个由气及血，由功能病变到器质性损伤的慢性病理过程，络中之气的郁滞往往是这一病变的起因。络气郁滞，络脉的自适应、自调节和自稳态失常容易导致各种致病因素的损伤，如瘀血阻络、痰湿阻络、寒邪入络等。络气对脉络的自适应、自调节和自稳态调节功能的影响与神经体液调节包括血管内皮功能在维持血液正常运行，维护血管稳态方面的作用相类似，而血管内皮功能障碍所致的动脉粥样硬化和血管痉挛也与络气郁滞之后产生的络脉瘀阻和络脉绌急基本一致。应用心导管技术或无创性高分辨率超声技术测定血流介导的血管扩张程度可以反映冠状动脉内皮功能。血管内皮功能受损时，其分泌的各种血管活性因子如具有舒张血管功能的NO，收缩血管的ET的含量也发生异常变化，上述指标的异常变化也可作为内皮功能标志物提示内皮受损亦即络气郁滞或虚滞对脉络舒缩功能异常的影响。血管内皮功能障碍是心脑血管病变的始动因素，可因缺血、缺氧，血流的机械损伤等因素而受损，内皮功能障碍可致NO合成释放减少，ET合成释放增多，内皮介导的血管舒张功能减弱等异常表现，可作为中医络气郁滞的微观辨证指标。

以络气郁滞后产生的络脉瘀阻和络脉绌急而言，这些病理变化与血管内皮功能障碍导致的动脉粥样硬化及冠脉痉挛相类似。冠状动脉造影术是目前临床上判断冠状动脉病变并确定其部位和程度的最可靠方法。临床及实验研究表明，当冠状动脉狭窄直径减少50%以上时，运动可诱发心肌缺血；狭窄在50%以下者，由于小冠状动脉阻力降低的代偿作用，即使运动也不会发生缺血。因此，狭窄直径减少50%以上称为有意义的病变。当狭窄直径减少80%~85%以上时方会引起静息冠状动脉血流量减少。应当指出，狭窄直径小于50%的病变尽管血流动力学上无显著意义，但临床上并不一定是良性的，其病变可慢性进展，也可发生斑块破裂而演变为急性冠脉综合征。冠脉动力学的改变可导致或加重冠脉管腔狭窄而发生心肌缺血，甚或导致冠脉闭塞造成心肌梗死，若经冠脉造影显示冠脉正常或仅有轻度粥样硬化性病变无法解释临床症状时，则应在冠脉造影后立即进行麦角新碱诱发试验。若给予麦角新碱后诱发冠状动脉局部管腔狭窄大于50%以上，或麦角新碱注入后冠状动脉内径较硝酸甘油注入后内径减少75%以上，伴有或不伴有胸痛及ST-T改变即可诊断冠脉痉挛。上述检查方法为中医络脉瘀阻、络脉绌急的微观辨证提供了客观依据。

由于络病是广泛存在于多种内伤疑难杂病和外感重症中的病机状态，络病辨证不仅要关注原发病种的病理阶段，更要结合产生络病这一病机状态的现代病理学基础加以分析，综合考虑，辨别络病的发病因素、病变部位、病变性质，了解络脉结构及功能的异常改变，同时要注意络病成因及络脉病变引起的继发性病理改变的相关理化检查，才能够更全面深刻地把握其病变实质。同时结合现代科学研究中医络病辨证不可忽视气血相关的中医络病理论特色。尽管上述辨理化检查分为气络和脉络两大部分，由于气血可分不可离，气为血之帅，气络病变可引起脉络病变及血液运行的障碍，血为气之母，脉络病变亦可导致气络功能失常，因此理化检查数据要进行综合分析。

理化检查辨证进入中医临床是中医学术发展的历史必然，在中医学术形成的早期，医学家们依据当时的技术条件提出的四诊方法成为中医临床收集病史资料的科学手段，并在四诊合参的基础上发展出八纲辨证、脏腑辨证、六经辨证、气血津液辨证等辨证分析方法，从而上升到对病理机制的认识即病机学说，为制定正确的治疗原则及治法方药提供正确的理论指导，构成中医独特的理法方药辨证论治体系。由于历史的进步和科学技术的发展，大量的理化检查手段进入中医临床，借助超声、放射等影像学技术，可以清晰地看到内在脏腑的运动状态及形态学改变，借助显微成像技术可以清晰地看到人体脏腑组织在微观领域甚至在细胞分子水平上的改变，这说明随着科学技术的日新月异，望诊的内容已从中医原始的望形态、望面色、望神志等而变得不断丰富，今后也会不断有新的理化检查技术被引入到中医诊断中来。相对十二经脉而言，支横别出、逐层细分、遍布全身的络脉系统越接近发挥生理作用的末端越属于微观领域，在中医理论体系形成的早期受到当时历史环境下宏观四诊手段的限制，形成了中医发展史上重经轻络的现象，制约了络脉及络病学说的发展，随着理化检查手段丰富中医四诊方法，对络脉及络病学说的发展将起到积极推动作用。这需要与时俱进地发展与诊查方法相适应的辨证分析理论，通过临床流行病学等方法的开展，探讨中医整体络病证候表现与微观理化检查指标的内在相关性，逐步建立起辨病与辨证相结合、定性与定量相结合、宏观与微观相结合的络病辨证诊断标准，并升华为新的中医病机学说，创新发展中医络病证治体系。

附 录

一、参考文献

1. 王晓鹤．中国医学史．北京：科学出版社．2000.

2. 孙国杰．针灸学．上海：上海科技出版社．1997.

3. 刘澄中．临床经络现象．大连：大连出版社，1994.

4. 赵金铎．中医症状鉴别诊断学．北京：人民卫生出版社，1984.

5. 严健民．论经脉学说起源的必备条件．中华医学杂志，1997，27（2）:86-90.

6. 余自汉．经络学说的起源之我见．河南中医，1989（6）:8-10.

7. 阎丽萍．近年来有关经络实质假说的文献综述．上海针灸杂志，1998，17（6）:37-39.

8. 张效霞，等．关于经络起源和形成的争鸣与反思．中医研究，1995，8（3）:1-3.

9. 李华东．经络实质研究的思路方法刍议．针灸临床杂志，2000，16（1）:4-5.

10. 李孝刚．叶天士络病新议．中国中医基础医学杂志，2002，8（7）:72-74.

11. 程益春．消渴片治疗糖尿病 333 例临床总结．山东中医学院学报，1985，12（3）:7.

12. 熊曼琪．脾虚是消渴病的重要病机．广州中医学院学报，1991，15（1）:1.

13. 金岚．新编中药药理与临床应用．上海：上海科学技术文献出版社，1995.

14. 江苏新医学院．中药大辞典．上海：上海科学技术出版社，1977.

15. 马清均，王淑玲．常用中药现代研究与临床．天津：天津科技翻译出版公司，1995.

16. 中国医学科学院药物研究所．中草药现代研究．北京：北京医科大学中国协和医科大学联合出版社，1996.

17. 徐秋萍．中药药理．贵阳：贵州科技出版社，1994.

18. 中国医学科学院药物研究所．中药志（第三册）．北京：人民卫生出版社，1984.

19. 徐国钧．生药学．北京：人民卫生出版社，1995.

20. 黄泰康．常用中药成分与药理手册．北京：中国医药科技出版社，1994.

21. 李广勋．中药药理毒理与临床．天津：天津科技翻译出版公司，1992.

22. 陈可冀．抗衰老中药学．北京：中医古籍出版社，1989.

23. 王浴生．中药药理与临床．北京：人民卫生出版社，1983.

24. 王新华．中医基础理论．北京：人民卫生出版社，2002.

25. 姚泰．生理学．北京：人民卫生出版社，2003.

26. 金伯泉．细胞和分子免疫学．西安：世界图书出版公司，1995.

27. 叶志英．《灵枢·经脉篇》对针灸理论的贡献．针灸临床杂志，2002，5（18）:2-5.

28. 张建斌，王玲玲．对《内经》中病理性络脉的分析．江苏中医，2001，22（10）:43-45.

29. 史常永．络病论发范．中国医药学报，1992，7（4）:3-10.

30. 邱幸凡．《内经》络脉理论初探．辽宁中医杂志，1981，2:5-7.

31. 吴以岭．中医络病学说与三维立体网络系统．中医杂志，2003，44（6）:407-409.

32. 王永炎．关于提高脑血管疾病疗效难点的思考．中国中西医结合杂志，1997，17（2）:195-196.

33. 季钟朴．经络研究思路的探讨．中西医结合杂志，1987，7（8）:497.

34. 靳士英．络脉诊法考．中华医史杂志，1987，17（3）:160-163.

35. 余国俊．肝着小议．北京中医学院学报，1984，1:12.

36. 张磊．降香的中枢抑制作用．上海中医药杂志，1987（12）:39.

37. 沈莉纳．檀香木中 α-檀香木醇和 β-檀香木醇对小鼠中枢神经系统的作用．国外医药植物药分册，1996，11（5）:230.

38. 栗坤，郑福禄，白晶，等．细辛、杜仲及其合剂对 D-半乳糖所致衰老小鼠 NO、NOS 和 CAT 的影响．中国老年学杂志，2001，21（2）:131-132.

39. 曲淑岩．细辛油的抗炎作用．药学学报，1982（1）:12-16.

40. 王龙妹，傅惠娣，周志兰．枸杞子、白术、细辛、苍耳子对白细胞介素 2 受体表达的影响．中国临床药学杂志，2000，9（3）:171-173.

41. 樊景坡．苍耳子、细辛、枸杞子、白术对小鼠组织自由基代谢的影响．中医药信息，1994，11（2）:48.

42. 丁炜，陆蔚卫．桂枝汤对家兔血流量的影响．基层中药杂志，2000，14（5）:5-6.

43. 陈思东，谭剑斌，黄晓晖．桂枝不同提取液对大肠杆菌的杀灭作用及其蒸馏液的消毒效果研究．中医药研究，2001，17（2）:53-55.

44. 张卿，高尔．薤白的研究进展．中国中药杂志，2003，28（2）:105-107.

45. 怡悦．关于天然药物资源预防化学致癌的研究（Ⅱ）．国外医学·中医中药分册，1996，18（6）:40.

46. 姜勇，王乃利，姚新生，等．薤中抗凝和抗癌活性成分的结构鉴定．药学学报，1998，33（5）:355.

47. 孙文娟，刘洁，杨士杰，等．不同产地长梗薤白提取物对高脂血症大鼠脂代谢的影响及其抗氧化作用．白求恩医科大学学报，1999，25（3）:259.

48. 孟庆国，朱庆磊．薤白水提物对羟自由基的清除作用．潍坊医学院学报，1998，20（1）:66.

49. 莫启忠．^{3}H-麝香酮在体内的吸收分布和排泄：中药麝香芳香开窍机制的初步探讨．中成药研究，1984，(7):1.

50. 黄正良．麝香的药理作用及临床应用研究．中成药研究，1987（5）:23-27.

51. 朱秀媛．人工麝香的药理研究．医学研究通讯，1999，28（2）:20.

52. 郑希林．麝香药理及代用品研究近况．山东中医杂志，1991，10（2）:42-43.

53. 朱秀媛，高益民，李世芬．人工麝香的研制．中成药，1996，18（7）:38-41.

54. 邓文龙．开窍方药的临床及实验研究进展．中成药研究，1985（3）:33-38.

55. 方永奇，邹衍衍．芳香开窍药和祛痰药对中枢神经兴奋性的影响．中医药研究，2002，18（3）:40-42.

56. 赵保胜，宓穗卿，张银卿．冰片对大鼠脑微血管内皮细胞 ICAM-1 表达量的影响．中药新药与临床药理，2001，12（2）:88-90.

57. 张赐安，刘亚敏，徐秋英，等．芳香开窍法对全脑缺血再灌注大鼠脑组织 NO 含量及 NO 合酶表达的影响．广州中医药大学学报，2002，19（2）:115-118.

58. 牟家琬．龙脑和异龙脑的体外抗菌作用的研究．华西药学杂志，1989，4（1）:20-22.

59. 赵晓洋．冰片抗真菌作用的超微结构观察．哈尔滨医科大学学报，1992，20（3）:295-297.

60. 常颂平，李玉春．冰片对真菌细胞超微结构的影响及治疗化脓性中耳炎的临床应用．中国中药杂志，2000，25（5）:306-308.

61. 侯桂芝，廖仁德，孟如松．冰片对激光烧伤创面的镇痛及抗炎作用．中国药学杂志，1995，30（9）:532-534.

62. 魏世超，徐丽君．马钱子生物碱抗大鼠类风湿性关节炎．中华国际医学杂志，2001（1）:529-531.

63. 李明华，万光瑞，朱明，等．马钱子碱对实验性心律失常的影响．新乡医学院学报，1997，14（2）:101-103.

64. 陆跃鸣，陈龙．马钱子碱与异马钱子碱氮氧化物抗肿瘤细胞生长及抗氧化损伤作用的比较．南京中医药大学学报，1998，14（6）:349-350.

65. 曹秀琴，常丽霞，郭东更，等．伪麻黄碱水杨酸盐急性毒性实验及降温作用观察．宁夏医学院学报，2002，24（4）:241-242.

66. 戴贵东，闫琳，余建强，等．伪麻黄碱镇痛与抗炎作用的研究．中华临床新医学，2002，2（2）:105-106.

67. 邱丽颖，吕莉，王德宝，等．麻黄果多糖对家兔动脉血压的影响机制研究．张家口医学院学报，1999，16（2）:1.

68. 陈荣明，朱耕新，许芝银．麻黄中不同提取物对细胞免疫的影响．南京中医药大学学报（自然科学版），2001，17（4）:234-236.

69. 余建强，宋菊梅，王丽韫，等．伪麻黄碱对神经中枢作用的研究．宁夏医学杂志，2001，23（11）:659-660.

70. 王建华，齐治，贾桂胜，等．中药旋覆花与其地区习用品的药理作用研究．北京中医，1997，1:42.

71. 陈宜鸿，刘屏，张志萍，等．鸡血藤对小鼠红细胞增殖的影响．军医进修学院学报，1999，20（1）:12-13.

72. 邵以德．红藤的药理研究．中草药，1983，14（1）:23-26.

73. 陈鸿兴，陈滨凌，邵以德，等．红藤水溶性提取物对家兔实验性心肌梗死的影响．上海第一医学院学报，1984，11（3）:201-204.

74. 朱亮，林丹丽，顾春露，等．红藤水溶性提取物对血小板聚集、冠脉流量、血栓形成和cMAP含量的影响．上海第一医学院学报，1986，13（5）:346-350.

75. 刘涛，胡晋红，蔡溱，等．阿魏酸钠对大鼠贮脂细胞株HSCT6及胶原合成的影响．第二军医大学学报，2000，21（5）:423.

76. 杨铁虹，商澎，梅其柄，等．当归多糖硫酸酯对凝血和血小板聚集的作用．中草药，2002，33（11）:1010-1013.

77. 张晓君，祝晨蔯，胡黎，等．当归多糖的免疫活性和对造血功能影响．中药药理与临床，2002，18（5）:24-25.

78. 高向东，吴梧桐．当归及其成分阿魏酸对小鼠免疫功能的影响．中国生化药物杂志，1994，15（2）:107-110.

79. 王瑾，刘君炎，夏丰年．当归多糖促进瘤苗抗瘤作用初探．辽宁中医杂志，1999，26（1）:39-40.

80. 商澎，杨铁虹，贾敏，等．当归多糖AP-0对小鼠移植性肿瘤的抑制作用．第三军医大学学报，2001，23（11）:1299-1232.

81. 郑敏，王亚平．当归多糖对K562细胞增殖抑制与诱导分化的实验研究．中国中西医结合杂志，2002，22（11）:54-57.

82. 乐江，彭仁琇，孙锐，等．当归粗多糖镇痛作用的实验研究．中国药学杂志，2002，37（10）:746-479.

83. 朱友平，苏中武，李承祜，等．苦杏仁苷的镇痛作用和无身体依赖性．中国中药杂志，1994，19（2）:105.

84. 曹翠丽，马常升，马文领，等．中药水蛭对缺血/再灌注后脑细胞的抗凋亡作用．河北医科大学学报，2000，21（4）:193-195.

85. 董少龙，黄立武，张茂林，等．水蛭注射液对实验性家兔颅内血肿的影响．广西中医药，2000，23（2）:49-50.

86. 李凤文，张立石，刘红，等．水蛭、丹参及其复方对血瘀大鼠血管内皮细胞保护作用的研究．中国中药杂志，2001，26（10）:703-706.

87. 冉春风，白淑杰，杨静，等．水蛭注射液抗血栓作用的实验研究．现代康复，2001，5（5）:73-74.

88. 王巍，王晋桦，赵德忠．鸡血藤、鬼箭羽和土鳖虫调脂作用的比较．中国中药杂志，1991，16（5）:299.

89. 杨耀芳．土鳖虫总生物碱对动物耐缺氧的影响．中草药，1989，20（6）:20.

90. 杨耀芳．土鳖虫药效的实验研究进展．中药材，2002，25（2）:151-152.

91. 罗佩强．土鳖虫促进骨折愈合的实验研究．中医骨伤，1992，5（6）:6.

92. 金伟，王亚威．虻虫抗凝血物质的药理研究．中医药信息，2000（3）:64-66.

93. 曹鎏，李信梅，王玉芹．鳖甲两种不同取法对实验大鼠肝纤维化预防保护作用的比较．南通医学院学报，2003，23（1）:46-47.

94. 钱丽娟，许沈华，陈旭峰，等．鳖甲浸出液对人肠癌细胞（HR-8348）的毒性作用研究．中国肿瘤临床，1995，22（2）:146-149.

95. 凌笑梅，张娅婕，徐桂珍，等．鳖甲粗多糖预防辐射损伤效应的初步研究．辐射研究与辐射工艺学报，1996，14（3）:190-193.

96. 高英，吕振兰，李卫民．穿山甲片与猪蹄甲的成分研究．中药材，1989，12（2）:34.

97. 文秀英，徐保国，刘浩．穿山甲对心脏收缩功能和血小板聚集性的影响．中国中药杂志，1999，24（1）:51-52.

98. 谢新生，张秀丽，赵家军，等．穿山甲煎液诱导 HL60 细胞凋亡的研究．浙江中西医结合杂志，2001，11（8）:477-479.

99. 刘宇军，王国民，贾永锋，等．MTT 法在榄香烯乳对人膀胱癌 T24 细胞体外实验中的应用．上海医科大学学报，1997，242（2）:127-129.

100. 秦叔逵，钱军，王琳，等．榄香烯乳治疗肺癌的临床观察与实验研究．中国肿瘤临床，1997，24（3）:231-233.

101. 胡守友，陈龙邦，王靖华，等．β-榄香烯对小鼠黑色素瘤细胞的分化诱导作用．南京大学学报·自然科学版，1998，34（5）:550-553.

102. 高宪琴，王永才，苗小艳，等．榄香烯抗白血病的临床观察．大连医科大学学报，1999，21（1）:27-28.

103. 邹丽娟，李杰，于丽敏，等．β-榄香烯作用与诱导肿瘤细胞凋亡的研究．大连医科大学学报，1998，20（2）:9-12.

104. 李应东，李啸红，王毓美，等．莪术对硫酸镍诱导的人外周血淋巴细胞非程序脱氧核糖核酸合成的影响．中国中西医结合杂志，1994，14（11）:647-650.

105. 陈剑群．榄香烯乳注射液治疗中晚期消化系肿瘤前后T淋巴细胞亚群的动态观察．中国肿瘤临床，1996，23（4）:299-301.

106. 齐永长，吴厚生，胡新美．β-榄香烯、丝裂霉素C及热休克对小鼠H22肝癌细胞HSP70表达的影响．上海免疫学杂志，1998，18（5）:280-282.

107. 薄芯，杜明莹，戎梅．沙参、砂仁、猪苓、莪术和鸡血藤对环磷酰胺毒副反应影响的实验研究．中国中医药科技，1997，4（3）:153-154.

108. 杜兰屏，胡仲仪，邓跃毅，等．莪术对肾脏细胞外基质影响的实验研究．上海中医药杂志，2002，6（1）:38-39.

109. 申庆亮．莪红注射液对血液流变学的影响．中草药，1992，23（6）:305-307.

110. 诸衍芳．山楂核醇提取物对鹌鹑血清和动脉壁胆固醇水平的影响．中草药，1988，19（1）:25.

111. 叶磊．山楂核干馏油抑菌及杀菌作用的研究．北京联合大学学报（自然科学版），2003，17（3）:48-50.

112. 高扣宝．橘核不同炮制品镇痛作用研究．南京中医药大学学报（自然科学版），2001，17（6）:364.

113. 单保恩，张金艳，李巧霞，等．白附子对人T细胞和单核细胞的调节活性．中国中西医结合杂志，2001，21（10）:768-772.

114. 尹建元，朴春姬，杨建增，等．禹白附抗肿瘤活性研究（Ⅰ）．长春中医学院学报，2000，16（2）:52-53.

115. 胡慧娟，祁公任，洪敏．皂角刺水煎剂的抗凝血作用．中药药理与临床，1995，11（1）:30-32.

116. 郝文杰．茶根提取物皂角苷的抗炎与抗氧化特性．国外医学·中医中药分册，2002，24（2）:106-107.

117. 吴国欣，林跃鑫，欧敏锐，等．白芥子提取物抑制前列腺增生的实验研究（Ⅰ）．中国中药杂志，2002，27（10）:766-768.

118. 吴军豪，石琤，石鉴玉．血肿机化用药新探．上海中医药杂志，2000，34（12）:32.

119. 陈维旗，曾嵘．黄南星搽剂的药效学实验研究．首都医药，2000，7（2）:49-50.

120. 毛淑杰，程立平，吴连英，等．天南星（虎掌南星）抗惊厥作用探讨．中药材，2001，24（11）:813-814.

121. 张横柳，李巨奇．益气息风化痰药抗癫痫的机理研究．中药新药与临床药理，2003，4（14）:238.

122. 贾红慧．鲜竹沥的药理作用初探．中药材，1992，15（10）:85-86.

123. 毛友昌，彭旦明．2种工艺制备的鲜竹沥药效学比较．江西中医学院学报，2000，12（1）:38.

124. 万阜昌．真菌竹黄对心血管等作用的研究．中药通报，1982，7（5）:31.

125. 黄青萍，蔡东．钩藤的药理作用及临床应用．广西中医药，2003，26（4）:6.

126. 王群，李江疆．钩藤碱对心血管系统部分药理作用研究．宁夏医学杂志，1998，20（5）:289-291.

127. 陈长勋，金若敏，钟健．钩藤碱对血小板解聚作用及红细胞变形运动的影响．现代应用药学，1995，12（1）:13-14.

128. 开丽．钩藤碱对急性低氧大鼠大脑皮层神经元L-型钙通道的影响．Journal of Chinese Pharmaceutical Sciences，1998，7（4）:208.

129. 开丽，王中峰，薛春生．钩藤碱对缺血-再灌注大脑NOS变化的作用．中国现代应用药学，

1999, 16 (3):10.

130. 张兴安，程多今，李复金. 钩藤总碱与钩藤碱神经阻滞作用实验研究的初步报告. 临床麻醉学杂志，1999，15 (1):25-26.

131. 余丽梅，孙安盛. 钩藤总碱对大鼠心电图和蟾蜍坐骨神经干动作电位的影响. 贵州医药，1993，(3):274-275.

132. 姜蓉. 四逆散合天麻钩藤饮在内伤头痛中的应用. 海南医学，2001，12 (3):6162.

133. 彭延古，李露丹，邓奕辉. 僵蚕抗实验性静脉血栓及作用机理的研究. 血栓与止血学，2001，7 (3):104-105.

134. 彭延古. 僵蚕抗凝血活性成分的研究. 湖南中医学院学报，2000，20 (4):18-19.

135. 汤化琴，徐东琴. 僵蚕和氯化铵药理作用实验探讨. 天津中医学院学报，1992，(3):40.

136. 李军德，姜凤梧. 我国抗癌动物药概述. 中成药，1992，14 (2):40.

137. 杨广民，彭新君，田育望，等. 羚羊角塞水溶性蛋白质成分的解热、镇惊和镇痛作用研究. 中国中医药信息杂志，2002，9 (4):31-32.

138. 文磊，郑有顺，刘伟，等. 灭囊灵及其主要成分的抗痉厥作用. 中药新药与临床药理，1999，10 (1):24-26.

139. 周华，柴慧霞，谢扬高，等. 蝎毒对马桑内醋所致癫大鼠的作用. 临床神经电生理学杂志，2002，11 (1):31-32.

140. 李宁，王尊哲，韩慧蓉，等. 蝎毒提取物对受损神经再生与修复过程的影响. 中国药理学通报，2003，19 (8):957-958.

141. 郝晓云，彭延吉，肖长江. 全蝎提取液对血液凝固的影响. 血栓与止血学，2001，7 (4):158-159.

142. 吴金龙，王丽云. 全蝎乙醇粗提取物离体抗突变研究. 癌变·畸变·突变，2000，12 (1):23-27.

143. 诸婕，张金芝，沈大跃，等. 中药蜈蚣对小鼠免疫功能的影响. 天津药学，1994，6 (2):23.

144. 李厚伟，张妍，许超千，等. 中药 HB 对喉癌 Hep-2 细胞的抑制作用及其机制研究. 哈尔滨医科大学学报，2001，35 (4):261-262.

145. 司秋菊，王亚利，王鑫国，等. 蜈蚣有效成分抗心肌缺血作用研究. 河北中医药学报，2001，16 (2):1-3.

146. 宋建平，李伟，李瑞琴，等. 乌蛇散对肺纤维化大鼠支气管肺泡灌洗液中层黏连蛋白、Ⅲ型前胶原含量的影响. 中国中医药信息杂志，2001，8 (10):28.

147. 鄢顺琴，凤良元，丁荣光. 金钱白花蛇抗炎作用的实验研究. 中药材，1994，17 (12):29-30.

148. 陈森，邵启祥，许化溪. 雷公藤多苷对大鼠心肺联合移植抗排斥反应的实验研究. 江苏中医，1999，20 (7):47-48.

149. 郭晓明，王长征，赖可方，等. 雷公藤对哮喘豚鼠嗜酸性细胞凋亡及 IL-5 和 GM-CSFmRNA 表达的研究. 第三军医大学学报，1999，21 (9):627-629.

150. 胡可斌，刘志红，郭啸华，等. 雷公藤内酯抑制内皮细胞血管内皮生长因子表达与合成. 中国药理学报，2001，22 (7):651-656.

151. 徐大勇. 忍冬藤菇的成分测定与药理研究. 临沂医专学报，1997，19 (4):261-264.

152. 霍海如，车锡平. 青藤碱镇痛和抗炎作用机理的研究. 西安医科大学学报，1989，10 (4):346-349.

153. 王耐勤，李蕴山，张士善，等. 青藤碱的药理作用Ⅵ：抗炎作用机制的研究. 药学学报，

1965, 12 (8):487.

154. 王耐勤，李蕴山．青藤碱的药理作用Ⅳ：青藤碱降压机制的研究．药学学报，1965，12 (2):86.

155. 孙芳云，郭惠玲，李西宽，等．青藤碱对实验性心律失常的作用．西安医科大学学报，1990，11 (4):324-326.

156. 彭慧敏，楚立，刘秀．青藤碱对小鼠免疫功能的影响．中药药理与临床，1985，1 (1):159.

157. 李嗣英．青藤碱对小鼠免疫功能的影响．中草药，1992，23 (2):81-83.

158. 曾华武，姜远英，龙焜，等．海风藤酚、甲基海风藤酚、海风藤醇 A 和海风藤醇 B 对兔血小板聚集的影响．第二军医大学学报，1995，16 (4):329-332.

159. 韩恩吉，许军，Rajiv Joseph. 海风藤抑制淀粉样蛋白诱导神经细胞胞浆钙离子升高的研究．山东医科大学学报，1998，36 (3):239-241.

160. 郭瑞友，张苏明，方思羽，等．海风藤提取物对老龄大鼠缺血性脑损伤保护作用研究．华中医学杂志，2000，24 (4):177-178.

161. 张雄，王伟，阮旭中，等．海风藤新木脂素类成分对缺血脑区血小板活化因子及花生四烯酸代谢的影响．中华老年心脑血管病杂志，2002，4 (4):270-273.

162. 袁惠南．培植牛黄药理作用的研究．中国中药杂志，1991，16 (2):105-108.

163. 贺春阳．人工培植牛黄的药理作用．中草药，1988，19 (5):21-24.

164. 潘思源，董继萃，王凤仁，等．新一代人工牛黄的药理与毒理学研究Ⅳ：对心血管系统的影响．中国生化药物杂志，1994，15 (3):172-176.

165. 李霞，于庆海，艾朋，等．人工培植牛黄抗炎作用及其机制的初步探讨．沈阳药科大学学报，2000，17 (6):431-433.

166. 王芬，李秉超，叶凤阁，等．培植牛黄清除·OH 自由基作用的研究．辽宁中医杂志，1999，26 (9):426-427.

167. 李永杰．人参二醇组皂苷对心肌缺血灌注犬心功能保护作用的研究．白求恩医科大学学报，1998，24 (1):16-18.

168. 张文杰，钟国赣，江岩，等．人参二醇组与二醇组皂苷对大鼠心室肌细胞钙通道阻滞作用的单通道分析．中国药理学报，1994，15 (2):173-176.

169. 杨世杰，周鸣，谢湘林，等．人参茎叶二醇组和三醇组皂苷对血压等作用影响．白求恩医科大学学报，2001，27 (3):246-248.

170. 刘洁，吕文伟，田建明，等．人参皂苷 Rg2 对失血性休克犬血流动力学的影响及抗脂质过氧化作用．中国中药杂志，2001，26 (8):556-558.

171. 陈朝凤．三七皂苷抗心律失常的实验研究．广州中医学院学报，1994，11 (2):88-91.

172. 李颖，崔新明，潘力，等．人参果皂苷对失血性休克犬心肌保护作用的电镜观察和 Ca^{2+} 分析．白求恩医科大学学报，1998，24 (5):452-454.

173. 徐承水．人参降血脂作用的实验研究．长春中医学院学报，2000，16 (3):45-46.

174. 王银萍．大豆皂苷和人参茎叶皂苷的抗糖尿病动脉粥样硬化作用．白求恩医科大学学报，1994，20 (6):551-554.

175. 唐晖．人参皂苷 Rg1 促进小鼠力竭游泳后体能恢复的作用．中国运动医学杂志，2002，21 (4):375-377.

176. 杨燕，吴铁，何康．有氧运动及联用人参茎叶皂苷对高脂血症小鼠脂质代谢的干预作用．中国药理学通报，1999，15 (1):65-67.

177. 薛雨芳．人参皂苷 Rg1 对大鼠海马脑片长时程增强效应影响的实验研究．中医研究，1999，12（2）：10-13.

178. 张英鸽．人参总皂苷对大鼠脑缺血再灌注损伤的保护作用．中国药理学与毒理学杂志，1994，8（1）：12-18.

179. 王建，郑军，徐治国．单味人参、定志小丸等对小鼠脑组织胆碱酯酶活力的影响．陕西中医学院学报，1994，17（4）：37-39.

180. 陈小红．人参皂苷对白血病耐药细胞化疗药物敏感性的研究．浙江中西医结合杂志，2002，12（4）：206-208.

181. 王丰，梅子青，周秋丽，等．鹿茸多肽的分离纯化及药理活性．吉林大学学报·理学版，2001，41（1）：111-114.

182. 杨若明，张经华，周素红，等．麋鹿茸中的性激素对大鼠和小鼠生殖系统的影响．解剖学报，2001，32（2）：180-181.

183. 屈立新，唐岳，王向东，等．鹿茸精的心肌保护作用机理．中华实验外科杂志，1999，16（1）：66-67.

184. 李宗铎，李天新，李宗铭，等．阿胶的药理作用．中草药，1990，2（2）：27.

185. 姜恩魁．升板胶对骨髓的影响．锦州医学院学报，1991，12（5）：304.

186. 路承彪，童秋声，吴钧．中药阿胶对正常小鼠细胞免疫学功能的影响．中药药理与临床，1991，7（4）：25.

187. 姚定方，张亚霏，周玉峰，等．阿胶对内毒素性休克狗血液动力学、流变学及微循环的影响．中国中药杂志，1989，14（1）：44.

188. 殷惠．霸王七、绞股蓝、阿胶等多味中草药配伍抗疲劳效果的实验研究．中国运动医学杂志，1995，14（3）：138.

189. 宋晓亮，高广猷，叶丽虹．山麦冬总皂苷对实验性心肌缺血的影响．中国药理学通报，1996，12（4）：329-332.

190. 陈卫辉，钱华，王慧中．麦冬多糖对正常和实验性糖尿病小鼠血糖的影响．中国现代应用药学，1998，15（4）：21-23.

191. 郭晶，陈非，李丽华，等．中药麦冬对 D-半乳糖衰老模型大鼠血液流变性的影响．中国微循环，2002，6（4）：246.

192. 刘平，周建锋，胡义扬，等．益气养阴诱导 SMMC-7721 肝癌细胞分化作用与意义．中国中医基础医学杂志，1998，4（9）：44-46.

193. 卢素琳，夏曙华，王荔平，等．紫河车养血作用的实验研究．贵阳医学院学报，1998，23（1）：24-26.

194. 李姝，周劲帆，龙盛京．珍珠精母、肌苷、人胎盘组织液、鱼腥草对大鼠脂质肝脏过氧化作用．实用预防医学，2002，9（1）：22-24.

195. 崔玉丹，蔡英姬，金河奎，等．胎盘粉制剂的免疫学实验研究．中国中医基础医学杂志，2001，7（3）：29-31.

196. 崔文姬，杨景文，吕忠志．胎盘提取液影响脂蛋白胆固醇代谢的实验研究．中国临床药理学与治疗学杂志，2000，5（2）：127-130.

197. 赵世伟，杨涛，李炳万，等．前列腺素 E_1、人胎盘神经生长因子对周围神经损伤后运动恢复的作用．实用手外科杂志，2001，15（3）：160-162.

198. 李波，邢红梅，江立军．旋覆花汤新用．新中医，2002，34（12）：60.

199. 陈维琴．中西医结合治疗肋间神经痛 40 例．湖北中医杂志，2001，23（2）:21.

200. 孙克伟，刘伟士，谌宁生，等．不同中医治法抗免疫性的肝纤维化作用的比较研究．中国中医基础医学杂志，1998，4（6）:40-43.

201. 佟丽，李吉来，许俊杰，等．大黄䗪虫丸对实验性血栓及体外血小板聚集性的影响．中成药，1992，14（4）:29-30.

202. 佟丽，陈育尧，黄添友．大黄䗪虫丸对血瘀模型大鼠纤溶活性及血小板内环核苷酸含量的影响．中药药理与临床，1995（5）:8-10.

203. 张殿增．大黄䗪虫丸对实验性血栓形成和 TXB_2/PGI_2 比值的影响．西安医科大学学报，1993，14（4）:319-322.

204. 刘青云，彭代银，訾晓梅，等．大黄䗪虫丸对大鼠血液流变性的影响．安徽中医学院学报，1991，10（2）:58-60.

205. 张殿增，王美纳，邱培伦．大黄䗪虫丸对血瘀证动物微循环的影响．西安医科大学学报，1994，15（1）:37-39.

206. 黄燚明，沈士芳．大黄䗪虫丸治疗高脂血症的临床观察及实验研究．中西医结合杂志，1989（10）:589-592.

207. 谢世平，封银曼．大黄䗪虫丸对实验性脑缺血影响的研究．河南中医，1997，17（5）:282-283.

208. 高峻钰，时振声．大黄䗪虫丸治疗大鼠慢性肾功能衰竭的实验研究．中国中医药科技，1998，5（2）:73-74.

209. 赵希锋．大黄䗪虫丸为主治疗肝硬化 48 例．河北中医药学报，1998，13（2）:27.

210. 曹俭．大黄䗪虫丸治疗慢性浅表性胃炎 74 例病理疗效观察．北京中医，1995（5）:19-20.

211. 李浩澎，谢世平．加味大黄䗪虫片治疗脑动脉硬化症的临床研究．实用中西医结合杂志，1994，7（10）:616-619.

212. 李莹．大黄䗪虫丸合脉络平治疗糖尿病并发脑梗死 31 例．实用中西医结合杂志，1997，10（21）:2126.

213. 孟祥庚，李爱春．大黄䗪虫丸对血脂与脂蛋白血液流变学的影响．中国实验方剂学杂志，1998，4（4）:60-61.

214. 卢跃卿．鳖甲煎丸对大鼠肝纤维化过程中肝脏胶原及血清前胶原Ⅲ等影响的动态观察．河南中医，2001，21（5）:19-20.

215. 王芦群，宋学健．鳖甲煎丸加减治疗慢性活动性肝炎、肝硬化 226 例．河南医药信息，2000，8（7）:57-58.

216. 付萍．少腹逐瘀汤合鳖甲煎丸加减治疗子宫肌瘤．浙江中医学院学报，1995，19:4.

217. 钱伯文．鳖甲煎丸的临床应用．江苏中医杂志，1982，6:36.

218. 李纯学．小活络丹治类风湿关节炎体会．江西中医药，1999，30（2）:26-27.

219. 李绍良．小活络丹临床应用举隅．新中医，2000，32（8）:54.

220. 刘启泰．两种安宫牛黄丸药理作用研究．中成药研究，1982（5）:23-26.

221. 高峻钰，张静．安宫牛黄丸对大鼠中枢神经元的活化作用．中国中医基础医学杂志，1998，4（3）:30.

222. 刘涛．安宫牛黄丸对兔脑脊液乳酸脱氢酶、脑组织化学乳酸脱氢酶的影响．江苏中医杂志，1987（6）:33-35.

223. 于新芳，王丽娟．病毒唑和安宫牛黄丸治疗流行性乙型脑炎疗效观察．中西医结合实用临床急救，1996，3（10）:452.

224. 张忠顺，刘淑静，范光学，等．安宫牛黄丸加西米替丁治疗急性重型脑出血疗效观察．中西医结合实用临床急救，1997，4（6）:251.

225. 熊曼琪，彭万年．安宫牛黄丸治验五则．中国医药学报，1988（4）:44.

226. 邱梅清．安宫牛黄丸治疗肺性脑病．浙江中医杂志，2000，35（3）:106.

227. 胥保生，张佩华，何英．补阳还五汤煎剂、水煎醇沉剂及冲剂在心血管系统方面的药理作用．中成药研究，1986（3）:28-29.

228. 俞仲毅．脑脉安冲剂和消栓口服液对小鼠出凝血时间和耳廓微循环的影响．中医药学报，1992（1）:48-49.

229. 沈强．自血光量子充氧合补阳还五汤治疗中风后遗症的临床研究．中国中西医结合杂志，1993，13（7）:402-404.

230. 李安国．补阳还五汤对血管壁抗血栓功能的影响．中国中西医结合杂志，1989，9（9）:545-547.

231. 张华，梁慕钧，马志雄，等．补阳还五汤治疗冠心病的临床研究及其作用机制探讨．中国中西医结合杂志，1995，15（4）:213-215.

232. 段泾云．补阳还五汤抗炎免疫药理作用．中国中西医结合杂志，1989，9（3）:164-166.

233. 毛书琴，白洁．补阳还五汤治疗椎基底动脉短暂缺血性眩晕30例．中国中西医结合杂志，1997，17（9）:559.

234. 唐其柱，黄从新．补阳还五汤对不稳定心绞痛患者血小板功能和纤溶性的影响．中国中西医结合杂志，1997，17（9）:523.

235. 李新．加味补阳还五汤治疗老年性痴呆16例观察．实用中医药杂志，2002，18（11）:9.

236. 吴千银．补阳还五汤在老年心脑疾病中的应用．实用中医内科杂志，1997，11（3）:4.

237. 刘春红，范冠杰，唐咸玉．补阳还五汤治疗糖尿病周围神经病变42例临床疗效观察．四川中医，2003，21（10）:31-33.

238. 周桂云．牵正散加味治疗周围性面瘫50例．云南中医药杂志，2001，22（4）:31-32.

239. 孙继红．加味牵正散治疗血管性头痛50例．陕西中医，2000，21（9）:398.

240. 周小青，王大安，肖雅，等．活血化瘀类方抗急性心肌缺血的实验研究．中西医结合心脑血管病杂志，2003，1（4）:187-188.

241. 罗尧岳，周小青，谢小兵，等．活血化瘀类方对动脉粥样硬化家兔血脂、血液流变学变化的影响．湖南中医学院学报，2003，23（1）:9-11.

242. 喻建平．活络效灵丹加味治疗痛风性关节炎15例．实用中西医结合临床，2002，2（2）:31.

243. 郦旦明．活络效灵丹治疗椎-基底动脉供血不足性眩晕30例．浙江中医学院学报，2000，24（3）:26.

244. 王云彩，嵇淑艳，王嵘．活络效灵丹临床应用举隅．中医药学报，2002，30（2）:53.

245. 张秀君，王伟东，汪忠任．补络补管汤合脑垂体后叶素治疗大咯血64例．中医药学报，2002，30（6）:24.

246. 肖文良，戴华，姜志安，等．通心络胶囊对不稳定型心绞痛患者Von Willebrand因子和纤维结合蛋白的影响．络病与心脑血管疾病相关性治疗研究进展学术研讨会论文汇编，157-159.

247. 黄元伟，王洪巨．通心络对不稳定型心绞痛患者血管内皮功能影响的临床研究．络病与心脑血管疾病相关性治疗研究进展学术研讨会论文汇编，2004：152-155.

248. 苏国海．通心络对不稳定型心绞痛患者纤溶指标的影响．中国医学论坛报，2002-08-29.

249. 尤士杰，等．通心络对急性心肌梗死晚期再灌注心肌和微血管保护研究．中华心血管病杂志，2005，33（5）:433-437.

250. 周盛年．通心络对急性小灶性脑梗死治疗前后SPECT脑灌注显像及临床应用疗效的观察．中国医学论坛报，2004-01-15.

251. 吴碧华，胡长林，梁萍，等．通心络对颈动脉粥样硬化患者脑血流动力学的影响．中华神经科杂志，2003，36（5）:362.

252. 侯玉芬，张玥，王雁南，等．通心络胶囊治疗肢体动脉硬化性闭塞症52例报告//吴以岭．中医络病学说与心脑血管病——代表方药通心络实验与临床研究．北京：中国科学技术出版社，2001：338-339.

253. 董明霞，吴之煌．通心络治疗肢体动脉硬化性闭塞症的临床观察//吴以岭．中医络病学说与心脑血管病——代表方药通心络实验与临床研究．北京：中国科学技术出版社，2001：339-341.

254. 赵冬梅，王学美，石昕，等．通心络治疗糖尿病周围神经病变的临床研究．中国医学论坛报，2004-04-08.

255. 施海峰，赵海燕．通心络对冠心病患者血浆内皮素及一氧化氮的影响．河北中医，2000，22（12）:944-945.

256. 赵明奇，刘艳，赵丹洋，等．通心络改善缺血心肌供血的NO机制探讨. 中国实验方剂学杂志，2003；9（6）:43-45.

257. 贾真，顾复生．通心络治疗冠心病变异性心绞痛临床疗效及对内皮功能的影响．中国中西医结合杂志，1999，19（11）:651-652.

258. 杨跃进，张健，高润霖，等．通心络等药物对兔急性心肌梗死晚期再灌注血管内皮和微血管完整性保护作用．中国医学论坛报，2003-08-07.

259. 葛均波，赵刚，周京敏，等．通心络改善动脉粥样硬化兔内皮功能损害及其机制的研究．中国医学论坛报，2004-01-08.

260. 张玉珍，朱鼎良，高平进，等．丝裂素活化蛋白激酶的激活和转核与大鼠血管平滑肌细胞增殖的研究．中华心血管病杂志，2001，29（3）:173-176.

261. 张子新，曾定尹，王绽菲．通心络对血管成形术后家兔丝裂素活化蛋白激酶表达的影响．中华心血管病杂志，2003，31（9）:690-693.

262. 王华军，谢良地，姚恩辉，等．通心络对自发性高血压大鼠阻力血管功能和结构的影响．中西医结合心脑血管病杂志，2004，2（4）:217-219.

263. 张运．通心络消退动脉粥样斑块机理的研究．中国医学论坛报，2004-06-10.

264. 张路，吴宗贵，廖德宁，等．通心络对实验性家兔主动脉粥样斑块内血管内皮生长因子表达的影响．中国动脉硬化杂志，2004，12（2）:177-182.

265. 杨跃进，张健，吴永健，等．通心络、卡维地洛及缬沙坦对兔急性心肌梗死晚期再灌注心肌保护作用的对比研究．中国医学论坛报，2004-11-04，2004-11-11，2004-11-18.

266. 杨跃进，赵京林，荆志成，等．中药通心络对猪急性心肌梗死再灌注后无再流的影响．中华医学杂志，2005，85（13）:883-888.

267. 董为伟．通心络促脑缺血后血管内皮生长因子表达的实验研究．中国医学论坛报，2003-03-04.

268. 李晓君．论经络与血脉的源流异同．中国中医基础医学杂志，2003，9（6）:6-10.

269. 韩涛，周勇，王旭丹，等．重肌灵对EAMG大鼠免疫调节作用的实验研究．北京中医药大学学报，2003，26（3）:38-40.

二、彩图

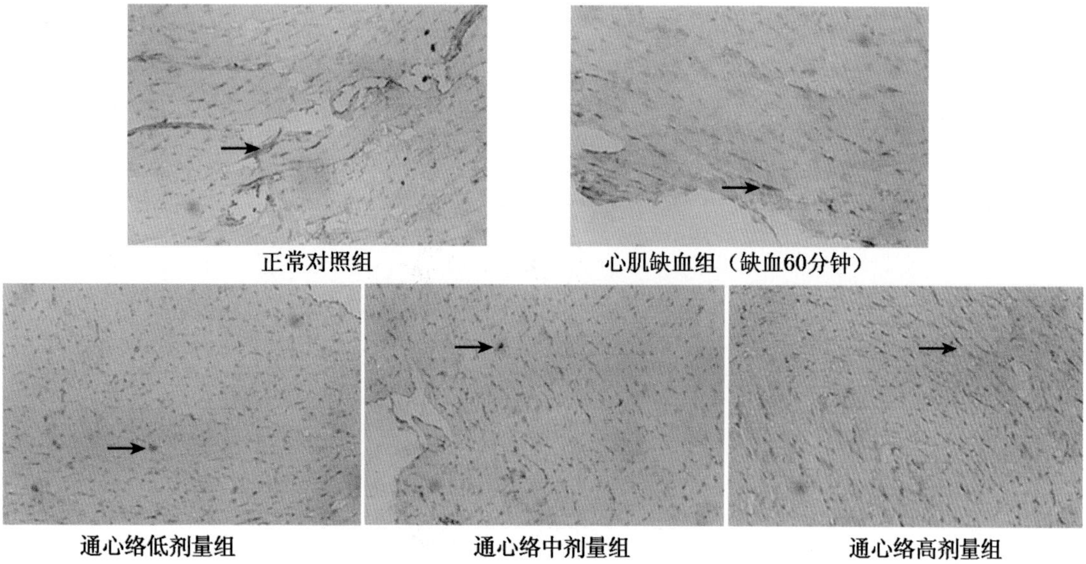

彩图 1　通心络增强小鼠缺血心肌组织 eNOS 活性的免疫组化结果（200×）

（箭头所指为胞浆表达的 eNOS 阳性细胞）

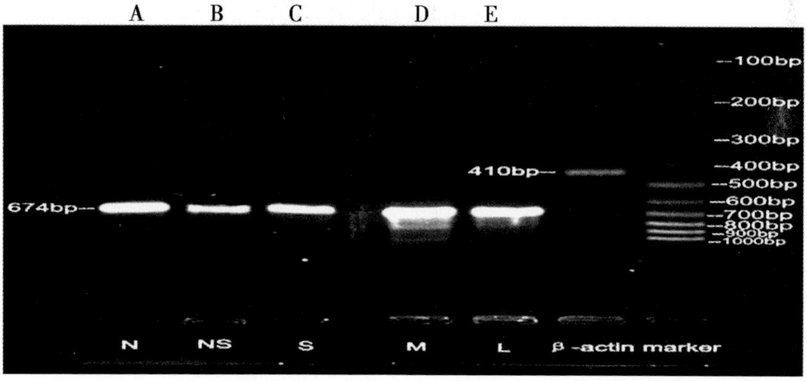

彩图 2　通心络增强小鼠缺血心肌组织 eNOS 活性的 RT-PCR 结果

A. 正常对照组　B. 心肌缺血组（缺血 60 分钟）　C. 通心络低剂量组

D. 通心络中剂量组　E. 通心络高剂量组

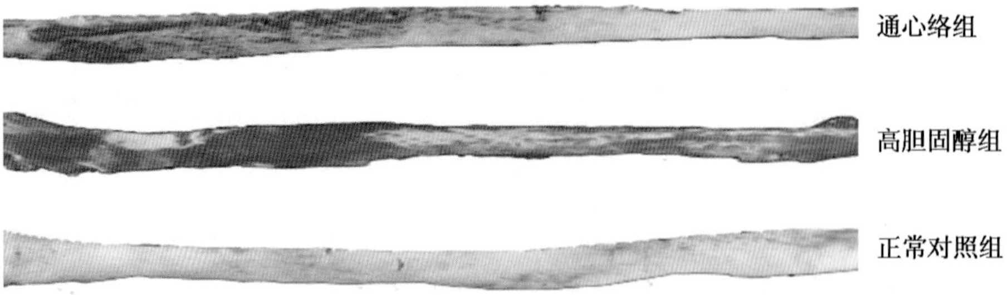

彩图 3　通心络抗动脉粥样硬化——兔主动脉油红 O 染色（粥样硬化斑块被染为红色）

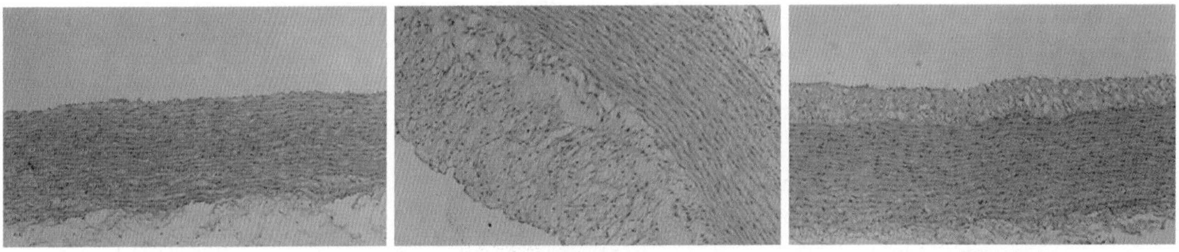

正常对照组　　高胆固醇组　　通心络组

彩图 4　通心络抗动脉粥样硬化——兔主动脉 HE 染色

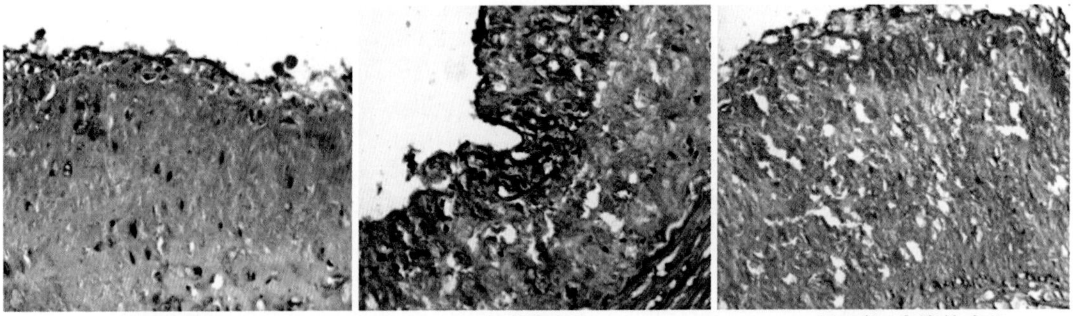

普通饮食组　　高脂饮食组　　通心络+高脂饮食组

彩图 5　通心络稳定易损斑块——抗炎作用（兔腹主动脉斑块 MMP-1 免疫组化染色）

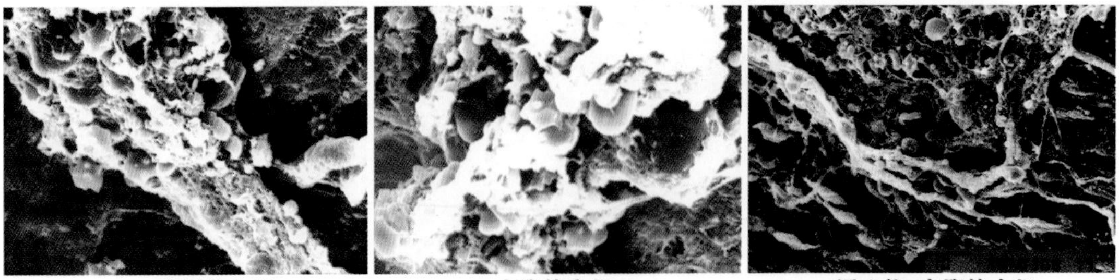

普通饮食组　　高脂饮食组　　通心络+高脂饮食组

彩图 6　通心络稳定易损斑块——减少脂质沉积（兔腹主动脉斑块扫描电镜）

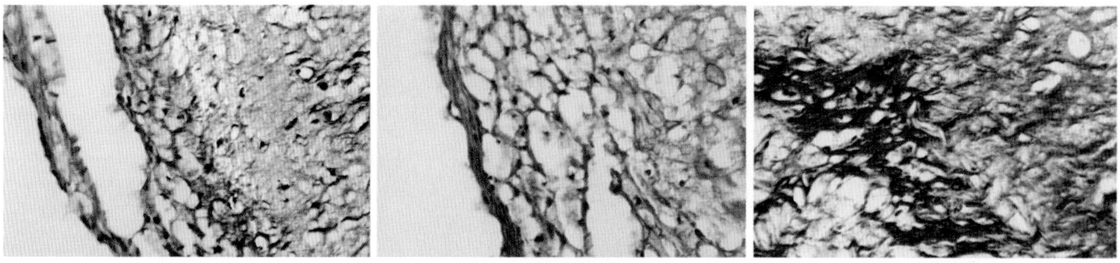

普通饮食组　　高脂饮食组　　通心络+高脂饮食组

彩图 7　通心络稳定易损斑块——增加斑块纤维帽厚度（兔腹主动脉斑块天狼腥红染色）

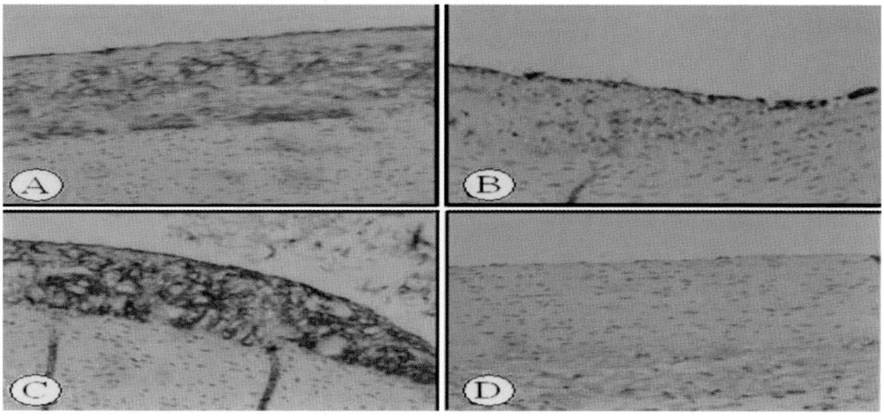

彩图 8　通心络减少兔主动脉粥样斑块内血管内皮生长因子（VEGF）表达的免疫组化结果（棕黄色为 VEGF 阳性表达）

A. 通心络组　B. 辛伐他汀组　C. 高脂饮食组　D. 空白对照组

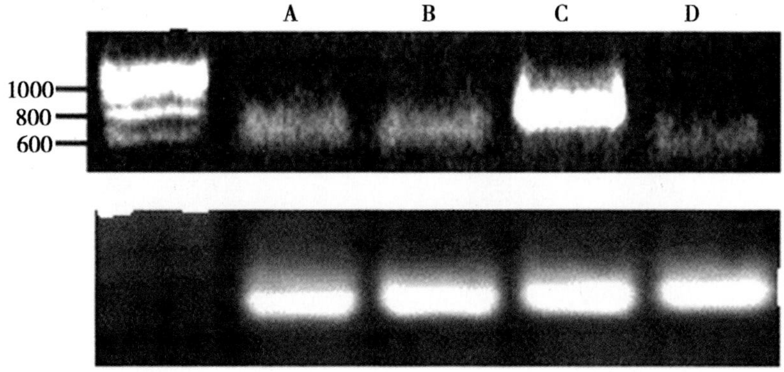

彩图 9　通心络减少兔主动脉粥样斑块内血管内皮生长因子（VEGF）表达的 RT-PCR 结果

A. 通心络组　B. 辛伐他汀组　C. 高脂饮食组　D. 空白对照组

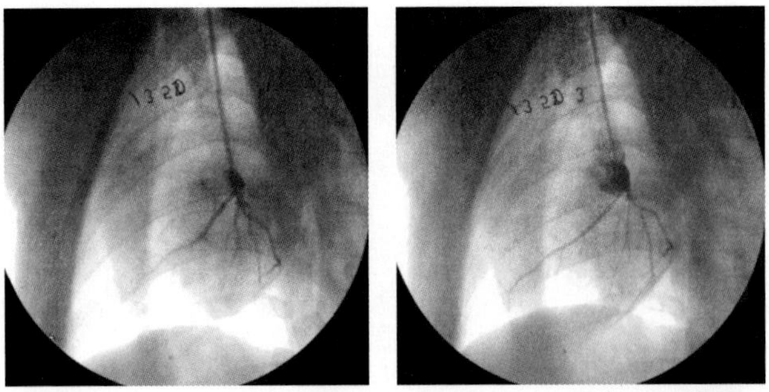

对照组未行血清素诱发　　对照组血清素诱发痉挛

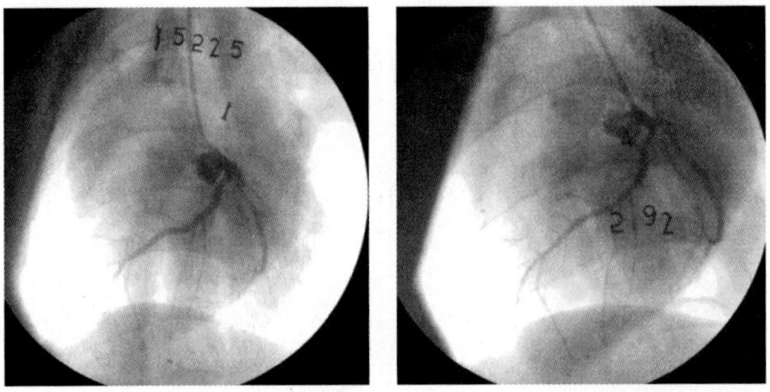

通心络组未行血清素诱发　　通心络组血清素诱发未痉挛

彩图 10　通心络缓解冠状动脉痉挛的冠脉造影结果

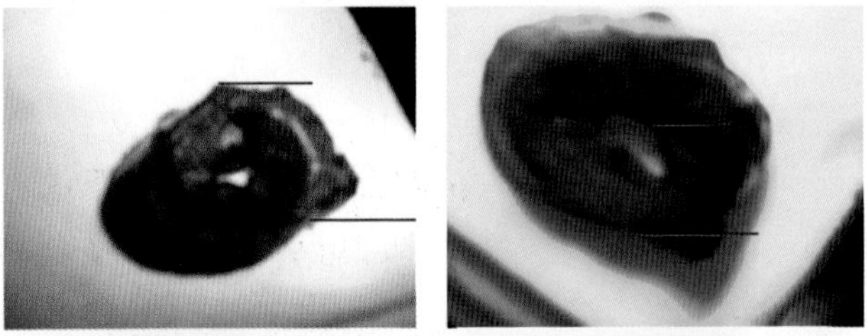

心梗对照组（无复流面积占梗死面积70%~80%）

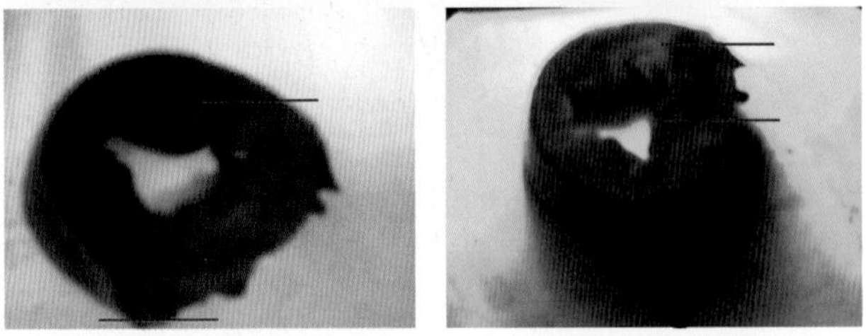

通心络组（无复流面积占梗死区面积 25%~30%）

彩图 11　通心络减少心梗无复流面积的病理染色结果